FISIOLOGÍA ARTICULAR

6ª edición

A.I. KAPANDJI

Ex interino de los Hospitales de París
Ex jefe de clínica quirúrgica en la Facultad de Medicina de París
Asistente de los Hospitales de París
Miembro de la Sociedad francesa de ortopedia y traumatología
Presidente 87-88 de la Sociedad francesa de cirugía de la mano (GEM)
Miembro de la Sociedad americana y de la Sociedad italiana de cirugía de la mano

FISIOLOGÍA ARTÍCULAR

ESQUEMAS COMENTADOS DE MECÁNICA HUMANA

Prefacio del profesor Thierry JUDET

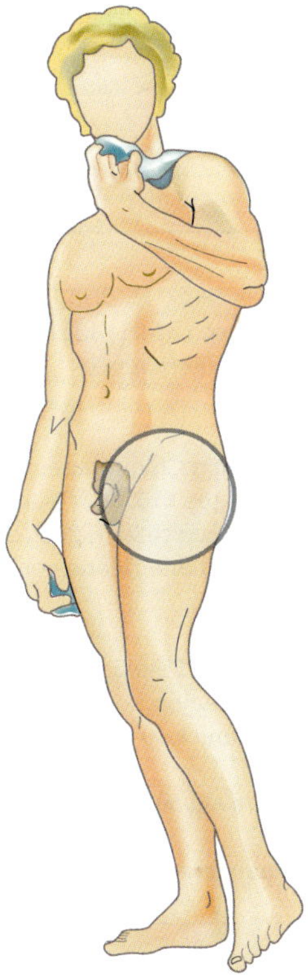

2

6ª edición

1. Cadera
2. Rodilla
3. Tobillo
4. Pie
5. Bóveda plantar
6. Marcha

798 dibujos originales del autor

Versión española de
María Torres Lacomba
Fisioterapeuta
Profesora Titular del Departamento de Fisioterapia
Universidad de Alcalá. Madrid

EDITORIAL MEDICA panamericana

MALOINE

Catalogación en publicación de la Biblioteca Nacional

Kapandji, Adalbert Ibrahim

Fisiología articular : esquemas comentados de mecánica humana / A.I. Kapandji ; prefacio del profesor Thierry Judet ; versión española de María Torrres Lacomba. — 6ª ed. . — Madrid : Médica Panamericana, <2010>

v. <2> : il. col. ; 28 cm
Traducción de: Physiologie articulaire
En la portada: Maloine
Bibliografía: p. 297-298. Índice
Contiene: 2. Cadera, rodilla, tobillo, pie, bóveda plantar, marcha

ISBN: 978-84-7903-919-6 (rúst.)

1. Articulaciones

612.75/.76

Título del original en francés
ANATOMIE FONCTIONNELLE. 2 Membre Inférieur
© Editions MALOINE. 27, rue de l'Ecole de Médecine. 75006 París

Versión española María Torres Lacomba. Fisioterapeuta Universidad de Alcalá de Henares. Madrid. Revisión científica de Juan Manuel Martínez Cuenca. Fisioterapeuta. Madrid. Esther Cerezo Téllez. Fisioterapeuta. UDAIF. Alcalá de Henares. Madrid. Cristina Díaz del Campo Gómez Rico. UDAIF. Alcalá de Henares. Madrid

5ª edición, enero 1998
6ª edición, abril 2010

EDITORIAL MEDICA panamericana

Visite nuestra página web:
http://www.medicapanamericana.com

ARGENTINA
Marcelo T. de Alvear 2.145 (C 1122 AAG) - Buenos Aires, Argentina
Tel.: (54-11) 4821-2066 / Fax: (54-11) 4821-1214
e-mail: info@medicapanamericana.com

COLOMBIA
Carrera 7a A Nº 69-19 - Santa Fe de Bogotá DC - Colombia
Tel.: (57-1) 235-4068 / Fax: (57-1) 345-0019
e-mail: infomp@medicapanamericana.com.co

ESPAÑA
Alberto Alcocer, 24, 6º - 28036 Madrid, España
Tel.: (34-91) 1317800 / Fax: (34-91) 1317805
e-mail: info@medicapanamericana.es

MÉXICO
Hegel 141, 2º piso - Colonia Chapultepec Morales
Delegación Miguel Hidalgo - 11570 - México D.F. - México
Tel.: (52-55) 5262-9470 / Fax: (52-55) 2624-2827
e-mail: infomp@medicapanamericana.com.mx

VENEZUELA
Edificio Polar, Torre Oeste, Piso 6, Of. 6-C
Plaza Venezuela, Urbanización Los Caobos,
Parroquia El Recreo, Municipio Libertador - Caracas Depto. Capital - Venezuela
Tel.: (58-212) 793-2857/6906/5985/1666
Fax: (58-212) 793-5885
e-mail: info@medicapanamericana.com.ve

ISBN (tomo 2): 978-84-7903-919-6
ISBN (obra completa): 978-84-7903-377-4

Alberto Alcocer, 24, 6º - 28036 Madrid
Depósito legal: M-15011-2010
Impreso en España

A mi esposa
A mi madre, artista pintora
A mi padre, cirujano
A mi abuelo materno, mecánico

Prefacio

"¡Míralo en el Kapandji, lo entenderás!"

¿Quién de mi generación o de las que nos siguen no le ha dicho esta frase a un joven colega?
Tanto para la comprensión de la sintomatología, como para la de una exploración clínica o la de una intervención quirúrgica, el conocimiento de la anatomía y de la mecánica que permite esta *Anatomía Funcional* es el fundamento de nuestra profesión.
En contraste con los grandes textos de anatomía, imprescindibles pero poco atractivos en ocasiones, Adalbert Kapandji ha sabido, desde sus primeros fascículos, aportar una nueva dimensión a la comprensión y sobre todo a la enseñanza de la anatomía funcional: todo parece claro, sencillo, y ¡el lector se imagina que se ha vuelto un poco más inteligente!

Gracias, Kap.: ¡todo puede parecer mucho más fácil cuando el genio está oculto tras la elaboración!
Genio, es posible, pero seguramente forjado en una cultura enciclopédica: este tomo aparece tras el miembro superior y el raquis.
Genio, es posible, pero apoyándose en la perfección del gesto, bien sea en el trazo del dibujo, en la elegancia o en la eficacia del gesto quirúrgico.
Genio, es posible, pero alimentado de una fértil imaginación; dedicada tanto a la cirugía como a la explicación del por qué y del cómo de la anatomía y de la función.
Genio, al fin, de un abordaje didáctico irreprochable, que no ha decaído con el tiempo.

Testimonio de todo lo citado es esta nueva edición, todavía más completa y enriquecida que las anteriores, a la que es necesario reservar un sitio privilegiado en la biblioteca de todos los que se interesan por el movimiento: estudiantes, clínicos experimentados, reumatólogos, fisioterapeutas, al igual que todos los terapeutas que trabajan con el aparato locomotor.

Profesor Thierry Judet

Advertencia a la 6ª edición

Con esta 6ª edición del volumen 2 de la obra sobre Anatomía funcional se concluyen y actualizan los tres volúmenes publicados sobre este tema.

El haber coloreado todas las figuras ha supuesto un enorme trabajo para el autor, realizado informáticamente. Las figuras son más expresivas y demostrativas. Esta metamorfosis, en el sentido estricto del término, también comportó una re-escritura del texto.

Esta nueva edición no sólo se ha mejorado en relación a capítulos ya existentes sino que se han incluido nuevos capítulos como el de "La Marcha" o la "Tabla sinóptica de los nervios de la extremidad inferior". Además, para continuar en la línea de las figuras en relieve, el lector dispone al final del volumen de modelos mecánicos para implementar, ¡prácticas reales de biomecánica! Algunos, muy complicados, han sido eliminados o simplificados, también se han incluido nuevos modelos.

Índice

Capítulo 2 La rodilla 66

Índice de Abreviaturas

Ab	Abducción
Ad	Aducción
AL	Músculo aductor largo
AM+	Músculo aductor mayor
ARod	Músculo articular de la rodilla
Astr	Astrágalo
Bc	Plano del contorno del rodete acetabular
C	Cadera
c	Cápsula
CA	Cajón anterior
Ca	Cápsula articular
Calc	Calcáneo
Ce	Cóndilo externo
CF	Músculo cuádriceps femoral
Ci	Cóndilo interno
Cl	Cilindro
Cp	Cajón posterior
cP	Carilla peronea
Cs	Cara semilunar
cT	Carilla tibial
Ctro	Centro
Cub	Cuboides
D	Eje diafisario
E	Extensión
EIA	Espina Ilíaca anterosuperior
Ec	Espina ciática
Ecr	Expansiones cruzadas
Ed	Expansiones directas
ELD	Músculo extensor largo de los dedos
ECD	Músculo extensor corto de los dedos
Ei	Espina innominada
Eip	Escotadura isquiopúbica
ELDG	Músculo extensor largo del dedo gordo
ELD	Músculo extensor largo de los dedos
EP	Escotadura iliopúbica
Es	Esfera
Esc	Escafoides
Ev	Eversión
F	Flexión
Fém	Fémur
FPD	Músculo flexor profundo de los dedos
Fd	Fosa digital
FLDG	Músculo flexor largo del dedo gordo
FLD	Músculo flexor largo de los dedos
Fsc	Fondos de saco subcuadricipitales
Fsr	Fondos de saco retrocondíleos
FsLr	Fondos de saco laterorrotuliano
Fxd	Músculos flexores de los dedos
GE	Glenoides externa
GI	Glenoides interna
Gm	Músculo glúteo menor
GM	Músculo glúteo mayor
Gmo	Músculo glúteo medio
Gnm	Músculos gastrocnemios
Hi	Huella ilíaca
I	Tuberosidad ilíaca
IF	Ligamento iliofemoral
IlP	Músculo iliopsoas
IP	Ligamento iliopetrocantéreo
Inv	Inversión
Ip	Ligamento iliopetrocantiniano
Is	Músculos interóseos
IsF	Ligamento isquiofemoral
IT	Músculos isquiotibiales
L	Limbo acetabular
LCAE	Ligamento cruzado anteroexterno
LCP	Ligamento colateral posterior
LCPI	Ligamento cruzado posterointerno
LCT	Ligamento colateral tibial
Lg	Longitud de los músculos gastrocnemios
Ls	Longitud del músculo sóleo
Lit	Ligamento iliotendinopretocantéreo
LR	Ligamento redondo
LT	Ligamento transverso del acetábulo
Me	Menisco externo
MH	Meridiano horizontal
Mi	Menisco interno
P	Pubis
PAAE	Capa tendinosa anteroexterna
PAAI	Capa tendinosa anterointerna
PAPE	Punto del ángulo posteroexterno
PAPI	Punto del ángulo posterointerno
PC	Músculo peroneo corto
Pe	Peroné
PF	Ligamento pubofemoral
PL	Músculo peroneo largo
Pp	Pliegue perilímbico
Pop	Músculo poplíteo
Pr	Plano tangencial del acetábulo
PR	Músculos peroneos
Pron	Pronación
Ps	Músculo psoas
Ro	Rótula
Ra	Rodete acetabular
Re	Rotación externa
RF	Músculo recto femoral
Ri	Rotación interna
Rs	Resalte
Sma	Vena safena mayor
Sme	Vena safena menor
Sol	Músculo sóleo
Ss	Músculos sesamoideos
Sup	Supinación
TI	Tuberosidad isquiática
T	Tobillo
TA	Músculo tibial anterior
Tib	Tibia
Tf	Trasfondo cotiloideo
TFL	Músculo tensor de la fascia lata
Tma	Trocánter mayor
Tme	Trocánter menor
TTA	Tuberosidad tibial anterior
TP	Músculo tibial posterior
Tpl	Músculos tensores plantares
TS	Músculo tríceps sural
Var	Varo
Val	Valgo
VE	Músculo vasto lateral
W	Ángulo de Wiberg
3P	Músculo tercer peroneo

Capítulo I

LA CADERA

La articulación coxo-femoral

Durante el paso de la cuadrupedia a la bipedestación, la cadera, que fue la articulación proximal del miembro posterior, se convirtió en la articulación de la raíz del miembro inferior, mientras que la articulación del miembro anterior, el hombro, se convirtió en la del miembro superior. El **miembro superior** perdió su función de apoyo y de locomoción, para convertirse en un **miembro suspendido**, destinado a la **prehensión** gracias a la mano de la que es soporte logístico.
Simultáneamente, el **miembro inferior** conservó su función de locomoción y, debido a este hecho, se convirtió en el **miembro portador y locomotor** de forma exclusiva. La cadera asumía así en solitario esta función de soporte del tronco tanto en posición estática como durante la locomoción. Esta función portadora la transformó en profundidad.
Mientras que el hombro es funcionalmente un complejo articular, una sola articulación, **la cadera**, asume la **función de orientación y de soporte** del miembro inferior. En este sentido, la cadera, o articulación coxofemoral, está dotada de una menor amplitud de movimientos –compensada de cierta forma por el raquis lumbar– –pero, sin embargo, es mucho más estable– es la articulación más difícil de luxar de todo el cuerpo. Estas características se deben a su función de soporte de peso del cuerpo y de locomoción.
Fue en la articulación de la cadera en la que se inauguró la era de las *prótesis articulares* que transformaron la cirugía del aparato locomotor. Esta articulación, aparentemente la más sencilla de modelar, ya que sus superficies articulares son muy parecidas a las de una esfera, plantea todavía múltiples problemas: de dimensión de la esfera protésica, de naturaleza de las superficies en contacto relacionada con el coeficiente de frotamiento, de resistencia al desgaste, de toxicidad ocasional a residuos por el desgaste, y sobre todo, de la *forma unión con el hueso vivo* sometido a la cuestión del empotramiento o falta del mismo, lo que provoca que algunas prótesis puedan alcanzar una fijación secundaria a la re-penetración de sus superficies.
Gracias a la cadera la investigación sobre prótesis se desarrolló extraordinariamente emergiendo gran cantidad de modelos de prótesis.

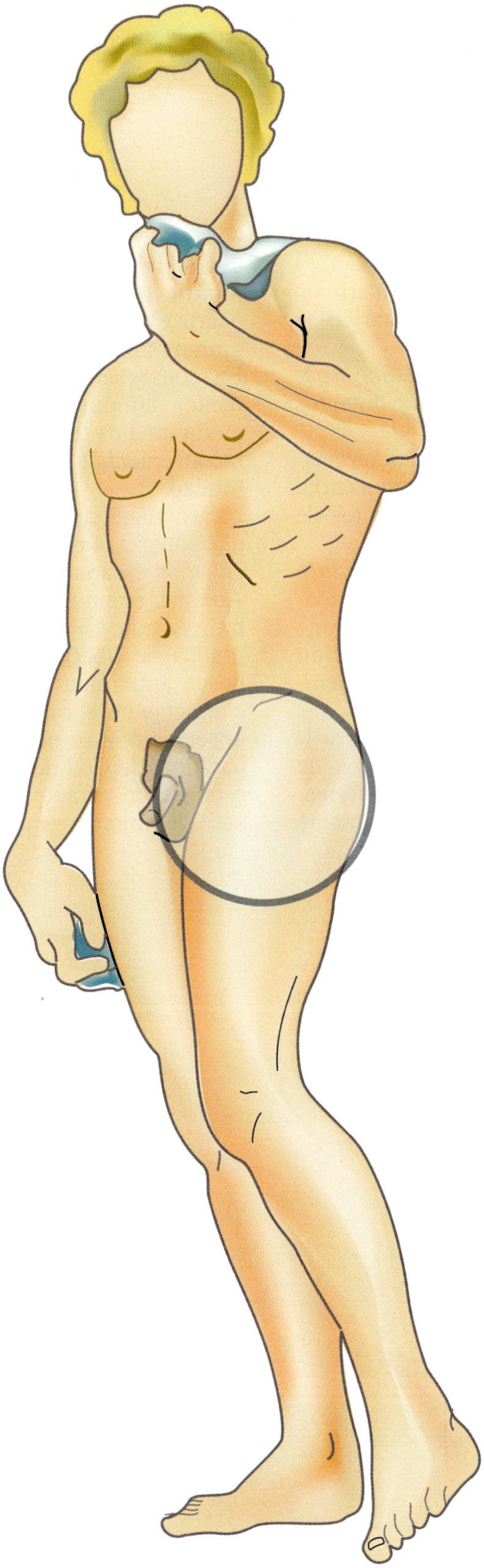

La cadera, articulación proximal del miembro inferior

La cadera es la *articulación proximal* del miembro inferior: situada en su raíz, su función es orientarlo en *todas las direcciones del espacio,* para lo cual posee tres ejes y tres grados de libertad (**Fig. 1**):

- un **eje transversal** **XOX'**, situado en el *plano frontal,* alrededor del cual se ejecutan los movimientos de **flexo-extensión***;*
- un **eje sagital** **YOY'**, situado en el *plano anteroposterior,* que pasa por el centro **O** de la articulación, alrededor del cual se efectúan los movimientos de **abducción-aducción***;*
- un **eje vertical** **OZ**, que se confunde con el *eje longitudinal* **OR** del miembro inferior cuando la cadera está en una posición de alineamiento. Este eje longitudinal permite los movimientos de **rotación externa** y **rotación interna** del conjunto del miembro inferior.

Los movimientos de la cadera los realiza una sola articulación: la articulación *coxofemoral,* en forma de **enartrosis,** es decir una articulación tipo esférica, muy coaptada. Esta característica se opone totalmente a la de la articulación del hombro, verdadero complejo articular cuya articulación escapulohumeral es una enartrosis con poca capacidad de coaptación y una gran movilidad en detrimento de la estabilidad.

En consecuencia, la articulación coxofemoral tiene menos amplitud de movimiento –compensada, en cierta medida, por el raquis lumbar–; en cambio, este inconveniente se ve compensado por una mayor estabilidad.

La articulación coxofemoral trabaja en *compresión*, ya que soporta el peso del cuerpo, a diferencia de la articulación escapulohumeral que trabaja en elongación.

Aunque, como en el caso de la articulación del hombro, se trate de una articulación con tres ejes y tres grados de libertad, la articulación de la cadera no posee amplitudes lo suficientemente grandes, especialmente en el caso de la abducción, para que pueda observarse, a su nivel, un fenómeno equivalente a la paradoja de Codmann en la articulación del hombro: esta pseudo-paradoja (véase el Tomo I) no existe en el caso del miembro inferior.

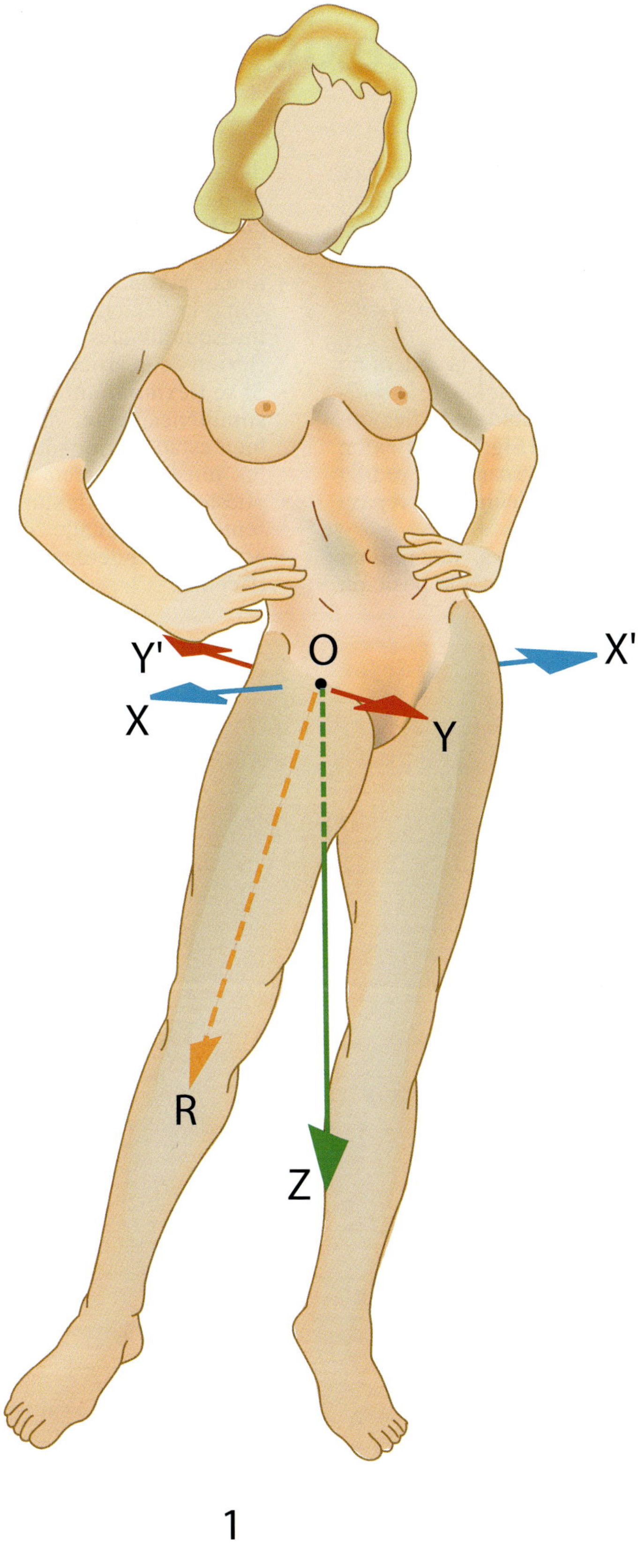

Fig. 1

Movimientos de flexión de la cadera

La flexión de la cadera es el *movimiento que produce el contacto de la cara anterior del muslo con el tronco,* de forma que el muslo y el resto del miembro inferior sobrepasan el plano frontal de la articulación, quedando por delante del mismo.

La amplitud de la flexión varía según distintos factores:

- De forma general, **la flexión activa** de la cadera no es tan amplia como la pasiva. La *posición de la rodilla* también interviene en la amplitud de la flexión: cuando la rodilla está *extendida* **(Fig. 2)**, la flexión no supera los 90º, mientras que cuando la rodilla está *flexionada* **(Fig. 3)** alcanza e incluso sobrepasa los 120º.
- En lo que respecta a la **flexión pasiva**, su amplitud supera siempre los 120º, pero de nuevo la posición de la rodilla es importante: *extendida* **(Fig. 4)**, la flexión es claramente mayor que cuando está *flexionada* **(Fig. 5)**: en este caso, la amplitud alcanza los 145º y el muslo contacta casi totalmente con el tórax. Más adelante se podrá constatar (pág. 146), como la flexión de rodilla, siempre que los músculos isquiotibiales estén relajados, permite una mayor flexión de la articulación de la cadera.
- Si **se flexionan ambas caderas** de forma pasiva y, simultáneamente, mientras que las rodillas también están flexionadas **(Fig. 6)**, la cara anterior de los muslos contacta ampliamente con el tronco, puesto que a la flexión de las articulaciones coxofemorales se añade *la báscula de la pelvis hacia atrás* por enderezamiento de la lordosis lumbar **(flecha)**.

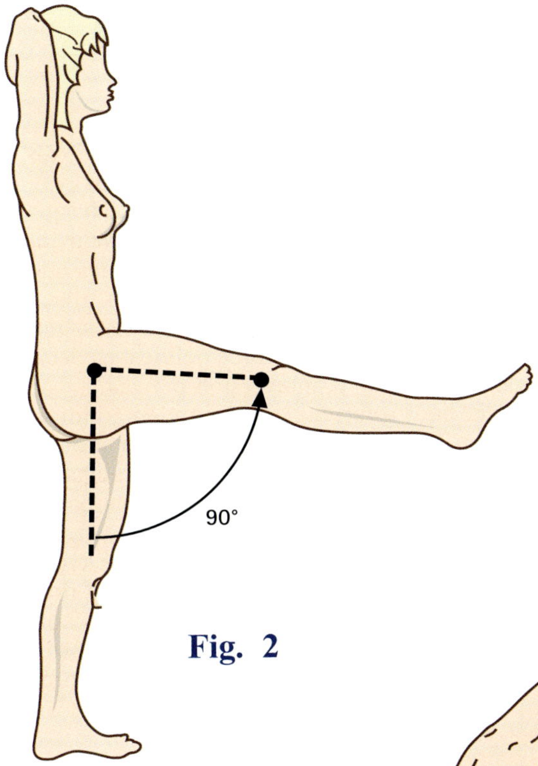

Fig. 2

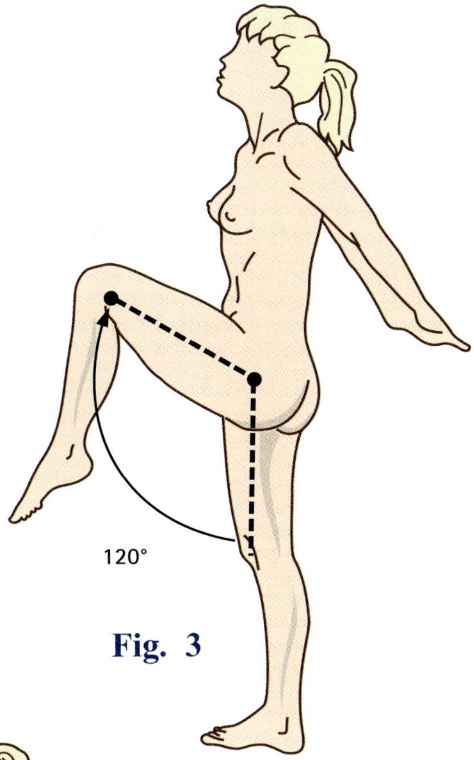

Fig. 3

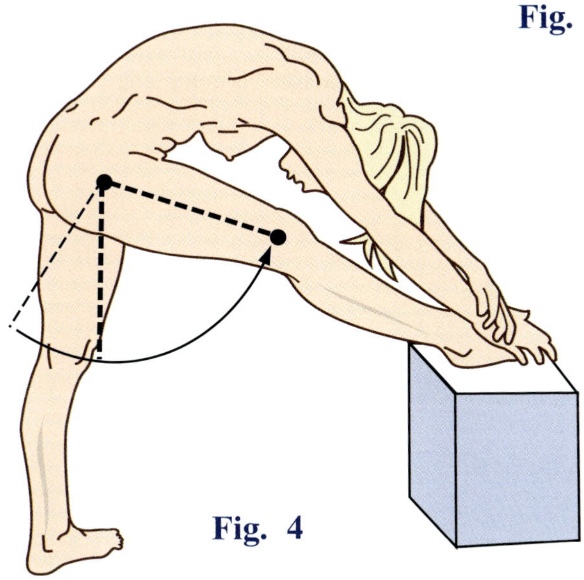

Fig. 4

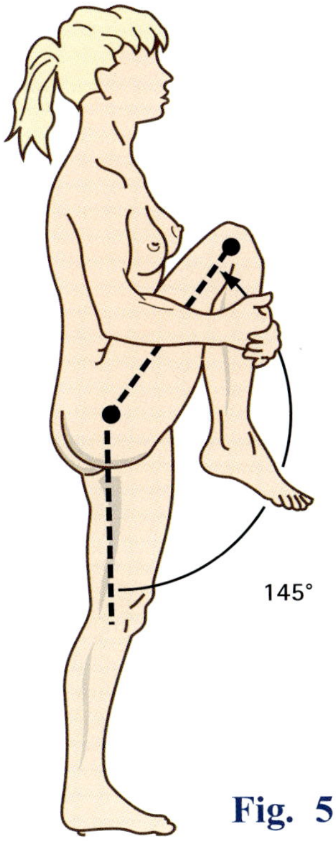

Fig. 5

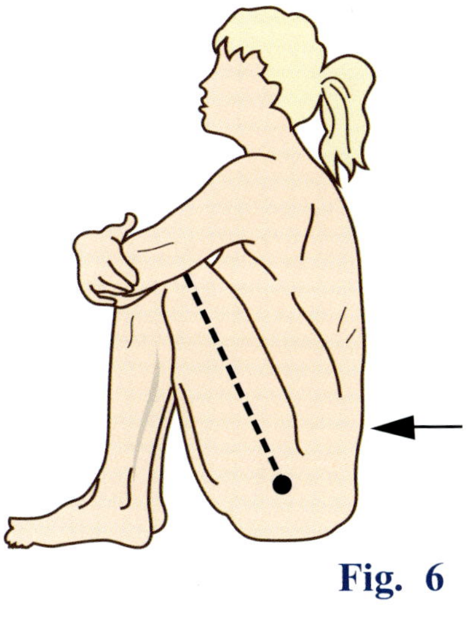

Fig. 6

Movimientos de extensión de la cadera

La extensión dirige el miembro inferior *por detrás del plano frontal*.

La amplitud de la extensión de la cadera es mucho menor que la de la flexión, estando limitada por la tensión del ligamento iliofemoral (véase pág. 28).

La extensión activa es de menor amplitud que la extensión pasiva. Cuando la **rodilla** está **extendida** (Fig. 7) la extensión es mayor (20º) que cuando está **flexionada** (10º) (**Fig. 8**), esto se debe a que los músculos isquiotibiales pierden totalmente su eficacia como extensores de cadera, puesto que han utilizado gran parte de su fuerza de contracción en la flexión de rodilla (véase pág. 146).

La extensión pasiva no es más que de 20º en el **paso hacia delante** (Fig. 9); alcanza los 30º cuando la mano homolateral desplaza **con firmeza** el miembro inferior hacia arriba y atrás (**Fig. 10**).

Hay que recalcar que la extensión de la cadera aumenta notablemente debido a la anteversión pélvica producida por una *hiperlordosis lumbar*. Esta participación del raquis lumbar se puede medir en las **figuras 7** y **8** mediante el ángulo entre la vertical (**trazos finos**) y la posición de alineación normal del muslo (**trazos gruesos**). Esta última posición se obtiene gracias al ángulo invariable que forma el muslo con la línea que une el centro de la cadera con la espina ilíaca anterosuperior. Sin embargo, este ángulo varía según sujetos, ya que depende de la estática pélvica, es decir del grado de retroversión o anteversión pélvica.

Las amplitudes aquí referidas corresponden a individuos "normales" sin ningún entrenamiento previo. Se pueden aumentar considerablemente gracias *al ejercicio y al entrenamiento*; por ejemplo, las bailarinas pueden realizar sin problemas la *apertura de ambas piernas* (**Fig. 11**) incluso sin apoyarse en el suelo, merced a la flexibilidad de su ligamento iliofemoral; sin embargo, es necesario recalcar que compensan la falta relativa de extensión del muslo posterior debido a una anteversión pélvica demasiado pronunciada.

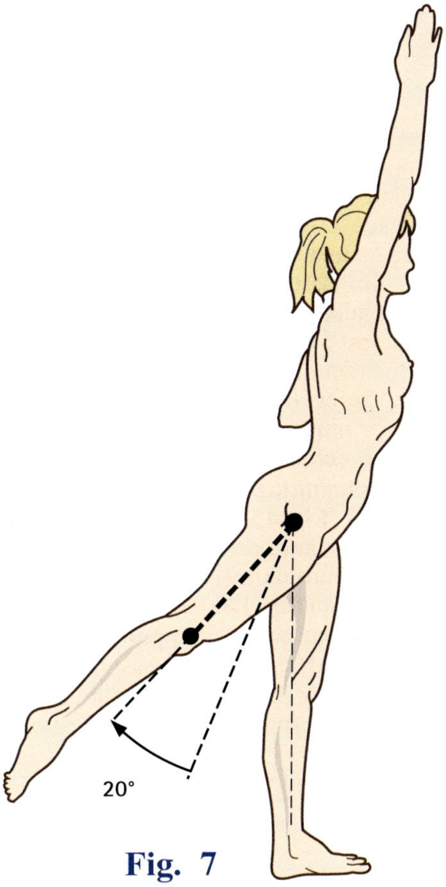

Fig. 7

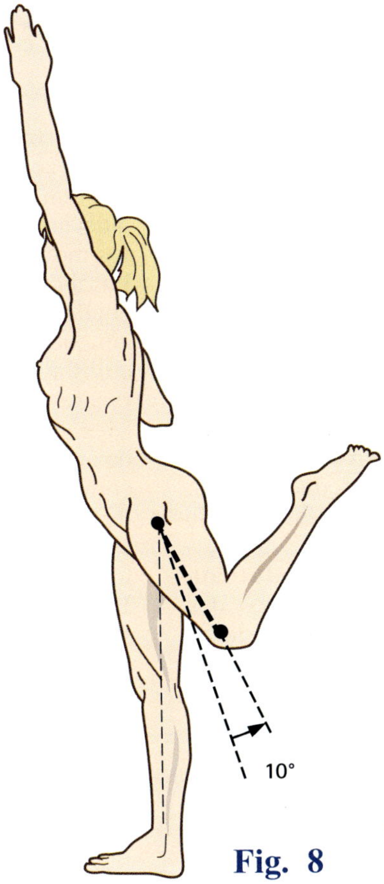

Fig. 8

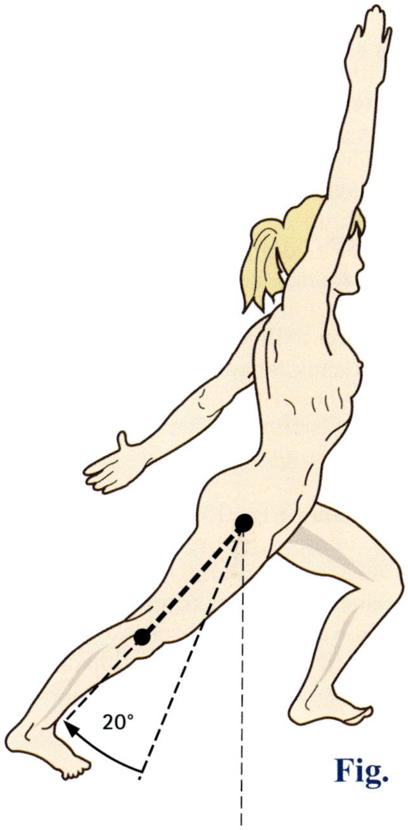

Fig. 9

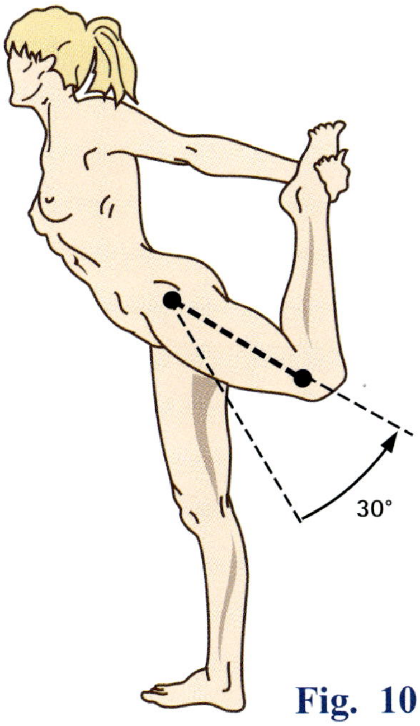

Fig. 10

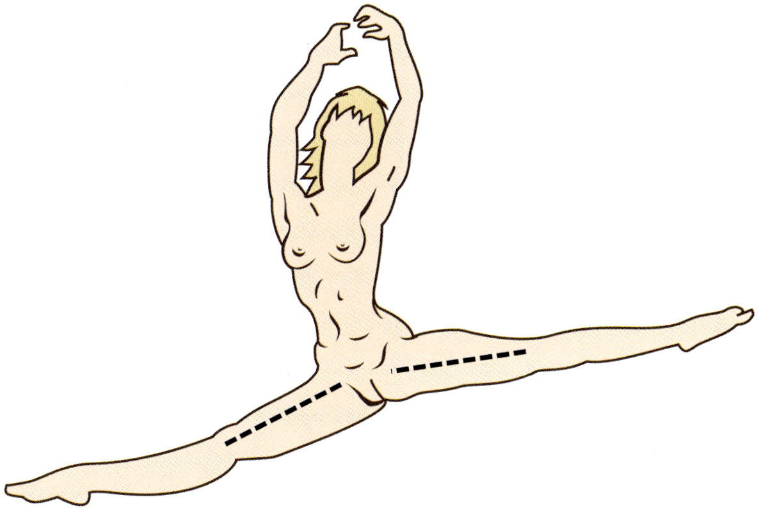

Fig. 11

Movimientos de abducción de la cadera

La abducción dirige el miembro inferior *hacia fuera y lo aleja del plano de simetría* del cuerpo.

Si teóricamente es factible realizar **la abducción de una sola cadera**, en la práctica la abducción de una cadera se acompaña de una abducción idéntica de la otra cadera. Esto ocurre a partir de los 30º **(Fig. 12)**, amplitud en la que se inicia una *basculación de la pelvis* mediante la inclinación de la línea que une las dos fositas sacrolumbares (que corresponden a la proyección cutánea de las espinas ilíacas posterosuperiores). Prolongando el eje de ambos miembros inferiores, se constata que se cortan en el eje simétrico de la pelvis: por lo tanto, se puede deducir que en esta posición ambas caderas están en abducción de 15º cada una.

Cuando se completa el **movimiento de abducción máxima (Fig. 13)**, el ángulo formado por los dos miembros inferiores alcanza los 90º. La simetría de abducción de ambas caderas reaparece, pudiendo deducir que la máxima amplitud de abducción de una cadera es de 45º. Obsérvese que, en ese preciso instante, la pelvis tiene una inclinación de 45º con respecto a la horizontal, del lado de la carga. El raquis, en conjunto, compensa esta inclinación de la pelvis mediante una convexidad hacia el lado que carga. Nuevamente reaparece *la participación del raquis* en los movimientos de cadera.

La abducción está limitada por el impacto óseo del cuello del fémur con la ceja cotiloidea (véase pág. 26) aunque antes de que esto ocurra intervienen los músculos aductores y los ligamentos ilio y pubofemorales (véase pág. 34).

Mediante ejercicio y entrenamiento adecuados, es posible aumentar la máxima amplitud de abducción, como en el caso de las bailarinas, que pueden alcanzar de 120º **(Fig. 14)** a 130º **(Fig. 15)** de abducción *activa,* es decir sin apoyo. En cuanto a la abducción pasiva, los individuos que se entrenan pueden alcanzar los 180º de abducción frontal **(Fig. 16)**; en realidad, ya no se trata de abducción pura, puesto que para distender los ligamentos iliofemorales, la pelvis bascula hacia delante **(Fig. 17)** mientras que el raquis lumbar se hiperlordosa **(flecha)** de forma que la cadera está en abducción-flexión.

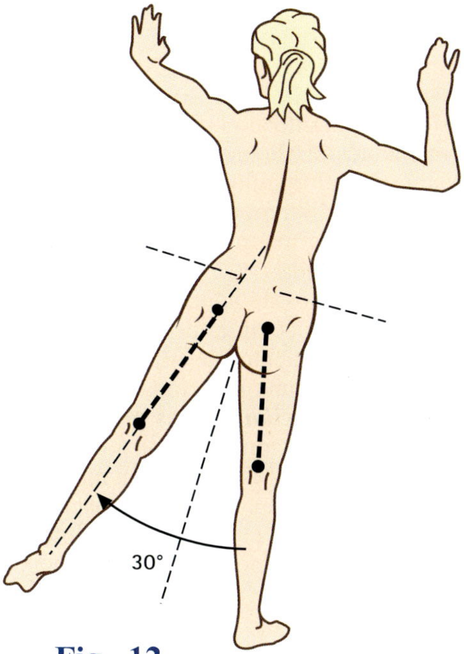

Fig. 12

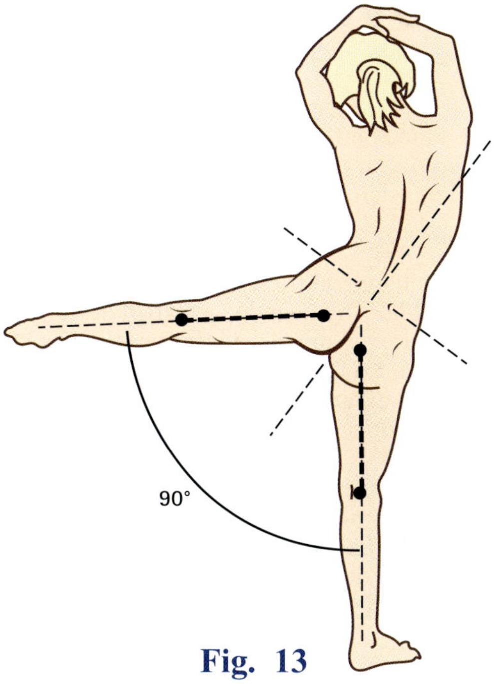

Fig. 13

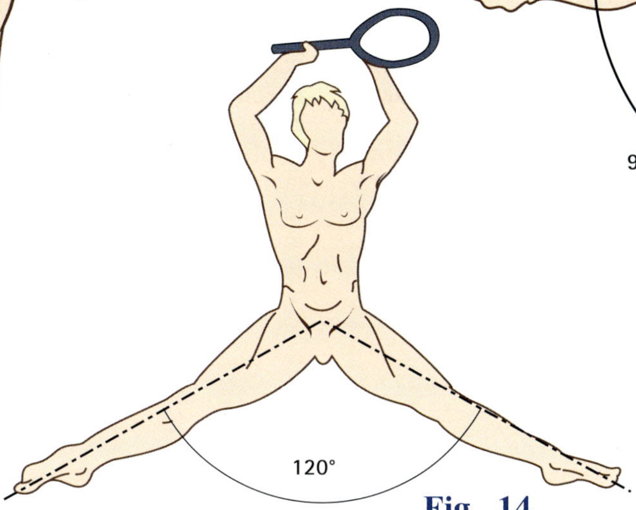

Fig. 14

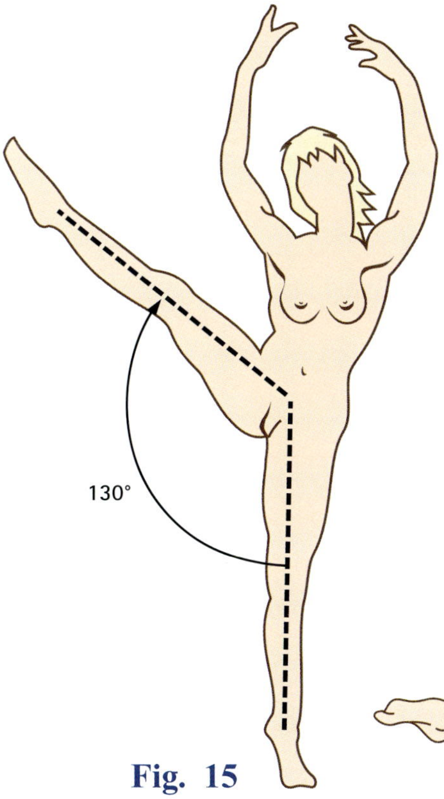

Fig. 15

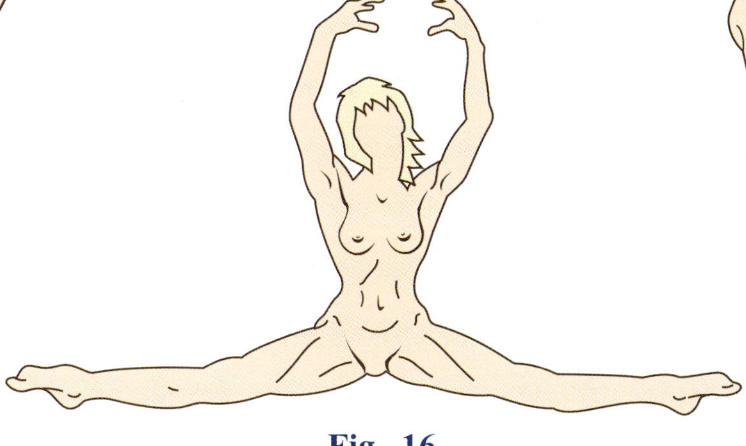

Fig. 16

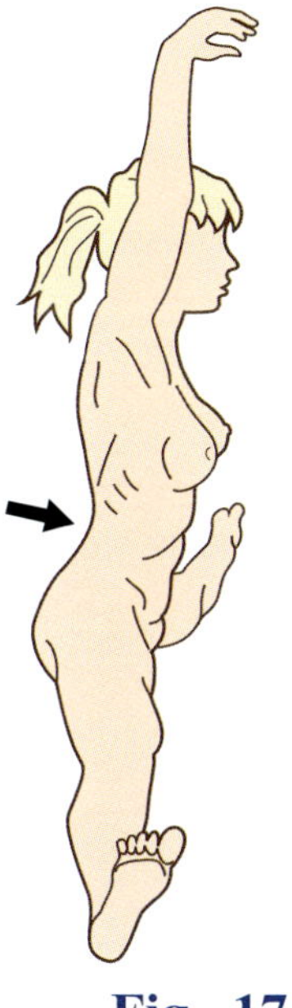

Fig. 17

Movimientos de aducción de la cadera

La aducción lleva el miembro inferior *hacia dentro y lo aproxima al plano de simetría del cuerpo*. Dado que en la posición de referencia ambos miembros inferiores están en contacto, no existe movimiento de *aducción "pura"*,

Sin embargo, existen movimientos de **aducción relativa** (Fig. 18) cuando, a partir de una posición de abducción, el miembro inferior se dirige hacia dentro.

También existen movimientos de **aducción combinados con extensión de cadera** (Fig. 19) y **movimientos de aducción combinados con flexión de cadera** (Fig. 20).

Por último, existen movimientos de **aducción de una cadera combinados con una abducción de la otra cadera** (Fig. 21), acompañados de una inclinación de la pelvis y de una incurvación del raquis. Recalcar que a partir del momento en el que los pies se separan –y esto es necesario para garantizar el equilibrio del cuerpo–, el ángulo de aducción de una cadera no es exactamente el mismo que el ángulo de abducción de la otra cadera (Fig. 22): su diferencia es el ángulo formado por los ejes de ambos miembros inferiores en la posición simétrica de partida.

En todos estos movimientos de aducción combinada, la amplitud máxima de aducción es de 30º.

De entre todos estos movimientos de aducción combinada, hay uno que efectúa una posición bastante frecuente (Fig. 23): **la sedestación con las piernas cruzadas**. En este caso, la aducción se asocia a la flexión y rotación externa de cadera y es la posición más inestable para la cadera (véase pág. 38). Esta posición es la que adopta con frecuencia el pasajero copiloto en un coche, lo que le predispone a una luxacion por impacto contra el salpicadero.

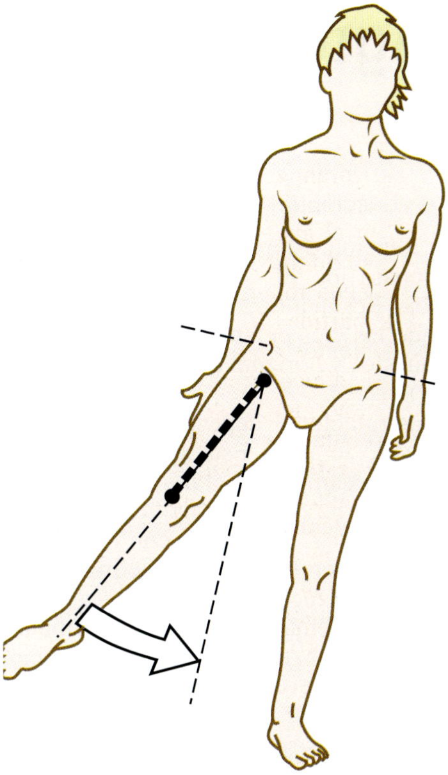

Fig. 18

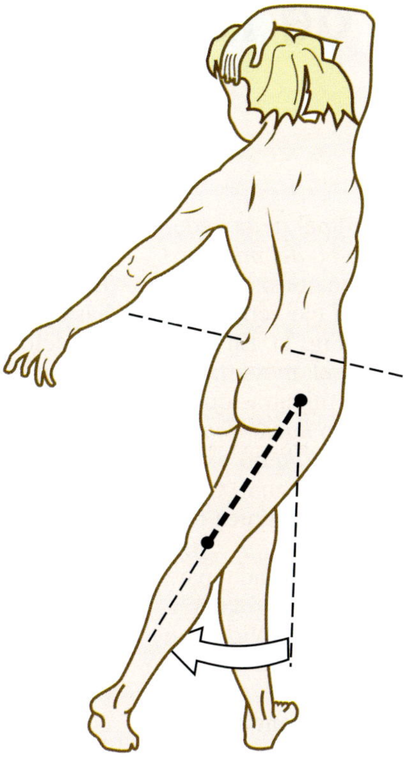

Fig. 19

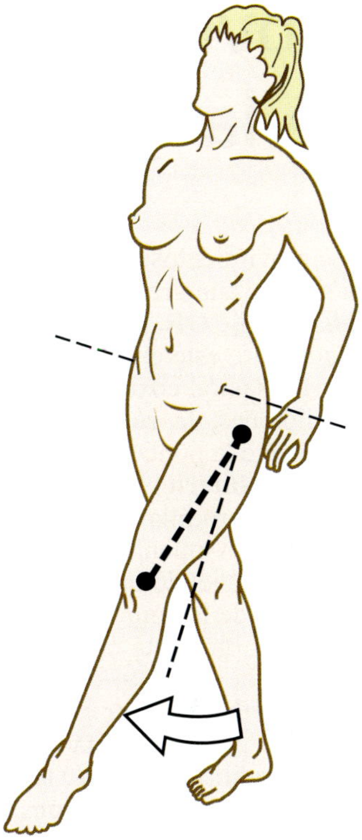

Fig. 20

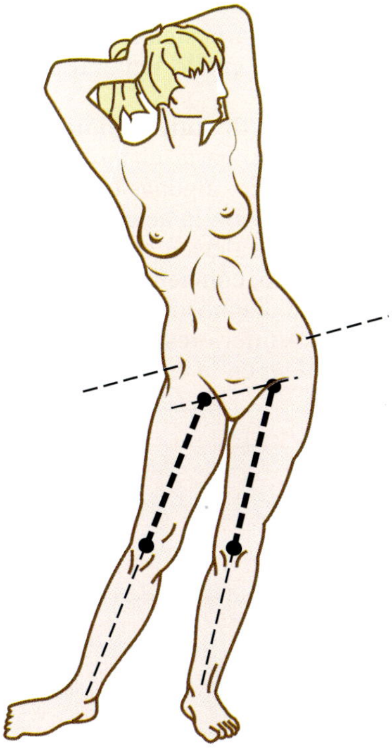

Fig. 21

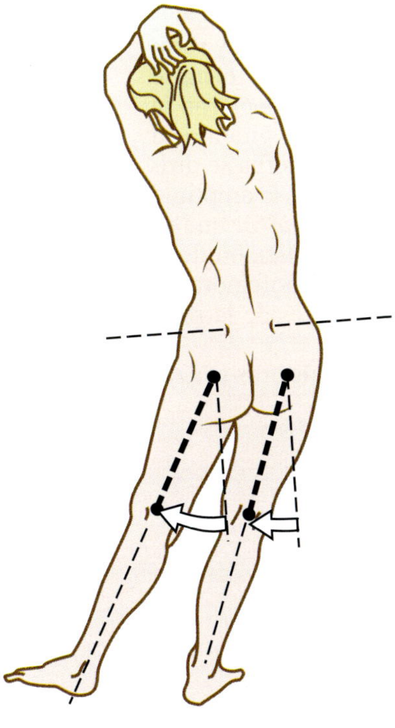

Fig. 22

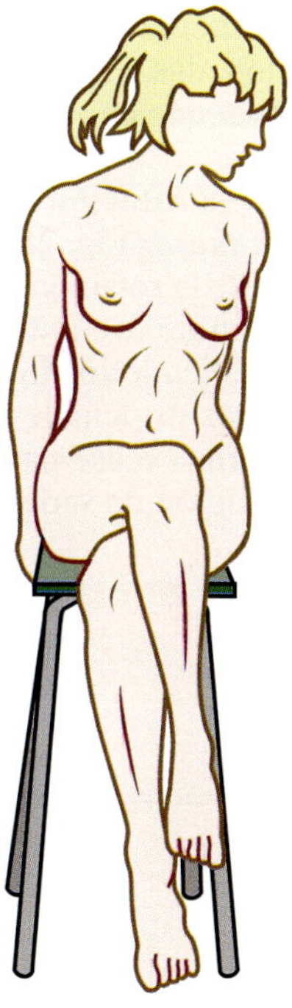

Fig. 23

Movimientos de rotación longitudinal de la cadera

Los movimientos de rotación longitudinal de la cadera se realizan alrededor *del eje mecánico del miembro inferior* (**eje OR, Fig. 1**). En la posición normal de alineamiento, este eje se confunde con el eje vertical de la articulación coxofemoral (**eje OZ, Fig. 1**). En estas condiciones, la **rotación externa** es el movimiento que dirige la punta del pie hacia fuera, mientras que la **rotación interna** dirige la punta del pie *hacia dentro.*
Cuando la rodilla está totalmente *extendida* no existe ningún movimiento de rotación en la misma (véase pág. 130), siendo la cadera, en este caso, la única responsable de los movimientos de rotación.
Sin embargo, ésta no es la posición utilizada para apreciar la amplitud de los movimientos de rotación. Es preferible realizar este estudio con el individuo en decúbito prono, o sentado en el borde de una camilla con la rodilla *flexionada en ángulo recto*.
En **decúbito prono**, la **posición de referencia** (**Fig. 24**) se obtiene cuando la rodilla flexionada en ángulo recto está vertical. A partir de esta posición, cuando la pierna se dirige *hacia fuera,* se mide la *rotación interna* (**Fig. 25**), cuya amplitud máxima es de 30 a 40º. Cuando la pierna se dirige *hacia dentro,* se mide la *rotación externa* (**Fig. 26**), cuya amplitud máxima es de 60°.
En **sedestación al borde de la camilla**, cadera y rodilla flexionadas en ángulo recto, la **rotación externa** se mide igual que en el caso anterior, cuando la pierna se dirige *hacia dentro* (**Fig. 27**), con el muslo girando en el sitio, y la **rotación interna** cuando la pierna se dirige *hacia fuera* (**Fig. 28**). En esta posición, la amplitud máxima de la rotación externa puede ser *mayor* que en la posición de decúbito prono, ya que la flexión de la cadera distiende los ligamentos ilio y pubofemorales, que son los principales factores limitantes de la rotación externa (véase pág. 40).
En la posición de **sedestación con las piernas cruzadas** (**Fig. 29**), la rotación externa se combina con una flexión que sobrepasa los 90° y con una abducción. Los adeptos al yoga llegan a forzar la rotación externa hasta tal punto que los ejes de ambas piernas quedan paralelos, superpuestos y horizontales (posición denominada de "loto").
La amplitud de las rotaciones depende del ángulo de anteversión del cuello femoral. Esta anteversión está, por lo general, muy acentuada en el niño, lo que conlleva una rotación interna de la pierna –el niño anda con "los pies hacia dentro" y presenta con frecuencia un pie plano valgo bilateral–. Con el crecimiento, el ángulo de anteversión recupera su valor normal, haciendo que los problemas citados anteriormente desaparezcan. Sin embargo, es necesario citar una circunstancia en la que la anteversión puede permanecer perenne e incluso exagerada: algunos niños adquieren el hábito nefasto de *sentarse en el suelo entre sus talones* con las rodillas *flexionadas*, esto conlleva una rotación interna del fémur y, como la plasticidad del esqueleto es todavía muy grande, una anteversión exagerada de los cuellos femorales. Una forma de remediar esta situación es obligar al niño a adoptar una actitud inversa, es decir sentarse con las piernas cruzadas, o todavía mejor, en la posición de yoga, lo que, con el tiempo, moldea el cuello femoral en retroversión.
La **medición del ángulo de anteversión de los cuellos femorales** planteaba, hasta el momento, con el método radiológico clásico, algunas dificultades para interpretar los resultados. En la actualidad, gracias al **escáner,** esta medición se lleva a cabo de forma simple y precisa. Por lo tanto, conviene utilizar este método cuando se pretende diagnosticar rotaciones defectuosas de los miembros inferiores, ya que, por lo general, el problema se *inicia* en la cadera.

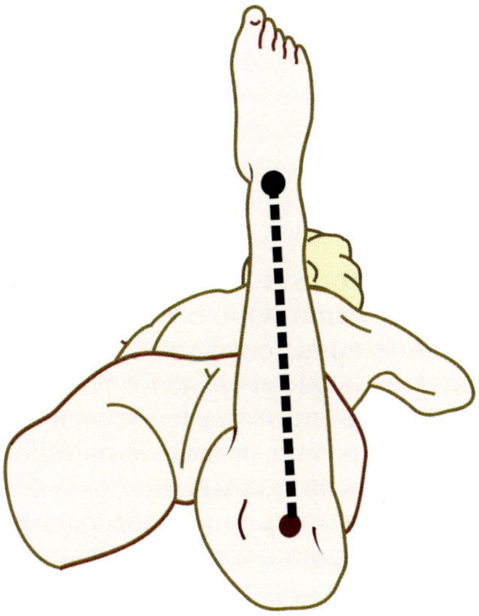

Fig. 24

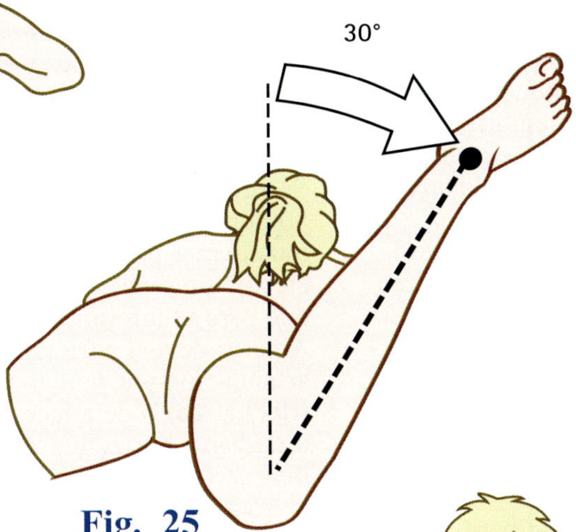

Fig. 25

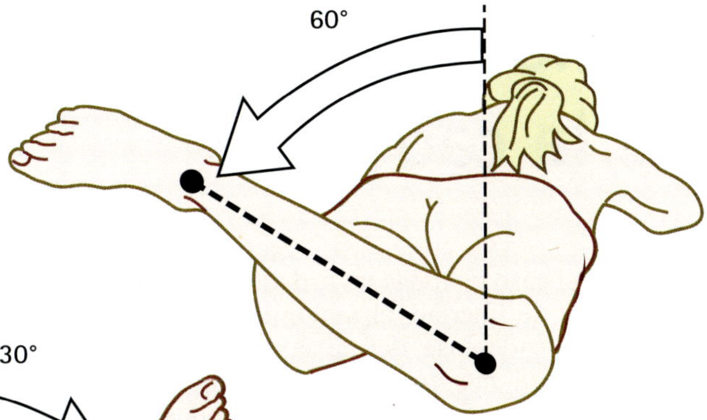

Fig. 26

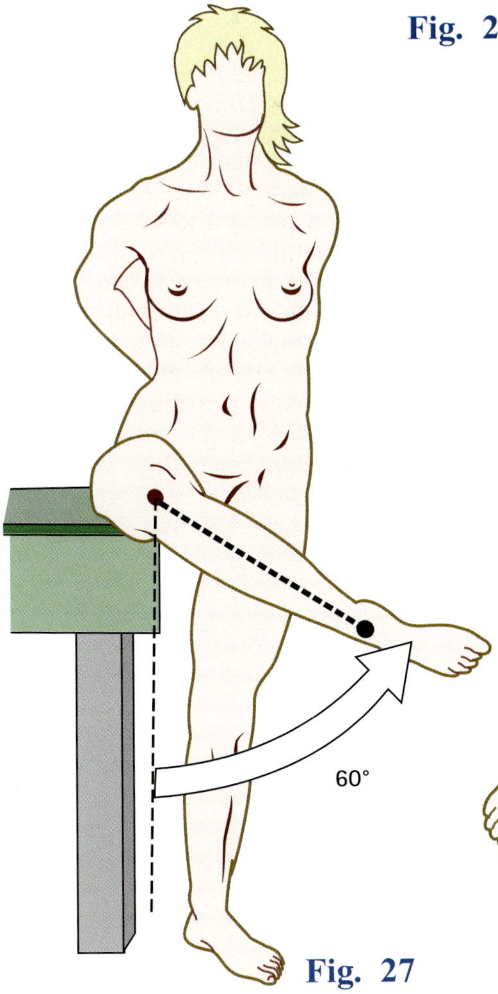

Fig. 27

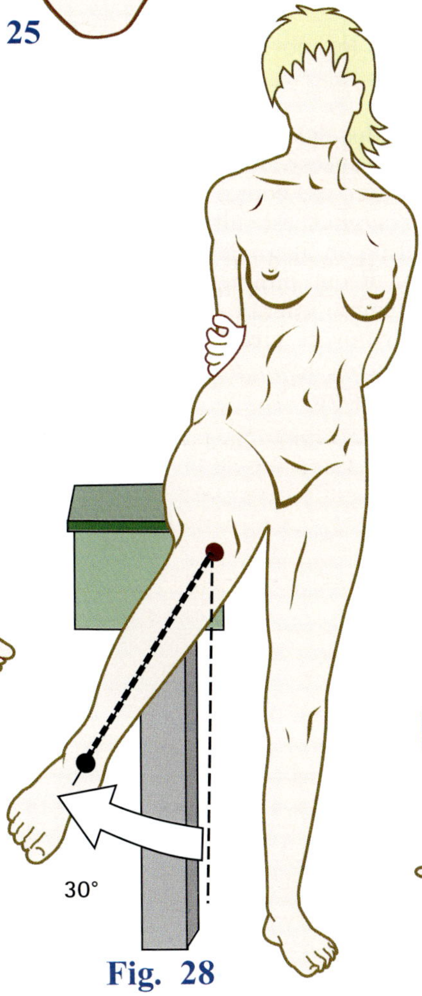

Fig. 28

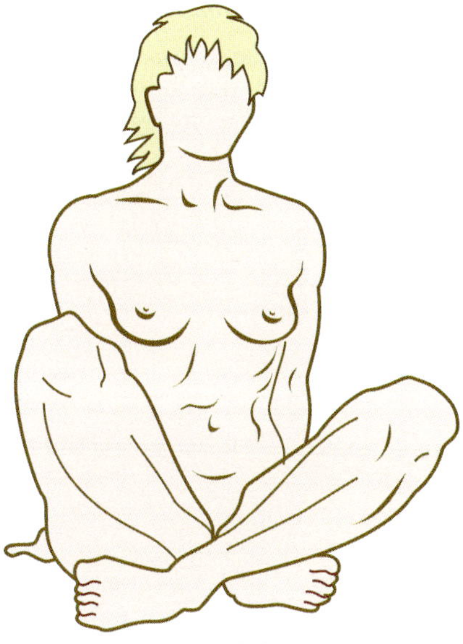

Fig. 29

El movimiento de circunducción de la cadera

Como en el caso de todas las articulaciones que tienen tres grados de libertad, el movimiento de circunducción de la cadera se define como *la combinación simultánea de movimientos elementales efectuados alrededor de tres ejes*. Cuando la circunducción alcanza su *máxima amplitud*, el eje del miembro inferior describe en el espacio un cono cuyo vértice resulta ser el centro de la articulación coxofemoral: es el **cono de circunducción** (Fig. 30).

Este cono dista mucho de ser regular, puesto que las amplitudes máximas no son iguales en todas las direcciones del espacio; por lo tanto, la trayectoria descrita por la porción distal del miembro inferior no es un círculo, sino una *curva sinuosa* que recorre distintos sectores del espacio determinados por la *intersección de los tres planos de referencia*:

A. Plano sagital, en el que se realizan los movimientos de flexo-extensión.
B. Plano frontal, en el que se ejecutan los movimientos de abducción-aducción.
C. Plano horizontal.

Los ocho sectores de espacio numerados del I al VIII demuestran que la trayectoria atraviesa sucesivamente los sectores III, II, I, IV, V y VIII. Obsérvese cómo la trayectoria contornea el *miembro en carga*; si este último desapareciese, la trayectoria sufriría un ligero desplazamiento hacia dentro. La flecha **R** que prolonga hacia abajo, adelante y afuera el miembro inferior en el sector IV representa **el eje del cono de circunducción**, que corresponde a la *posición tanto funcional como de inmovilización de la cadera.*

Strasser propuso **proyectar esta trayectoria sobre una esfera** (Fig. 31) cuyo centro **O** lo ocupa el centro de la articulación coxofemoral, cuyo radio **OL** está formado por el fémur y en la que el eje de los polos **El** es horizontal. En la citada esfera se pueden señalar las amplitudes máximas gracias a un sistema de meridianos y de paralelos (ausentes en esta figura).

Se propuso este mismo sistema de medición para el hombro, aunque en este último caso es ciertamente mucho más interesante, puesto que la rotación sobre el eje longitudinal es mayor para el miembro superior que para el inferior.

A partir de una posición determinada **OL** del fémur, la articulación puede realizar movimientos de abducción (**flecha Ab**) o de aducción (**flecha Ad**) recorriendo el meridiano horizontal **MH**, movimientos de *rotación interna* (flecha **Ri**) o de *rotación externa* **Re** mediante rotación alrededor del eje **OL**. En cuanto a los movimientos de flexoextensión, estos son de dos tipos según se efectúen en el sentido del *paralelo* P –se dice entonces que la flexión **F1** es *circumpolar*– o en el sentido del *gran círculo* **C** –en cuyo caso se dice que la flexión **F2** es *circuncentral*–. La flexión **F2** se descompone en **F1**, ya mencionada y **F3**, en el meridiano **MH**. Estas distinciones no parecen tener demasiada utilidad práctica.

Sin embargo, más interesante parece el hecho de que en función de la amplitud limitada de la abducción, no pueda reproducirse en la articulación de la cadera la pseudo-paradoja de Codmann (véase Tomo I).

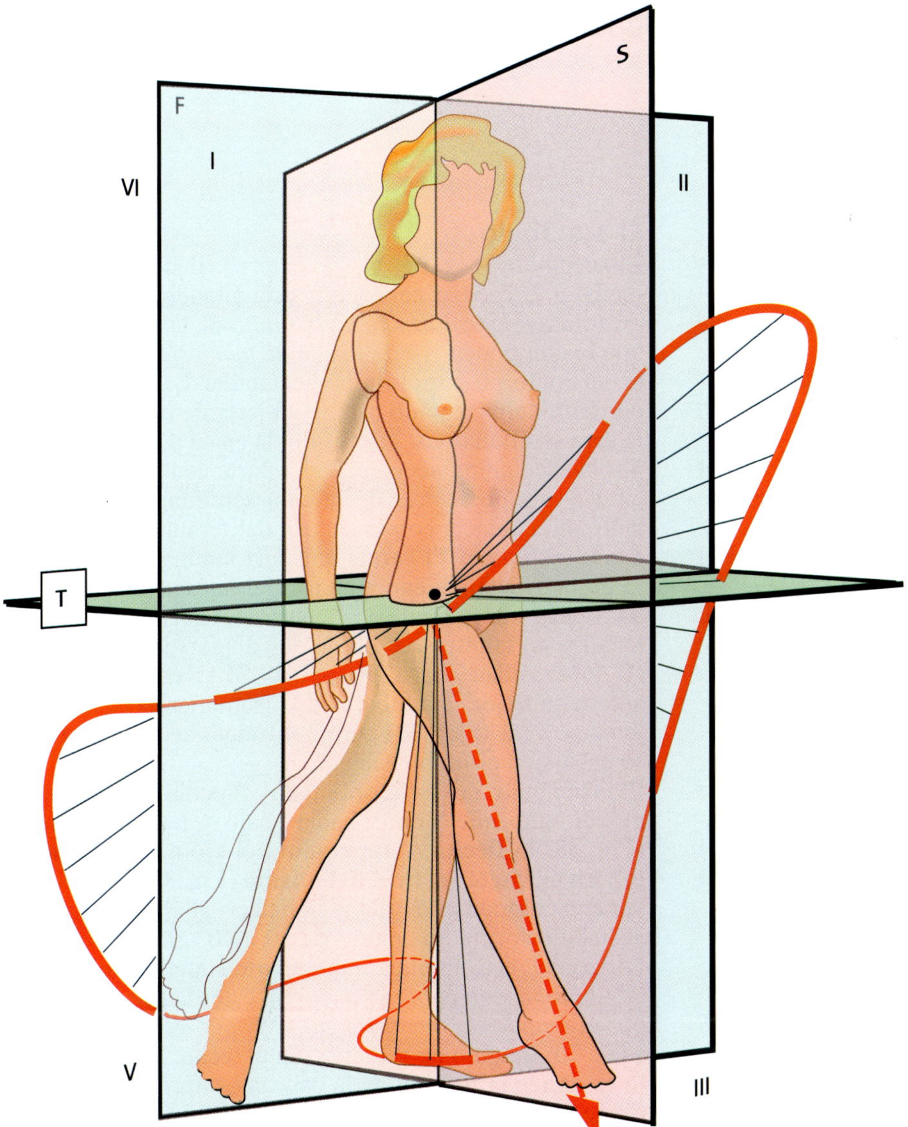

Fig. 30

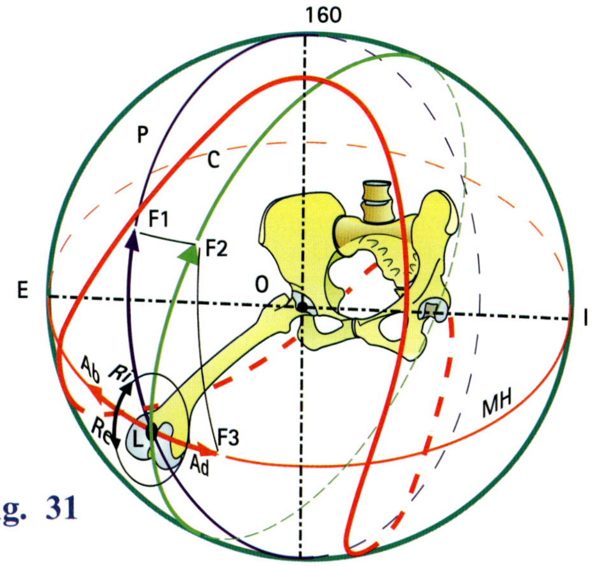

Fig. 31

Orientación de la cabeza del fémur y del cótilo

La cabeza del fémur

La articulación coxofemoral es una **enartrosis:** sus superficies articulares son **esféricas.**

La **cabeza del fémur** (**Fig. 32:** visión anterior) está constituida por los 2/3 de una esfera de 40 a 50 mm de diámetro. Por su centro geométrico **O** pasan los tres ejes de la articulación: eje horizontal **1**, eje vertical **2**, eje anteroposterior **3**.

El cuello femoral sirve de soporte a la **cabeza del fémur** a la par que garantiza su unión con la diáfisis. El eje del cuello femoral (**flecha A**) es oblicuo hacia arriba, hacia dentro y hacia delante, formando así el eje diafisario **D**, ángulo denominado *de inclinación,* de 125° en el adulto; con el plano frontal (**Fig. 38**: visión superior) forma un ángulo denominado *de declinación,* de 10 a 30°, abierto hacia dentro y hacia delante y también denominado *ángulo de anteversión.* De esta forma (**Fig. 35**: visión posterointerna), el plano frontal vertical que pasa por la cabeza del fémur y el eje de los cóndilos (plano P) deja *tras de sí,* casi en su totalidad, la diáfisis femoral y su extremo superior; dicho plano P contiene el **eje mecánico MM'** del miembro inferior, que junto con el eje diafisario **D** forma un ángulo de 5 a 7° (véase pág. 76).

La forma de la cabeza y el cuello *varía según individuos*, esto hizo que los antropólogos constataran que respondía a una determinada adaptación funcional. Por lo tanto, se distinguen dos tipos extremos (**Fig. 36** según Paul Bellugue):

- un tipo "longilíneo" donde la cabeza representa más de los 2/3 de una esfera y los *ángulos cérvico-diafisarios son máximos* (I = 125°, D = 25°). La diáfisis femoral es delgada y la pelvis pequeña y alta. Una morfología como ésta favorece grandes amplitudes articulares y corresponde a una *adaptación a la velocidad de la carrera* (esquemas a y c);
- un tipo "brevilíneo": la cabeza apenas sobrepasa la hemiesfera, *los ángulos cérvico-diafisarios son pequeños* (I = 115°, D = 10°), la diáfisis es más ancha y la pelvis maciza y ancha. La amplitud articular no es tan grande, y lo que pierde en velocidad lo gana en robustez (b y d). Es una *morfología de fuerza.*

El acetábulo

El acetábulo (**Fig. 33**: visión externa; flecha azul C') recibe a la cabeza del fémur; está situado en la *cara externa del hueso iliaco*, en la unión de las tres partes que lo componen. Tiene forma de *hemiesfera* limitada en su contorno por el limbo acetabular **L**. Tan sólo la periferia del acetábulo está recubierta de cartílago: es la cara semilunar **Cs**, interrumpida en su parte inferior por la escotadura acetabular. La parte central del acetábulo está por detrás de la cara semilunar y, por lo tanto, no contacta con la cabeza del fémur: es el *trasfondo cotiloideo* **Tf** al que una fina lámina ósea separa de la superficie endopélvica del hueso ilíaco (**Fig. 34**: hueso transparente). El centro del acetábulo **O** se localiza en la intersección de dos diagonales **IP** y **ET** (**I**: tuberosidad ilíaca, **P**: pubis, **EIA**: espina iliaca antero-superior, **TI**: tuberosidad isquiática). Más adelante se verá (pág. 32) cómo el rodete acetabular **Ra** se encaja en el limbo acetabular.

El acetábulo no está orientado directamente hacia afuera, sino que "mira" hacia abajo y hacia delante (**Fig. 38: la flecha A' representa el eje del acetábulo**). En un **corte vertical del mismo** (**Fig. 37**) se puede ver con claridad esta orientación hacia abajo: el eje del acetábulo forma un ángulo de 30 a 40° grados con la horizontal, esto implica que la parte superior del acetábulo *rebasa la cabeza por fuera*; este avance se mide por el *ángulo de recubrimiento* **W**, que generalmente es de 30° (ángulo de Wiberg). En el techo del acetábulo es donde la presión de la cabeza es mayor y el cartílago de la misma y de la cara semilunar es más espeso. En un **corte horizontal** (**Fig. 38**) se pone de manifiesto la *orientación hacia delante*: el eje del acetábulo **A'** forma un ángulo de 30 a 40° con el plano frontal. Se distingue también el *trasfondo* **Tf** por detrás de la *cara semilunar* **Cs** y el rodete acetabular **Ra** encajado en el ligamento transverso del acetáublo **LT** y en el limbo acetabular. El *plano tangencial* del acetábulo **Pr** y, paralelo a este, el plano del contorno del rodete acetabular **Bc**, son oblicuos hacia delante y hacia dentro.

En la práctica, para realizar estos dos tipos de corte se recurre a:

- en el caso del **corte verticofrontal**, a la tomorradiografía, que proporciona una imagen semejante a la figura 37;
- en el caso del **corte horizontal**, al examen escanográfico de la cadera, que proporciona una imagen semejante a la figura 38 y permite medir el ángulo de anteversión del acetábulo y del cuello femoral, lo que es muy útil para el *diagnóstico de las displasias de cadera.*

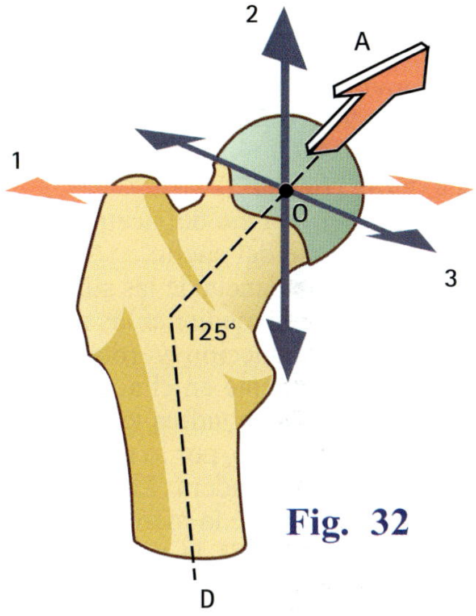

Fig. 32

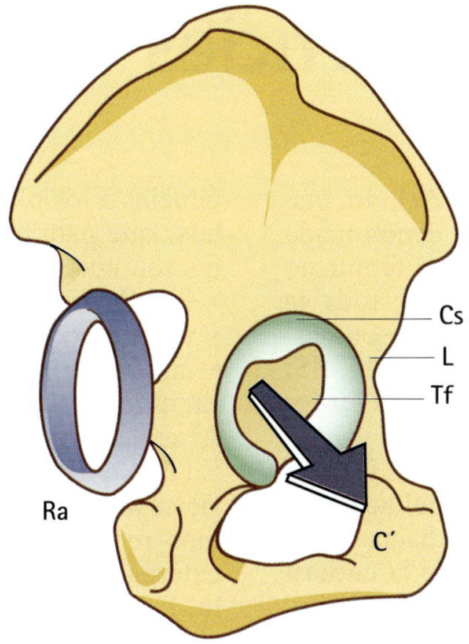

Fig. 33

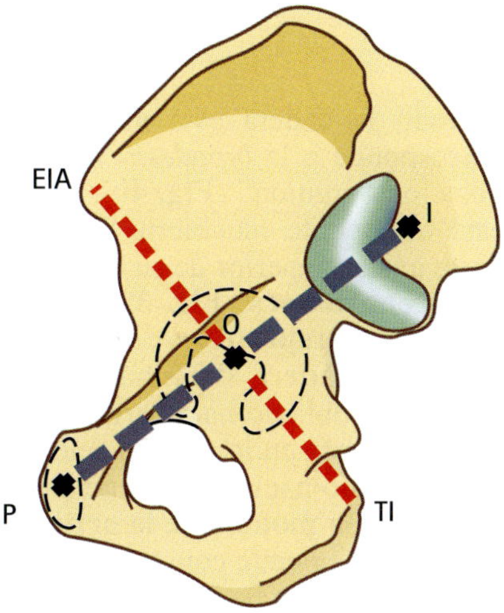

Fig. 34

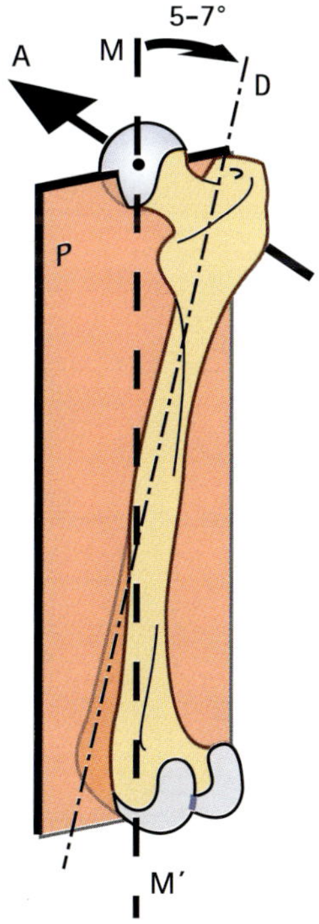

Fig. 35

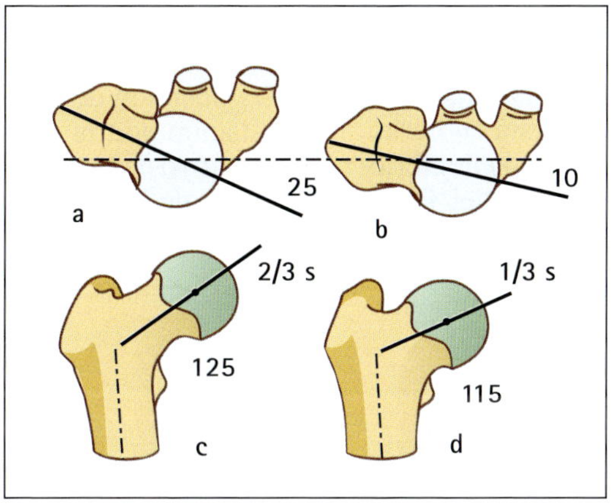

Fig. 36

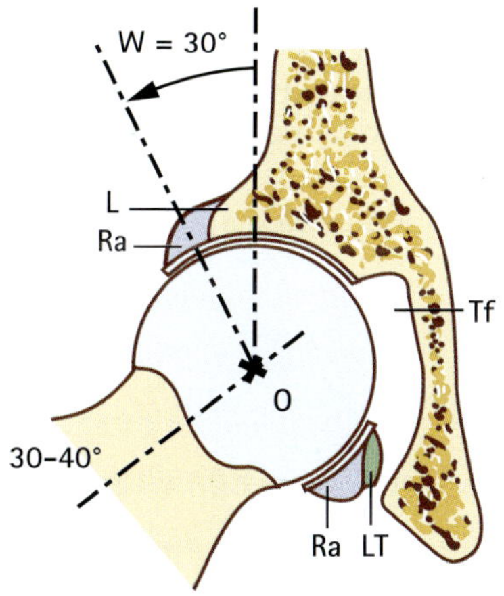

Fig. 37

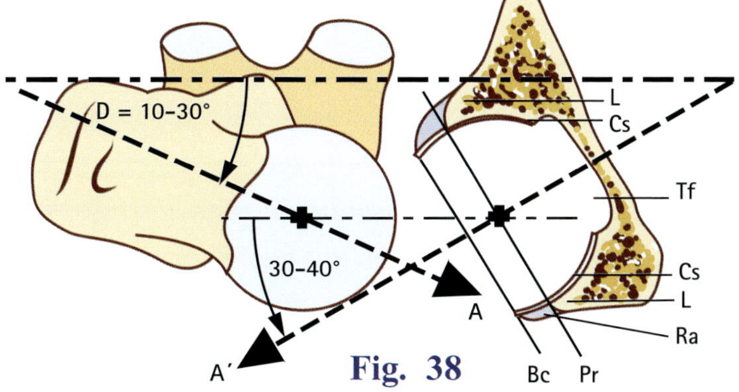

Fig. 38

Nexos de las superficies articulares

Cuando la cadera está **alineada** (**Fig. 39**), lo que corresponde a la *bipedestación* también denominada posición "erguida" (**Fig. 40**), la cabeza del fémur no está totalmente recubierta por el acetábulo, toda la parte antera superior de su cartílago está al descubierto (**flecha blanca, Fig. 39**). Esto se debe (**Fig. 45: visión en perspectiva de los tres planos de referencia de la cadera derecha**) a que *el eje del cuello femoral* **A** oblicuo hacia arriba, hacia delante y hacia dentro no está en la prolongación del eje del acetábulo **A'** oblicuo hacia abajo, hacia delante y hacia fuera. Mediante un **modelo de la articulación de la cadera** (**Fig. 41**), se puede constatar la siguiente disposición: una esfera sujeta por un tallo curvo de acuerdo con los ángulos de inclinación y de declinación, el plano **D** representa el plano que pasa por los ejes diafisario y transversal de los cóndilos. Por otra parte, un hemisferio convenientemente orientado con respecto a un *plano sagital* **S**; un pequeño plano **F** representa el *plano frontal* que pasa por el centro del hemisferio. En la posición erguida, la esfera queda ampliamente descubierta por arriba y por delante: la media luna negra representa la parte del cartílago que no está cubierta.
Haciendo girar de determinada manera el hemisferio-acetábulo con respecto a la esfera-cabeza del fémur (**Fig. 44**), se llega a hacer coincidir totalmente las superficies articulares de la cabeza y el acetábulo: en este caso la media luna negra desaparece totalmente.

Gracias a los planos de referencia **S** y **P** es fácil constatar que para hacer coincidir las superficies articulares son necesarios tres movimientos elementales:

- una flexión próxima a los 90º (**flecha 1**);
- una ligera abducción (**flecha 2**);
- una ligera rotación externa (**flecha 3**).

En esta nueva posición (**Fig. 46**), el eje del acetábulo **A'** se ha alineado en **A"** con el eje del cuello.
En el esqueleto (**Fig. 42**), la coincidencia de las superficies articulares puede conseguirse mediante los mismos movimientos de flexión, abducción y rotación externa: la cabeza se encaja totalmente en el acetábulo. Esta posición de la cadera corresponde a la **situación de cuadrupedia** (**Fig. 43**), que es, por lo tanto, la auténtica posición fisiológica de la cadera. La evolución que hizo que el hombre pasara de la marcha cuadrúpeda a la **bípeda** es responsable de la **no coincidencia de las superficies articulares de la articulación coxofemoral.** Por otra parte, esta no coincidencia de las superficies articulares puede utilizarse como un argumento a favor del origen cuadrúpedo del hombre. Esta posición de no coincidencia permanente en bipedestación podría considerarse el origen de la degradación artrósica de la cadera, sobre todo cuando, en el ámbito de las displasias de cadera, las alteraciones de orientación de las superficies articulares la favorecen.

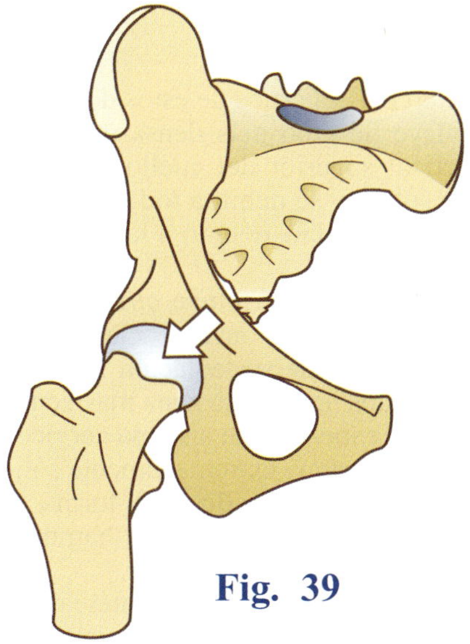

Fig. 39

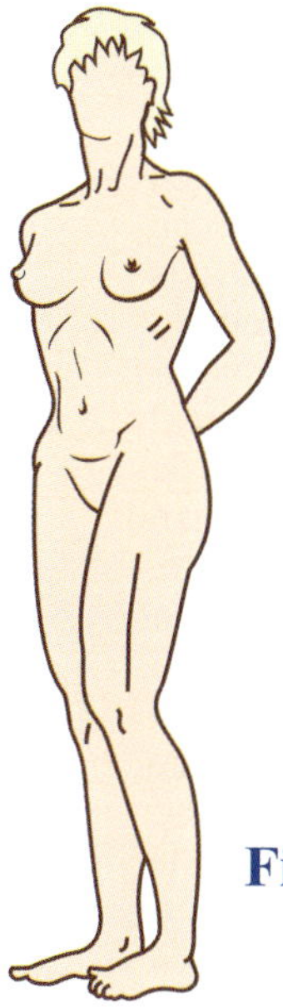

Fig. 40

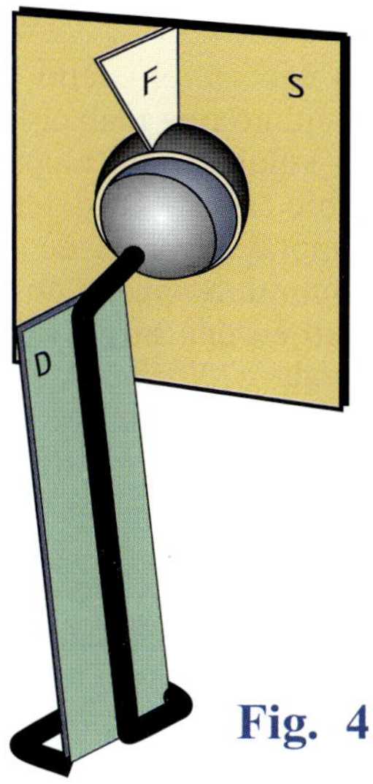

Fig. 41

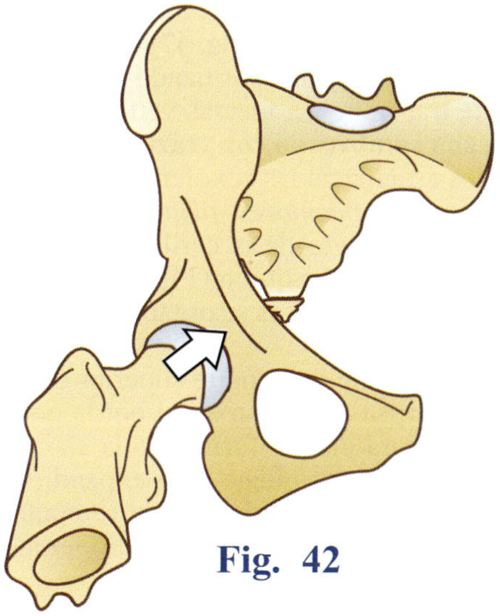

Fig. 42

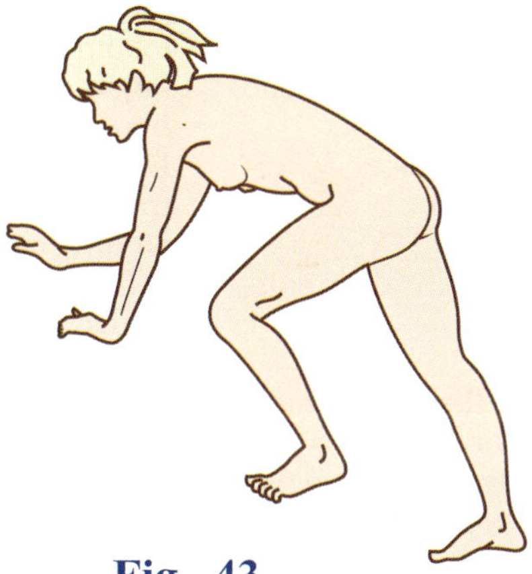

Fig. 43

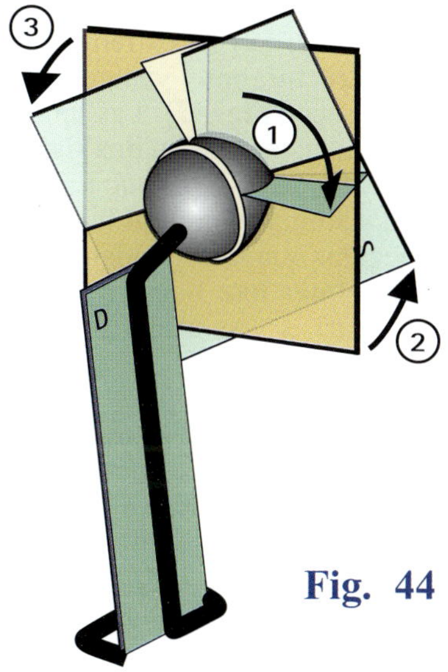

Fig. 44

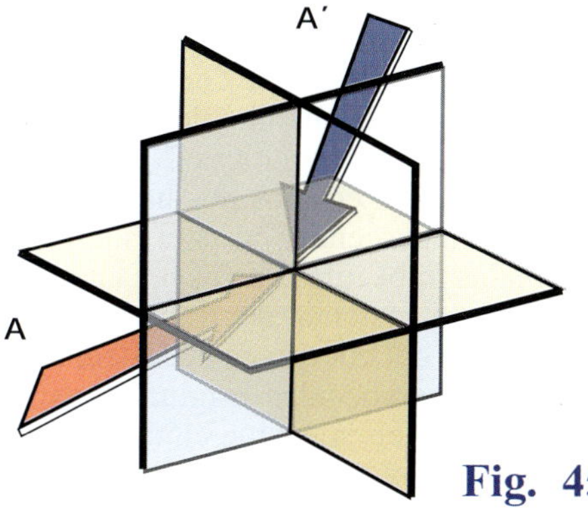

Fig. 45

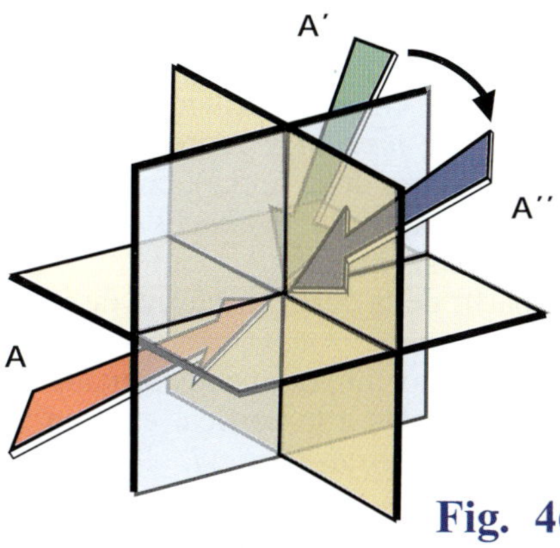

Fig. 46

Arquitectura del fémur y de la pelvis

La cabeza, el cuello y la diáfisis femoral forman un conjunto que realiza lo que se denomina en mecánica un **voladizo**. En efecto, el peso del cuerpo que recae sobre la cabeza del fémur se transmite a la diáfisis femoral a través de un brazo de palanca: el cuello femoral. Se puede observar el mismo sistema en voladizo en una **horca** **(Fig. 51)**, donde la fuerza vertical tiende a *cizallar* la barra horizontal en el punto de unión con el mástil y a *cerrar el ángulo* que forman ambas piezas. Para evitar un accidente de este calibre, basta con intercalar oblicuamente una *jamba de fuerza*. El cuello del fémur constituye la barra superior de la horca y observando *el miembro inferior en su conjunto* **(Fig. 49)** se puede constatar que el eje mecánico **(trazos gruesos)** en el que se alinean las tres articulaciones de la cadera, rodilla y tobillo, deja por fuera la horca femoral (obsérvese también que el eje mecánico no coincide con la vertical **(trazos intercalados de distinto tamaño)**. Se podrá ver más adelante **(Fig. 129)** el interés mecánico de esta disposición.

Para evitar el cizallamiento de la base del cuello del fémur **(Fig. 52)**, el extremo superior del fémur posee una estructura muy visible sobre un **corte vertical** de hueso seco **(Fig. 47)**. Las láminas del hueso esponjoso están dispuestas en **dos sistemas de trabéculas** que corresponden a *líneas de fuerza mecánicas,* con:

- un **sistema principal** formado por dos haces de trabéculas que se expanden sobre el cuello y la cabeza:
- el **primer haz** **1** se origina en la cortical externa de la diáfisis y se acaba en la parte inferior de la cortical cefálica. Es el *haz arciforme de Gallois y Bosquette*;
- el **segundo haz** **2** se expande desde la cortical interna de la diáfisis y la cortical inferior del cuello y se dirige verticalmente hacia la parte superior de la cortical cefálica: es el *haz cefálico o abanico de sustentación.*

Culmann demostró que si se carga excéntricamente un tubo de ensayo en forma de cayado o grúa **(Fig. 50)** se pueden hacer aparecer dos abanicos de líneas de fuerza: *uno oblicuo*, en la convexidad, que correspondería a *fuerzas de tracción* y representa el homólogo del haz arciforme; y otro *vertical*, en la concavidad, que correspondería *a fuerzas de presión* y representa el haz cefálico (jamba de refuerzo de la horca), con:

- un **sistema accesorio** formado por *dos haces* que se expanden hacia el *trocánter mayor:*
- el **primer haz** **3**, a partir de la cortical interna de la diáfisis: es el *haz trocantéreo;*
- el **segundo haz** **4**, de menor importancia, formado por fibras verticales paralelas a la cortical externa del trocánter mayor, es el *haz sub-cortical*.

Hay que recalcar **tres puntos:**

1º En la meseta trocantérea se constituye un *sistema ojival* mediante la convergencia de los haces arciforme **1** y trocantéreo **3**. El cruce de estos dos pilares forma una clave de arco más densa que desciende de la cortical superior del cuello. El pilar interno es menos sólido y se debilita todavía más a medida que aumenta la edad, debido a la osteoporosis senil.

2º En el cuello y la cabeza se constituye *otro sistema ojival* formado esta vez por la convergencia del haz arciforme **1** y del abanico de sustentación **2**. En la intersección de estos dos haces, una zona más densa forma el núcleo de la cabeza. Este sistema cervicocefálico se apoya en una zona extremadamente sólida, **la cortical inferior del cuello**, que forma el *espolón cervical inferior* de Merkel **M**, también denominado el arco de Adams o el **calcar**.

3º Entre el sistema ojival de la meseta trocantérea y el sistema de sustentación cervicocefálico existe una **zona menos resistente** que la osteoporosis senil torna todavía más vulnerable, más frágil: precisamente ésta es la zona donde se localizan las *fracturas cervico-trocantéreas* **(Fig. 52)**.

La estructura de la **cintura pélvica** **(Fig. 47)** también se puede analizar del mismo modo. Formando un anillo totalmente cerrado, transmite las fuerzas verticales del raquis lumbar **(flecha sombreada con trazos y desdoblada)** hacia las dos articulaciones coxofemorales.

Existen dos *sistemas trabeculares principales* que transmiten las fuerzas a través de la carilla auricular, en dirección al acetábulo y al isquión **(Figs. 47 y 48)**.

- Las **trabéculas sacrocotiloideas** se organizan según dos sistemas:

1º El primero **5**, procedente de la parte superior de la superficie auricular, se condensa en el borde posterior de la escotadura ciática formando la espina ciática **Ec**, sobre el que se pliega para expandirse en la parte inferior del acetábulo, donde se continúa con las trabéculas de tracción del cuello femoral **1**.

2º El segundo **6**, procedente de la parte inferior de la superfIcie auricular, se condensa a la altura del estrecho superior formando la espina innominada **Ei**, y plegándose para expandirse en la parte superior del acetábulo donde se continúa con las trabéculas de presión del abanico de sustentación **2**.

- Las trabéculas sacroisquiáticas **7** se originan en la superficie auricular con los dos haces citados anteriormente, para descender hasta el isquión. Se entrecruzan con las trabéculas que nacen en el limbo acetabular **8**. Este sistema de trabéculas isquiáticas soporta el peso del cuerpo en sedestación.
- Por último, las trabéculas originadas en la espina innominada **Ei** y en la espina ciática **Ec** se insertan en la rama horizontal del pubis, completando de esta manera el anillo pélvico, reforzado a su vez por las trabéculas subcorticales **4**.

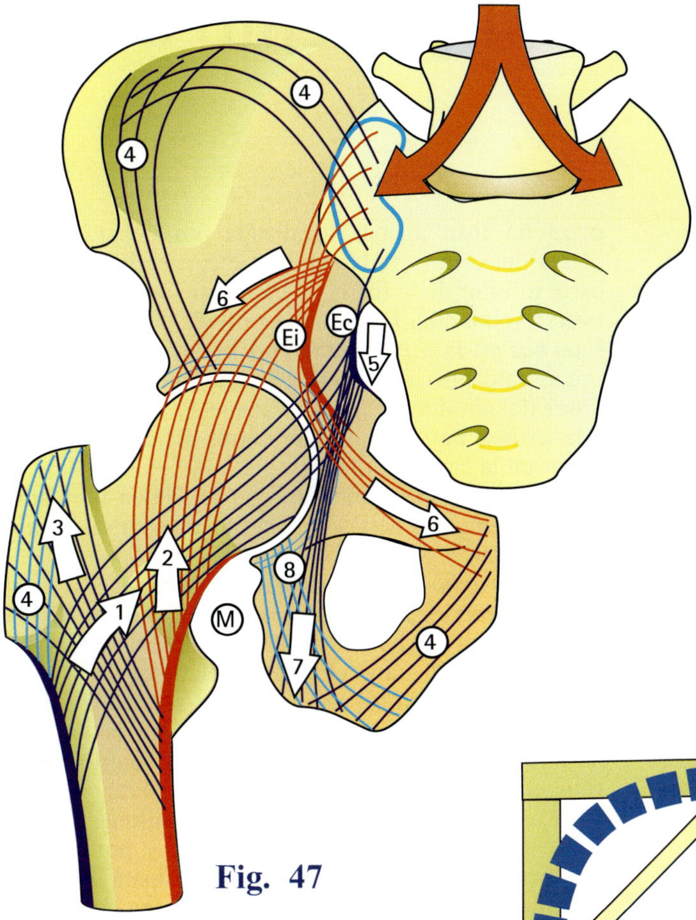

Fig. 47

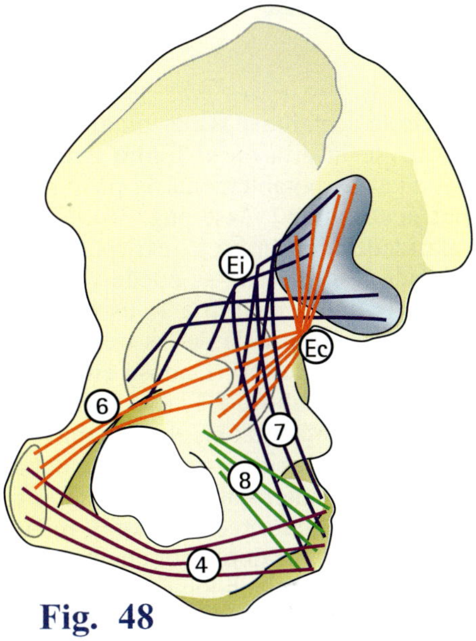

Fig. 48

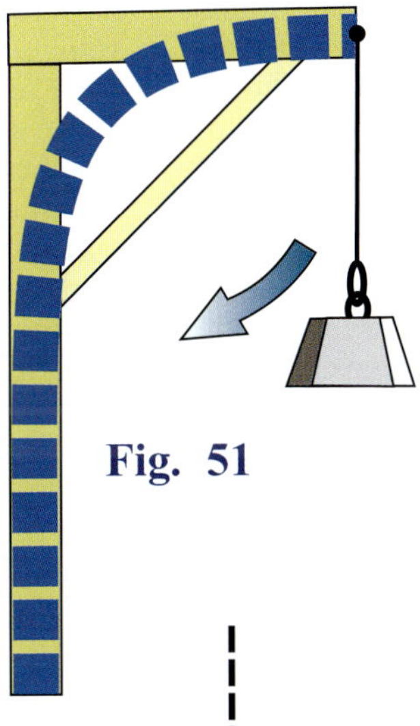
Fig. 51

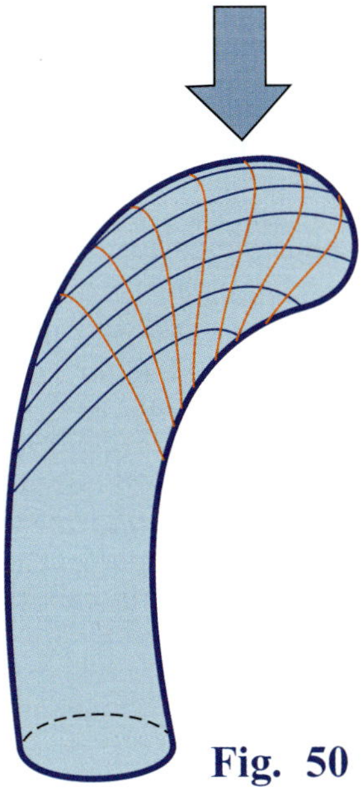
Fig. 50

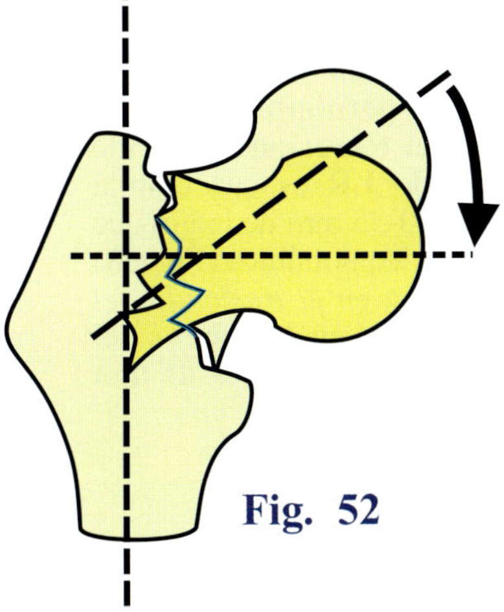
Fig. 52

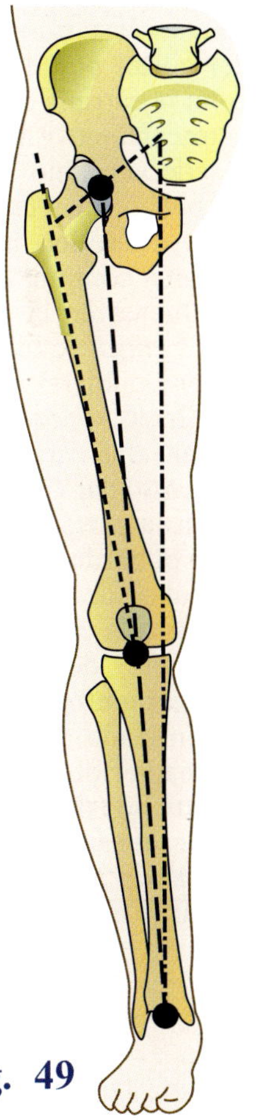
Fig. 49

El rodete acetabular y el ligamento de la cabeza del fémur

El rodete acetabular **Ra** es un anillo fibrocartilaginoso que se inserta en **el limbo acetabular** (**Fig. 53**), aumentando notablemente la profundidad de la **cavidad acetabular** (véase pág. 36) e igualando las irregularidades del **limbo** **L**: extirpando la parte superior del rodete acetabular, se puede ver la *escotadura iliopúbica* **EP**. En cuanto a la *escotadura isquiopúbica* **Eip**, la más profunda de las tres, el rodete acetabular forma un puente insertándose en el **ligamento transverso del acetábulo** **LT**, fijo a su vez en los dos bordes de la escotadura: en el esquema se ha *desmontado* **LT** y **Ra**. Por arriba y por delante del acetábulo, en la espina ilíaca anteroinferior, se inserta el tendón directo **T1** del músculo recto femoral, mientras que el tendón reflejo **T2** se dobla por encima del borde superior del acetábulo, y el tendón recurrente **T3** se dirige hacia la cápsula articular, para confundirse con ella. En el **corte vertico-frontal de la cadera** (**Fig. 54**), el rodete se fija con firmeza en el borde del ligamento transverso (**véase también la Fig. 37**). En la parte superior del corte, por debajo del músculo glúteo medio se halla la cápsula articular **Ca**, el ligamento iliotendinopetrocantéreo **Lit** y, desdoblando la cápsula articular, el tendón reflejo **T2** del músculo recto femoral.

De hecho, en el corte se puede apreciar *la forma triangular* del **rodete** además de las **tres caras** que se describen a continuación: una cara *interna* que se inserta totalmente en la ceja y el ligamento transverso; una cara *central* (que mira hacia el centro de la articulación) recubierta de cartílago, continuación de la cara semilunar, y por lo tanto en contacto con la cabeza del fémur , una cara periférica en la que se inserta la cápsula articular **Ca**, pero esta inserción capsular sólo se da en la parte más interna de la citada cara, dejando libre el borde cortante del rodete dentro de la cavidad articular; de esta forma, aparece delimitado entre el rodete y la cápsula un *receso circular* (**Fig. 55** según Rouvière), denominado **pliegue perilímbico** **Pp**.

El **ligamento de la cabeza del fémur** antiguamente denominado ligamento redondo **LR** es una cintilla aplanada fibrosa (**Fig. 57**), de 30-35 mm de largo, que se extiende desde la escotadura isquiopúbica (**Fig. 53**) a la cabeza del fémur y se *aloja en el trasfondo del acetábulo* (**Fig. 54**). Su inserción en la cabeza del fémur (**Fig. 56**) se sitúa en la **parte superior de una pequeña fosa** apenas localizada por debajo y por detrás del centro de la superficie cartilaginosa; en la parte inferior de la fosita, el ligamento se limita a deslizarse sobre ella. La cintilla se divide en tres haces:

- un *haz posterior isquiático* **hp**, el de mayor longitud, que sale por la escotadura isquiopúbica, pasando por debajo del ligamento transverso (**Fig. 53**), para insertarse por debajo y por detrás del cuerno posterior de la cara semilunar,
- un *haz anterior púbico* **ha** que se fija en la misma escotadura, por detrás del cuerno anterior de la cara semilunar,
- un *haz medio* **hm** más delgado, que se inserta en el borde superior del ligamento transverso (**Fig. 53**: en esta figura se ha desmontado tanto el ligamento transverso **LT** como el rodete acetábular **Ra**).

El ligamento de la cabeza del fémur se localiza (**Fig. 54**), junto con tejido celulo-adiposo, en la cavidad posterior o *trasfondo* **Tf**, donde está recubierto por la *sinovial* (**Fig. 55**); esta membrana se inserta, por una parte, en el borde central de la cara semilunar y en el borde superior del ligamento transverso y, por otra, en la cabeza del fémur, en el borde de la fosita de inserción del ligamento de la cabeza del fémur. Por lo tanto, la sinovial tiene, aproximadamente, una forma troncocónica, por lo que se la denomina la tienda del **ligamento de la cabeza del fémur** **Ts**.

El ligamento de la cabeza del fémur no desempeña una función mecánica importante, a pesar de ser extremadamente resistente (carga de ruptura = 45 kg); sin embargo, contribuye a la **vascularización de la cabeza del fémur**. De hecho (**Fig. 58**: visión inferior según Rouvière), la rama posterior de la arteria obturatriz **1** desprende una arteriola, la *arteria del ligamento de la cabeza del fémur* **6**, que pasa por debajo del ligamento transverso y penetra en el espesor del ligamento de la cabeza del fémur. Por otra parte, la cabeza y el cuello están vascularizados por las *arterias capsulares* **5** ramas de las *arterias circunflejas anterior* **3** y *posterior* **4**, colaterales de la *arteria femoral profunda* **2**. Una fractura transcervical que seccione las arterias capsulares *reduce la vascularización de la cabeza del fémur*, pasando a depender exclusivamente de la arteria del ligamento de la cabeza del fémur.

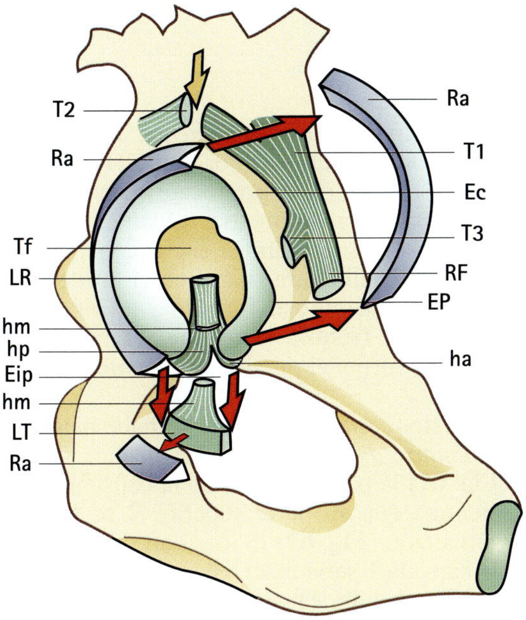

Fig. 53

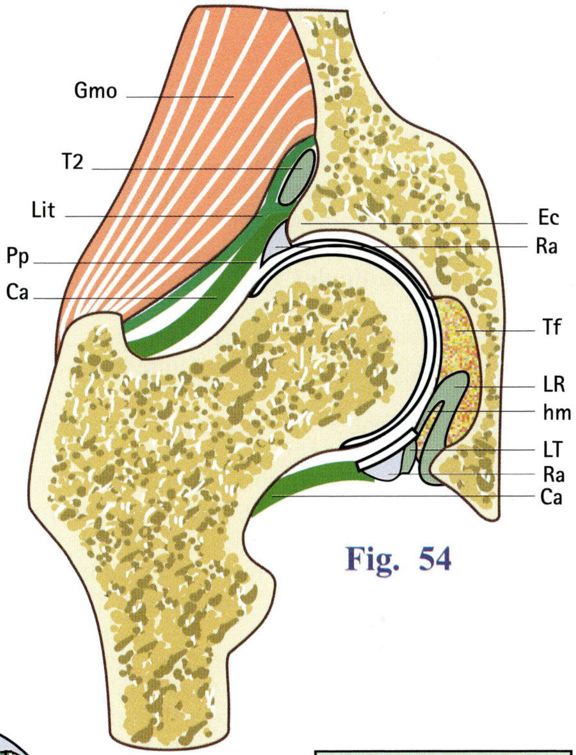

Fig. 54

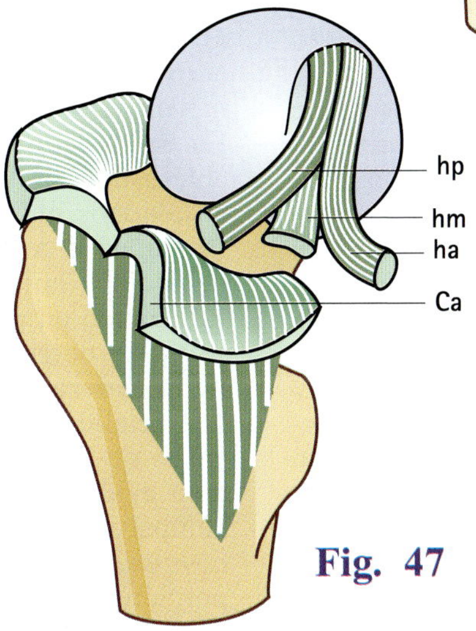

Fig. 47

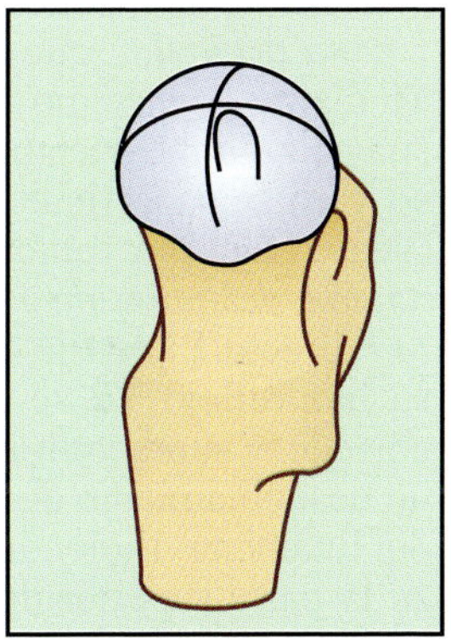

Fig. 56

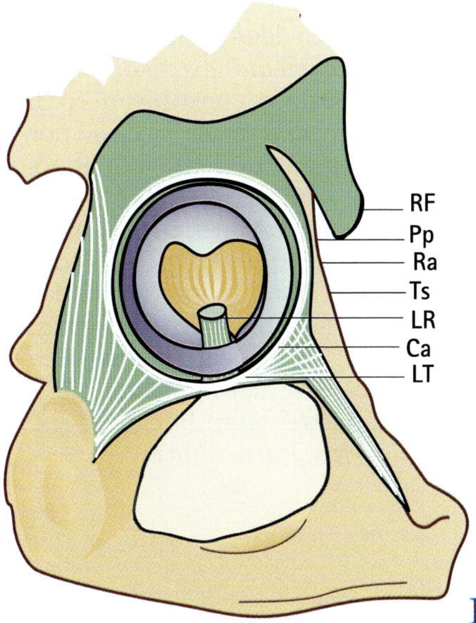

Fig. 55

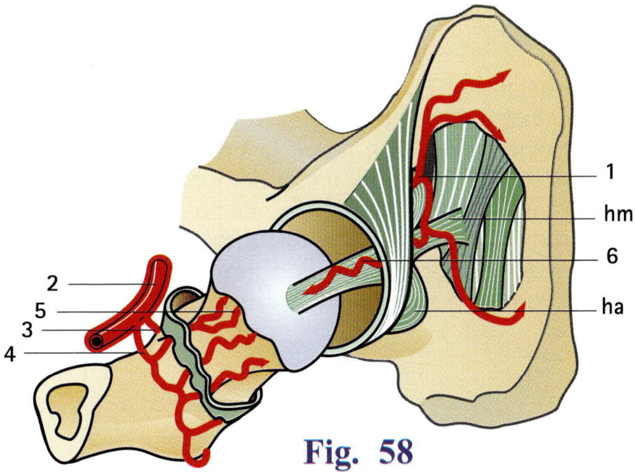

Fig. 58

La cápsula articular de la cadera

La cápsula de la cadera tiene forma de **manguito cilíndrico** (**Fig. 59**) retraído en diábolo, que se extiende desde el hueso ilíaco a la extremidad superior del fémur. Este manguito se constituye de cuatro fibras tipo:

- **fibras longitudinales** **1**, de unión, paralelas al eje del cilindro;
- **fibras oblicuas** **2**, también de unión, pero formando una espiral, más o menos larga, alrededor del cilindro;
- **fibras arciformes** **3**, cuya única inserción es el hueso ilíaco, expandidas en forma de "guirnaldas" de un punto a otro del limbo acetabular, forman un arco, de longitud variable, cuya parte más prominente sobresale del centro del manguito. Estos arcos fibrosos "envuelven", a modo de un nudo de corbata, la cabeza del fémur y contribuyen a mantenerla en el acetábulo;
- **fibras circulares** **4**, sin ninguna inserción ósea. Sobre todo abundantes en el centro del manguito, al que retraen ligeramente. Sobresalen en la cara profunda de la cápsula formando el *anillo de Weber* o *zona orbicular,* que rodea y ciñe el cuello.

Mediante su extremo interno, el manguito capsular se fija en el limbo acetabular **5**, en el ligamento transverso y en la superficie periférica del rodete acetabular (véase pág. 24), estableciendo estrechos nexos con el *tendón del músculo recto femoral* (**RF**, **Fig. 53**): su haz directo **T1** se fija en la espina iliaca anteroinferior, su haz reflejo **T2** se fija en la parte posterior de la corredera supracotiloidea tras haberse deslizado por un desdoblamiento de la inserción capsular (**Fig. 54**) y del ligamento iliotendinopetrocantéreo **Lit** que refuerza la parte superior de la cápsula (véase pág. 28); su haz recurrente **T3** refuerza la parte anterior de la cápsula.

El extremo externo del manguito capsular no se inserta en el límite del cartílago de la cabeza, sino en *la base del cuello*, siguiendo una línea de inserción que pasa:

- por delante (**Fig. 59**), a lo largo de la *línea intertrocantérea anterior* **6***;*
- por detrás (**Fig. 60**), no en la línea intertrocantérea posterior **7**, sino en la unión del tercio externo y de los dos tercios internos de la cara posterior del cuello **8**, justo por encima de la corredera **9** del tendón del obturador externo, antes de fijarse en la fosa digital **Fd**, en la cara interna del trocánter mayor **Tma**;
- la línea de inserción *cruza, oblicuamente, los bordes superior e inferior del cuello*. Por abajo (**Fig. 59**), pasa por arriba de la fosita pretrocantiniana **10**, y 1,5 cm por arriba y por delante del trocánter menor **Tme**. Las fibras más profundas ascienden por la parte inferior del cuello para fijarse en el límite del cartílago de la cabeza. De esta forma elevan los *pliegues sinoviales* o **frenula capsulae** **11**, el más saliente de todos forma el pliegue *pectíneojoveal de Amantini* **12**.

La utilidad de estos *frenula capsulae* se hace patente en los *movimientos de abducción*. De hecho, si en **aducción** (**Fig. 61**) la parte inferior de la cápsula **1** se distiende mientras que su parte superior **2** se tensa, durante la abducción (**Fig. 62**) la longitud de la parte inferior de la cápsula **1** sería insuficiente y limitaría el movimiento si las frenula capsulae **3**, *al desplegarse*, no aportasen una holgura adicional. Se puede ver cómo la cápsula se repliega hacia arriba **2** mientras que el cuello se tropieza con el limbo acetabular *a través del rodete acetabular* **4** que *se deforma y se aplasta*: este mecanismo explica que el rodete acetabular aumente la profundidad del acetábulo *sin limitar el movimiento.*

En los movimientos de flexión extrema, la porción anterosuperior del cuello choca contra el limbo, lo que en algunos individuos deja en el cuello (**Fig. 59**) la marca de una huella ilíaca **Hi** localizada justo por debajo del límite del cartílago.

Infiltrando un producto opaco en la cavidad articular se puede obtener, radiológicamente, una **artrografía de la cadera** (**Fig. 63**), poniendo de manifiesto algunos detalles de la cápsula y del rodete acetabular: el anillo de Weber o *zona orbicular* **9** forma un retracción evidente que divide la cavidad articular en dos compartimentos: *el compartimento externo* **1** y *el compartimento interno* **2**. Ambos constituyen en su porción superior los *pliegues superiores* **3** y en su porción inferior los *pliegues inferiores* **4**. En la porción superior del compartimento interno se ramifica un espolón, cuyo vértice se mienta en dirección al limbo acetabular: se trata del *pliegue supralimbico* **5** (compárese con la **Fig. 54**); de su porción inferior se desprenden dos pequeños "islotes" redondeados separados por un profundo "golfo": son los dos *pliegues acetabulares* **6** y la huella de parte del *ligamento de la cabeza del fémur* **7**. Finalmente, entre la cabeza y el acetábulo se dibuja la *interlinea articular* **8**.

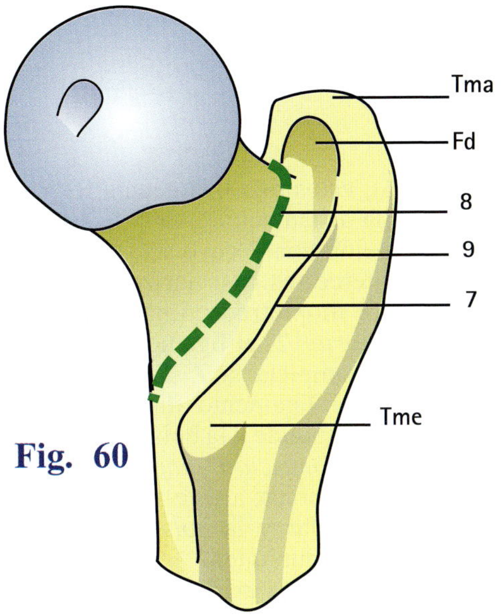

Fig. 60

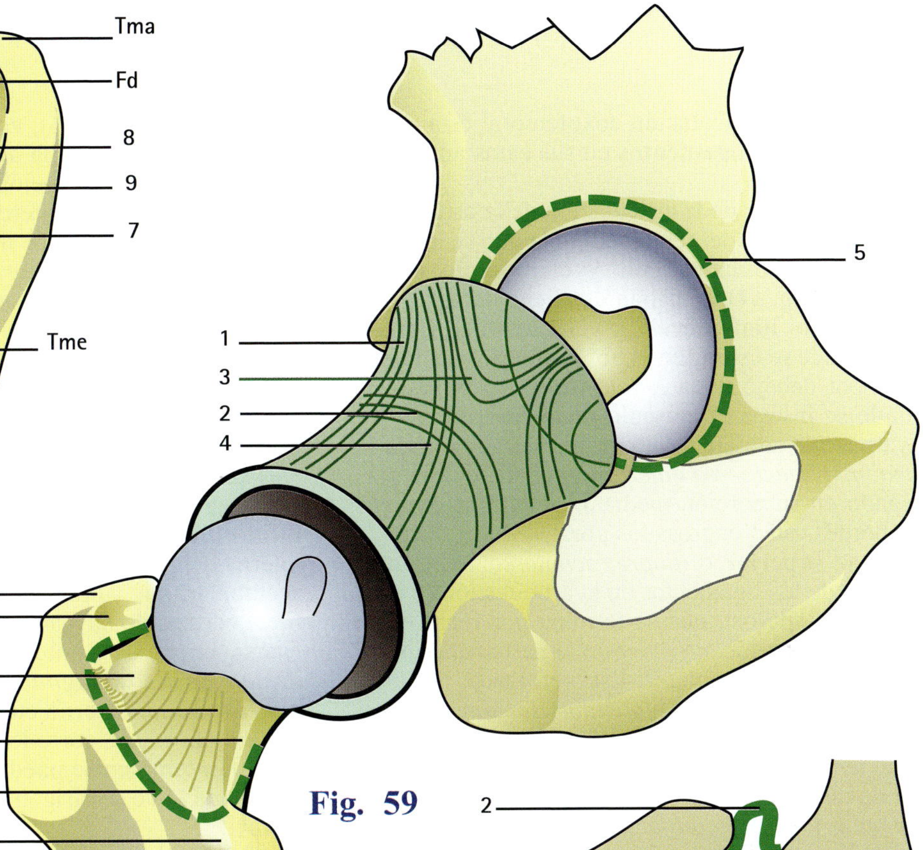

Fig. 59

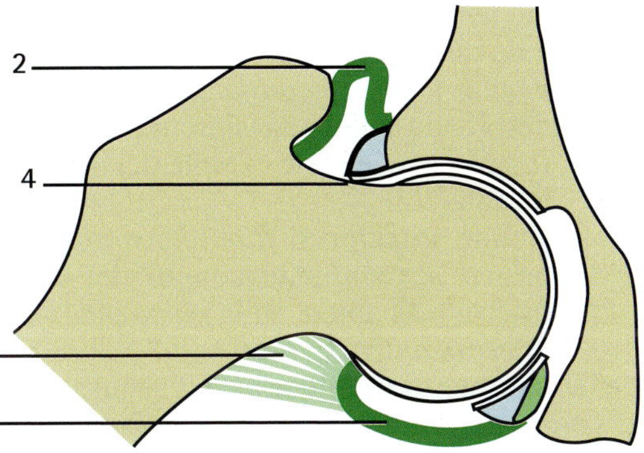

Fig. 62

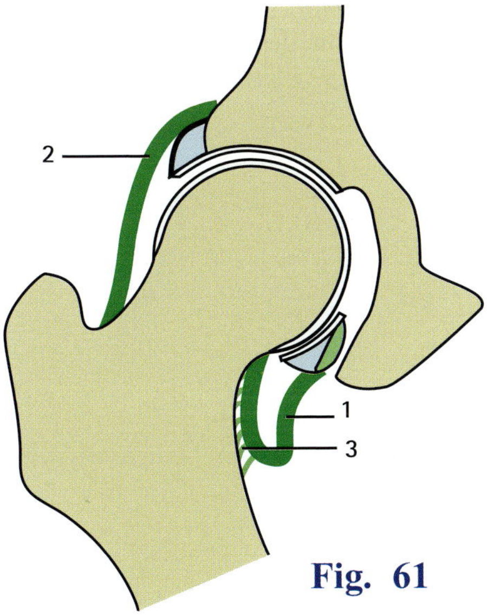

Fig. 61

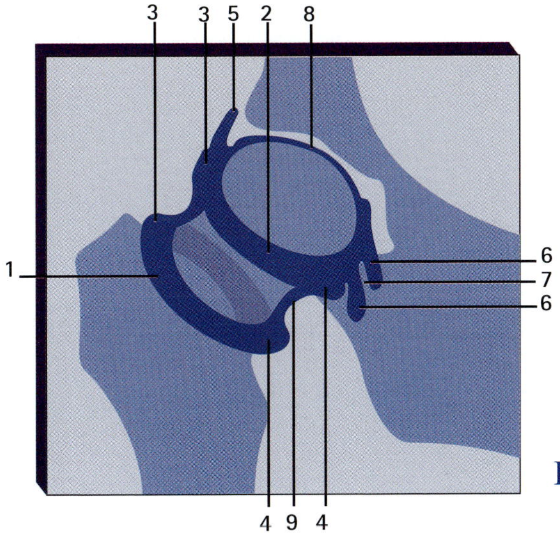

Fig. 63

Los ligamentos de la cadera

La cápsula de la articulación coxofemoral está reforzada por **potentes ligamentos** en sus caras anterior y posterior:

En la *cara anterior* de la articulación de la cadera con el extremo superior del fémur, sobre la que se insertan el músculo vasto lateral **VL** y el músculo glúteo menor **Gm** (**Fig. 64**), se hallan dos ligamentos:

- el **ligamento iliofemoral** **1a** y **1b**, abanico fibroso cuyo vértice se inserta en el borde anterior del hueso ilíaco por debajo de la *espina ilíaca anteroinferior* (donde se inserta el músculo recto femoral: **RF**) y cuya base se adhiere al fémur, a lo largo de toda la *línea intertrocantérea anterior*. Este abanico es más delgado en su porción media **1c**, mientras que sus dos bordes están engrosados por:
  - el **haz superior** o *iliopretrocantéreo* **1a**, el más fuerte de los ligamentos de la articulación (8 a 10 mm de espesor), que se termina por fuera en el *tubérculo pretocantéreo* y en la parte superior de la línea intertrocantérea. Está reforzada, por arriba, por el *ligamento iliotendinotrocantéreo* **d**, el cual, según Rouvière, está formado por la unión del *tendón recurrente del músculo recto femoral* **e** y de una *lámina fibrosa* que surge del limbo acetabular **f**. La *cara profunda del glúteo menor* **Gm** desprende una expansión aponeurótica **g** que se fusiona con la parte externa del ligamento iliopretocantéreo;
  - el **haz inferior** o *iliopretocantiniano* **1b**, cuyo origen se confunde con el del precedente, se inserta más abajo, en la *parte inferior de la línea intertrocantérea anterior*.
- el **ligamento pubofemoral** **2** se inserta arriba, en la *parte anterior de la eminencia iliopectínea* y el *labio anterior de la corredera infrapúbica*, donde sus fibras se entrecruzan con la inserción del músculo pectíneo. Por abajo, se fija en la parte anterior de la *fosa pretocantiniana*.

En conjunto (**Fig. 65**), estos dos ligamentos forman en la cara anterior de la articulación una **N tumbada** (Welcker) o, todavía mejor, una **Z** cuyo *trazo superior* **1a**, el haz iliopretocantéreo, es casi horizontal, cuyo *trazo medio* **1b**, el haz iliopretrocantiniano, es casi vertical y cuyo *trazo inferior* **2**, el ligamento pubofemoral, es horizontal y completa la **Z**. Entre el ligamento pubo-femoral y el ligamento iliofemoral, la cápsula más delgada corresponde a la bolsa serosa que la separa del *tendón del músculo iliopsoas* **Ilp;** a veces, la cápsula está perforada a este nivel, lo que hace que la cavidad articular y la *bolsa serosa del músculo psoas ilíaco* se comuniquen.

En la **cara posterior** (**Fig. 66**) existe un único ligamento, el **ligamento isquiofemoral** **3**: su inserción interna ocupa la parte posterior del limbo y del rodete acetabular; sus fibras se dirigen hacia arriba y hacia fuera, cruzando la cara posterior del cuello **h** para fijarse en la cara interna del trocánter mayor *por delante de la fosa digital*; en esta fosa finaliza el músculo obturador externo cuyo tendón se desliza (**flecha blanca**) por una corredera que bordea la inserción capsular; también se pueden distinguir (**Fig. 67**) algunas fibras **i** que se dirigen directamente a la *zona orbicular* **j**.

En el paso de cuadrupedia a bipedestación, donde la pelvis se extiende sobre el fémur (véase pág. 20), todos los ligamentos **se enrollan, en el mismo sentido, alrededor del cuello** (**Fig. 68**): en una cadera derecha vista desde su cara externa, giran en el sentido de las agujas de un reloj (dirigiéndose del hueso ilíaco hacia el fémur), esto significa que **la extensión los enrolla alrededor del cuello,** tensándolos, en tanto que **la flexión los desenrolla,** destensándolos.

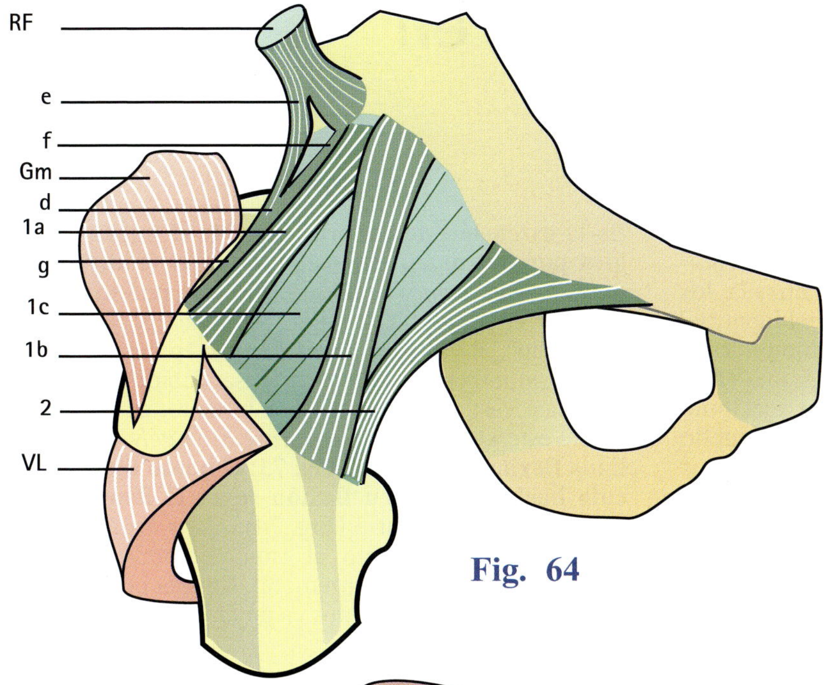

Fig. 64

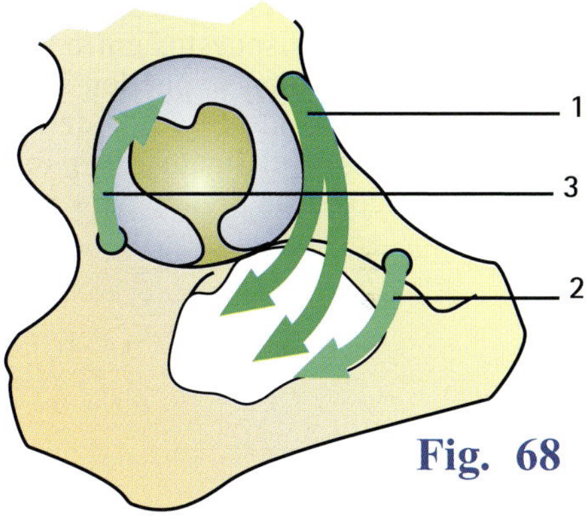

Fig. 68

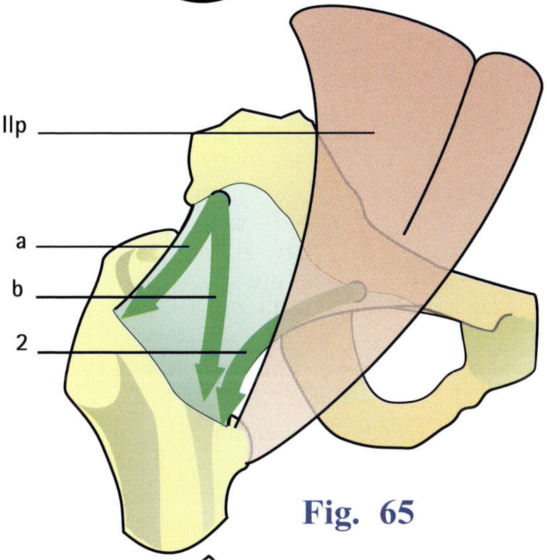

Fig. 65

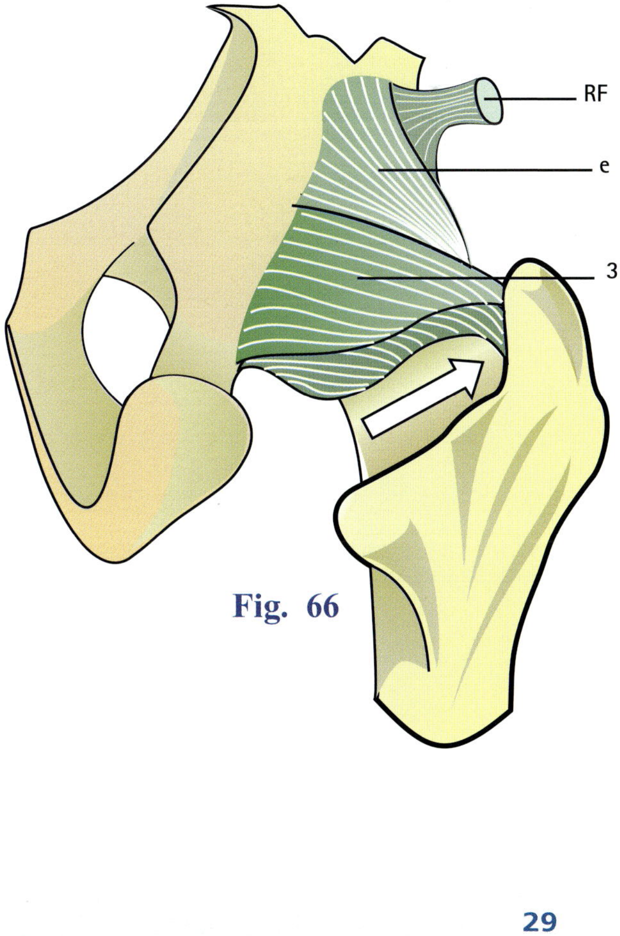

Fig. 66

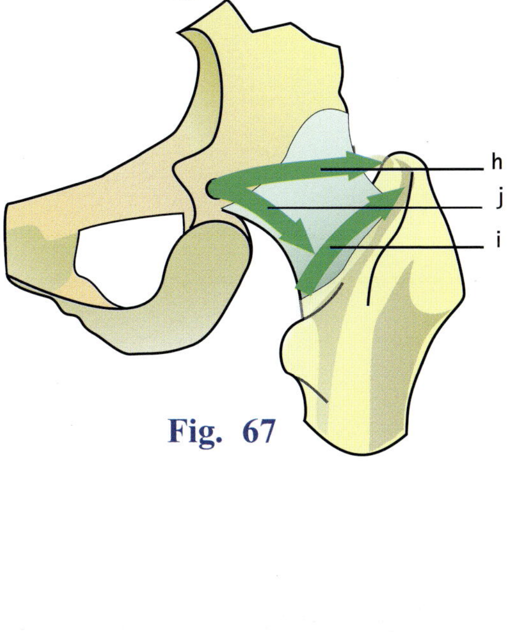

Fig. 67

Función de los ligamentos en la flexoextensión

En la posición de **alineación normal** **(Fig. 69)** los ligamentos están *moderadamente tensos.* En la figura, pueden observarse de forma esquematizada los dos haces del ligamento iliofemoral **IF** y del ligamento pubofemoral **PF**: el ligamento isquiofemoral, localizado por detrás no es visible. En el diagrama **(Fig. 70)**, la corona periférica azul representa el acetábulo y el círculo central representa la cabeza y el cuello femoral: los ligamentos, que aparecen representados por muelles, están dispuestos entre la corona y el círculo central, y también se pueden ver, por delante, el ligamento iliofemoral **IF** y, por detrás, el ligamento isquiofemoral **IsF** (el ligamento pubofemoral no se ha representado en la figura para no sobrecargar el dibujo).

En la **extensión de cadera** **(Fig. 71: el hueso iliaco gira por detrás en extensión sobre el fémur fijo)**, *todos los ligamentos se tensan* **(Fig. 72)**, puesto que se enrollan en el cuello femoral. Sin embargo, de entre todos ellos, el haz iliopetrocantiniano **Ip** del ligamento iliofemoral es el que más se tensa, debido a su posición casi vertical **(Fig. 71)**: por lo tanto, es esencialmente éste *el que limita la retroversión pélvica.*

En la **flexión de cadera** **(Fig. 73: el hueso iliaco bascula hacia delante en flexión sobre el fémur fijo)** ocurre todo lo contrario **(Fig. 74)**: *todos los ligamentos se distienden,* tanto el isquiofemoral como el pubofemoral como el iliofemoral. En esta posición, la relajación de los ligamentos es un *factor de inestabilidad* de la cadera.

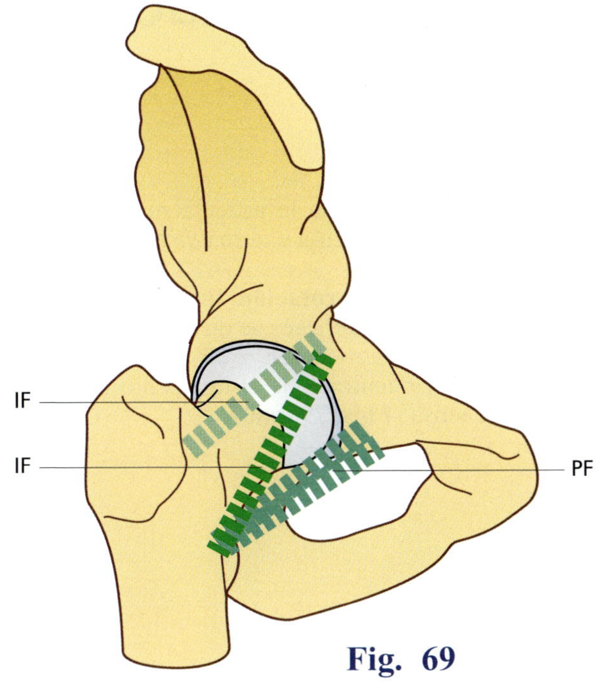

Fig. 69

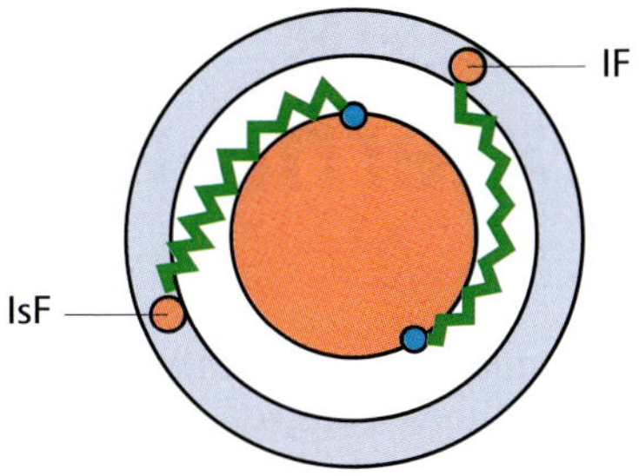

Fig. 70

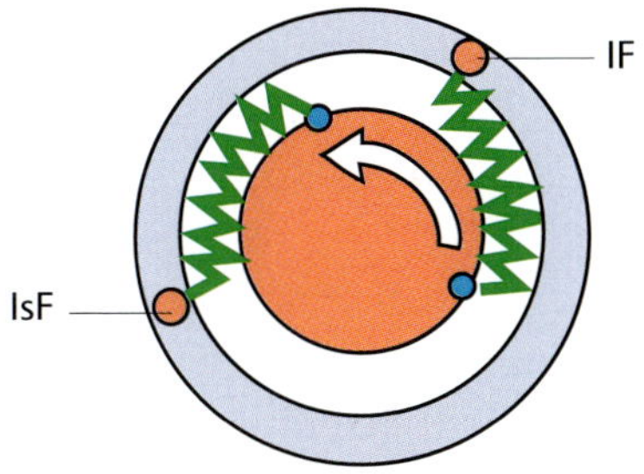

Fig. 74

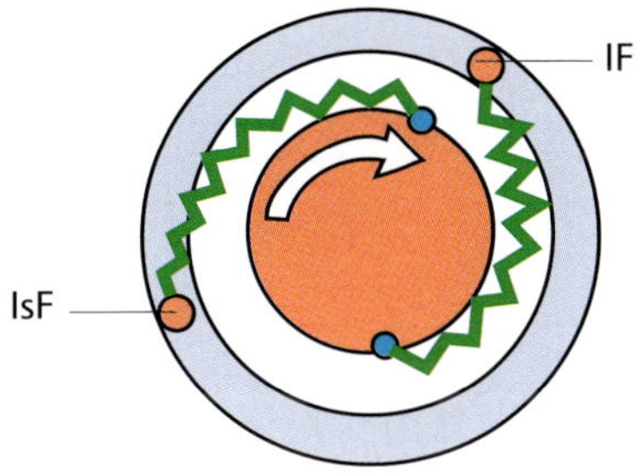

Fig. 72

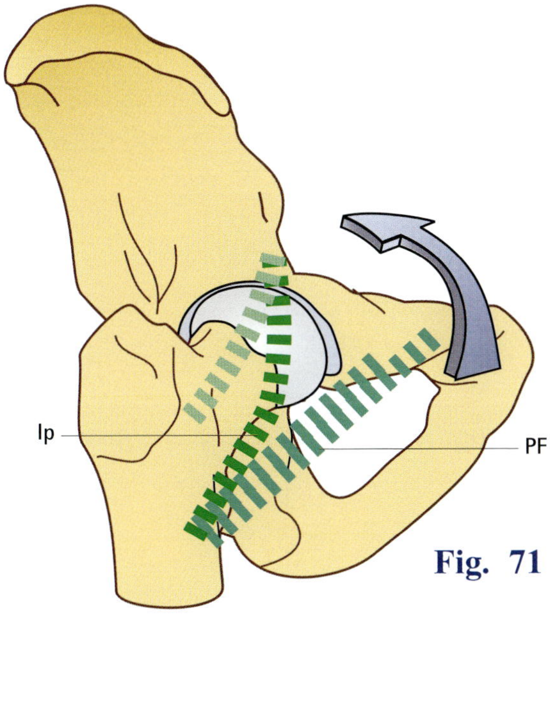

Fig. 71

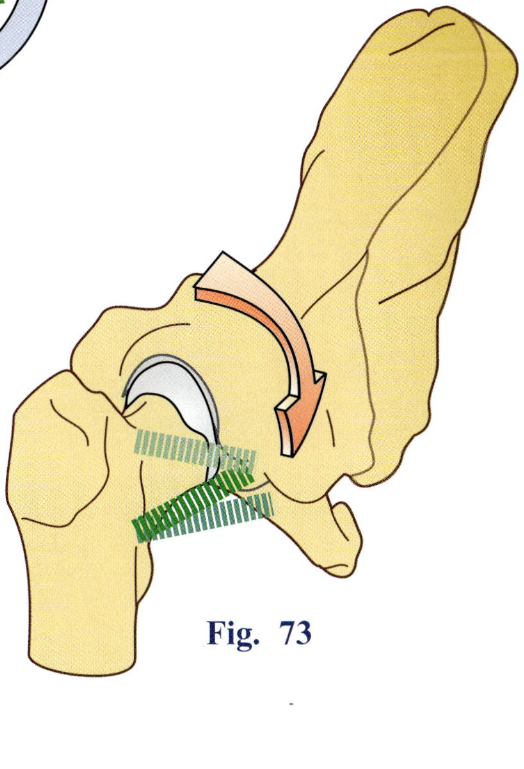

Fig. 73

Función de los ligamentos en la rotación externa-rotación interna

Cuando la cadera realiza una **rotación externa** (Fig. 75) la línea intertrocantérea anterior se aleja del limbo acetabular; de forma que todos los ligamentos anteriores de la cadera están tensos, y que, por tanto, la tensión es máxima en los haces cuya dirección es horizontal, es decir el *haz iliopretrocantéreo* **IP** y el *ligamento pubofemoral* **PF.** Esta puesta en tensión de los ligamentos anteriores se observa tanto en **un corte horizontal visto desde arriba** (Fig. 76) como en una **visión posterosuperior** de la articulación (Fig. 77); demostrando que la rotación externa *distiende* el ligamento isquiofemoral **IsF**.

Por el contrario, en la **rotación interna** (Fig. 78), todos los ligamentos anteriores se distienden y en particular el *haz iliopretrocantéreo* **IP** y el ligamento pubofemoral **PF**, mientras que el ligamento isquiofemoral **IsF** se tensa (Figs. 79 y 80).

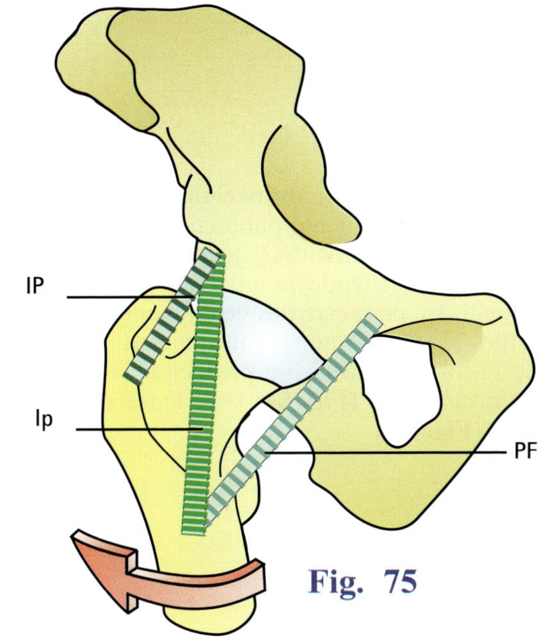

Fig. 75

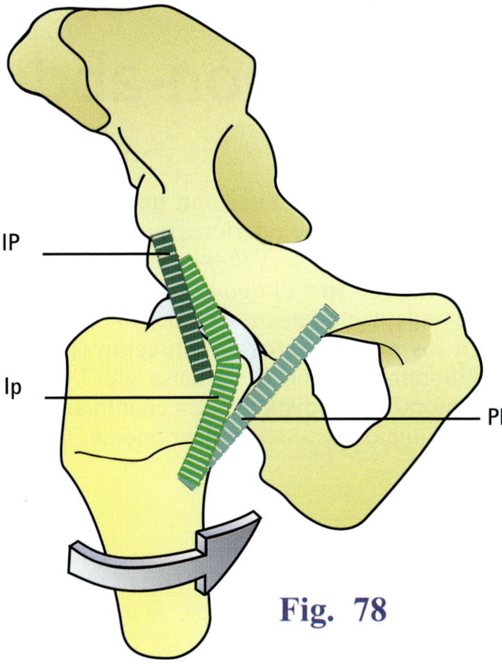

Fig. 78

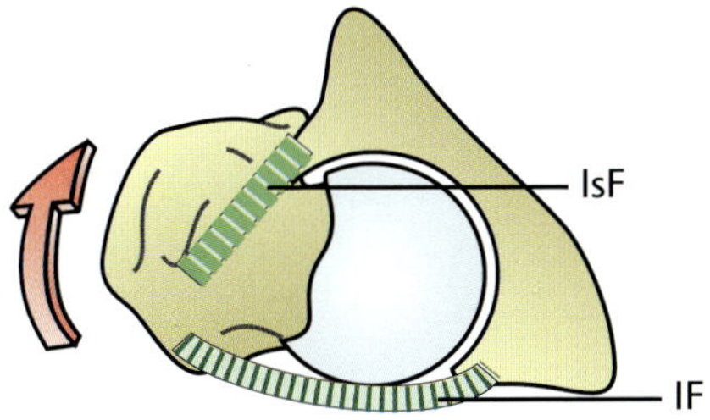

Fig. 76

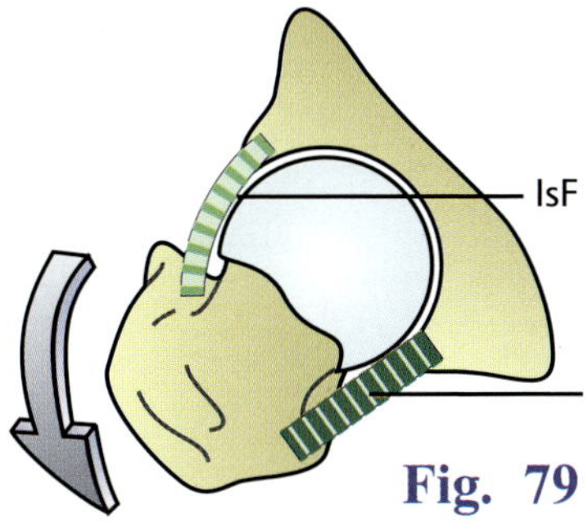

Fig. 79

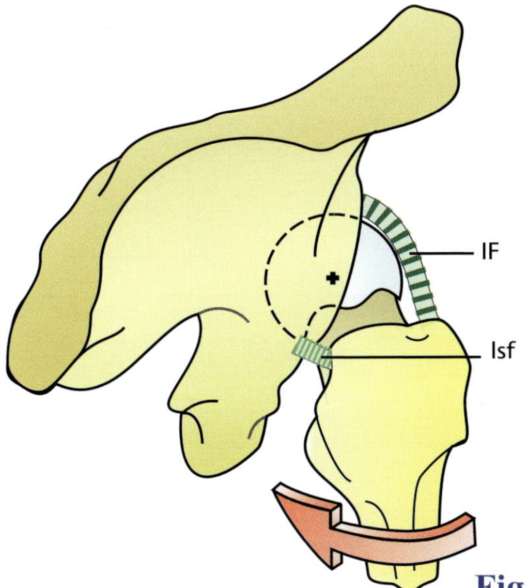

Fig. 77

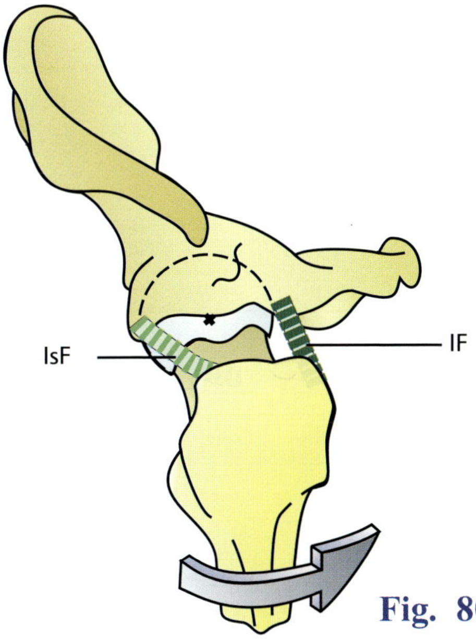

Fig. 80

Función de los ligamentos en la aducción-abducción

En la **posición de alineación normal** **(Fig. 81)**, en la que los ligamentos anteriores y el ligamento iliofemoral, con sus dos haces *iliopretrocantéreo* **IP** e *iliopretrocantiniano* **Ip** y el *ligamento pubofemoral* **PF** están moderadamente tensos, es sencillo constatar que:

- **en los movimientos de aducción** **(Fig. 82)**, el haz iliopretrocantéreo **IP** se tensa y el ligamento pubofemoral **PF** se distiende. En cuanto al haz iliopretrocantiniano **Ip**, se tensa ligeramente;
- **en los movimientos de abducción** **(Fig. 83)** sucede lo contrario: el ligamento pubofemoral **PF** se tensa considerablemente mientras que el haz iliopretrocantéreo **IP** se distiende, al igual que el haz iliopretrocantiano **Ip**, pero este último en menor grado.

En cuanto al ligamento **isquiofemoral** **IsF**, únicamente visible en una **visión posterior**, *se distiende durante la aducción* **(Fig. 84)** y se tensa durante la abducción **(Fig. 85)**.

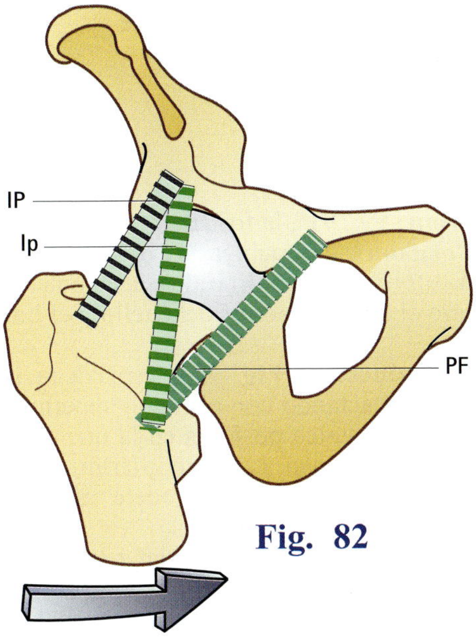

Fig. 82

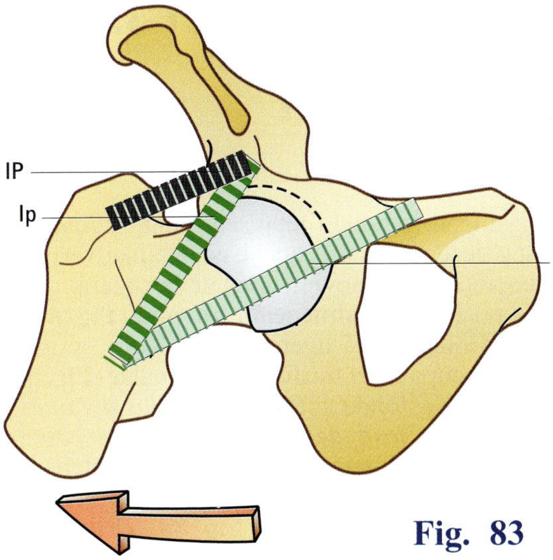

Fig. 83

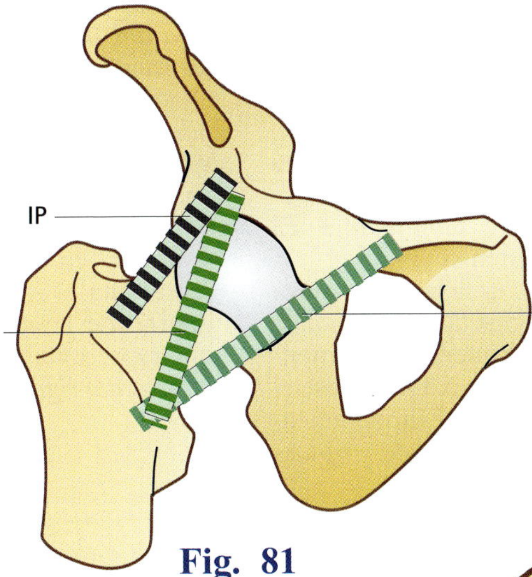

Fig. 81

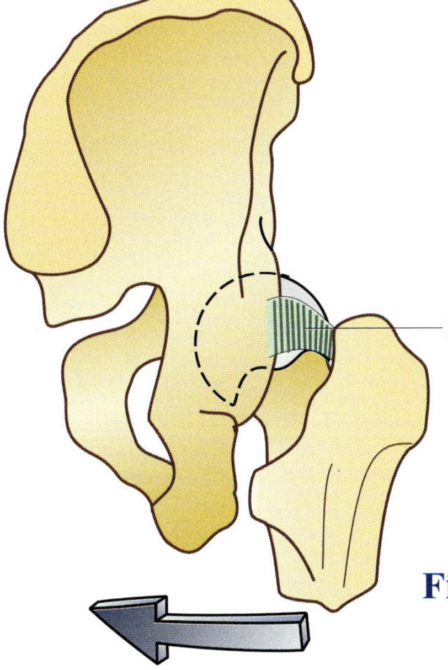

Fig. 84

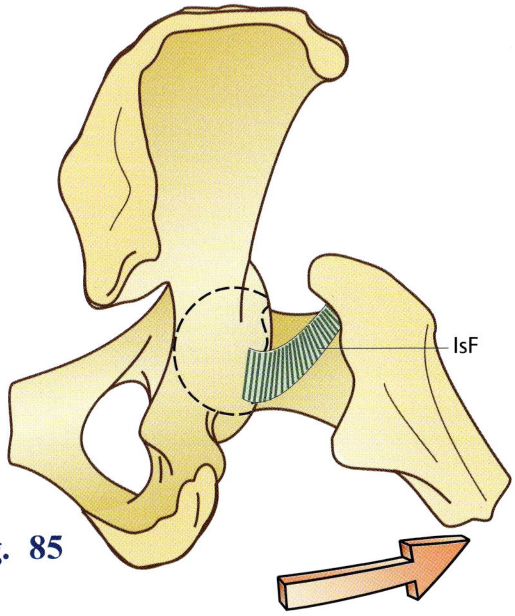

Fig. 85

Fisiología del ligamento de la cabeza del fémur

El ligamento redondo representa una *reliquia anatómica* y desempeña un papel bastante inadvertido en la limitación de los movimientos de la cadera.

En la posición de **alineación normal** (**Fig. 86: corte verticofrontal**) está ligeramente tenso y su inserción femoral ocupa en el trasfondo acetabular (**Fig. 87**: diagrama del trasfondo acetabular con *las distintas posiciones de la fosa del ligamento de la cabeza del fémur*) su posición media **1**, un poco por debajo y por detrás del centro +.

En la **flexión de la cadera** (**Fig. 88**), el ligamento de la cabeza del fémur *se dobla sobre sí mismo* y la fosa (**Fig. 87**) acaba situándose por arriba y por delante del centro del trasfondo **2**. Por lo tanto, el ligamento de la cabeza del fémur *no interviene lo más mínimo en la limitación de la flexión*.

En la **rotación interna** (**Fig. 89: corte horizontal, visión superior**), la fosa se desplaza hacia la parte posterior y la inserción femoral del ligamento contacta con la parte *posterior de la cara semilunar* **3**. El ligamento permanece ligeramente tenso.

En la **rotación externa** (**Fig. 90**), la fosa se desplaza hacia delante y el ligamento contacta con la *parte anterior de la cara semilunar* **4**. De nuevo, el ligamento no aparece más que ligeramente tenso. Obsérvese el tope de la cara posterior del cuello en el limbo acetabular, debido al rodete acetabular *desplazado* y *aplastado*.

En la **abducción** (**Fig. 91**), la fosa desciende en dirección a la escotadura isquiopúbica **5** y el ligamento se halla *plegado sobre sí mismo*. El rodete acetabular está aplastado entre el borde superior del cuello y el limbo acetabular.

Finalmente, la **aducción** (**Fig. 92**) desplaza la fosa *hacia arriba* **6** contactando con el límite superior del trasfondo. Ésta es la única posición en la que el ligamento está realmente tenso. La parte inferior del cuello empuja ligeramente tanto el rodete acetabular como el ligamento transverso.

Así, parece que el trasfondo acetabular representa el *emplazamiento en todas las posiciones posibles de la fosa del ligamento de la cabeza del fémur,* incluidas las escotaduras posterior **7** y anterior **8**: de hecho, en ellas se localiza la fosa durante los movimientos de *aducción-extensión-rotación interna* **7** y *aducción-flexión-rotación externa* **8**. Entre ambas escotaduras la parte prominente y redondeada del cartílago *corresponde a la posición en la que la aducción está más limitada*, en el plano frontal por el obstáculo que representa el miembro inferior. Por lo tanto, el perfil interno de la cara semilunar no se debe al azar sino que representa la *línea de las posiciones extremas de la fosa del ligamento de la cabeza del fémur.*

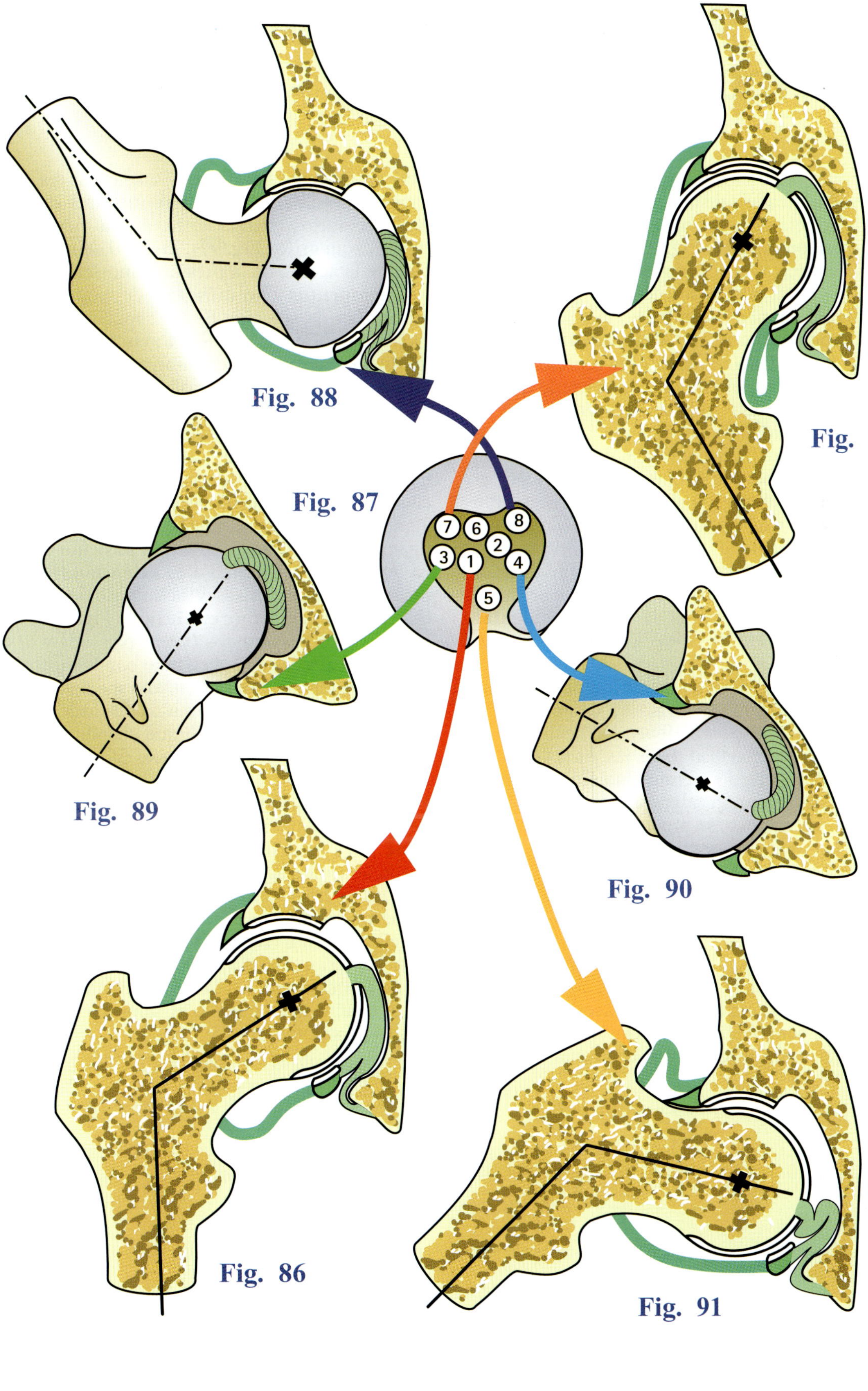

Fig. 88

Fig. 92

Fig. 87

Fig. 89

Fig. 90

Fig. 86

Fig. 91

Factores de coaptación de la articulación coxofemoral

Al contrario de la articulación escapulohumeral, a la que la **gravedad** tiende a dislocar, la articulación de la cadera se beneficia de la **misma,** al menos en la posición de alineación normal **(Fig. 93)**: en la medida en que el techo del acetábulo recubre la cabeza del fémur, ésta se encaja en el acetábulo mediante la fuerza de reacción **(flecha blanca ascendente)** que se opone al peso del cuerpo **(flecha blanca descendente)**.
Se sabe que la cavidad acetabular ósea representa, tan sólo, una hemiesfera; por lo tanto, no existe lo que en mecánica se denomina **par de acoplamiento de retención***:* desde un punto de vista mecánico, el acetábulo óseo no puede retener, debido a su forma hemiesférica, la cabeza del fémur. No obstante, el rodete acetabular prolonga la superficie del acetábulo proporcionándole más profundidad, de modo que la totalidad de la cavidad acetabular *sobrepase la hemiesfera* **(flechas negras)**, creando un **par de acoplamiento fibroso y de retención**: el rodete acetabular *retiene la cabeza* con ayuda de la **zona orbicular** de la cápsula cuyo corte **(flechitas azules)** ciñe el cuello.
La **presión atmosférica** es un factor importante en la coaptación de la cadera, tal como ha demostrado el *experimento de los hermanos Weber.* De hecho, constataron que si se seccionaban todas las partes blandas que unen el hueso ilíaco al fémur (incluida la cápsula), la cabeza del fémur no salía espontáneamente del acetábulo, y que, incluso, se precisaba una gran fuerza **(Fig. 94)** para conseguir extraerla de su emplazamiento. Sin embargo **(Fig. 95)**, si se realizara un pequeño orificio en el fondo del acetábulo, la cabeza del fémur y el miembro inferior caerían por su propio peso. *El experimento contrario*, que consistía en taponar el orificio después de haber reintegrado la cabeza en el acetábulo, demostraba que, como al principio, la cabeza permanecía en el acetábulo. Este experimento es comparable con la clásica *experiencia de los hemisferios de Magdebourg,* en la cual es imposible separar los hemisferios cuando se ha hecho el vacío en su interior **(Fig. 96)**, mientras que es muy fácil separarlos cuando se ha dejado penetrar aire a través de un grifo **(Fig. 97)**; lo que demuestra a la perfección la acción de la presión atmosférica.
Los ligamentos y los músculos desempeñan *un papel esencial* en la sujeción de las superficies articulares. Es necesario recalcar **(Fig. 98: corte horizontal)** que existe un determinado equilibrio entre sus respectivas funciones: en la cara anterior de la articulación no hay demasiados músculos **(flecha azul)**, pero los ligamentos son muy potentes **(flecha negra)**, mientras que en la cara posterior sucede todo lo contrario: los músculos **(flecha roja)** predominan. Su acción coordinada encaja la cabeza **(flecha verde)** en el acetábulo.
También es necesario recalcar que la acción de los ligamentos es diferente **según la posición de la cadera***:* en alineación normal o en **extensión (Fig. 99)**, los ligamentos están tensos y la coaptación ligamentosa es eficaz; sin embargo, en **flexión (Fig. 100)** los ligamentos están distendidos (véase pág. 38) y la cabeza no está coaptada en el acetábulo con la misma fuerza. Es fácil entender este mecanismo mediante un modelo **(Fig. 101)**: entre dos círculos de madera se tensan hilos paralelos **a**, de forma que cuando se hace girar uno de los círculos con respecto al otro **b** se aproximan.
Por lo tanto, la posición de flexión de la cadera es, debido a la relajación ligamentosa, **una posición inestable para la articulación de la cadera.** Cuando se añade aducción, como en la posición de sedestación con las piernas cruzadas **(Fig. 102)**, basta con un golpe relativamente poco importante en la dirección del eje del fémur **(flecha roja)** para provocar una luxación posterior de la *cadera con o sin fractura del borde posterior del acetábulo:* se trata del golpe contra el cuadro de mandos o el salpicadero en los accidentes de automóvil.

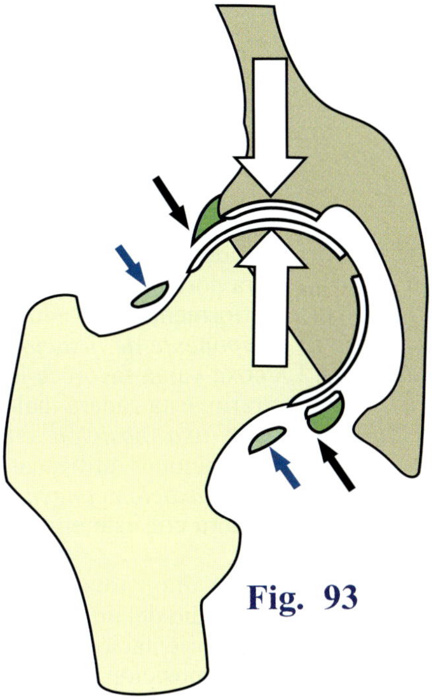
Fig. 93

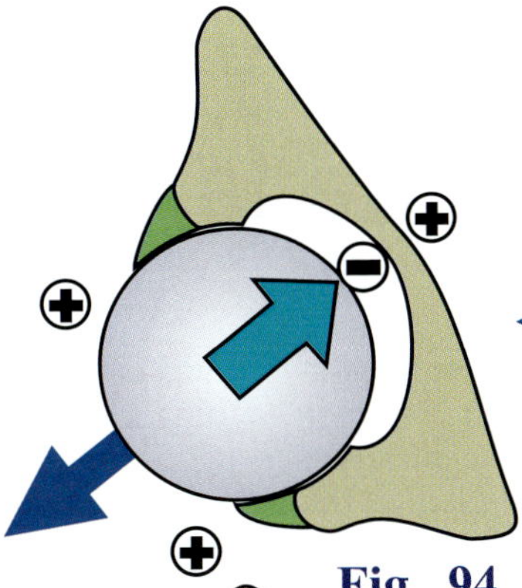
Fig. 94

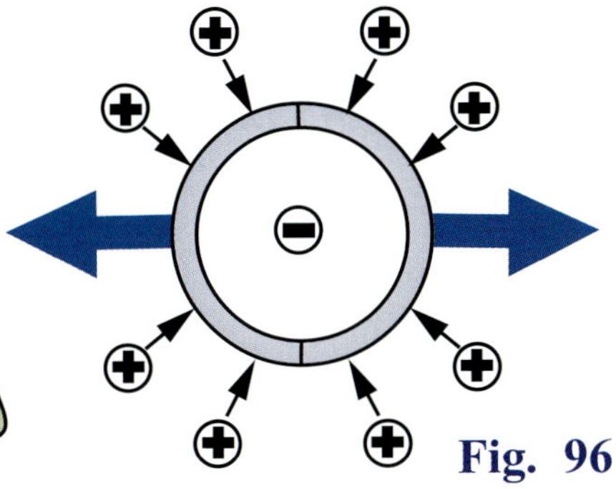
Fig. 96

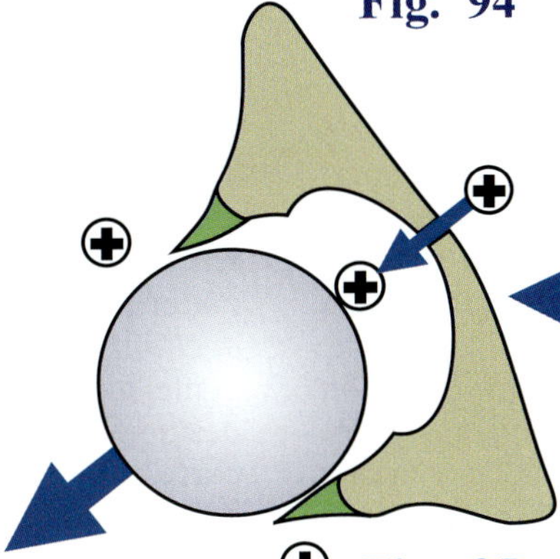
Fig. 95

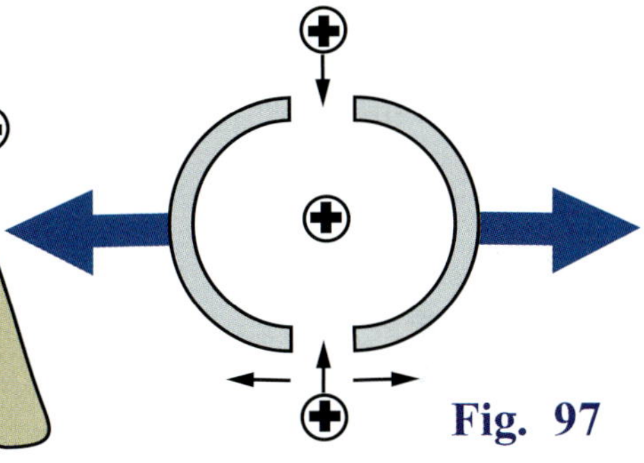
Fig. 97

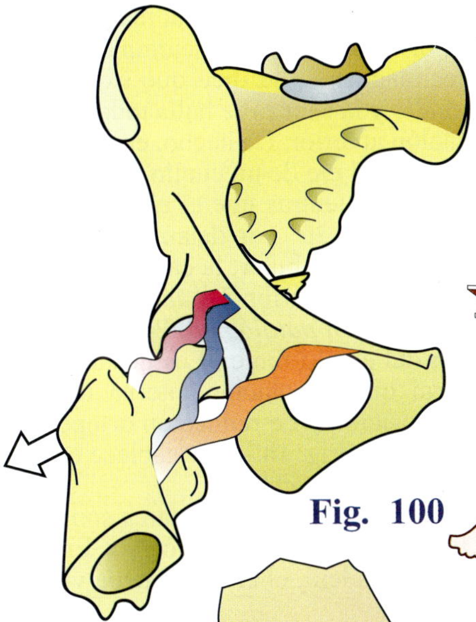
Fig. 100

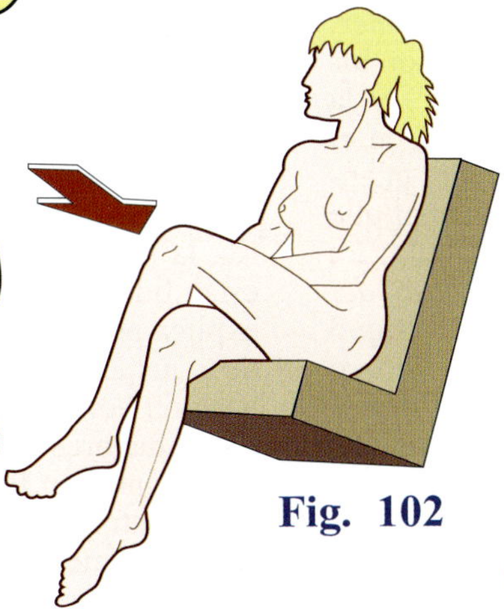
Fig. 102

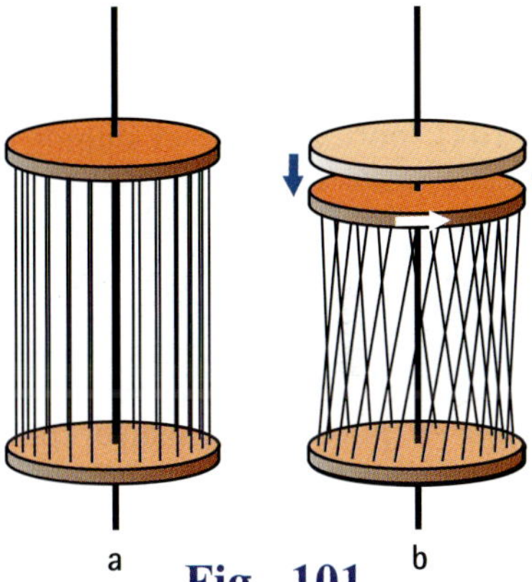

Fig. 101

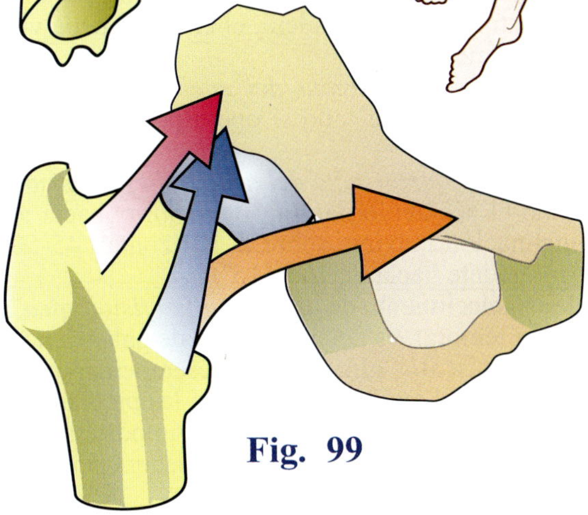
Fig. 99

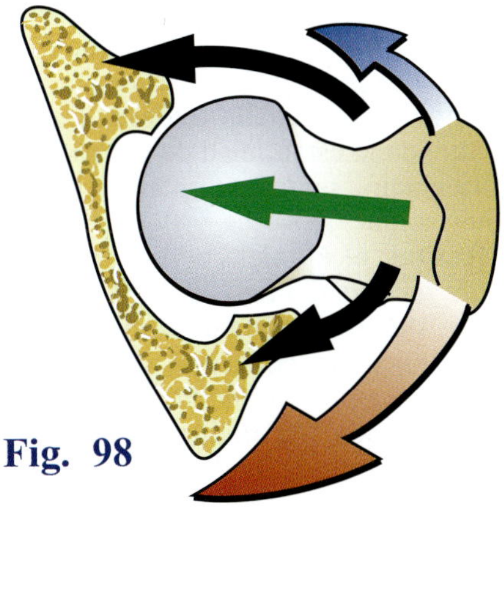
Fig. 98

Factores musculares y óseos de la estabilidad de la cadera

Los músculos tienen **una función esencial en la estabilidad de la cadera,** a condición de que su *dirección sea transversal*. De hecho **(Fig. 103)**, los músculos cuya dirección es parecida a la del cuello *sujetan la cabeza al acetábulo*; esto es rigurosamente cierto en el caso de los músculos pelvitrocantéreos (aquí están representados el músculo piriforme **1** y el músculo obturador externo **2**; lo mismo ocurre con los músculos glúteos, sobre todo el músculo glúteo menor y el músculo glúteo medio, cuya componente de coaptación **(flecha azul)** no solo es muy importante, sino que gracias a su potencia desempeñan una función primordial, por lo que se les denomina los *músculos sujetadores de la cadera.*

Sin embargo, los músculos que tienen *una dirección longitudinal,* como es el caso de los músculos aductores **4**, tienden a luxar la cabeza del fémur por arriba del acetábulo (lado derecho de la **Fig. 103**) sobre todo si el techo del acetábulo está aplanado; esta malformación del acetábulo se puede observar en las luxaciones congénitas de cadera y se puede identificar con facilidad en una radiografía anteroposterior de la pelvis **(Fig. 104)**: normalmente el *ángulo de Hilgenreiner*, localizado entre la línea horizontal que pasa por los cartílagos en Y (denominado "línea de las Y") y la línea tangente al techo del acetábulo, es de 25º en el recién nacido y de 15º al final de su primer año; cuando este ángulo sobrepasa los 30º se puede afirmar que existe una malformación congénita del acetábulo. La luxación se puede diagnosticar por el *ascenso del núcleo cefálico por encima de la línea de las Y* (signo de Putti) y por la inversión del *ángulo de Wiberg* (véase Fig. 37 pág. 19). Cuando existe una malformación del acetábulo, la acción luxante de los músculos aductores **4'** está más acentuada cuando el muslo está en aducción **(Fig. 103)**, sin embargo, la componente de luxación de los músculos aductores disminuye con la abducción **(Fig. 105)** de forma que *acaban siendo coaptadores en abducción máxima.*

La orientación del cuello femoral interviene, cuantiosamente, en la estabilidad de la cadera, considerando su orientación tanto en el plano frontal como en el plano horizontal. Ya se ha visto (pág. 18), que en el **plano frontal**, el eje del cuello del fémur forma un *ángulo de inclinación de* **120-125º** con el eje diafisario **(a, Fig. 106: diagrama de la cadera vista de frente)**; en la luxación congénita de cadera existe una *apertura del ángulo de inclinación* (coxa valga) que puede alcanzar los 140º **b**; durante la aducción **c**, el eje del cuello estará, pues, *adelantado* 20º en relación a su posición normal: una aducción de 30º en el caso de una cadera patológica **P** corresponderá, por lo tanto, a una aducción de 50º en una cadera normal; sin embargo, como se ha podido ver anteriormente, una aducción de este tipo *refuerza la componente de luxación de los músculos aductores*. La coxa valga favorece la luxación patológica. Por el contrario, esta cadera malformada *estará estabilizada por una posición en abducción*, lo que explica las posiciones utilizadas para el *tratamiento ortopédico de la luxación congénita de cadera*, cuya primera maniobra consiste en una abducción de 90º **(Fig. 107)**.

En el plano horizontal (Fig. 108: diagrama de la cadera visión superior), el valor medio del *ángulo de declinación es de* 20º **a**, debido a la orientación divergente del cuello y del acetábulo en la posición de bipedestación, tal como se vio anteriormente (pág. 28), la parte anterior de la cabeza del fémur no está cubierta por el acetábulo; si el cuello está todavía más orientado hacia delante por un aumento, por ejemplo, de 40º del ángulo de declinación **b**, se dice que existe una *anteversión del cuello* y la cabeza se halla todavía más expuesta a la luxación anterior. De hecho, en una rotación externa de 25º **C** , el eje de un cuello normal aún *cae* en el acetábulo **N**, mientras que el eje del cuello en anteversión **P**, situado 20º por delante del cuello normal, *cae* en el limbo acetabular: la cadera está preparada para una luxación anterior. *La anteversión del cuello favorece la luxación patológica***.** Por el contrario, la retroversión del cuello femoral es un factor de estabilidad, al igual que la rotación interna **d**; esto explica por qué la posición **3** de reducción ortopédica de la luxación congénita **(Fig. 107)** se establece en alineación normal y *rotación interna.*

Estos factores arquitectónicos y musculares son muy importantes en **la estabilidad de las prótesis.** En una artroplastia total de la cadera, el cirujano debe vigilar específicamente:

- la *orientación correcta del cuello*: no demasiada anteversión, sobre todo si opera por vía anterior y viceversa;
- la *orientación correcta del acetábulo protésico* que, como el acetábulo natural, debe *mirar* hacia abajo (inclinación máxima sobre la horizontal: 45-50º) y ligeramente hacia delante (15º);
- el restablecimiento de una "*longitud fisiológica*" del cuello femoral, es decir un brazo de palanca normal de los músculos glúteos, que desempeñan una función esencial en la estabilidad de las prótesis.

También se debe tener en cuenta la importancia de la *elección de la vía de abordaje*, que deberá perturbar lo menos posible el equilibrio muscular.

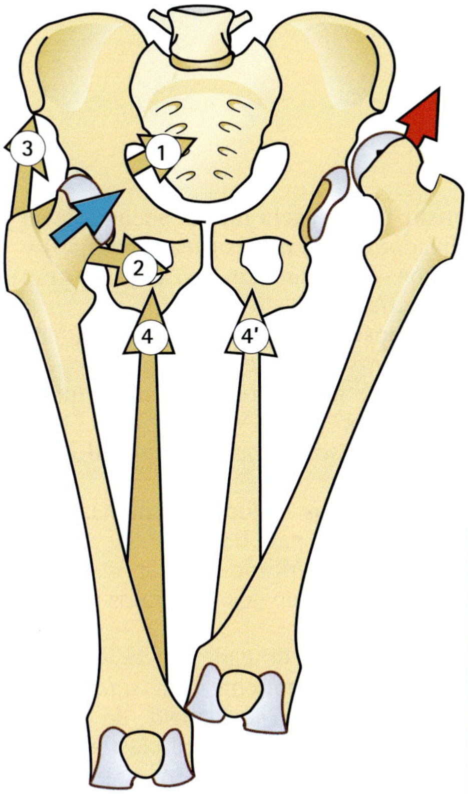

Fig. 103

Fig. 104

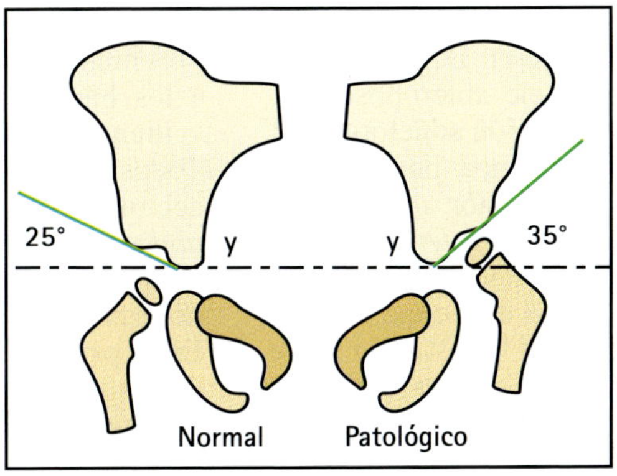

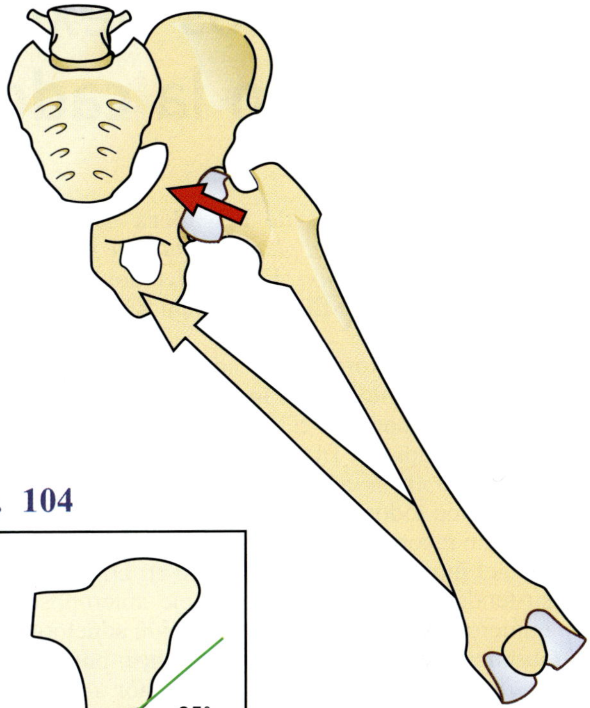
Fig. 105

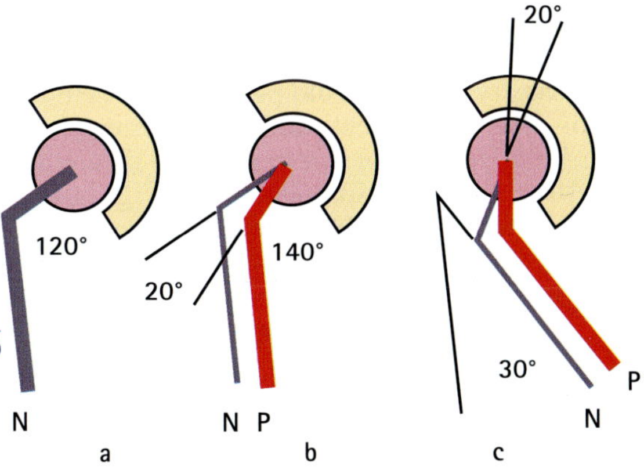

Fig. 106

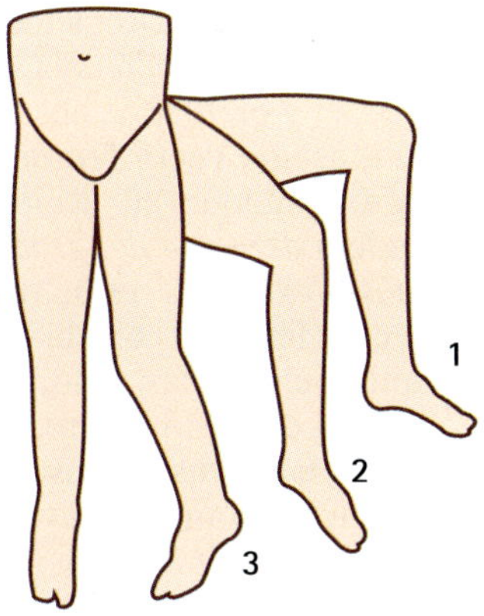

Fig. 107

Fig. 108

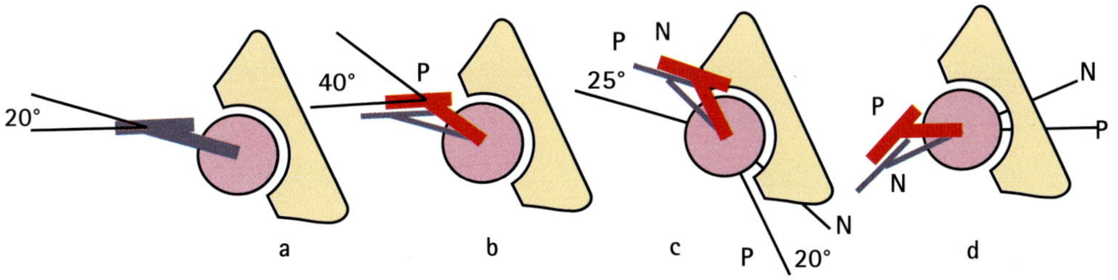

Los músculos flexores de la articulación la cadera

Los músculos **flexores de la cadera** son aquellos *situados por delante del plano frontal que pasa por el centro de la articulación* **(Fig. 109)**, todos ellos pasan por delante del eje de fllexoextensión **XX'** incluido en este plano frontal.

Los músculos flexores de la cadera son muchos, pero los más importantes son **(Fig. 110)**:

- el músculo **psoas** **1** y el músculo **ilíaco** **2**, cuyos tendones, unidos, se fijan en *el trocánter menor* tras replegarse en la eminencia iliopectínea. Es el más potente de todos los flexores y en todo caso el que tiene un recorrido más largo (las fibras más superiores del músculo psoas se insertan en D12). Aunque su tendón pase por dentro del eje anteroposterior, numerosos autores discuten su acción aductora; esta ausencia de aducción se podría explicar por el hecho de que el vértice del trocánter menor *se proyecta sobre el eje mecánico del miembro inferior* (véase Fig. 49 pág. 23). Sin embargo, en favor de su *acción aductora* se puede constatar, en el esqueleto, que en flexión-aducción-rotación externa la distancia entre el trocánter menor y la eminencia iliopectínea es menor. El músculo iliopsoas también es *rotador externo*;
- el músculo **sartorio** **3** es, sobre todo, *flexor de cadera* y actúa como accesorio en la *abducción y rotación externa* **(Fig. 111)**; también participa en la *rodilla* (flexión-rotación interna; véase Fig. 253, pág. 149). Su potencia (2 kgm) no es nada despreciable, y el 90% se absorbe durante la flexión;
- el músculo **recto femoral** **4** es un potente flexor (5 kgm), aunque su acción en la articulación de la cadera *depende del grado de flexión de la rodilla*: *a más flexión de ésta*, mayor eficacia del músculo recto femoral en la cadera (véase pág. 145). Interviene, sobre todo, en los movimientos que asocian la extensión de rodilla con la flexión de cadera, como en la fase de oscilación de la marcha cuando el miembro inferior avanza **(Fig. 112)**;
- el músculo **tensor de la fascia lata** **5**, además de su acción estabilizadora de la pelvis (véase pág. 50) y su potente acción de abducción, posee una gran *componente de flexión*.

Algunos músculos poseen, de modo accesorio, una componente de *flexión* sobre la cadera, acción coadyuvante que no se debe menospreciar; son los que a continuación se exponen:

- el músculo **pectíneo** **6** *sobre todo aductor*, al igual que
- el músculo **aductor largo** **7**, que flexiona hasta un determinado punto (véase pág. 68),
- el músculo **grácil** **8** y, por último,
- los haces más anteriores de los músculos **glúteo menor** y **glúteo medio** **9**.

Todos los músculos flexores de cadera tienen, como acciones secundarias, componentes *de aducción-abducción o de rotación externa-interna*, de forma que desde este punto de vista se pueden clasificar en dos grupos:

En el **primer grupo** se incluyen los **haces anteriores de los músculos glúteos menor y medio** **9** y el músculo **tensor de la fascia lata** **5**: son *los músculos flexores-abductores-rotadores internos* (muslo derecho de la Fig. 110), cuya contracción aislada o predominante determina el movimiento del jugador de fútbol **(Fig. 113)**.

En el **segundo grupo** se incluyen el músculo iliopsoas **1** y **2**, el músculo pectíneo **6** y el músculo aductor largo, que realizan el movimiento de *flexión-aducción-rotación externa* (muslo izquierdo de la Fig. 110), como en el futbolista de la Fig. 114.

Durante la **flexión directa**, como ocurre en la marcha **(Fig. 112)**, es necesario que ambos grupos realicen una *contracción antagonista-sinérgica equilibrada.*

La **flexión-aducción-rotación interna** **(Fig. 115)** necesita que predominen los músculos aductores y el músculo tensor de la fascia lata, así como los músculos glúteos menor y medio en calidad de rotadores internos.

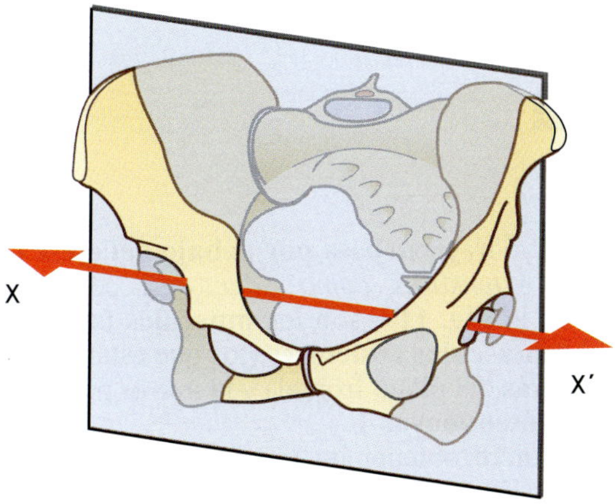

Fig. 109

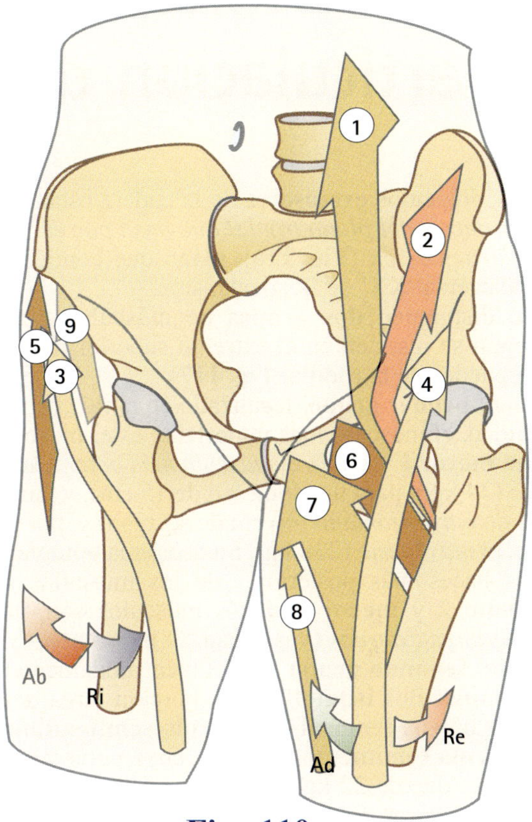

Fig. 110

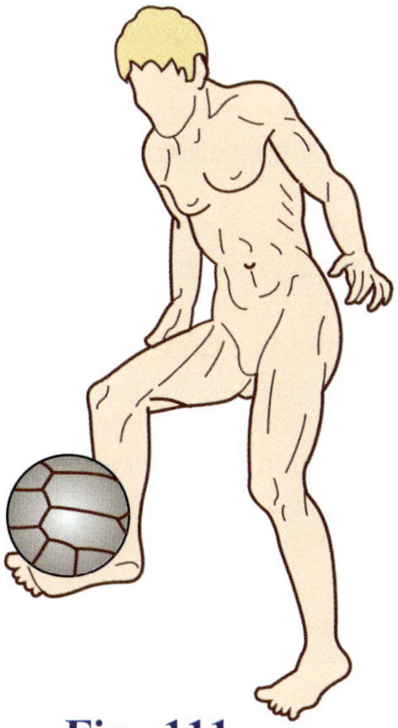

Fig. 111

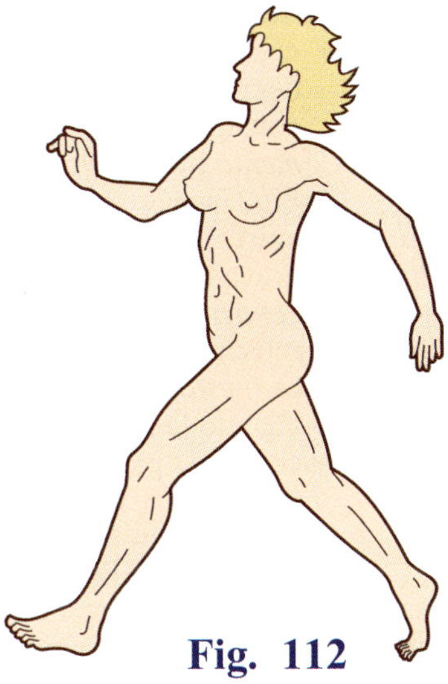

Fig. 112

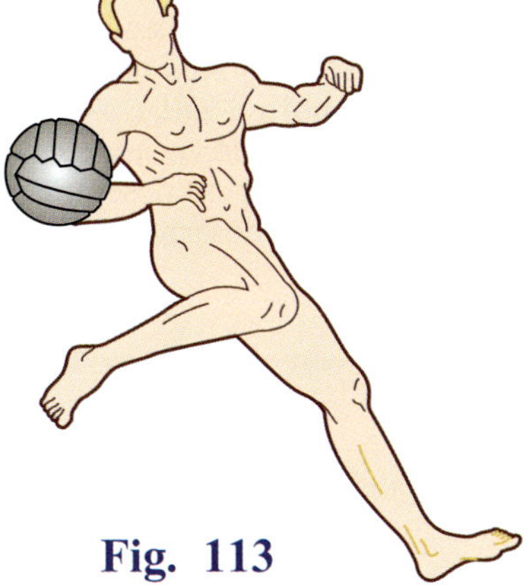

Fig. 113

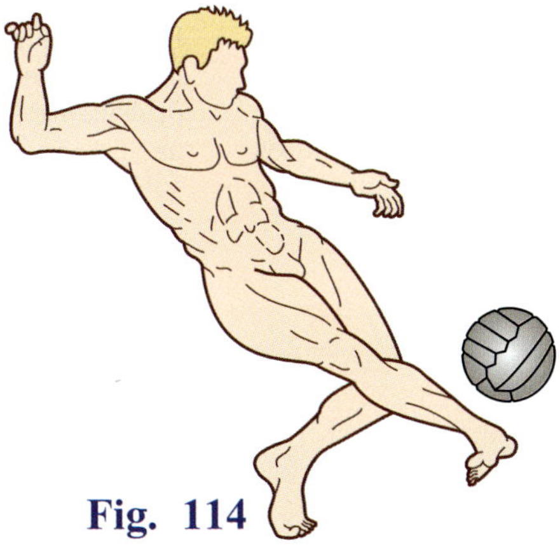

Fig. 114

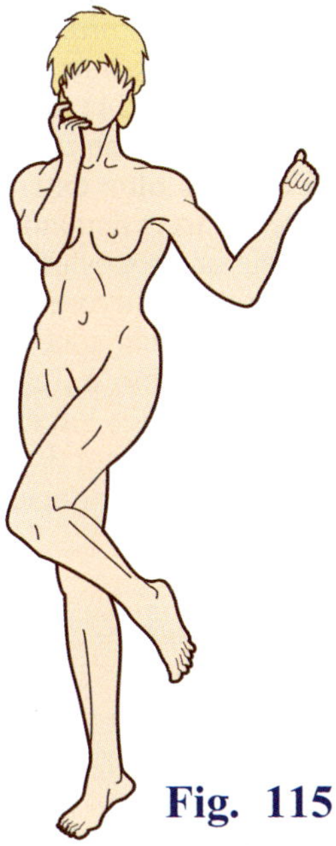

Fig. 115

Los músculos extensores de la articulación de la cadera

Los **músculos extensores** de la cadera están situados *por detrás del plano frontal que pasa por el centro de la articulación* (**Fig. 116**), plano que contiene el eje transversal **XX'** de flexoextensión.

Se distinguen **dos grupos** de músculos extensores según se inserten en el extremo superior del fémur o alrededor de la rodilla (**Fig. 117**).

En el **primer grupo**, localizado en la raíz de la extremidad, el músculo más importante es el músculo **glúteo mayor** 1 y 1'. Es el *músculo más potente del cuerpo* (34 kgm para una longitud de 15 cm), y también es el de *mayor tamaño* (66 cm de sección) y, por supuesto, el *más fuerte* (238 kg). Su acción la complementan los haces más posteriores de los músculos glúteos **medio** 2 y **menor** 3. Estos músculos son, además, *rotadores externos* (véase pág. 58).

En el **segundo grupo** se incluyen fundamentalmente los **músculos isquiotibiales:** porción larga del **músculo bíceps femoral** 4, **músculo semitendinoso** 5 y **músculo semimembranoso** 6, cuya potencia total no es más que de 22 kgm (es decir, el 66% del músculo glúteo mayor). Se trata de *músculos biarticulares* y su eficacia en la cadera *depende en gran medida de la posición de la rodilla:* el bloqueo de la rodilla en extensión favorece su acción de extensora sobre la cadera; existe, por lo tanto, *una relación de antagonismo-sinergia* entre los músculos isquiotibiales y el músculo cuádriceps femoral, *sobre todo con el músculo recto femoral*. Parte de los *músculos aductores* deben incluirse entre estos músculos extensores (véase pág. 54) y específicamente el **aductor mayor** 7, cuya *función accesoria* es la extensión de cadera.

Los músculos extensores de cadera poseen acciones secundarias dependiendo de su posición con respecto al eje anteroposterior **YY'** de abducción-aducción:

- aquéllos cuyo trayecto pasa **por arriba del eje** **YY'** determinan una *abducción* simultánea a la extensión, como en el movimiento de danza de la Fig. 118: son los **haces más posteriores** de los músculos glúteos menor 3 y mediano medio 4 y los haces más elevados del músculo glúteo mayor 1 ;
- aquéllos cuyo trayecto pasa **por debajo del eje** YY' son tanto *extensores como aductores*, como se muestra en la **Fig. 119**: son los **músculos isquiotibiales**, los **músculos aductores** (los que están situados por detrás del plano frontal) y la mayor parte del músculo **glúteo mayor** 1.

Cuando se quiere obtener un movimiento de **extensión directa** (**Fig. 120**), es decir sin componente de abducción ni de aducción, es necesario que estos dos grupos musculares intervengan en *contracción antagonista-sinérgica equilibrada*.

Los extensores de cadera tienen una función esencial en la **estabilización de la pelvis en sentido anteroposterior:**

- cuando la pelvis báscula hacia detrás (**Fig. 122**), es decir en el sentido de la extensión, la estabilidad se consigue únicamente mediante la *tensión del ligamento iliofemoral* **IF** –que limita la extensión (véase Fig. 71 pág. 31);
- existe una posición (**Fig. 122**) donde el centro de gravedad **C** se localiza exactamente *por arriba del centro de la cadera*: ni los músculos flexores ni los músculos extensores intervienen, pero el equilibrio es *inestable*;
- cuando la pelvis bascula hacia delante (**Fig. 123**), el centro de gravedad **C** pasa *por delante de la línea de las caderas* y los músculos isquiotibiales **IT** son los primeros en iniciar la acción para enderezarla;
- en los esfuerzos de extensión en una pelvis muy basculada (**Fig. 124**) el músculo *glúteo mayor* **GM** se contrae enérgicamente, al igual que los *músculos isquiotibiales*, cuya eficacia aumenta si la rodilla está en extensión *en bipedestación*, con el tronco inclinado hacia delante y las manos tocando los pies.

Durante la **marcha normal**, los músculos isquiotibiales realizan la extensión, el músculo *glúteo mayor no interviene.* No pasa lo mismo al correr, saltar o caminar cuesta arriba, donde el músculo *glúteo mayor* no sólo *es indispensable* sino que su función desempeña un papel principal, lo que explica su desarrollo.

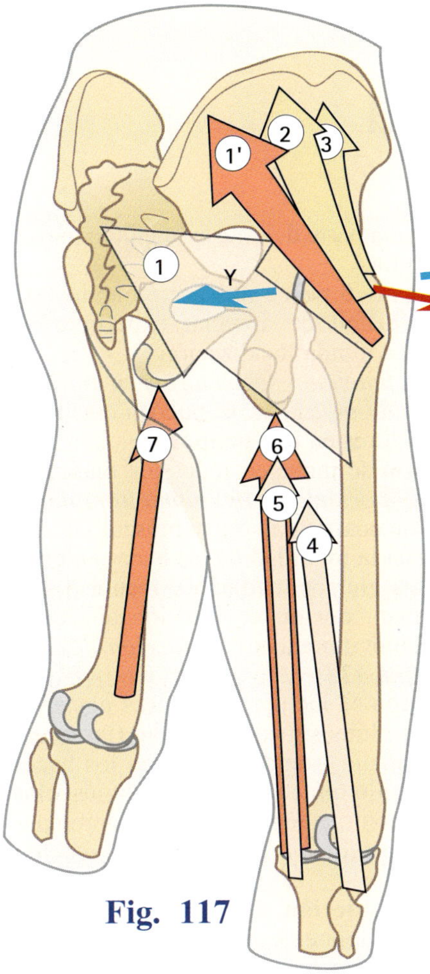

Fig. 117

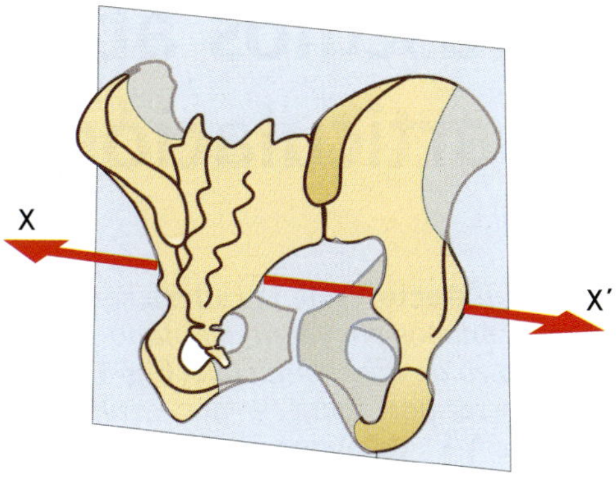

Fig. 116

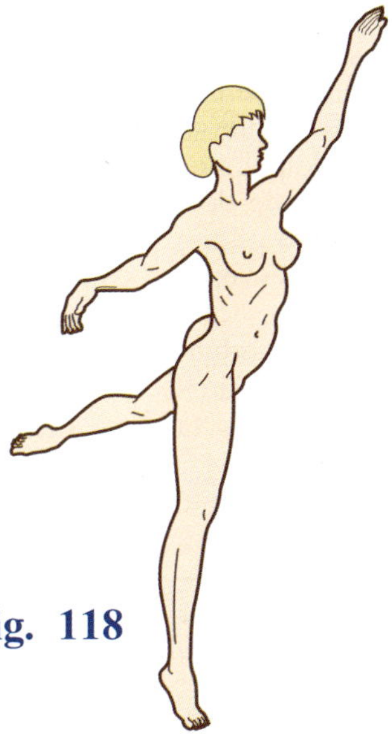

Fig. 118

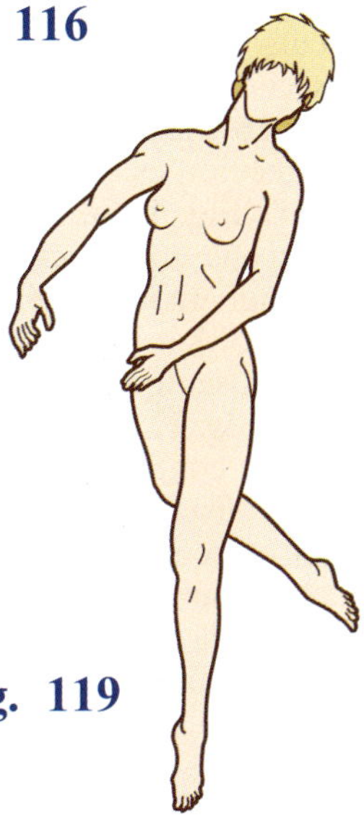

Fig. 119

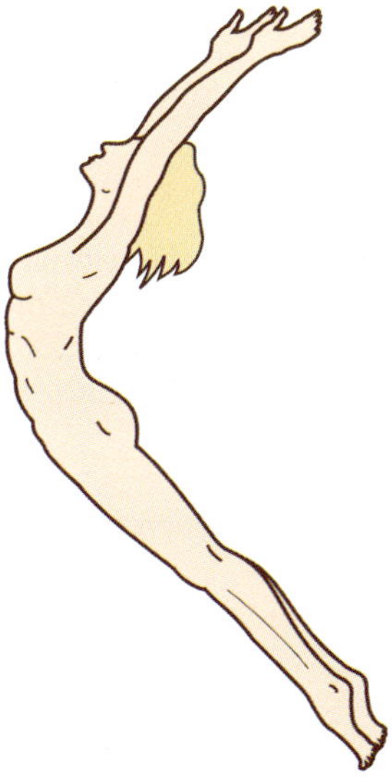

Fig. 120

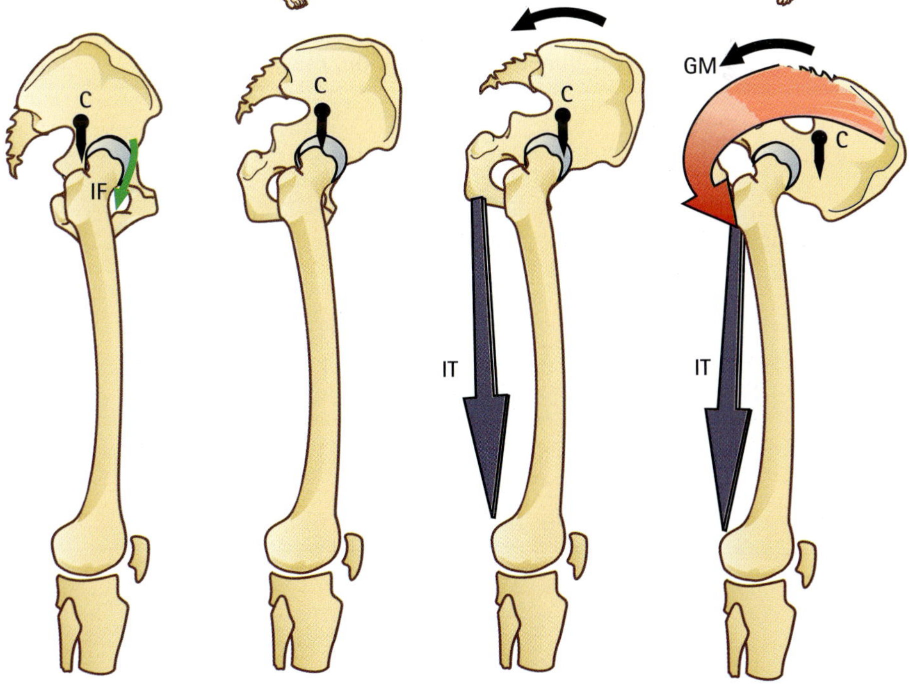

Fig. 121 Fig. 122 Fig. 123 Fig. 124

Los músculos abductores de la articulación de la cadera

Los **músculos abductores de la cadera** son músculos generalmente situados *por fuera del plano sagital que pasa por el centro de la articulación* (**Fig. 125**) y cuyo trayecto discurre por fuera y por arriba del eje anteroposterior **YY'** de abducción-aducción incluido en este plano.

El *principal músculo abductor* de la cadera es el músculo **glúteo medio 1**: con sus 40 cm^2 de superficie de sección y 11 cm de longitud, despliega una potencia de 16 kgm. Es de una gran eficacia, puesto que su dirección es casi perpendicular a su brazo de palanca **OT** (**Fig. 126**). También se puede constatar que desempeña una función esencial junto al músculo glúteo menor, en la estabilidad transversal de la pelvis (véase pág. 58).

El músculo **glúteo menor 2** es principalmente abductor (**Fig. 127**), su sección de 15 cm^2 y su longitud de 9 cm le confieren una potencia tres veces menor que la del músculo glúteo medio (4,9 kgm).

El músculo **tensor de la fascia lata 3** es un potente abductor con la cadera en alineación normal; su potencia es aproximadamente la mitad de la del músculo glúteo medio (7,6 kgm), aunque su brazo de palanca es mucho más largo. También *estabiliza la pelvis*.

El músculo **glúteo mayor 4** sólo es abductor a través de sus *haces más superiores* (en su mayor parte, este músculo es aductor). En cuanto a su porción más superficial, que forma parte del músculo glúteo mayor (**Fig. 131**) es abductor.

El músculo **piriforme 5** posee una acción abductora innegable aunque difícil de apreciar experimentalmente debido a su profunda localización.

De acuerdo con sus *funciones secundarias en la flexo-extensión y abducción-aducción*, se pueden clasificar los músculos abductores en **dos grupos**.

En el **primer grupo** se incluyen todos los músculos abductores situados *por delante del plano frontal* que pasa por el centro de la articulación: el músculo tensor de la fascia lata, casi la totalidad de los haces anteriores de los músculos glúteos mediano y menor. Estos músculos determinan, por su contracción aislada o predominante, un movimiento de *abducción-flexión-rotación interna* (**Fig. 128**).

En el **segundo grupo** se incluyen los haces posteriores de los músculos glúteos menor y medio (los situados por detrás del plano frontal), así como los haces abductores del músculo glúteo mayor. Estos músculos determinan, por su contracción aislada o predominante, un movimiento de *abducción-extensión-rotación externa* (**Fig. 129**).

Para obtener una **abducción directa** (**Fig. 130**), es decir sin ninguna componente parásito, es necesario que ambos grupos realicen una *contracción antagonista-sinérgica equilibrada*.

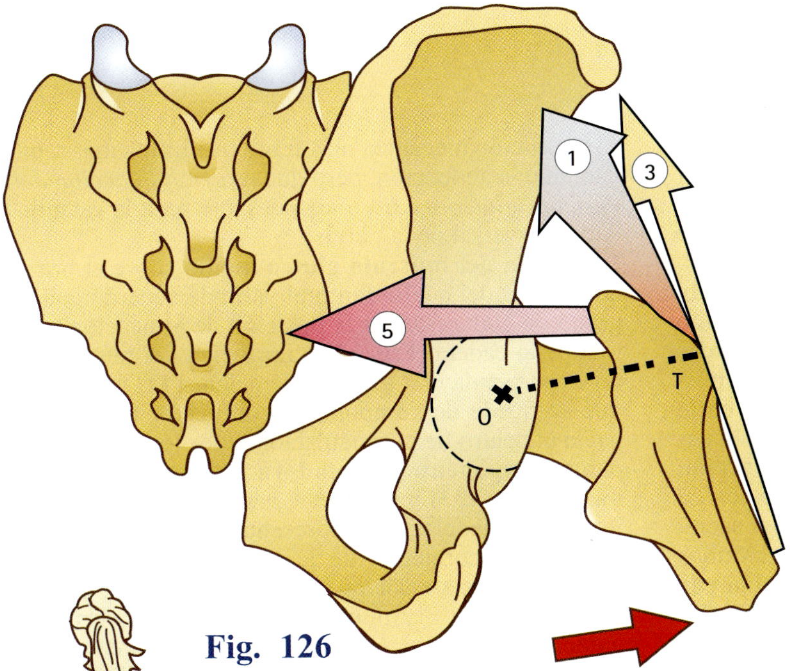

Fig. 126

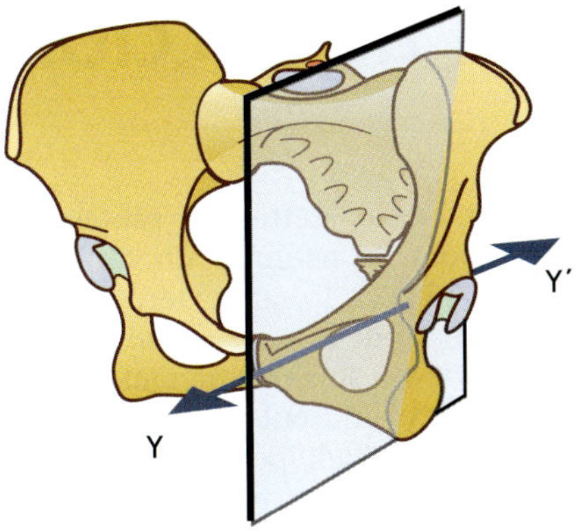

Fig. 125

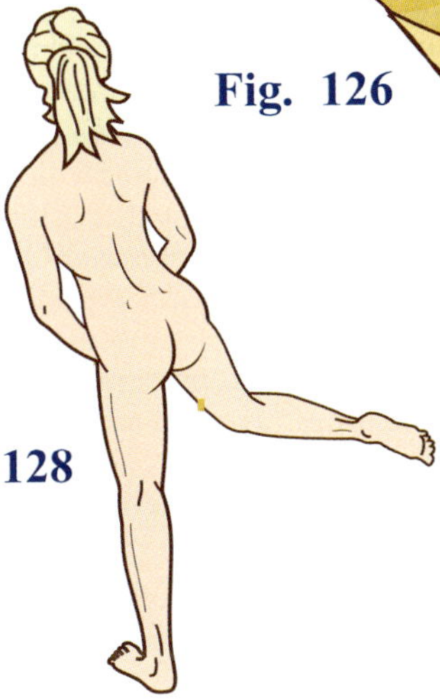

Fig. 128

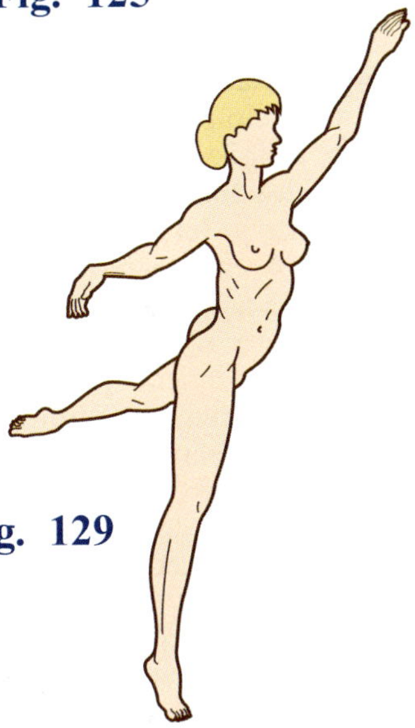

Fig. 129

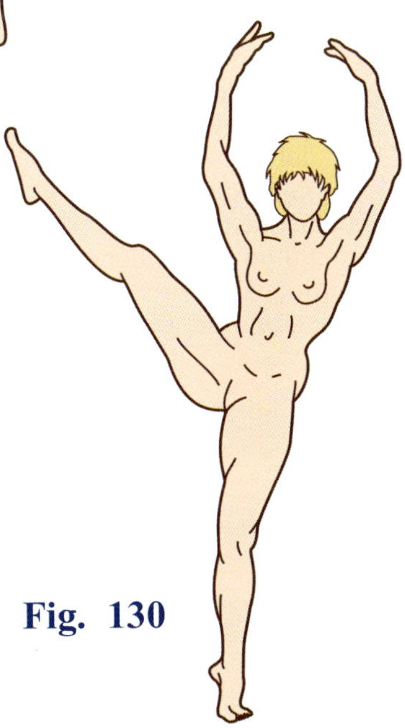

Fig. 130

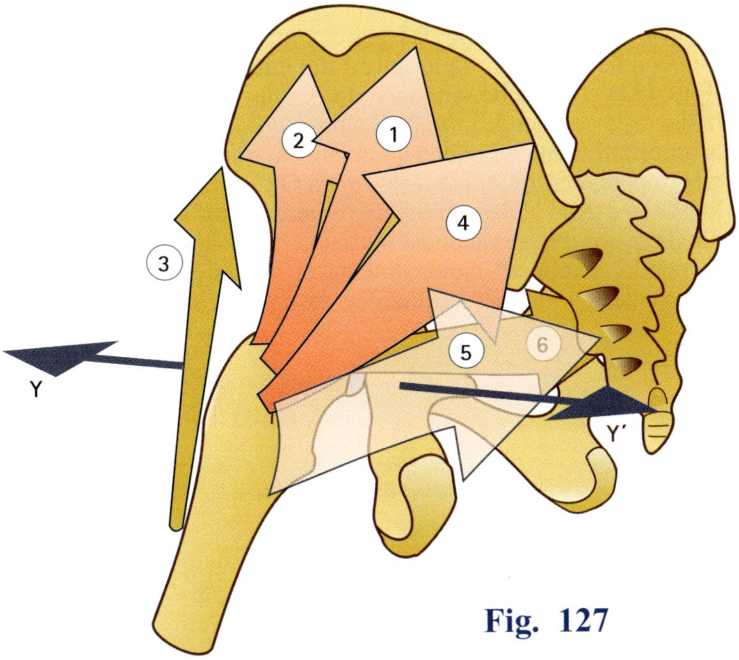

Fig. 127

La abducción

El músculo **deltoides glúteo,** como lo denomina Farabeuf, constituye un amplio abanico muscular **(Fig. 131)** en la cara externa de la cadera. Su denominación se debe a su *forma triangular* con una punta inferior y a su analogía tanto anatómica como funcional con el músculo deltoides braquial. Sin embargo, no está formado por una capa muscular continua, sino por *dos cuerpos musculares* que ocupan los bordes anterior y posterior del triángulo; *por delante*, el músculo **tensor de la fascia lata 1**, que se inserta en la espina ilíaca anterior y superior **2**, se dirige oblicuamente hacia abajo y hacia atrás; *por detrás*, la **porción superficial del músculo glúteo mayor 3** que se fija en el tercio posterior de la cresta ilíaca y cresta sacra, para dirigirse hacia abajo y hacia delante. Ambos músculos finalizan con un **desdoblamiento del borde anterior y del borde posterior de la cintilla iliofemoral 4**, engrosamiento longitudinal de la fascia lata formado por la porción externa de la aponeurosis crural. De este modo, a partir de la inserción del tensor y del glúteo superficial, esta cintilla se convierte en el tendón terminal del músculo glúteo mayor **5** que se fijará en la cara externa de la tuberosidad tibial externa, en el tubérculo infracondíleo **6**. Entre el tensor y el glúteo mayor, la aponeurosis glútea **7** recubre al músculo glúteo medio. Naturalmente, las dos porciones musculares del músculo glúteo mayor se pueden contraer de forma aislada, pero cuando *actúan de manera equilibrada* la tracción sobre el tendón se efectúa en el eje longitudinal y el músculo glúteo mayor realiza una *abducción pura*.

La eficacia de los músculos glúteos medio y menor está condicionada por la **longitud del cuello femoral (Fig. 132)**. De hecho, suponiendo que la cabeza del fémur esté "colocada" *directamente sobre la diáfisis*, la amplitud total de la abducción aumentaría considerablemente, pero el *brazo de palanca* **OT'** del músculo glúteo medio sería casi *tres veces más corto*, lo que dividiría por tres su potencia muscular. De esta forma se puede "explicar" racionalmente el montaje de la cabeza del fémur en "voladizo" (véase pág. 19, 21 y 23), solución mecánica más frágil que limita más rápidamente la abducción, pero que *refuerza la acción del músculo glúteo medio*, indispensable para la estabilidad transversal de la pelvis.

La acción del músculo glúteo medio sobre el brazo de palanca del cuello femoral varía de acuerdo con el grado de abducción en la posición de alineación normal de la cadera **(Fig. 133)**. La fuerza del músculo **F** no es perpendicular al brazo de palanca **OT**; de forma que se puede descomponer en un vector **f"** dirigido hacia el centro de la articulación y por lo tanto *centrípeto*, **componente coaptadora** del músculo glúteo medio **(Fig. 133)** y un vector *perpendicular* **f'**, y por lo tanto tangencial, que representa la *fuerza eficaz* del músculo al comienzo de la abducción. Por esto, a medida que la abducción aumenta **(Fig. 134)**, el vector **f"** tiende a disminuir, mientras que el vector **f'** aumenta. Por consiguiente, el músculo glúteo medio *es cada vez menos coaptador y más abductor.* Su máxima eficacia se desarrolla en abducción de 35° aproximadamente: en este momento, la dirección de su fuerza es *perpendicular al brazo de palanca* **OT2** y **f'** se confunde con **F** *–toda la fuerza del músculo se utiliza para realizar la abducción*. El músculo se ha acortado una longitud **T1T2**, que representa aproximadamente un tercio de su longitud: pero todavía conserva dos tercios de la misma.

La acción del músculo tensor de la fascia lata (Fig. 135) se puede analizar del mismo modo. Su fuerza **F** aplicada en la espina ilíaca **C1** se descompone en dos vectores: **f1"** centrípeto y **f1'** tangencial que hace bascular la pelvis. A medida que la abducción se consolida **(Fig. 136)** la componente **f2'** aumenta, pero nunca podrá ser igual a la fuerza global **F** del músculo. Por otra parte, es fácil ver en este esquema que el acortamiento **C1C2** del músculo representa una fracción mínima de su longitud total, desde la espina al tubérculo: esto explica que el cuerpo muscular sea corto en relación a la longitud del tendón, puesto que se conoce que la longitud máxima de un músculo no sobrepasa la mitad de la longitud de sus fibras contráctiles.

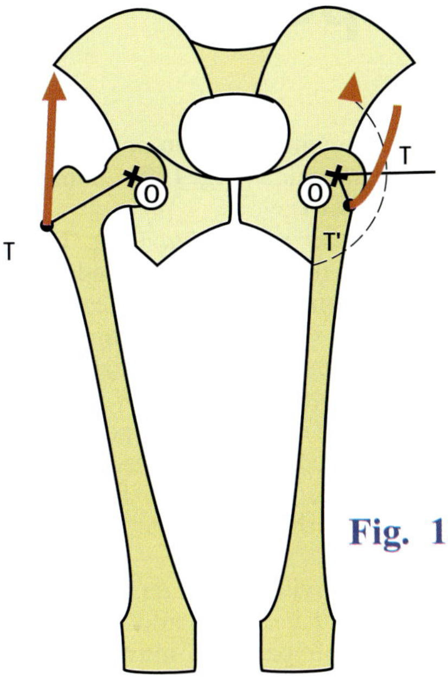

Fig. 132

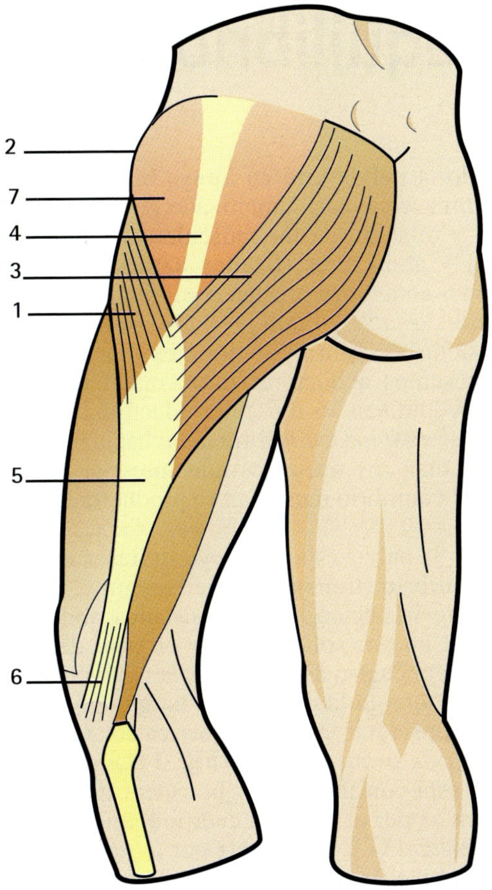

Fig. 131

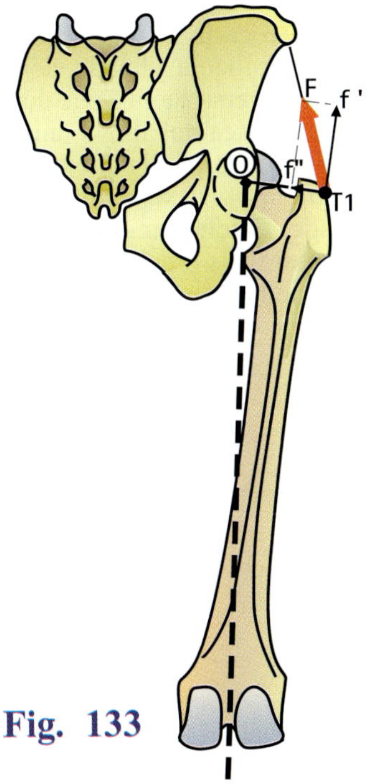

Fig. 133

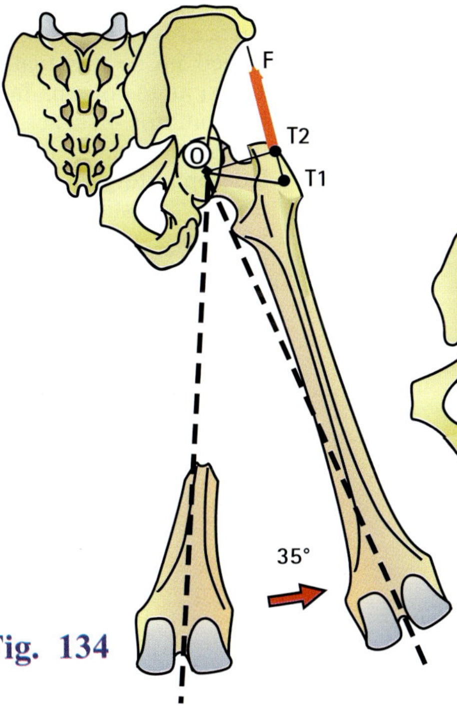

Fig. 134

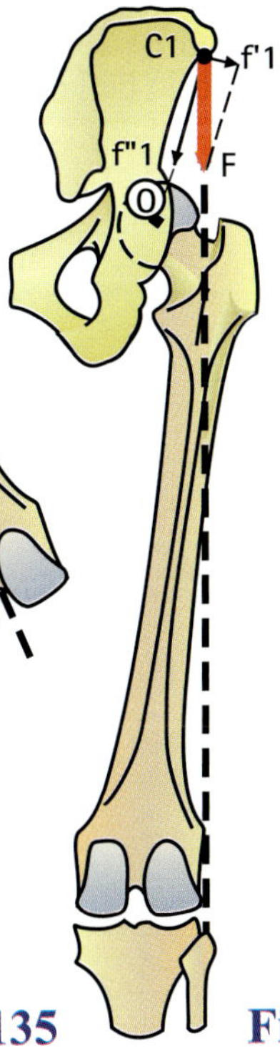

Fig. 135

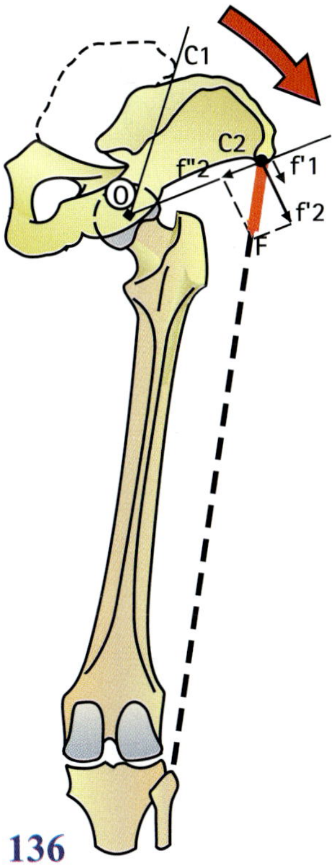

Fig. 136

El equilibrio transversal de la pelvis

Cuando la **pelvis está en apoyo bilateral**, su equilibrio transversal está garantizado por la acción simultánea y bilateral de los músculos aductores **(flechas rojas)** y abductores **(flechas azules)**. Cuando estas acciones antagonistas están equilibradas **(Fig. 137)**, la pelvis es *estable en una posición simétrica*, corno en la posición de "¡Firmes!" por ejemplo. Si por un lado los músculos abductores tiran, mientras que por el otro predominan los músculos aductores **(Fig. 138)**, la pelvis se *desplazará lateralmente* hacia el lado donde predominan los músculos aductores; si no se restablece el equilibrio muscular, se producirá la caída lateral.

Cuando la pelvis está en **apoyo unilateral** **(Fig. 139)**, el equilibrio transversal se asegura únicamente mediante la acción de los músculos abductores del lado del apoyo: solicitado por el peso del cuerpo **P** aplicado al centro de gravedad, la pelvis tiende a bascular en tomo a la cadera que carga. En este caso se puede considerar la cintura pélvica corno un *brazo de palanca de primer género* **(Fig. 141)**, cuyo punto de apoyo está constituido por la cadera que carga **O**, la resistencia por el peso del cuerpo **P** aplicado al *centro de gravedad* **G** y la potencia por *la fuerza del músculo glúteo medio* **Gmo** aplicada a la fosa ilíaca externa **E**, hacia el trocánter mayor **Tma**. Para que la línea de las caderas permanezca horizontal en apoyo unilateral es necesario que la fuerza del músculo glúteo medio sea suficiente para equilibrar el peso del cuerpo, teniendo en cuenta la desigualdad de los brazos de palanca **OE** y **OG**. En este equilibrio de la pelvis, los músculos glúteos medio y menor **Gmo** no están solos, cuentan con la poderosa ayuda **(Fig. 139)** del músculo tensor de la fascia lata **TFL**.

Si uno de estos músculos se debilita **(Fig. 138)**, la acción de la gravedad ya no está contrarrestada y se ve cómo la pelvis se "inclina" del lado opuesto de un **ángulo a** que aumenta según la importancia de la parálisis. El músculo tensor de la fascia lata no sólo estabiliza la pelvis sino *también la rodilla*: como se demostrará más adelante (véase Fig. 54, pág. 113), es un verdadero *ligamento colateral peroneo activo*, su debilidad puede entonces, y a la larga, favorecer un *bostezo externo* de la interlínea articular de la rodilla **(ángulo b)**.

La estabilización de la pelvis a través de los músculos glúteos mediano y menor y el músculo tensor de la fascia lata es indispensable para una **marcha normal** **(Fig. 142)**. De hecho, durante el apoyo unilateral, la línea de la pelvis, representada por la *línea bi-ilíaca*, permanece horizontal y sensiblemente paralela a la línea de los hombros. Si se paralizan los músculos del lado del apoyo unilateral **(Fig. 143)**, la pelvis bascula hacia el lado opuesto, lo que provocaría la caída si el tronco no se trasladara en bloque hacia el lado del apoyo junto con una inclinación inversa de la línea de los hombros. Esta actitud característica del apoyo unilateral, asociada a la basculación de la pelvis hacia el lado opuesto y la *inclinación de la parte superior del tronco*, constituye el signo de **Duchenne-Trendelembourg**, característico de la parálisis o debilidad de los músculos glúteos menor y mediano.

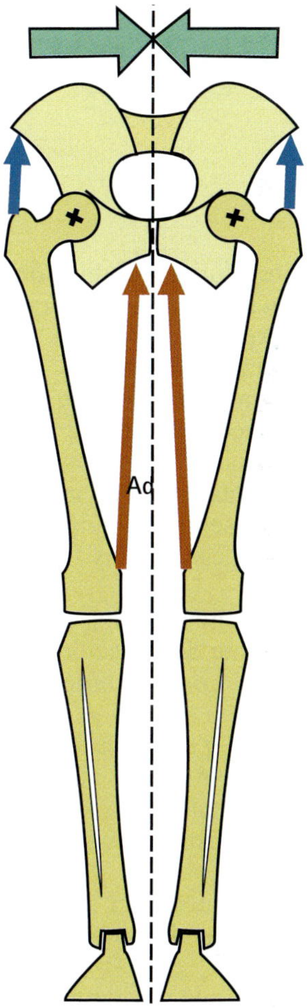

Fig. 137

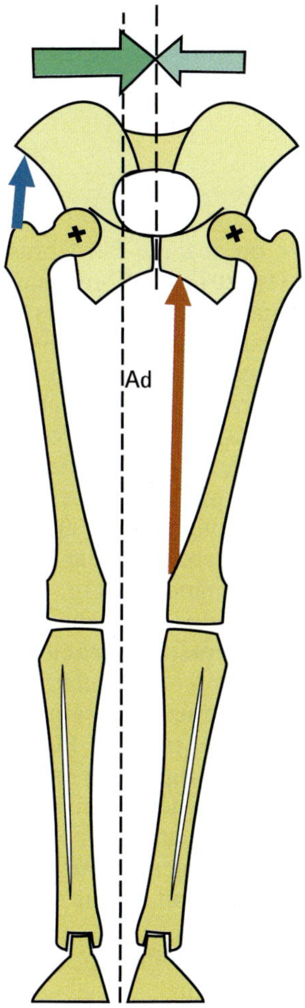

Fig. 138

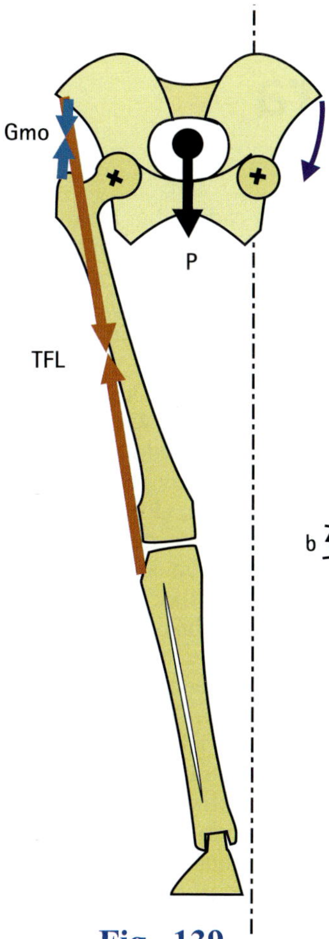

Fig. 139

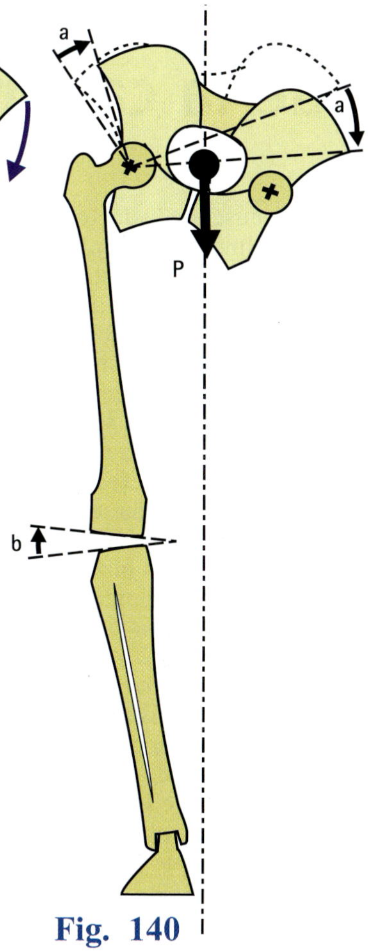

Fig. 140

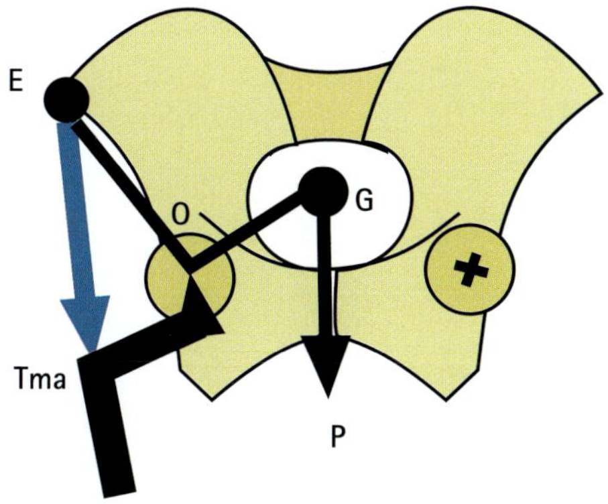

Fig. 141

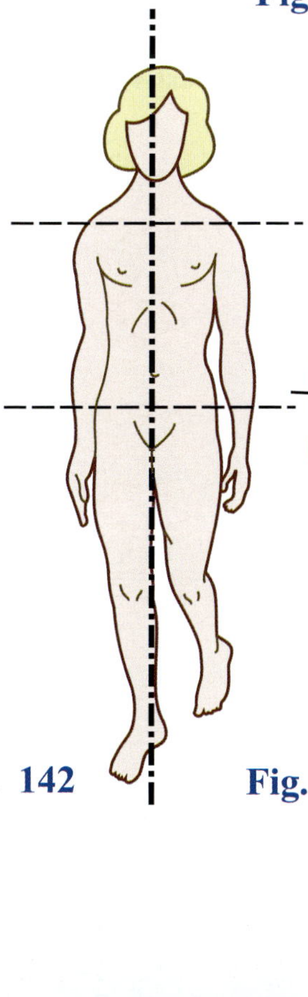

Fig. 142

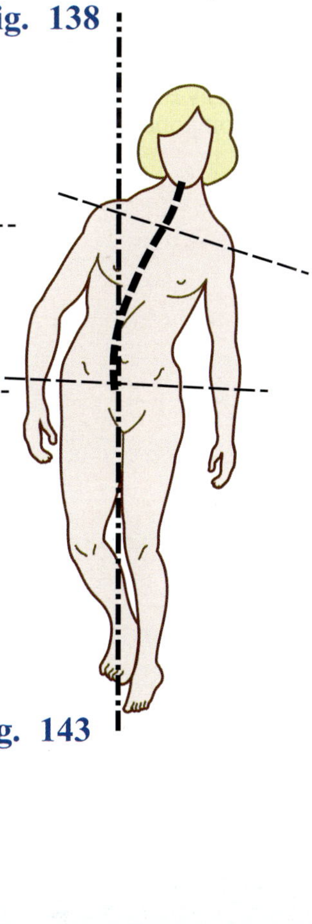

Fig. 143

Los músculos aductores de la articulación de la cadera

Los músculos aductores de la cadera se localizan generalmente por dentro del plano sagital que pasa por el centro de la articulación (**Fig. 142**). En todo caso, la dirección de estos músculos pasa *por debajo y por dentro* del eje anteroposterior **yy'** de abducción-aducción, situado en dicho plano sagital.

Los músculos aductores son especialmente *numerosos y potentes*. En una visión posterior (**Fig. 143**), forman un amplio abanico que se extiende por todo el fémur. El músculo **aductor mayor** 1 es el *más potente* (13 kgm); su configuración tan particular (**Fig. 144**) se debe a que sus fibras más internas de la rama isquiopúbica se insertan en la porción superior del fémur y las más externas en el hueso iliaco, terminan más abajo, en la línea áspera. Por consiguiente, sus *haces superior* 2 y *medio* 1 *forman una corredera de concavidad posteroexterna* que se puede ver gracias a la transparencia del haz superior y a la desarticulación de la cadera con rotación externa del fémur. En la concavidad de ambos haces (**recuadro representando el corte indicado por la flecha**) se halla tenso el tercer haz, *el inferior*, denominado también **tercer aductor** 3, que forma un cuerpo muscular fusiforme distinto.

Esta disposición de las fibras musculares produce una *disminución de la elongación relativa* durante la abducción, por lo que *permite una mayor amplitud de abducción* conservando la eficacia del músculo, tal como muestra la Fig. 145, que muestra en el lado **A**, la dirección real de las fibras; en el lado **B**, la dirección real de las fibras y la dirección en abducción (**trazos**): las fibras más internas y más bajas, las fibras más externas y más altas (disposición inversa a la real). Estas dos posiciones están representadas en aducción **Ad** y abducción **Ab**. El alargamiento de las fibras entre la abducción y la aducción, aparece con claridad, apreciándose por la separación entre los círculos de barrido. Se observa en **u** las fibras de inserción púbica y en **v** las fibras de inserción isquiática. La elongación se aprecia en **z**, en el caso de las fibras de inserción trocantérea.

Retomando la Fig. 143, puede reconocerse los otros músculos que tienen una componente de aducción:

- el **músculo grácil** 4 comforma el borde interno del abanico muscular;
- los **músculos semimembranoso** 5 y **semitendinoso** 6 y **la porción larga del bíceps femoral** 7, aunque sean músculos isquiotibiales esencialmente extensores de cadera y flexores de rodilla, tienen una importante componente aductora,
- el **músculo glúteo mayor** 8 es aductor en su casi totalidad (todos sus haces pasan por debajo del eje **yy'**);
- el músculo cuadrado femoral 9 es aductor y rotador externo;
- al igual que el músculo **pectíneo** 10;
- el músculo **obturador interno** 11 ayudado por los músculos gémelos superior e inferior (sin representar) y el músculo **obturador externo** 12 poseen una componente de aducción.

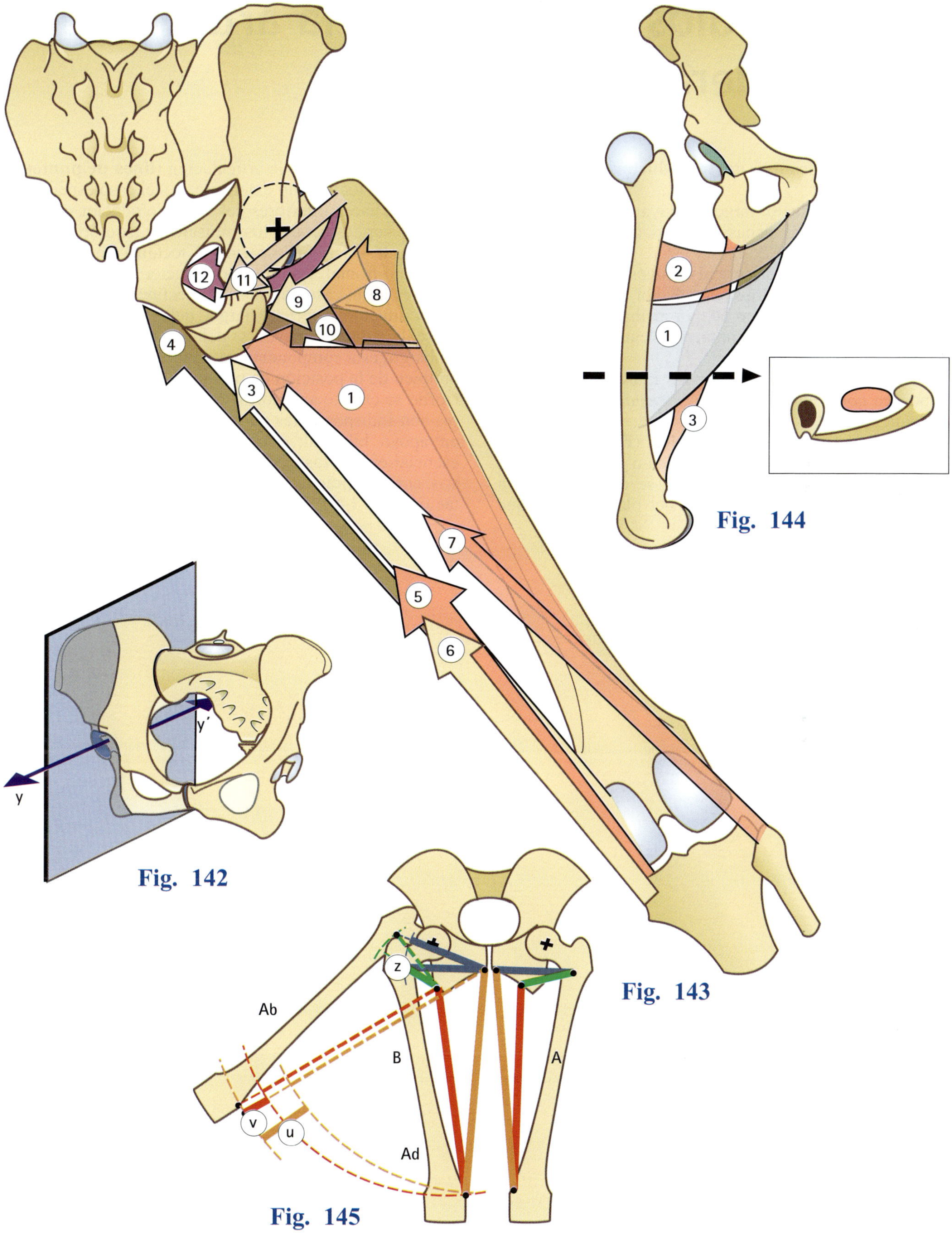

Fig. 143

Fig. 144

Fig. 142

Fig. 145

Los músculos aductores de la articulación de la cadera *(continuación)*

El **esquema frontal de los aductores** (Fig. 146) muestra:

- el músculo aductor largo **13**, cuya potencia (5 kgm) alcanza a duras penas la mitad de la del aductor mayor;
- el músculo aductor corto **14**, cuyos dos haces están recubiertos por el músculo aductor largo, por abajo, y el músculo pectíneo **10**, por arriba;
- el músculo **grácil** **4** limita, por dentro, el compartimento *de los aductores.*

Junto a su acción principal, los músculos aductores poseen *componentes de flexoextensión y de rotación axial.*

Su **función en la flexoextensión** (**Fig. 147, visión interna**) depende de la localización de su inserción superior. Cuando esta inserción se encuentra en la rama isquiopúbica, por detrás del plano frontal que pasa por el centro de la articulación (**línea de puntos y rayas**), actúan corno extensores; es el caso específico de los haces inferiores del músculo aductor mayor y, por supuesto, de los músculos isquiotibiales. Cuando la inserción superior se localiza por delante del plano frontal, los músculos aductores son también flexores, es el caso del músculo pectíneo, de los músculos aductores corto y largo, del haz superior del músculo aductor mayor y del músculo grácil. Sin embargo, esta componente de flexoextensión depende también de la posición de partida de la cadera.

Corno se expuso anteriormente, los músculos aductores son indispensables para el equilibrio de la pelvis en apoyo bilateral; además, desempeñan un papel esencial en **ciertas actitudes** o movimientos deportivos, corno la práctica del esquí (**Fig. 148**) o de la equitación (**Fig. 149**).

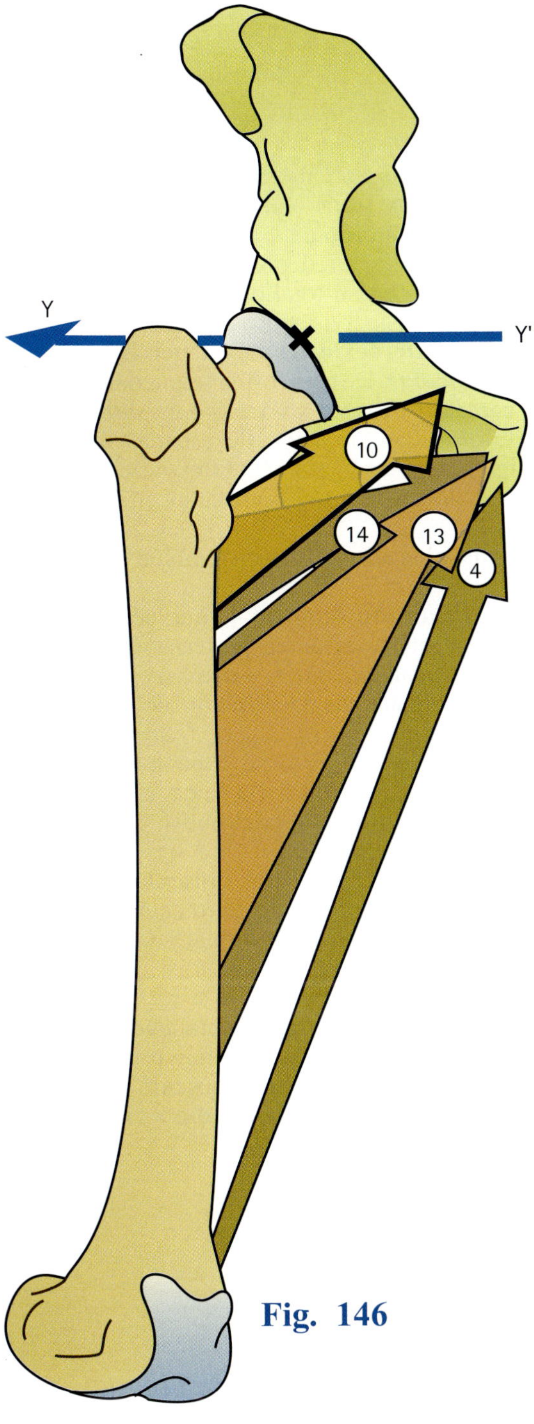

Fig. 146

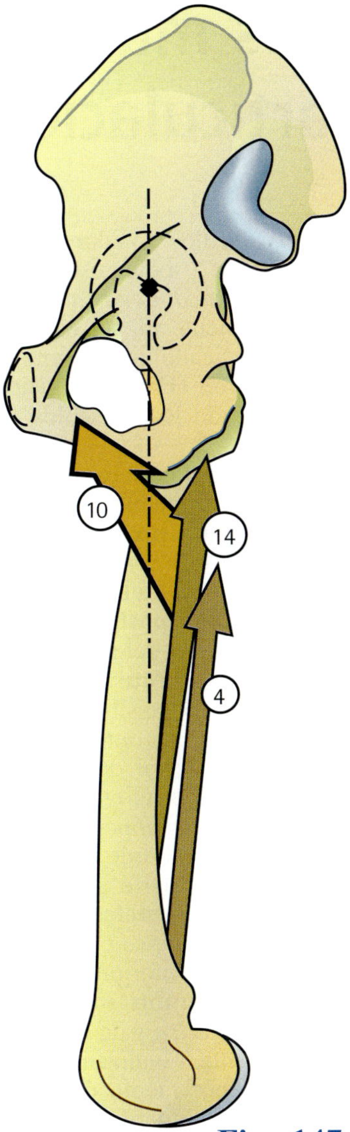

Fig. 147

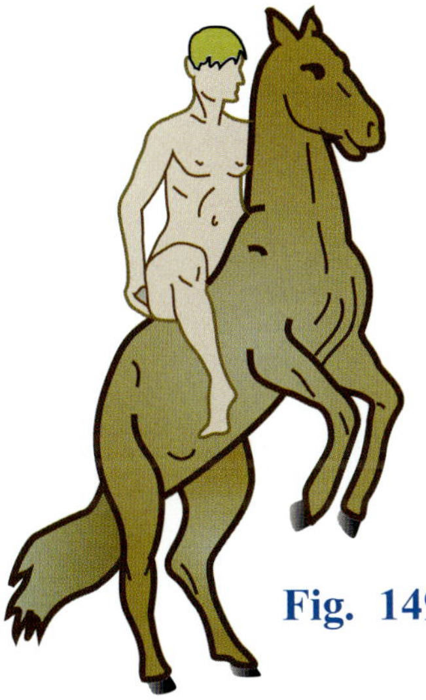
Fig. 149

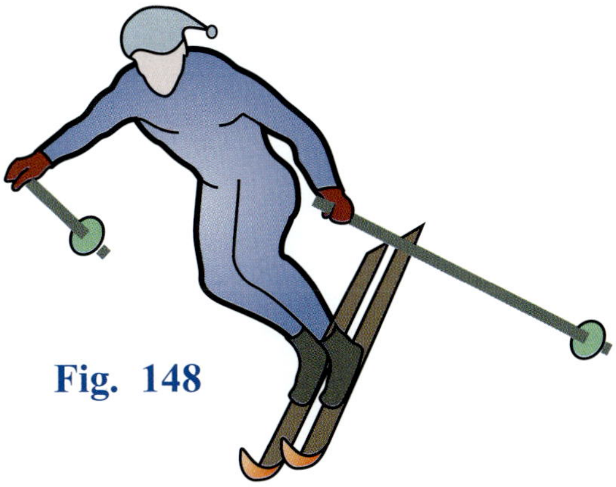
Fig. 148

Los músculos rotadores externos de la articulación de la cadera

Los músculos rotadores externos de la cadera son numerosos y potentes. Su trayecto *cruza por detrás del eje vertical de la cadera.* Esta característica aparece claramente en un **corte horizontal de la pelvis** que, practicado ligeramente por arriba del centro de la articulación **(Fig. 150, visión superior)**, muestra el conjunto de los músculos rotadores externos. Éstos son:

- los músculos **pelvi-trocantéreos,** que desempeñan el papel principal;
- el músculo **piriforme** 1, que se fija en el borde superior del trocánter mayor, se dirige hacia dentro y atrás, penetra en la escotadura ciática mayor **(Fig. 151: visión posterosuperior)** para insertarse en la cara anterior del sacro;
- el músculo **obturador interno** 2, que sigue primero un trayecto sensiblemente paralelo al músculo piriforme, pero pronto se refleja en ángulo recto en el borde posterior del hueso ilíaco, por debajo de la espina ciática **(Fig. 151)**. La segunda parte de su trayecto 2 es *endopélvica* y le conduce hasta sus inserciones en el borde interno del *agujero obturador.* En la primera parte de su trayecto le acompañan los **músculos gemelos superior e inferior,** pequeños músculos que se extienden a lo largo de sus bordes superior e inferior y se insertan **(Fig. 151: véanse los dos puntos rojos)** en las proximidades de la *espina ciática* y de la *tuberosidad isquiática* respectivamente. Finalizan en la cara interna del trocánter mayor por medio de un tendón común con el del músculo obturador interno. Su acción es idéntica;
- el músculo **obturador externo** 3 se inserta en el fondo de la fosita digital, en la *cara interna del trocánter mayor*, a continuación su tendón rodea la cara posterior del cuello femoral y la cara inferior de la articulación, sus fibras carnosas se fijan en la cara externa del contorno del *agujero obturador*. En conjunto, se enrolla alrededor del cuello y para poder distinguirlo en su totalidad es necesario flexionar al máximo la pelvis sobre el fémur **(Fig. 152: visión posteroinferoexterna de la pelvis, con la cadera flexionada)**. De esta forma se pueden entender dos características de su acción: es *sobre todo rotador externo* con la cadera flexionada (véase la página siguiente) y es ligeramente flexor de la cadera debido a su disposición, enrollado en torno al cuello;
- **algunos músculos aductores** son también rotadores externos:
- el músculo **cuadrado femoral** 4, que se extiende desde la línea intertrocantérea posterior **(Fig. 151)** hasta la tuberosidad isquiática. Además, es extensor o flexor dependiendo de la posición de la cadera **(Fig. 150)**;
- el músculo **pectíneo** 6, que se expande desde la línea media de trifurcación de la línea áspera **(Fig. 152)** hasta la rama horizontal del pubis, es aductor, flexor y rotador externo;
- los **haces más posteriores del músculo aductor mayor** poseen una componente de rotación externa, al igual que los músculos isquiotibiales **(véase Fig. 153, pág. 59)**;
- los músculos **glúteos:**
  - el músculo **glúteo mayor** en su totalidad, tanto su porción superficial 7 como su porción profunda 7 ;
  - los *haces posteriores* del glúteo músculo **menor** y, sobre todo, el músculo glúteo **medio** 8 **(Figs. 150 y 151)**.

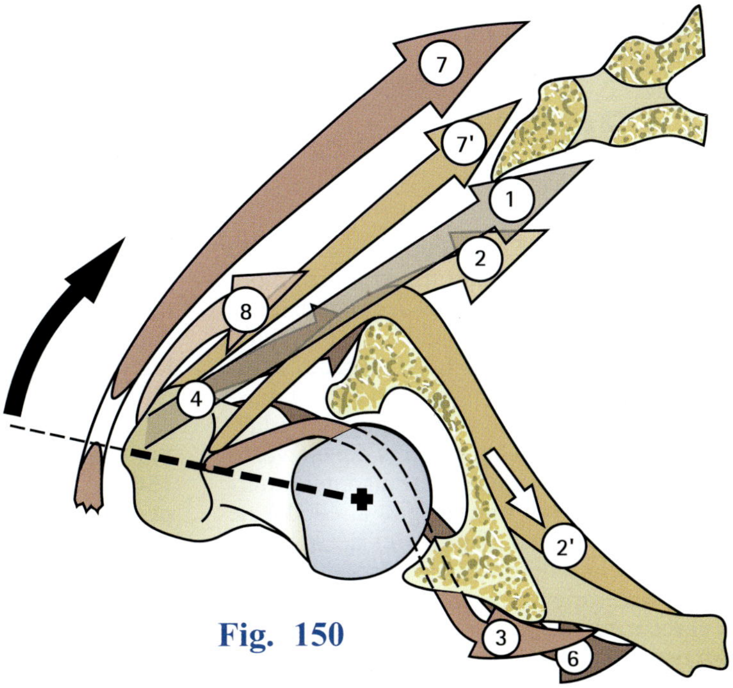

Fig. 150

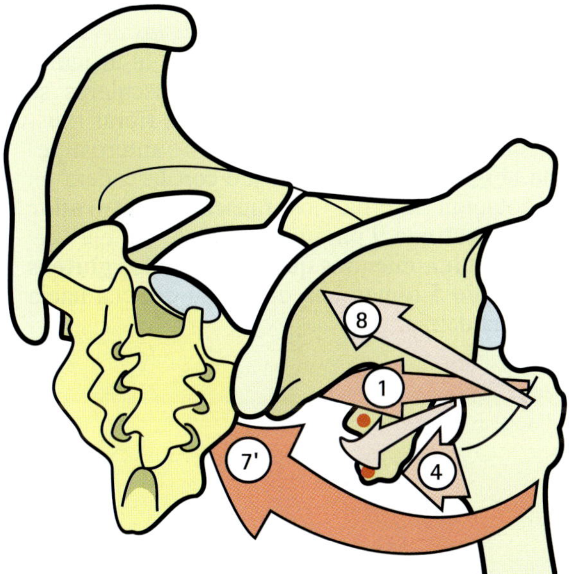

Fig. 151

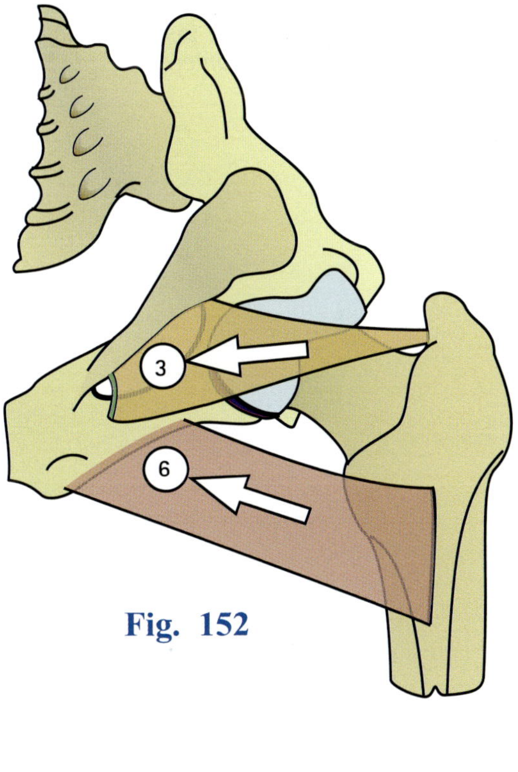

Fig. 152

Los músculos rotadores de la articulación de la cadera

El **corte horizontal** (**Fig. 153**) practicado ligeramente por debajo de la cabeza del fémur muestra la componente de rotación de los músculos isquiotibiales y aductores. La proyección horizontal de la porción larga del músculo bíceps femoral **1**, del músculo semitendinoso, del músculo semimembranoso **2** y del músculo aductor mayor **3** e incluso de los músculos aductores mediano y menor **4** pasa por detrás del eje vertical: por lo tanto dichos músculos son rotadores externos **Re** cuando el miembro inferior gira alrededor de su eje mecánico longitudinal (**Fig. 49**), es decir, con la rodilla extendida, y la cadera y el pie a modo de pivote. Además es necesario recalcar que en la rotación interna **Ri** el recorrido de parte de los músculos aductores **4** pasa *por delante del eje vertical*, por lo que se convierten en *rotadores internos*.

Los músculos **rotadores internos** son *menos numerosos* que los externos y su potencia es tres veces menor (54 kgm los rotadores internos frente a los 146 kgm de los rotadores externos). La trayectoria de estos músculos *pasa por delante del eje vertical* de la cadera. El **corte horizontal** (**Fig. 154**) muestra los tres músculos rotadores internos de la cadera:

- el músculo **glúteo medio** **5**, únicamente en cuanto a sus haces anteriores;
- el músculo **glúteo menor** **6**, rotador interno en su casi totalidad;
- el músculo **tensor de la fascia lata** **7**, que se dirige hacia la *espina ilíaca anterosuperior* **E**.

En una **rotación interna moderada** de 30 a 40° (**Fig. 155**), el trayecto del músculo obturador externo **8** y del músculo pectíneo **9** se proyecta exactamente por debajo del centro de la articulación; estos dos músculos ya no son pues rotadores externos. Los músculos **glúteos menor** y **medio** **6** continúan actuando como rotadores internos.

Sin embargo, si la **rotación interna es total** (**Fig. 156**), el músculo **obturador externo** **8** y el músculo **pectíneo** **9** se convierten en rotadores internos, ya que ahora su trayecto pasa por delante del eje vertical, mientras que el músculo **tensor de la fascia lata** **7** y los músculos **glúteos menor y medio** **5** se convierten en rotadores externos. Esto no es válido más que cuando la rotación interna alcanza su máxima amplitud; éste es un ejemplo de la *inversión de las acciones musculares* en función de la posición de la articulación. Esta inversión de las acciones musculares se debe a un cambio en la orientación de las fibras musculares, cuya visión en perspectiva anterosuperoexterna (**Fig. 157**) demuestra que con la cadera en máxima rotación interna, los músculos **obturador externo** **8** y **pectíneo** **9** pasan por delante del eje vertical (**línea doble**), mientras que los músculos **glúteos menor** y **medio** **5** toman una dirección oblicua hacia arriba y hacia detrás.

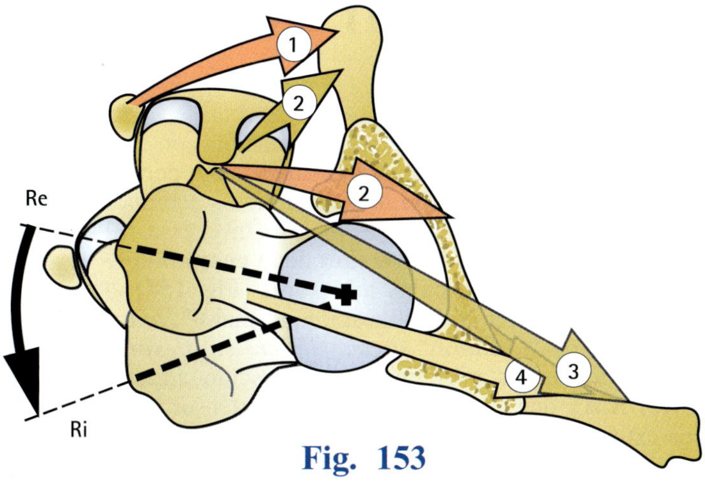

Fig. 153

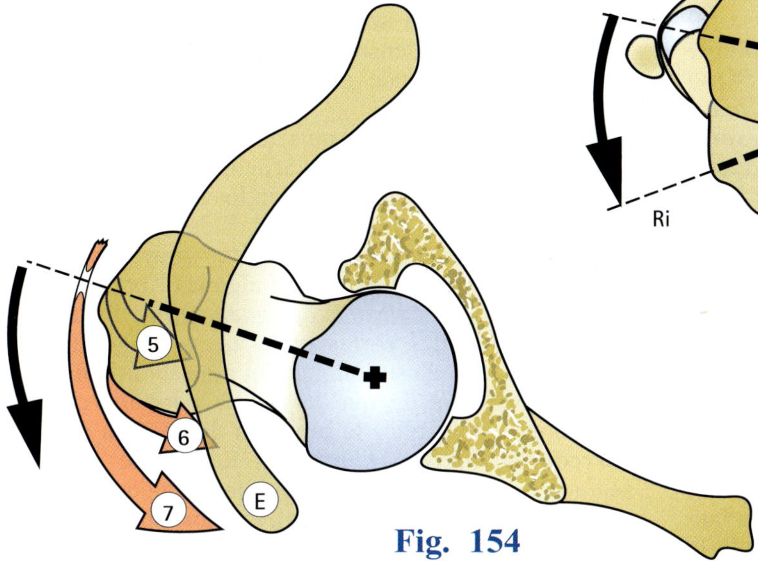

Fig. 154

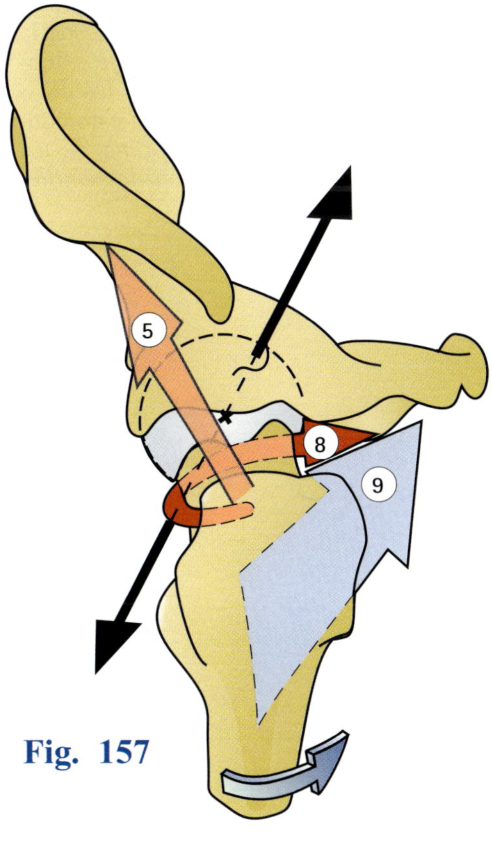

Fig. 157

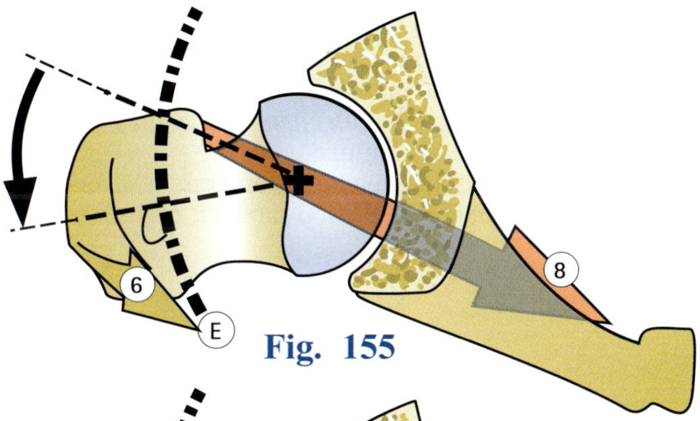

Fig. 155

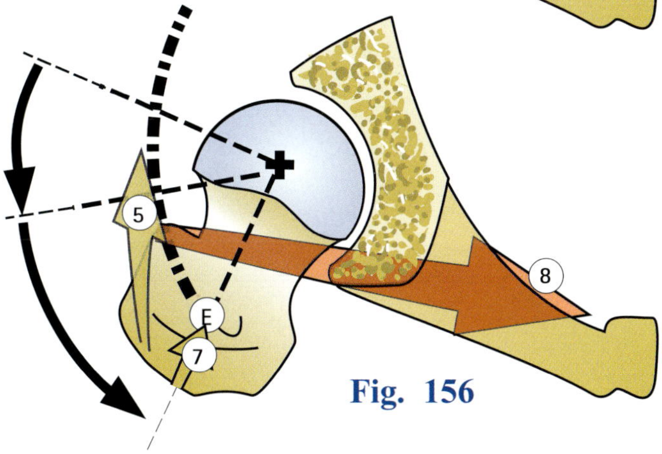

Fig. 156

La inversión de las acciones musculares

Los músculos motores de una articulación con tres grados de libertad no poseen la misma acción, dependiendo de la posición de la articulación; las acciones secundarias pueden cambiar e incluso invertirse. El ejemplo más típico es **la inversión de la componente de flexión de los músculos aductores** (Fig. 158): a partir de una posición de alineación normal **0°**, *todos los músculos aductores se convierten en flexores* excepto los haces posteriores del músculo aductor mayor AM+ que es y continúa siendo extensor hasta una extensión de **-20°**. Pero la componente de flexión sólo persiste mientras no se sobrepase la inserción superior de cada músculo: así, el músculo aductor largo **AL** es *flexor* hasta los **+50°**, pero a partir de **+70°** se convierte en *extensor*. Del mismo modo, el músculo aductor corto es flexor hasta los **+50°**, tras los cuales se transforma en *extensor;* en cuanto al músculo grácil, el límite de la flexión es de **+40°**.
En este esquema se refleja claramente que sólo los flexores pueden llevar el movimiento de flexión hasta el límite: para **+120°** el músculo tensor de la fascia lata **TFL** agota su longitud, puesto que se ha acortado la distancia **aa'** que es igual a la mitad de la longitud de sus fibras, en cuanto al músculo psoas **Ps**, también alcanza el límite de su eficacia, ya que *su tendón tiende a "despegarse" de la eminencia iliopectínea*. Este esquema permite comprender "por qué" el trocánter menor **Tme** está situado *tan atrás*: el tendón del músculo psoas posee así una *longitud adicional* equivalente al grosor de la diáfisis femoral.
Con respecto al músculo cuadrado femoral**,** la inversión de la componente de flexión también está clara **(Figura 159: el hueso ilíaco, transparente, permite ver el fémur y el trayecto del músculo cuadrado femoral)**: en *extensión* **E**, el músculo cuadrado femoral es flexor **(flecha azul)**, mientras que en *flexión* **F** se convierte en extensor **(flecha roja)**, el punto de transición corresponde a la posición de alineación normal.
La propia eficacia de los músculos depende, en gran medida, de la posición de la articulación. La **flexión previa** (Fig. 160) pone en tensión los músculos extensores de la cadera: en una flexión **F** de **120°**, el *alargamiento pasivo* del músculo **glúteo mayor** corresponde a una longitud **ff'** que en algunas fibras alcanza el 100%, por su parte el *alargamiento* de los músculos isquiotibiales corresponde a una longitud **jj'** próxima al 50% de su longitud en alineación normal, pero a condición de que la rodilla permanezca en extensión. Esto explica **la posición de partida de los corredores** (Fig. 161): máxima flexión de cadera, seguida de una extensión de rodilla (segundo tiempo que aquí no se ha representado), que dispone los músculos extensores de cadera en un estado de tensión favorable a la potencia del impulso de salida. Esta tensión de los músculos isquiotibiales es la que limita la flexión de la cadera cuando la rodilla está extendida.
El esquema **(Fig. 160)** muestra, además, que desde la posición de alineación normal a la posición de extensión a -20°, la variación de la longitud **jj"** de los músculos isquiotibiales es relativamente escasa: esto confirma el concepto de que *la eficacia óptima de los músculos isquiotibiales es en la posición de semiflexión de cadera.*

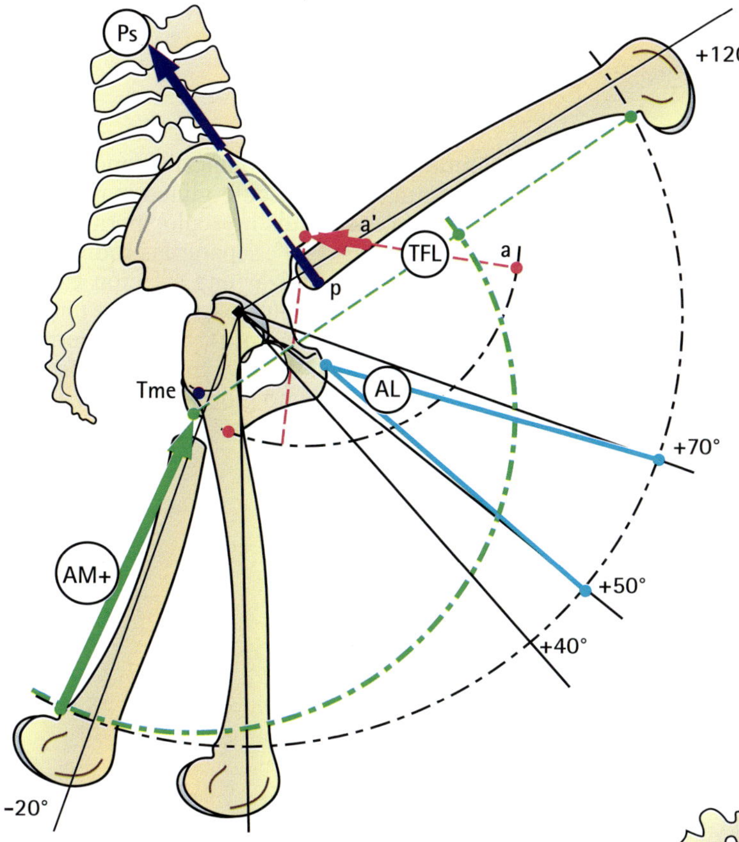

Fig. 158

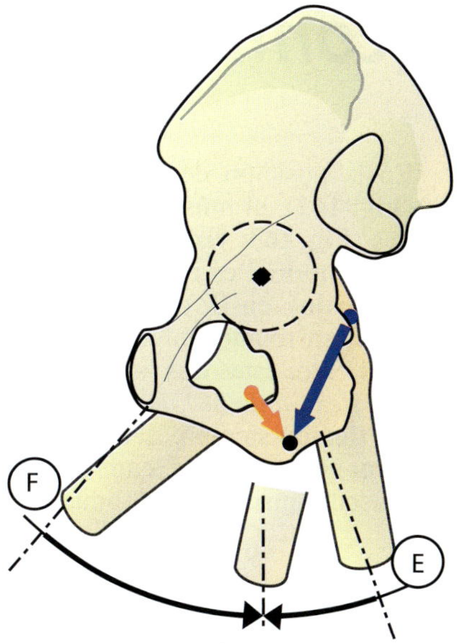

Fig. 159

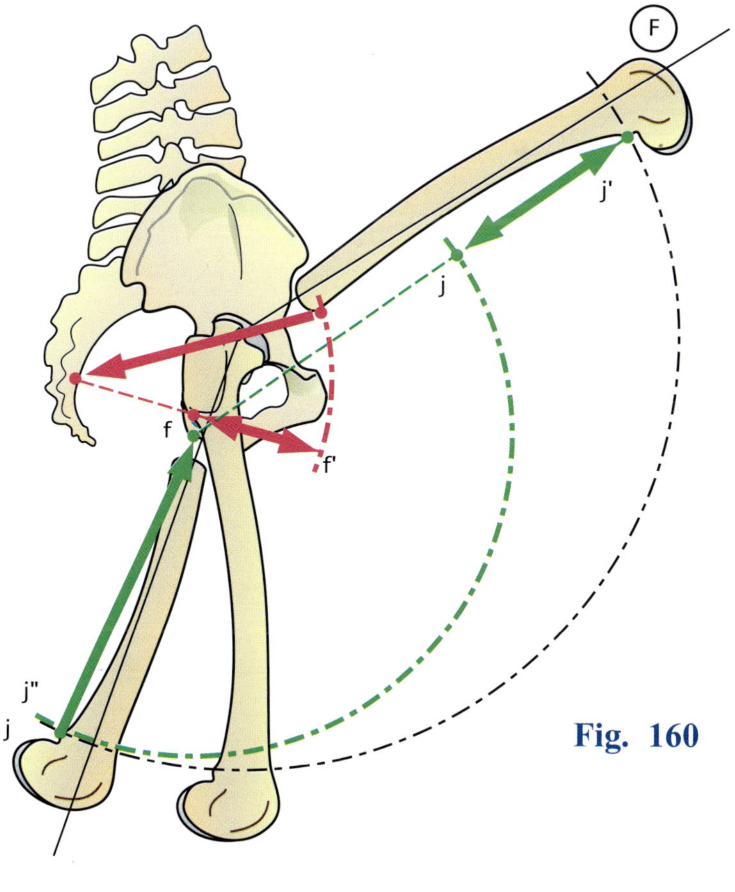

Fig. 160

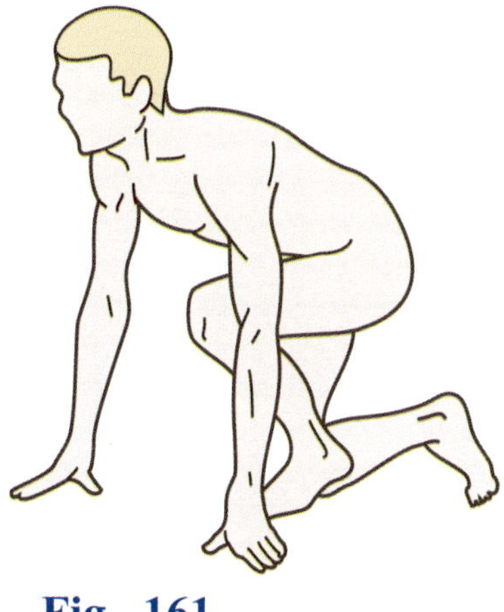
Fig. 161

La inversión de las acciones musculares (*continuación*)

En la posición de **flexión acentuada de la cadera** **(Fig. 162)**, el músculo piriforme modifica sus acciones **(Fig. 163: visión externa)**: mientras que en alineación normal es rotador externo-flexor-abductor **(flecha roja)**, en flexión acentuada se convierte **(flecha azul)** en rotador interno-extensor-abductor, la *transición* entre estas dos zonas de acción se sitúa próxima a la *flexión de 60°, en la que no es más que abductor*. En **flexión** siempre **acentuada** **(Fig. 164: visión posteroexterna de la cadera flexionada)**, no sólo el músculo piriforme es abductor **1**, sino que también el músculo obturador interno se comporta como tal **2**, al igual que la totalidad del músculo glúteo mayor **3**, de esta forma, la acción de estos músculos permite, con las *caderas flexionadas a 90°*, separar las rodillas una de otra **(flecha azul)** y realizar una rotación externa **(flecha verde)**. El músculo glúteo menor **4** es un rotador interno evidente **(flecha roja)** y se convierte en aductor **(Fig. 165)**, al igual que el músculo tensor de la fascia lata **5**. El movimiento global realizado es una flexión-aducción-rotación interna **(Fig. 166)**.

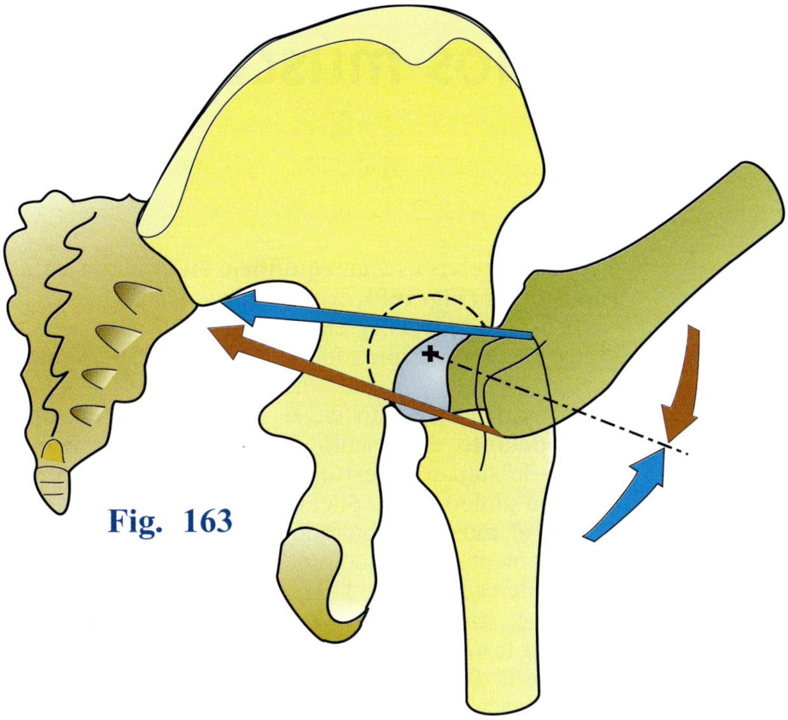

Fig. 163

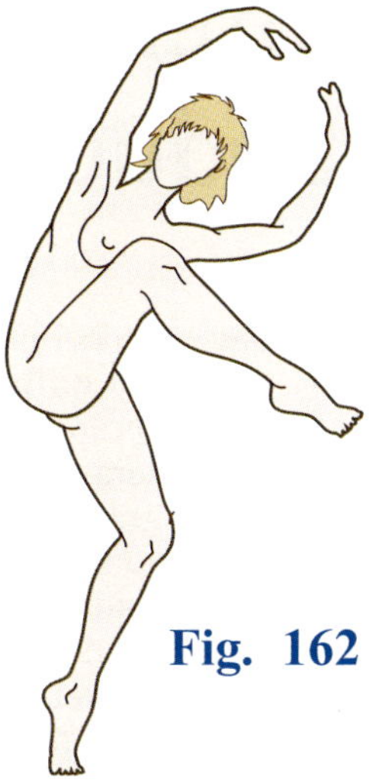

Fig. 162

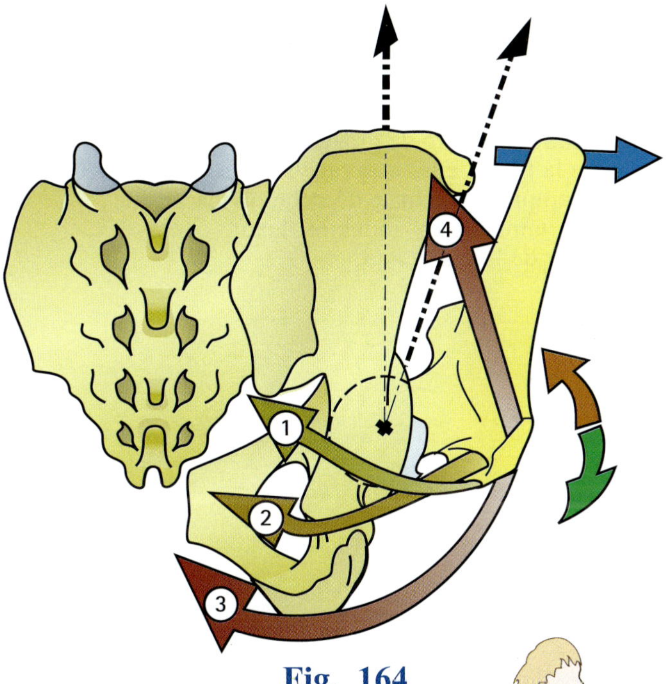

Fig. 164

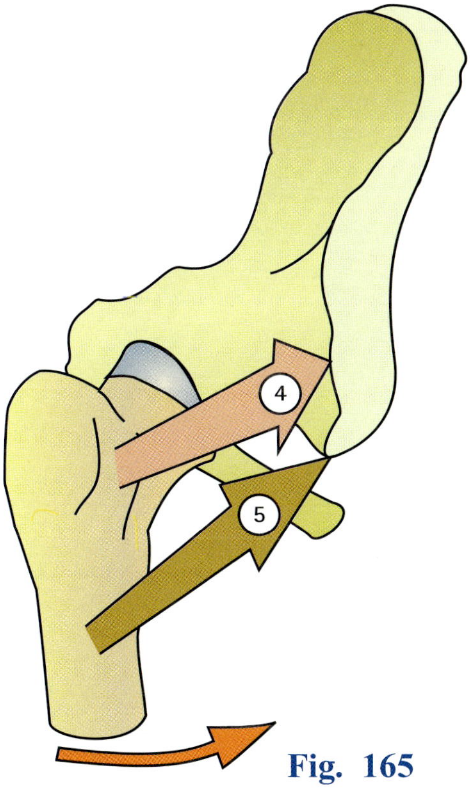

Fig. 165

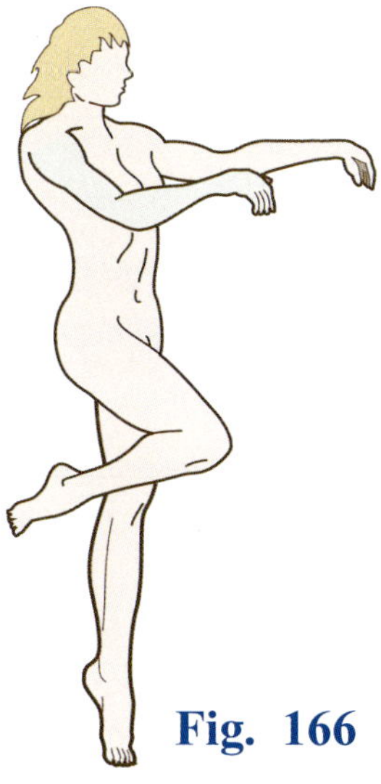

Fig. 166

Intervención sucesiva de los músculos abductores

Dependiendo del grado de flexión de la cadera, la pelvis, en **apoyo unilateral,** está estabilizada por distintos músculos abductores.

Con la cadera en **extensión** completa (**Fig. 167**), el centro de gravedad cae por detrás de la línea de las caderas y no se puede realizar la báscula posterior de la pelvis debido a la tensión del ligamento iliofemoral (véase también pág. 38) y la contracción del músculo tensor de la fascia lata **1** que, al mismo tiempo, es flexor de cadera: por lo tanto, *el músculo tensor de la fascia lata corrige a la vez la báscula lateral y la báscula posterior de la pelvis*. Como abductor, el músculo tensor de la fascia lata actúa *sinérgicamente* con el haz superficial del músculo glúteo mayor **2**, con el, recuérdese, confórma el *deltoides glúteo*.

Cuando la pelvis está algo **menos basculada hacia atrás** (**Fig. 168**), el centro de gravedad sigue cayendo por detrás de la línea de las caderas y el músculo glúteo menor **3** empieza a actuar: no debe olvidarse que este músculo también es abductor-flexor, como el músculo tensor de la fascia lata.

Cuando la pelvis está en **equilibrio en el plano anteroposterior** (**Fig. 169**), el centro de gravedad cae en la línea de las caderas, y en este caso será el músculo glúteo medio **4** el que estabilice la pelvis lateralmente.

A partir del momento en el que la pelvis **bascula hacia delante**, el músculo glúteo mayor interviene, a éste se le suman sucesivamente el haz profundo del músculo glúteo mayor **5**, el músculo piriforme **6** (**Fig. 170**) y el músculo obturador interno (**Fig. 171**). En todo momento del citado proceso, incluido en máxima flexión de cadera (**Fig. 172**), el músculo glúteo mayor **2** actúa en *antagonismo-sinergia* con el músculo tensor de la fascia lata **1**, como abductor, así como regulador de la flexión de cadera. También puede observarse la acción del músculo obturador externo **7**.

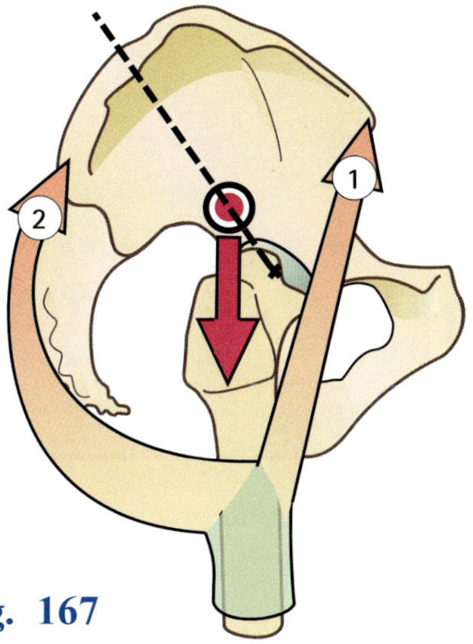

Fig. 167

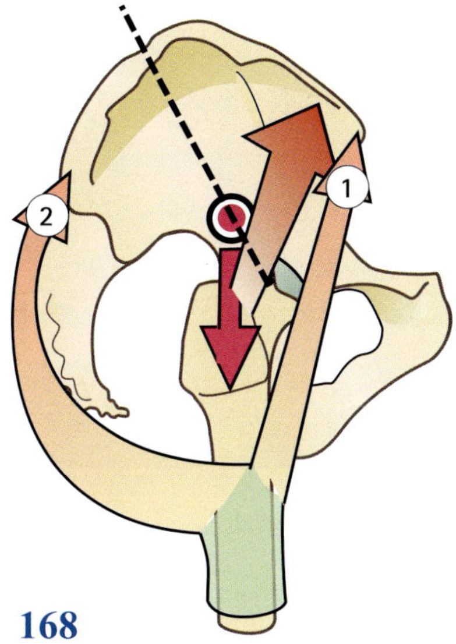

Fig. 168

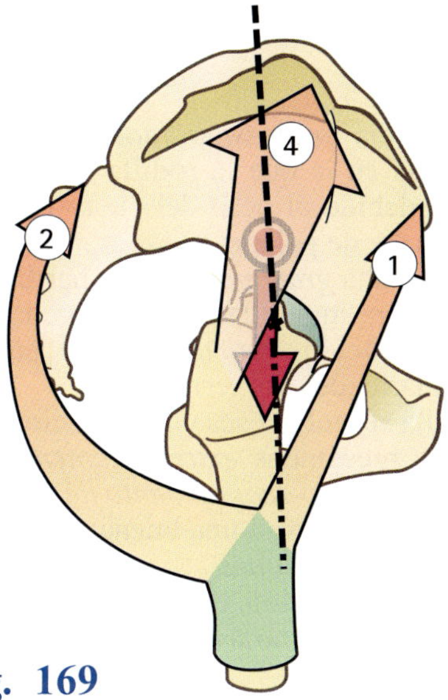

Fig. 169

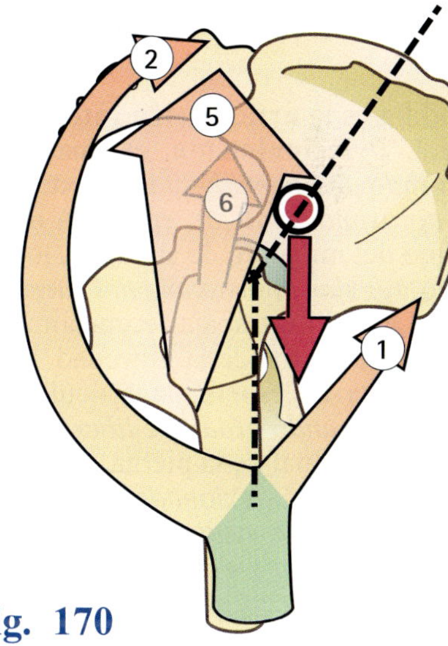

Fig. 170

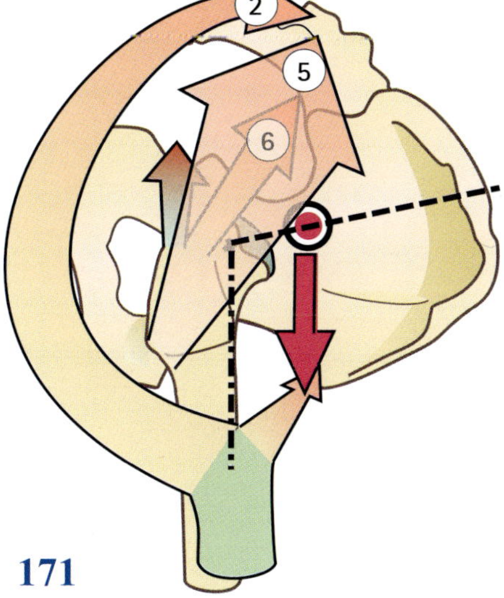

Fig. 171

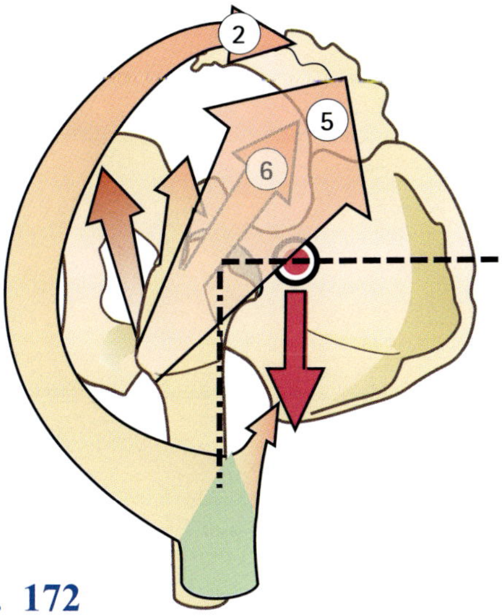

Fig. 172

Capítulo 2

LA RODILLA

La rodilla es la **articulación intermedia** del miembro inferior. **Principalmente**, es una articulación de *un solo grado de libertad* –la flexoextensión–, que le permite *aproximar o alejar*, en mayor o menor medida, el extremo del miembro de su raíz o, lo que viene a ser lo mismo, *regular la distancia del cuerpo con respecto al suel*o. La rodilla trabaja, esencialmente, en **compresión** bajo la acción de la gravedad.

De manera accesoria, la articulación de la rodilla posee un *segundo grado de libertad***:** la rotación sobre el eje longitudinal de la pierna, que *sólo aparece cuando la rodilla está flexionada.*

Desde el punto de vista mecánico, la articulación de la rodilla es un *caso sorprendente*, ya que debe conciliar *dos imperativos contradictorios:*

- poseer una *gran estabilidad en extensión máxima*, posición en la que la rodilla hace esfuerzos importantes debido al peso del cuerpo y a la longitud de los brazos de palanca;
- adquirir una *gran movilidad* a partir de cierto ángulo de flexión, movilidad necesaria en la carrera y para *la orientación óptima del pie* en relación a las irregularidades del terreno.

La rodilla resuelve esas contradicciones gracias a dispositivos mecánicos *extremadamente ingeniosos*; sin embargo, el *poco acoplamiento de las superficies*, condición necesaria para una buena movilidad, la expone a esguinces y *luxaciones*.

En flexión, posición de inestabilidad, la rodilla está expuesta al máximo a *lesiones ligamentosas y meniscales.*

En extensión es más vulnerable a las fracturas *articulares y a las rupturas ligamentosas*.

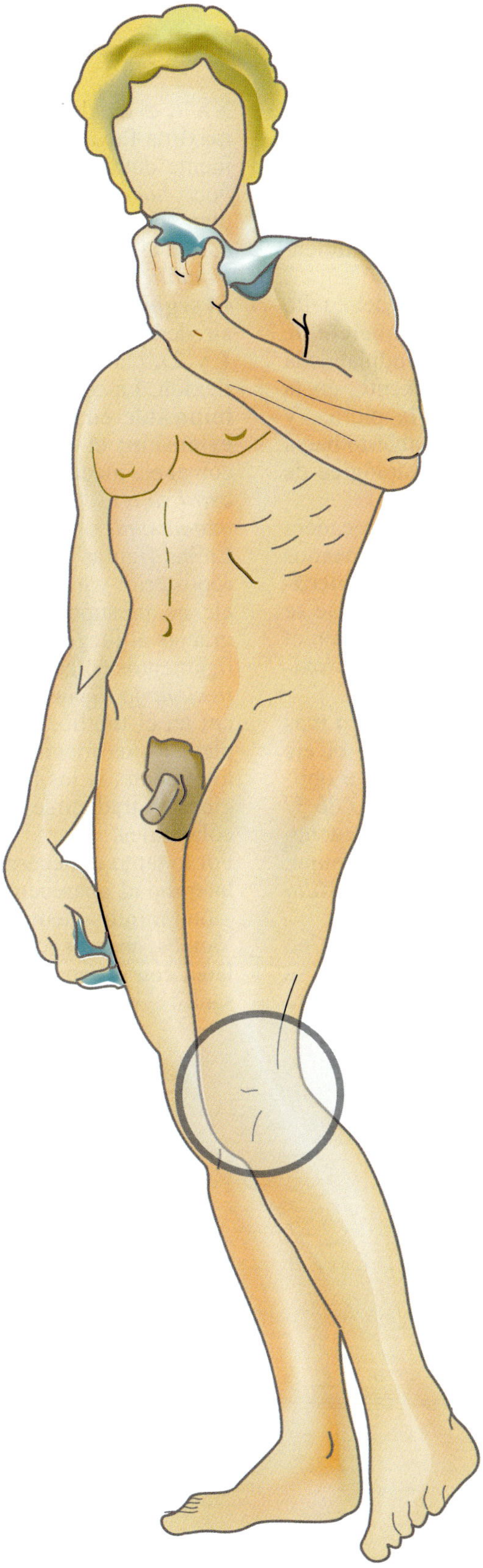

Los ejes de la articulación de la rodilla

El primer grado de libertad está condicionado por el *eje transversal* XX' (**Fig. 1, visión anterointerna y Fig. 2: visión anteroexterna de la rodilla semiflexionada**), alrededor del cual se efectúan movimientos de flexoextensión en un plano sagital. Dicho eje XX', incluido en un plano frontal, atraviesa horizontalmente los cóndilos femorales.

Teniendo en cuenta la forma "en voladizo" del cuello femoral (**Fig. 3, visión en conjunto del esqueleto de ambos miembros inferiores**), el eje longitudinal de la diáfisis femoral no está situado, exactamente, en la prolongación del eje del esqueleto de la pierna, y forma con este último un ángulo obtuso, abierto hacia fuera, de 170-175°: se trata del **valgus fisiológico** de la rodilla.

Sin embargo, los tres centros articulares de la cadera (C), de la rodilla (O) y del tobillo (T) están alineados en una misma recta COT, que representa **el eje mecánico del miembro inferior**. En la pierna, este eje se confunde con el eje del esqueleto; sin embargo, en el muslo, el eje mecánico CO forma un ángulo aproximado de 6° con el eje del fémur.

Por otra parte, el hecho de que las caderas estén más separadas entre sí que los tobillos, hace que el eje mecánico del miembro inferior sea ligeramente oblicuo hacia abajo y adentro, formando un ángulo de 3° con la vertical. Este ángulo será más abierto cuanto más amplia sea la pelvis, como es el caso de la mujer. Esto explica por qué *el valgo fisiológico de la rodilla está más acentuado en la mujer que en el hombre.*

Al ser *horizonta*l, el eje de flexoextensión XX', no constituye la bisectriz (Ob) del ángulo de valgus: se miden 81° entre XX' y el eje del fémur, y 93° entre XX' y el eje de la pierna. De lo cual se deduce que, en máxima flexión, el eje de la pierna no se sitúa exactamente detrás del eje del fémur, *sino por detrás y un poco hacia dentro,* lo que desplaza el talón hacia el plano de simetría: la flexión máxima hace que *el talón contacte con la nalga, a la altura de la tuberosidad isquiática.*

El segundo grado de libertad consiste en la rotación alrededor del eje longitudinal YY' de la pierna (**Figs. 1 y 2**), claramente individualizado con la rodilla en flexión. La estructura de la rodilla hace esta **rotación imposible cuando la articulación está en máxima extensión;** el eje de la pierna se confunde entonces con el eje mecánico del miembro inferior y *la rotación axial ya no se localiza en la rodilla, sino en la cadera que la suple.*

En las figuras 1 y 2, se ha dibujado un eje ZZ' anteroposterior y perpendicular a los dos precedentes. Este eje no presupone un tercer grado de libertad, pero, gracias al juego mecánico, debido a la holgura de los ligamentos colaterales, permite, *cuando la rodilla está flexionada, leves movimientos de lateralidad* de 1 a 2 cm en el tobillo; por el contrario, en extensión completa, estos movimientos de lateralidad desaparecen totalmente: si los hubiera, deben considerarse patológicos y traducirse en una lesión de los ligamentos colaterales.

Por lo tanto es necesario saber que los movimientos de lateralidad aparecen normalmente tan pronto se flexiona mínimamente la rodilla; para saber si son patológicos, es indispensable compararlos con los del otro lado, con la condición claro está, de que la rodilla esté sana.

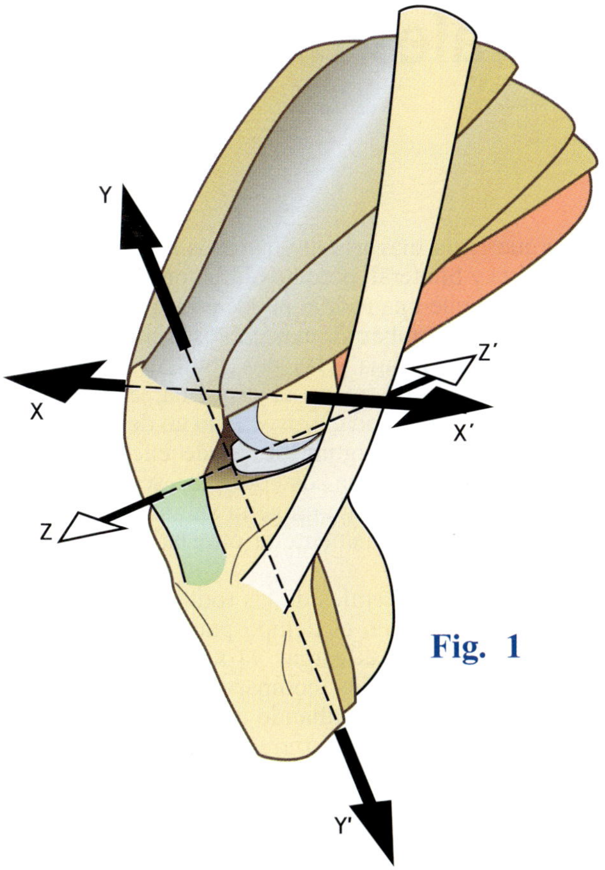

Fig. 1

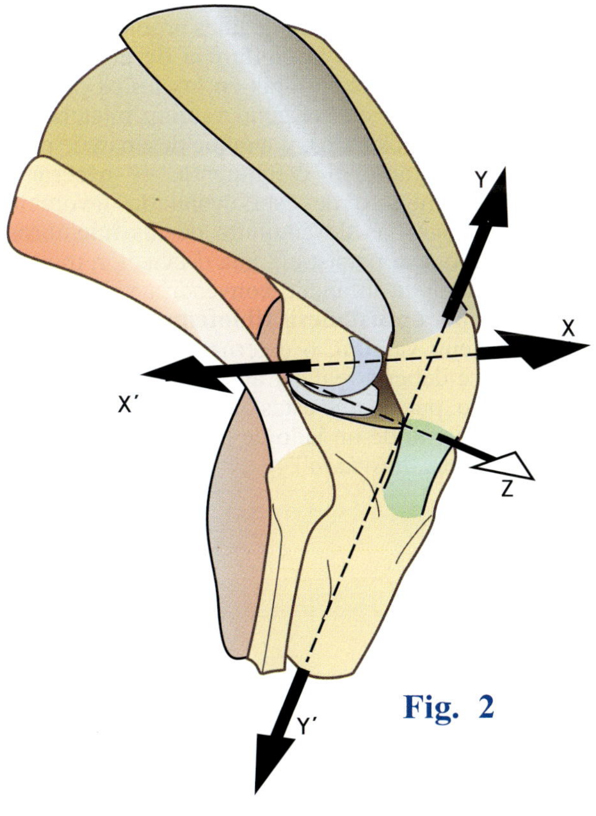

Fig. 2

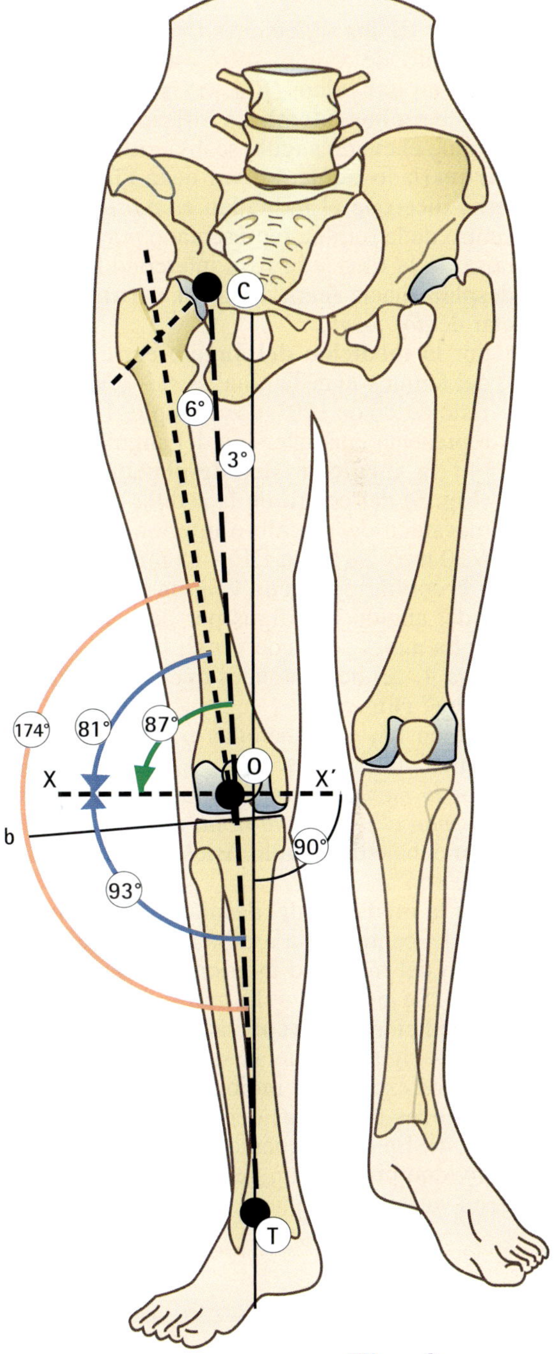

Fig. 3

Los desplazamientos laterales de la rodilla

Además de sus variaciones fisiológicas según el sexo, el ángulo de valgus sufre **variaciones patológicas** según los individuos **(Fig. 4: visión frontal del esqueleto de ambos miembros inferiores).**

Cuando el citado ángulo se invierte se trata de un **genu varum** (lado izquierdo: **Var** de la **Fig. 4**) habitualmente se dice que el individuo es *patituerto* **(Fig. 6);** el centro de la rodilla, representado por la fosa interespinosa de la tibia y la fosa intercondílea del fémur, se desplaza hacia fuera. El **genu varum** se puede apreciar de *dos formas:*

- por **la medición del ángulo** entre el eje diafisario del fémur y el de la tibia: *es más grande* que su valor fisiológico de 170°, por ejemplo, 180 o 185°, lo que representa una inversión del ángulo obtuso;
- por **la medición del desplazamiento externo** e **(Fig. 5)** del centro de la rodilla con respecto al eje mecánico del miembro inferior, por ejemplo 10-15 ó 20 mm. Se anota DE = 15 mm.

Por el contrario, el **genu valgum** corresponde a un cierre del ángulo de valgus por desplazamiento interno **(flecha azul),** se puede ver en la rodilla derecha de la figura 4: se dice entonces que el individuo es **"patizambo"** **(Fig. 8).**

También hay dos métodos posibles para detectar el genu valgum:

- por *la medición del ángulo de ejes diafisarios que forman el fémur y la tibia*, cuyo valor está entonces por debajo del ángulo fisiológico de 170°: por ejemplo 165°.
- por **la medición del desplazamiento interno** i **(Fig. 7)** del centro de la rodilla con respecto al eje mecánico del miembro inferior, por ejemplo 10-15 o 20 mm. Se anota **DI** = 15 mm.

La medición del **desplazamiento externo o interno** es más rigurosa que la del ángulo de valgus, pero requiere excelentes radiografías de **conjunto de los miembros inferiores** denominadas "de goniometría" (**Fig. 4**). En este esquema, colmo de la mala suerte, el individuo presenta un genu valgum a la derecha y un genu varum a la izquierda. Esta circunstancia es extraña, ya que en la mayoría de los casos la deformación es parecida y bilateral, pero no obligatoriamente simétrica, puesto que una rodilla puede estar más desviada que la otra; sin embargo, existen casos muy raros de desviación en "ráfaga", las dos rodillas del mismo lado, como se muestra en el esquema: ésta es una situación muy incómoda, provocando un desequilibrio del lado del genu valgum; se puede encontrar este caso, cuando tras una osteotomía, se ha hipercorregido un genu varum en genu valgum; es preciso entonces operar rápidamente el otro lado para restablecer el equilibrio.

Las desviaciones laterales de las rodillas no son anodinas, puesto que con el tiempo pueden generar una artrosis; de hecho, las cargas ya no están repartidas con igualdad entre los compartimentos externo e interno de la rodilla, resultando un desgaste prematuro del compartimento interno, **artrosis femorotibial interna, en el genu varum**, o mediante el mismo mecanismo, **una artrosis femorotibial externa en el genu valgum**; esto puede llevar a realizar, en el primer caso *una osteotomía valguizante tibial* (o femoral*) de valgización y en el segundo caso, una osteotomía tibial* (o femoral) *de varización.*

En la actualidad, en previsión de tales problemas, se le da mucha importancia a la **vigilancia de las desviaciones laterales de las rodillas en los niños pequeños**. Esto obedece a que el genu valgum bilateral es muy frecuente en los niños, y aunque desaparece progresivamente durante el crecimiento, es necesario hacer un seguimiento de esta evolución favorable mediante radiografías de conjunto de los miembros inferiores, ya que si persistiera una desviación importante al finalizar la infancia, convendría valorar una intervención por **epifisiodesis tibiofemoral** interna en el caso de genu valgum, o externa en caso de genu varum, que se debería realizar antes de que finalizara el crecimiento, puesto que estas operaciones interrumpen el crecimiento de un lado de la rodilla en beneficio del lado "*más desviado*".

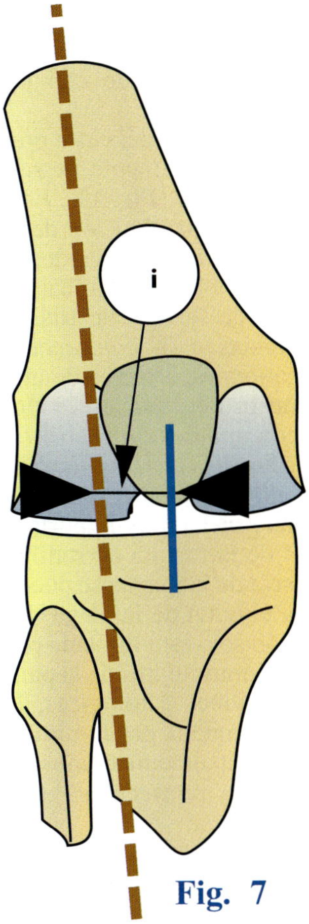

Fig. 7

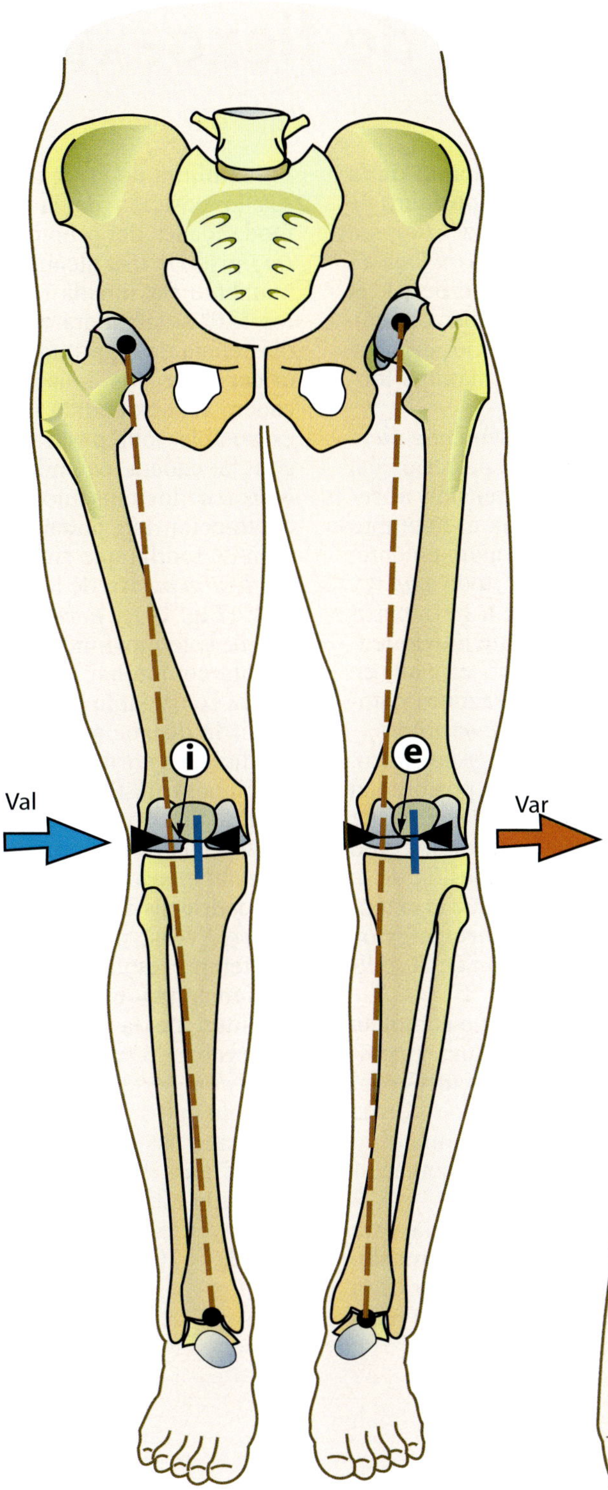

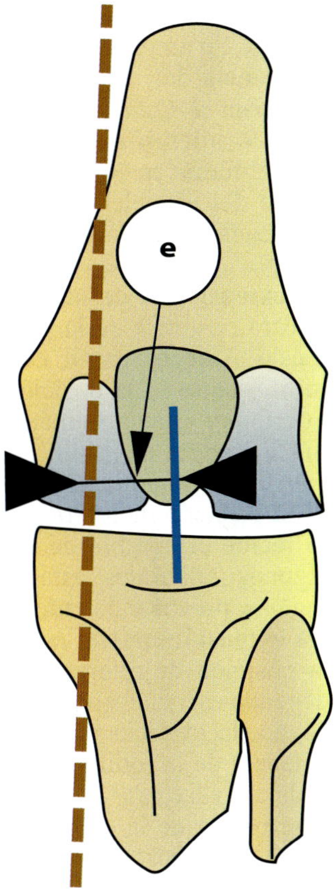

Fig. 5

Fig. 4

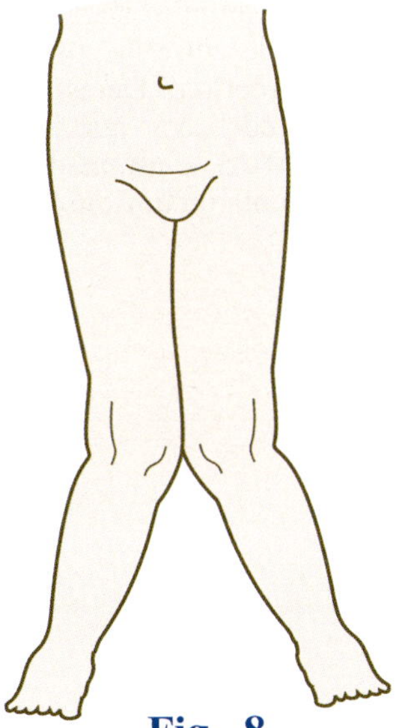

Fig. 8

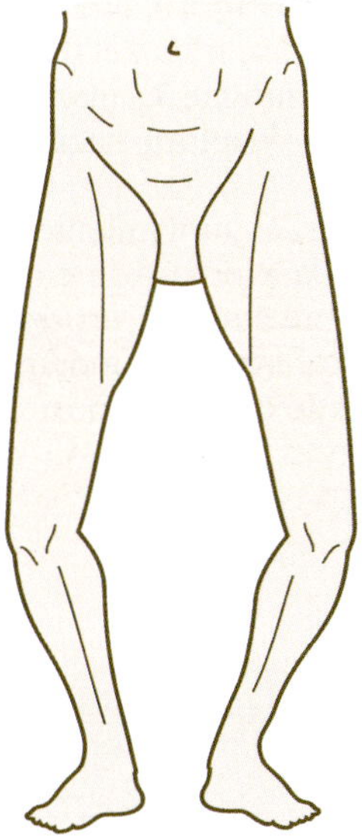

Fig. 6

Los movimientos de flexoextensión

La **flexoextensión es el movimiento principal de la rodilla**. Su amplitud se mide a partir de la **posición de referencia** definida de la siguiente manera: *el eje de la pierna se sitúa en la prolongación del eje del muslo* (**Fig. 9, miembro inferior izquierdo**). De perfil, el eje del fémur se continúa sin ninguna angulación, con el eje del esqueleto de la pierna. En la posición de referencia, el miembro inferior posee su máxima longitud.

La extensión se define como el *movimiento que aleja* la cara posterior de la pierna de la cara posterior del muslo. A decir verdad, no existe una **extensión absoluta,** ya que en la posición de referencia el miembro inferior ya está en su máximo estado de alargamiento. Sin embargo, es posible realizar, sobre todo *pasivamente,* un movimiento de extensión de 5 a 10º a partir de la posición de referencia (**Fig. 11**); este movimiento recibe el nombre de "hiperextensión", el cual, en algunos individuos, está acentuado por razones patológicas, provocando entonces un *genu recurvatum.*

La extensión activa, rara vez sobrepasa, y por poco, la posición de referencia (**Fig. 9**) y esta posibilidad depende esencialmente de la posición de la cadera: de hecho, la eficacia del músculo recto femoral, como extensor de la rodilla, aumenta con la extensión de la cadera (véase pág. 144). Lo que significa que la extensión previa de la cadera (**Fig. 10, miembro inferior derecho, el posterior**) prepara la extensión de la rodilla.

La extensión relativa es el movimiento que completa la extensión de la rodilla, a partir de cualquier posición de flexión (**Fig. 10, miembro inferior izquierdo, el adelantado**); se trata del movimiento que se efectúa normalmente durante la marcha, cuando el miembro "oscilante" se desplaza hacia delante para contactar con el suelo.

La flexión es el movimiento que *aproxima* la cara posterior de la pierna a la cara posterior del muslo. Existen movimientos de *flexión absoluta,* a partir de la posición de referencia, y movimientos de *flexión relativa,* a partir de cualquier posición en flexión.

La amplitud de la flexión de rodilla es distinta según sea la posición de la cadera y de acuerdo con las modalidades del propio movimiento.

La flexión activa alcanza los 140º si la cadera está previamente flexionada (**Fig. 12**), Y únicamente llega a los 120º si la cadera está en extensión (**Fig. 13**). Esta diferencia de amplitud se debe a la disminución de la eficacia de los músculos isquiotibiales cuando la cadera está extendida (véase pág. 146). Sin embargo, es posible sobrepasar los 120º de flexión de rodilla con la cadera extendida, gracias a la *contracción balística:* los músculos isquiotibiales, a través de una contracción tan potente como brusca, inician la flexión de rodilla que finaliza con una flexión pasiva.

La *flexión pasiva* de la rodilla alcanza una amplitud de 160º (**Fig. 14**) y *permite que el talón contacte con la nalga.* Este movimiento es una prueba muy importante para comprobar la libertad de la flexión de rodilla, y para constatar la flexión pasiva de la misma se puede medir la distancia que separa el talón de la nalga. En condiciones normales, la flexión sólo está limitada por el contacto elástico de las masas musculares de la pantorrilla y del muslo. En condiciones patológicas, la flexión pasiva de la rodilla está limitada por *la retracción del aparato extensor* —principalmente el músculo cuádriceps femoral— o por *las retracciones capsulares* (véase pág. 102).

Si siempre es factible detectar un *déficit de flexión* diferenciando el grado de flexión alcanzado y la amplitud de la flexión máxima (160º), o también, comprobando la distancia talón/nalga, *el déficit de extensión* se designa por un ángulo negativo, por ejemplo -60º: es el que se mide entre la posición de extensión pasiva máxima y la rectitud. De esta forma, en la figura 13 también se puede decir que la pierna izquierda está flexionada a 120º, o, si no puede alcanzar mayor extensión, que presenta un déficit de extensión de –120º.

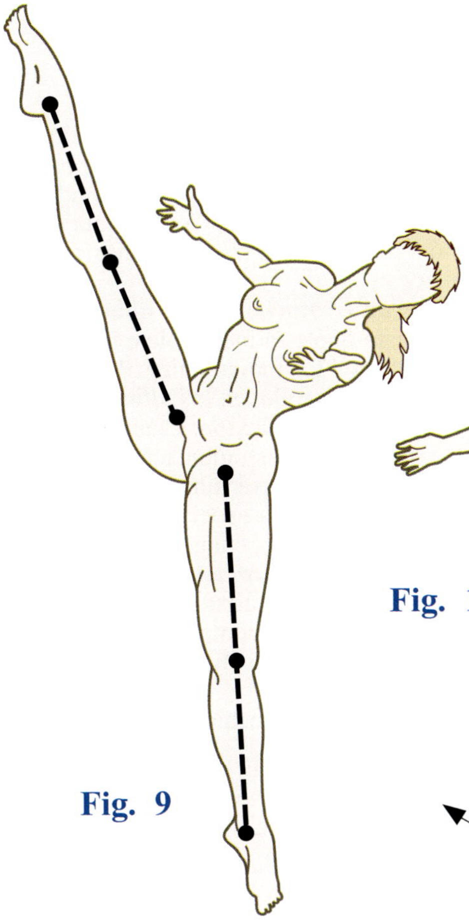

Fig. 9

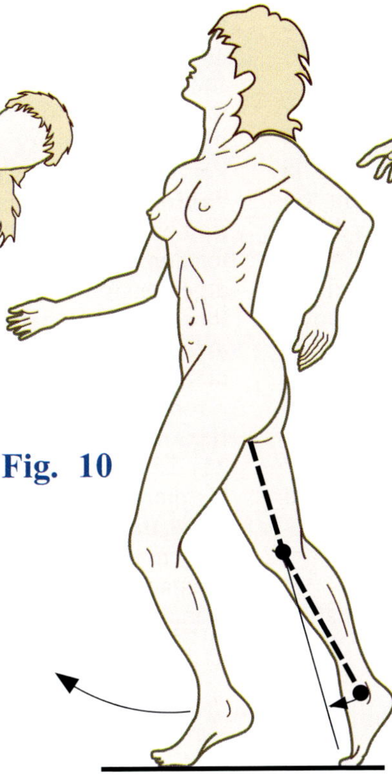

Fig. 10

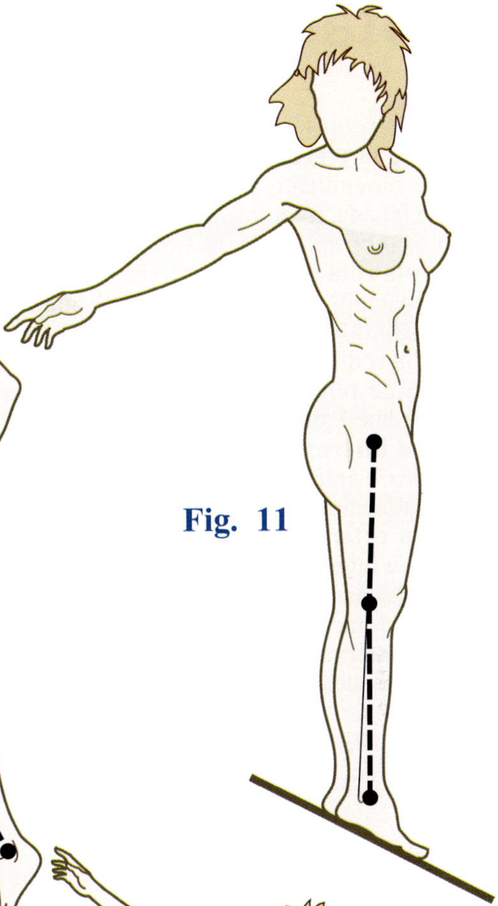

Fig. 11

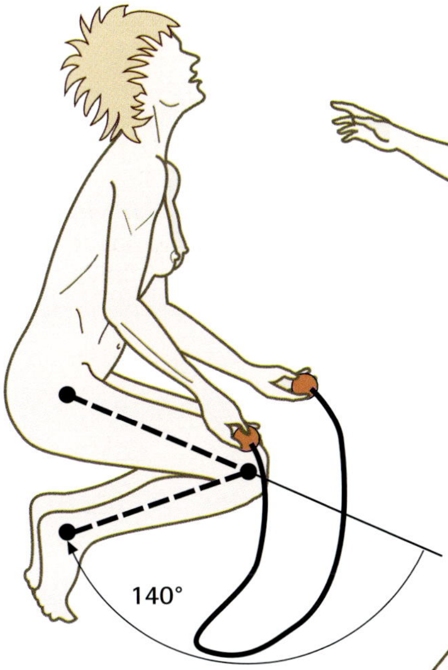

Fig. 12

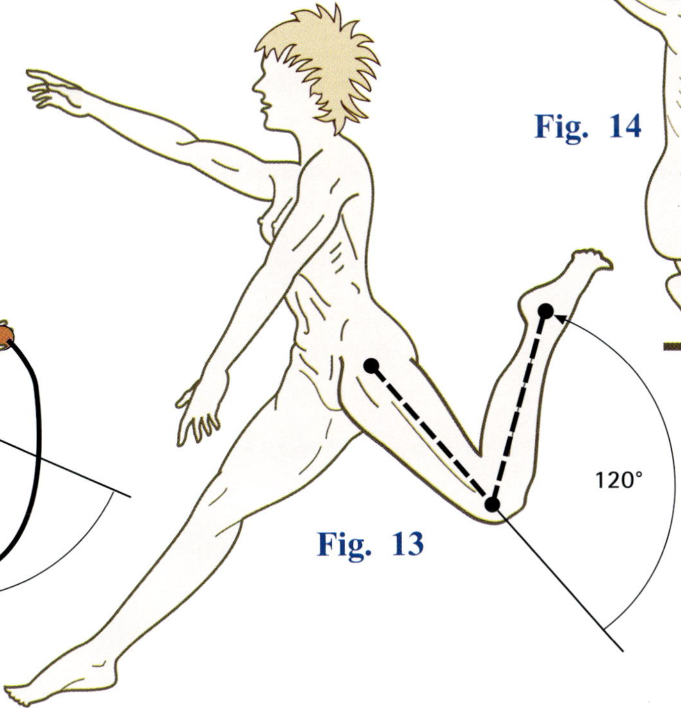

Fig. 13

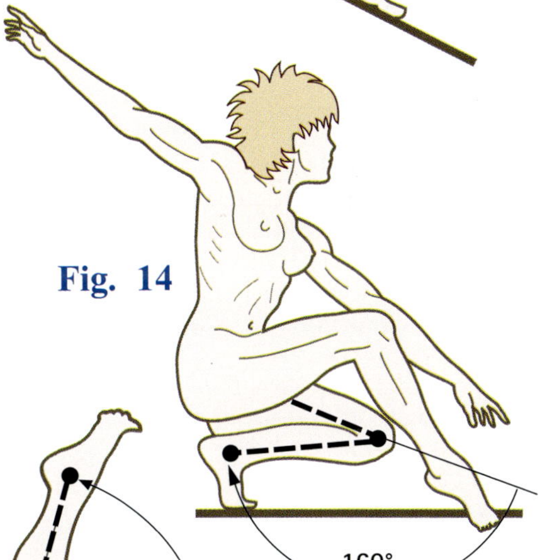

Fig. 14

La rotación axial de la rodilla

Rotación de la pierna alrededor de su eje longitudinal, este movimiento sólo se puede realizar con la rodilla flexionada, mientras que con la rodilla extendida el *bloqueo articular* une la tibia al fémur.

Para medir **la rotación axial activa,** se debe flexionar la rodilla en ángulo recto, el individuo sentado con las piernas colgando al borde de una camilla (**Fig. 15**): la flexión de la rodilla excluye la rotación de cadera. En la posición de referencia, la punta del pie se dirige ligeramente hacia fuera (véase pág. 78).

La **rotación interna** (**Fig. 16**) dirige la punta del pie *hacia dentro* e interviene en gran parte en el movimiento de aducción del pie (véase pág. 180).

La **rotación externa** (**Fig. 17**) dirige la punta del pie *hacia fuera* e interviene también en el movimiento de abducción del pie.

Para Fick, la rotación externa es de 40° contra los 30° de rotación interna. Esta amplitud varía con el grado de flexión, ya que, según este autor, la rotación externa es de 32° cuando la rodilla está flexionada a 30° y de 40° cuando está flexionada en ángulo recto.

La medición de **la rotación axial pasiva** se realiza con el individuo en decúbito prono, la rodilla flexionada en ángulo recto: el examinador sujeta el pie con ambas manos y lo hace girar dirigiendo su punta hacia fuera (**Fig. 18**) ya dentro (**Fig. 19**). Como cabía esperar, esta rotación pasiva es ligeramente más amplia que la rotación activa.

Por último, existe **una rotación axial denominada "automática",** puesto que está inevitable e involuntariamente relacionada con los movimientos de flexoextensión. Tiene lugar, sobre todo, en los últimos grados de extensión o al inicio de la flexión. Cuando la rodilla se extiende, el pie se ve arrastrado hacia la *rotación externa* (**Fig. 20**); esto sugiere una sencilla regla nemotécnica para recordar esta asociación: extensión = rotación externa. A la inversa, cuando la rodilla está flexionada, la pierna gira en *rotación interna* (**Fig. 21**). El mismo movimiento se realiza cuando, al plegar las piernas sobre el cuerpo, la punta del pie se dirige hacia dentro, postura que también corresponde a *la posición fetal*.

Más adelante se estudiará el mecanismo de esta rotación automática.

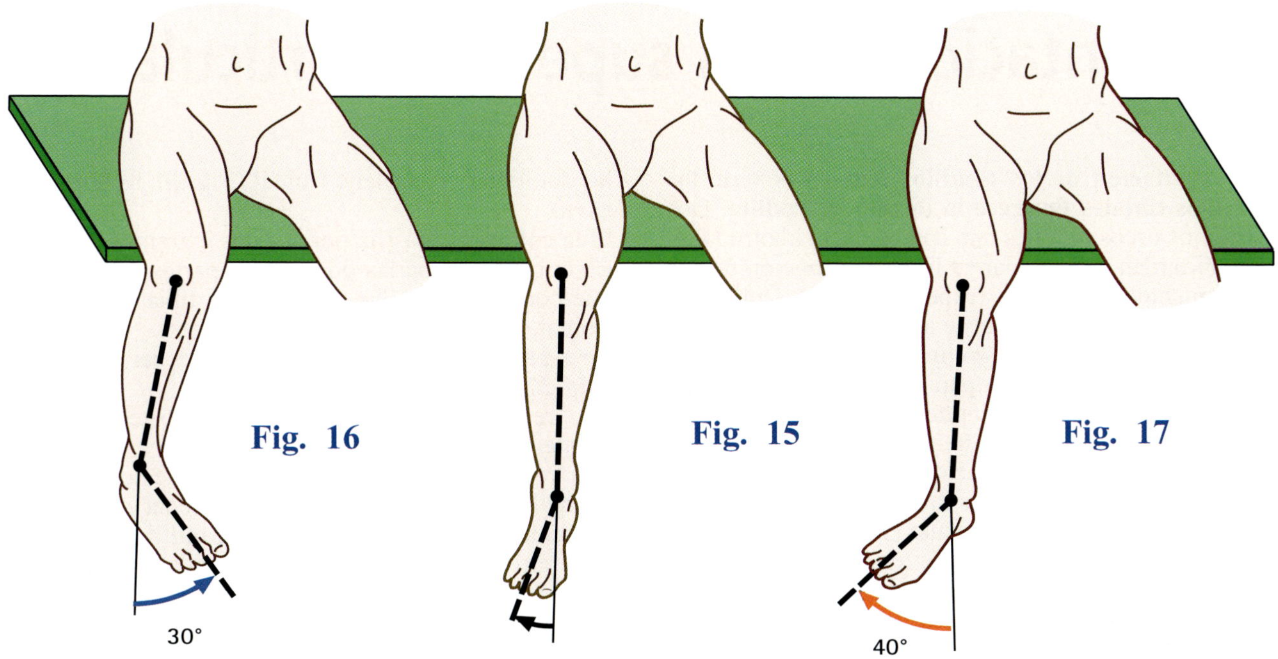

Fig. 16

Fig. 15

Fig. 17

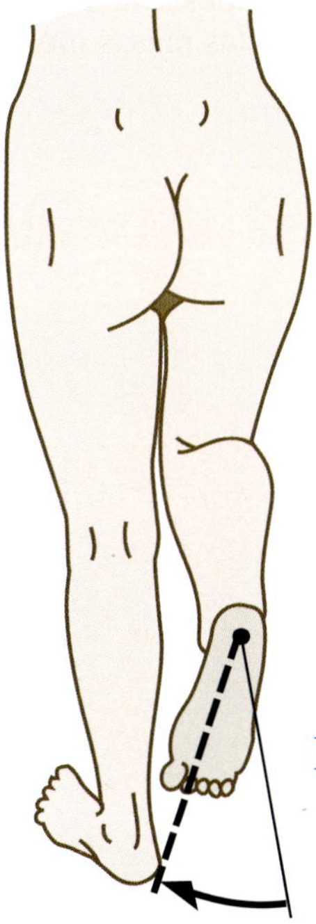

Fig. 21

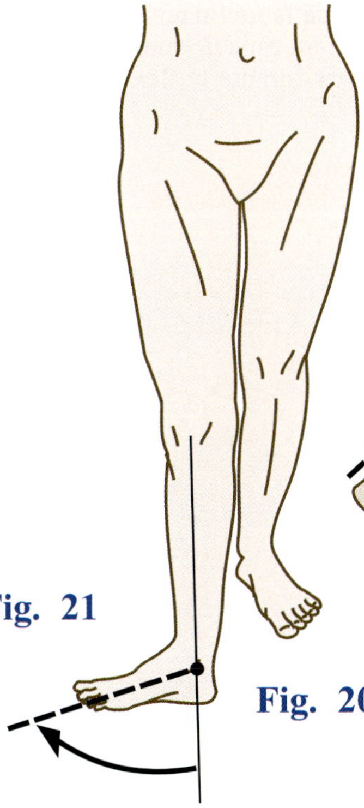

Fig. 20

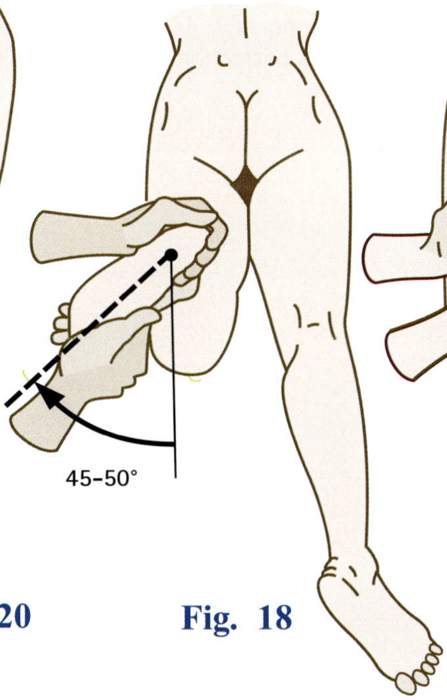

Fig. 18

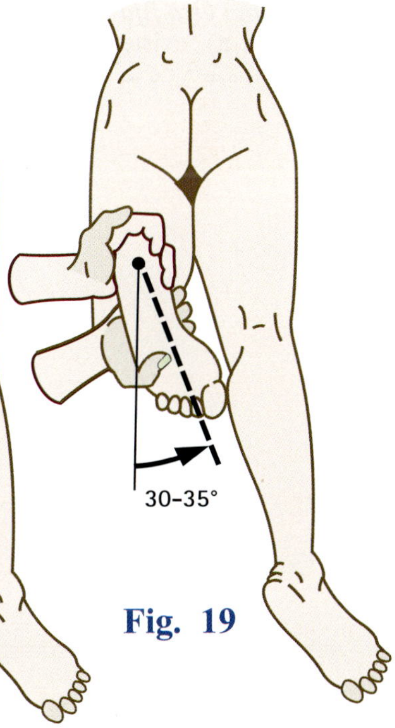

Fig. 19

Arquitectura general del miembro inferior y orientación de las superficies articulares

La orientación de los cóndilos femorales y de los platillos tibiales favorece la flexión de rodilla. Dos extremos óseos móviles uno con respecto al otro (**Fig. 22**) no tardan en modelar su forma en función de sus movimientos (**Fig. 23**), (experimento de Fick). Sin embargo, la flexión no puede alcanzar el ángulo recto (**Fig. 24**), al menos si no se elimina un fragmento (**Fig. 25**) del segmento superior para retrasar el impacto con la superficie inferior. El punto débil creado en el fémur se compensa por la transposición hacia delante de la diáfisis, lo que *desplaza los cóndilos hacia atrás* (**Fig. 26**). Simétricamente, la tibia se aligera hacia atrás y se refuerza hacia delante (**Fig. 27**), desplazando *así hacia atrás la superficie tibial.*

Las curvas **generales de los huesos del miembro inferior** representan los esfuerzos que actúan sobre ellos. Obedecen a las leyes de las" *columnas con carga excéntrica"* de Euler (Steindler).

Cuando una columna está articulada por sus dos extremos (**Fig. 29, a: columna libre cargada en dos extremidades**), la curva ocupa toda su altura, éste es el caso de la curva de concavidad posterior de la diáfisis femoral (**Fig. 29, b: fémur de perfil**).

Si la columna está fija por abajo y es móvil por arriba (**Fig. 30, a**), existen dos curvas opuestas, la más alta ocupa los 2/3 de la columna: éstas corresponden a las del fémur en el plano frontal (**Fig. 30, b: fémur de cara**).

Si la columna está fija por sus dos extremos (**Fig. 31, a**), la curva ocupa las dos cuartas partes centrales, lo que corresponde a las curvas de la tibia en el plano frontal (**Fig. 31, b**).

En el plano sagital, la tibia presenta tres características (**Fig. 32, b**):

- la retrotorsión **t**, desplazamiento posterior citado anteriormente;
- la retroversión **v**, declive de 5-6° de los platillos tibiales hacia atrás. Es necesario tener siempre en cuenta las artroplastias totales de rodilla.
- la retroflexión **f**, curva de concavidad posterior de una columna móvil en ambos extremos (**Fig. 32, a**), como en el caso del fémur.

Las **curvas cóncavas opuestas del fémur y de la tibia se encaran** en el espacio disponible entre los dos huesos, lo que provoca un aumento del espacio para el paso de un volumen mayor de masas musculares (**Fig. 28: esqueleto femoro-tibial en flexión**). Ésta es una disposición equivalente a la del codo (véase volumen I) donde la inclinación de las extremidades articulares ofrece un espacio mayor para albergar las masas musculares durante la flexión.

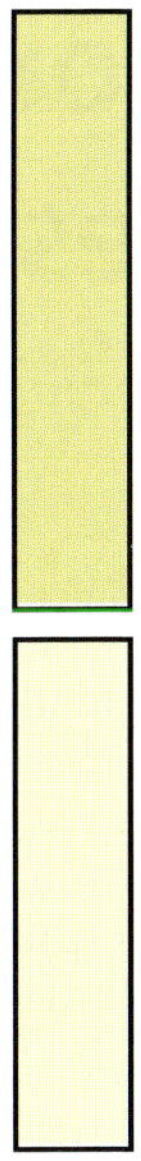

Fig. 22

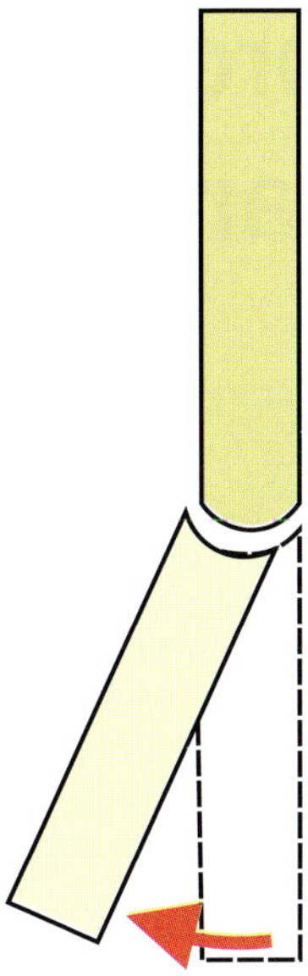

Fig. 23

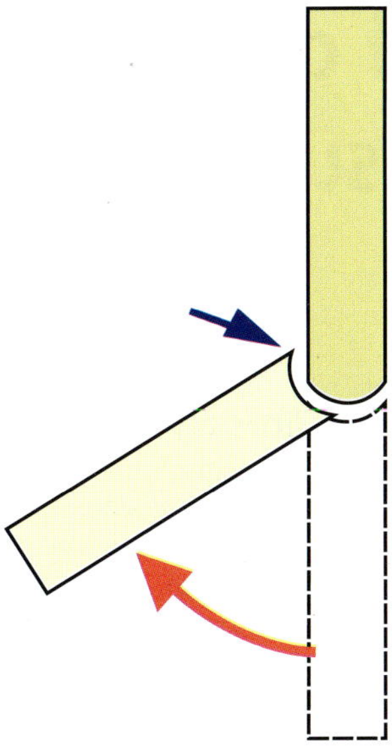

Fig. 24

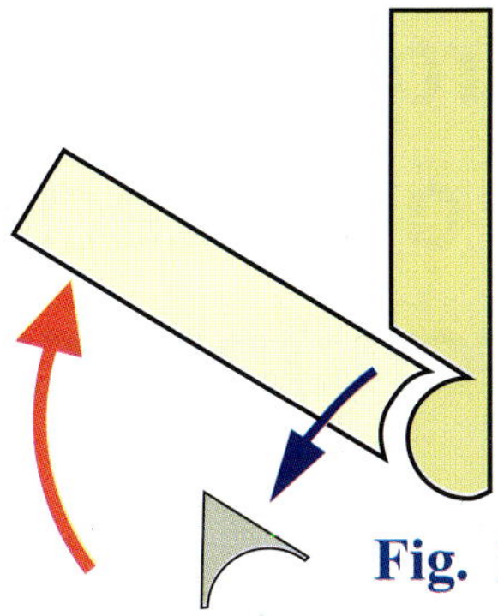

Fig. 25

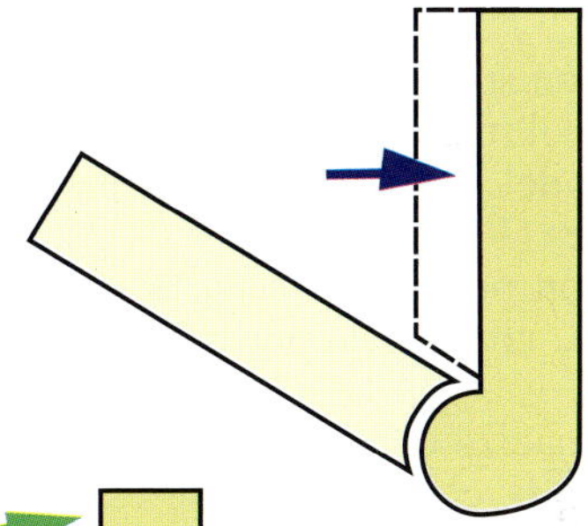

Fig. 26

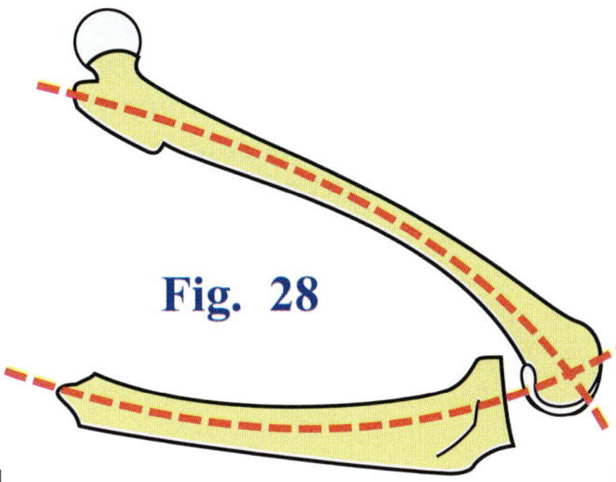

Fig. 28

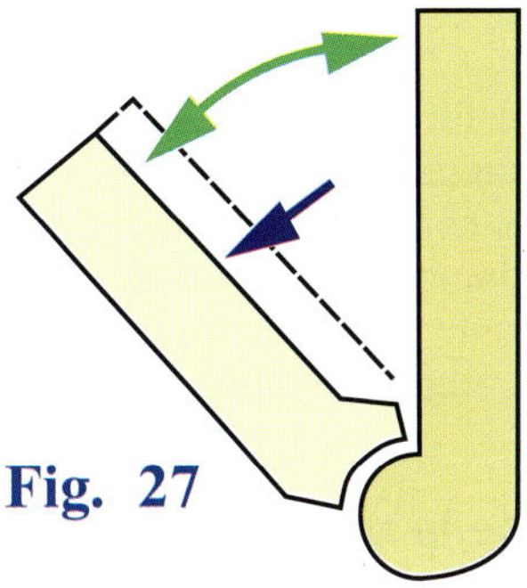

Fig. 27

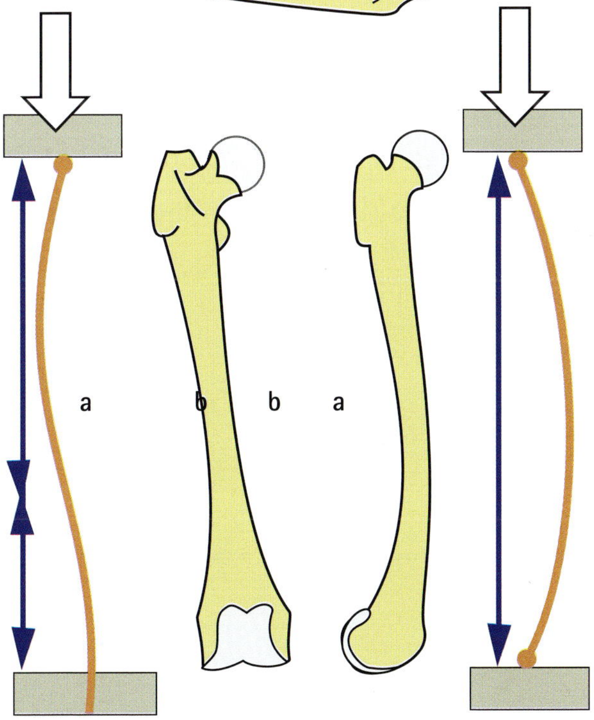

Fig. 30

Fig. 29

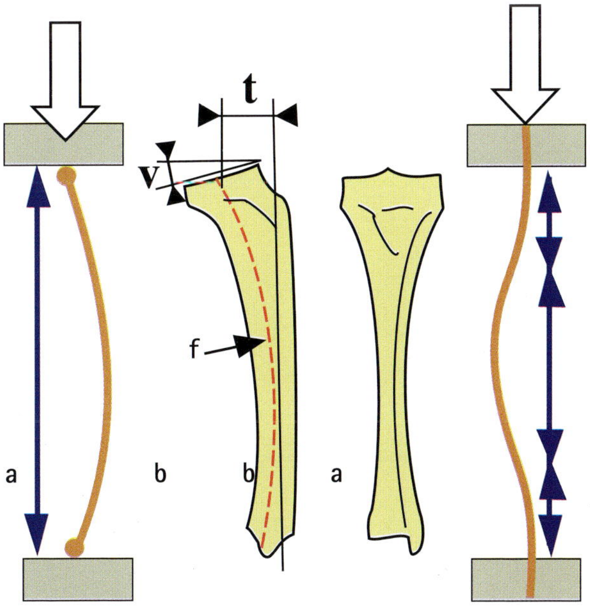

Fig. 32

Fig. 31

Arquitectura general del miembro inferior y orientación de las superficies articulares *(continuación)*

Las torsiones axiales de los diferentes elementos del esqueleto del miembro inferior se explican en las figuras de ésta página a modo de una especie de "álgebra anatómica".
En una visión superior se esquematizan los sucesivos segmentos del miembro inferior.
La **torsión del fémur** está esquematiza en sus dos extremidades (**Fig. 33**):

- en posición normal **a**, la parte superior o cervicocefálica **A**, compuesta por la cabeza y el cuello (**en azul**);
- y con el macizo condíleo **B** (**en rojo**);
- sin torsión **b**, el eje del cuello es paralelo al eje de los cóndilos;
- pero el eje del cuello femoral forma en realidad un ángulo de 30º con el plano frontal **c**;
- aunque para que el eje de los cóndilos permanezca frontal **d**, es necesario introducir una torsión de la diáfisis femoral de -30º mediante una rotación interna que se corresponde con el ángulo de anteversión del cuello femoral.

Torsión en la articulación de la rodilla

La rodilla toma contacto (**Fig. 34, a**) con los cóndilos femorales **B** (**en rojo**) y los platillos tibiales **C** (**en verde**). Parece que los dos ejes deben ser paralelos, contenidos en un mismo plano frontal **b**. En realidad, la rotación axial automática **c** introduce una rotación interna de la tibia bajo el fémur de +5º en extensión completa.

Torsión en la tibia

El esqueleto de la tibia (**Fig. 35**) está representado **a** por las mesetas tibiales **C** (**en verde**) y por la mortaja tibio-peronea que contiene la tróclea astragalina **D** (**en marrón**). Los ejes de estas dos superficies articulare son paralelos **b**. Pero, debido a la torsión de la tibia **c**, conforman un ángulo de + 25º en rotación externa.

La resultante de las torsiones

Estas torsiones escalonadas (**Fig. 36: dibujos en visión superior**) a lo largo del miembro inferior **a** se anulan: -30° +25° +5° = 0º, de tal modo que el eje de la articulación talocrural está casi en la misma dirección que el eje del cuello, es decir en *rotación externa* de **+ 30°**, provocando un desplazamiento de 30° hacia fuera del eje del pie, en bipedestación, con los talones juntos y la pelvis (**en rojo**) simétrica **b**.
En la marcha, *el avance del miembro oscilante lleva la cadera homóloga hacia delante* **c**; si la pelvis gira 30°, *el eje del pie se dirige directamente hacia delante*, en el sentido de la marcha, lo que permite un "desarrollo óptimo del paso".

Fig. 33

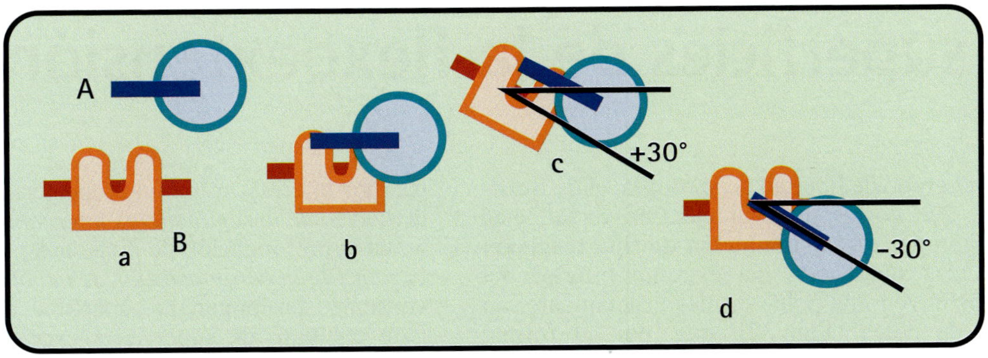

Fig. 34

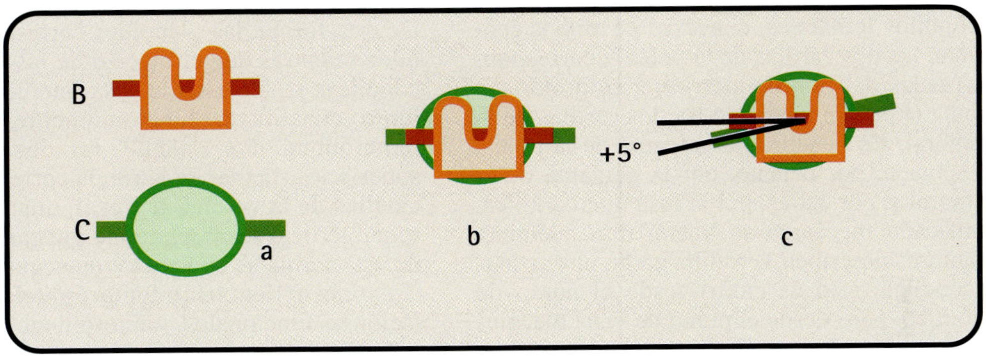

Fig. 35

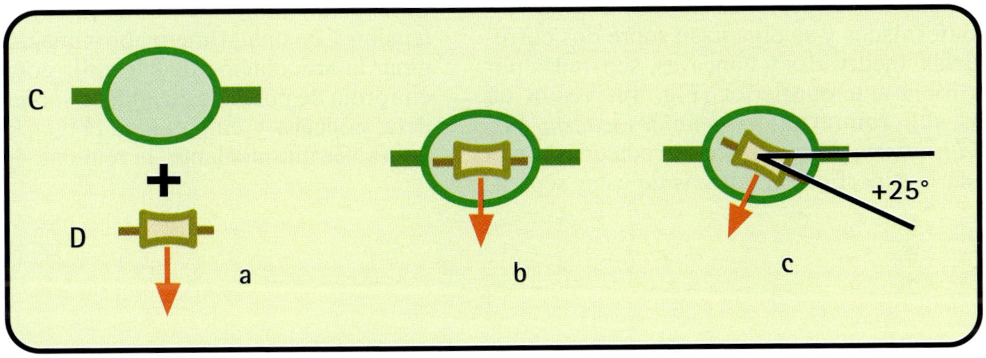

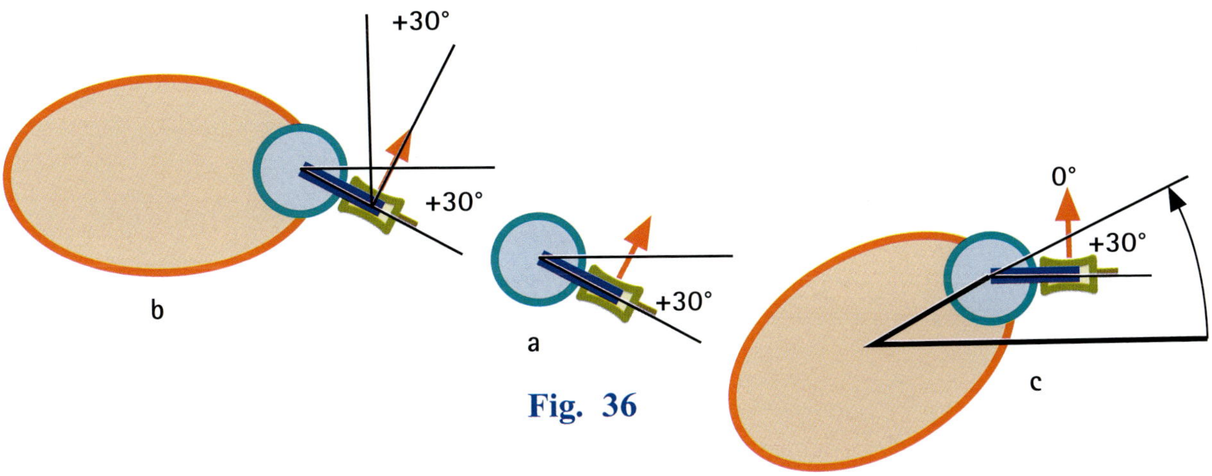

Fig. 36

Las superficies de la flexoextensión

El principal grado de libertad de la rodilla, el de flexoextensión, que corresponde al eje transversal, está condicionado por **una articulación de tipo troclear:** de hecho, las superficies del extremo inferior del fémur constituyen una polea o, más exactamente, un segmento de polea (**Fig. 37**), que, por su forma, recuerda a un *tren de aterrizaje doble de avión* (**Fig. 38**).

Los dos cóndilos femorales, convexos en ambos sentidos, forman las dos carillas de la polea y corresponden a las ruedas del tren de aterrizaje; se prolongan hacia delante (**Fig. 31**) mediante las dos carillas de la tróclea femoral. En cuanto a la garganta de la polea, está representada, por delante, por la garganta de la tróclea femoral y, por detrás, por la fosa intercondílea, cuyo significado mecánico se tratará más adelante. Algunos autores describen la rodilla como una articulación bicondílea; esto es cierto desde el punto de vista anatómico, pero desde el punto de vista mecánico es, sin discusión alguna, una *articulación troclear específica*, como se advertirá más adelante.

En la parte tibial, **las superficies tibiales** están inversamente conformadas y se organizan sobre dos correderas paralelas, incurvadas y cóncavas, separadas por una cresta roma anteroposterior (**Fig. 40: visión en perspectiva superointerna**) la *glenoides externa* **GE** y la *glenoides interna* **GI** se disponen cada una en una corredera de la superficie **S**, además de estar separadas por la cresta roma anteroposterior donde se aloja el *macizo de las eminencias intercondíleas*; por delante, en la prolongación de dicha cresta, se sitúa la *cresta roma de la cara posterior de la rótula* **Ro** cuyas dos vertientes prolongan la superficie de las glenoides. Este conjunto de superficies está dotado de un eje transversal **II**, que coincide con el eje de los cóndilos **II** cuando la articulación está encajada.

De esta forma, las glenoides corresponden a los cóndilos mientras que el macizo de las eminencias intercondíleas se aloja en la fosa intercondílea; este conjunto constituye, funcionalmente, la articulación femorotibial. Por delante, las dos vertientes de la superficie articular de la rótula corresponden a las **dos carillas de la tróclea femoral**, mientras que la cresta roma vertical se acopla en la **garganta de la tróclea**, de esta forma se constituye un segundo conjunto *funcional,* **la articulación femoropatelar.** Las dos articulaciones funcionales, femorotibial y femoropatelar, están *incluidas en una única y misma articulación anatómica*, la articulación de la rodilla.

Considerada únicamente desde el ángulo de flexoextensión y en una primera aproximación, se puede imaginar la articulación de la rodilla como una superficie en forma de polea deslizándose sobre una doble corredera, cóncava y emparejada (**Fig. 41**). Pero, como se podrá ver más adelante, la realidad es más compleja.

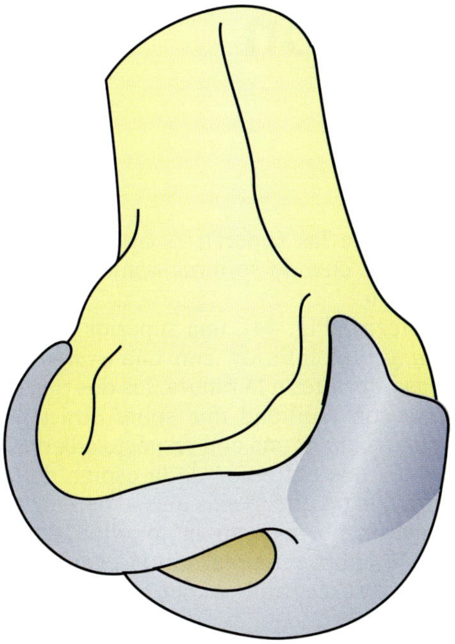

Fig. 39

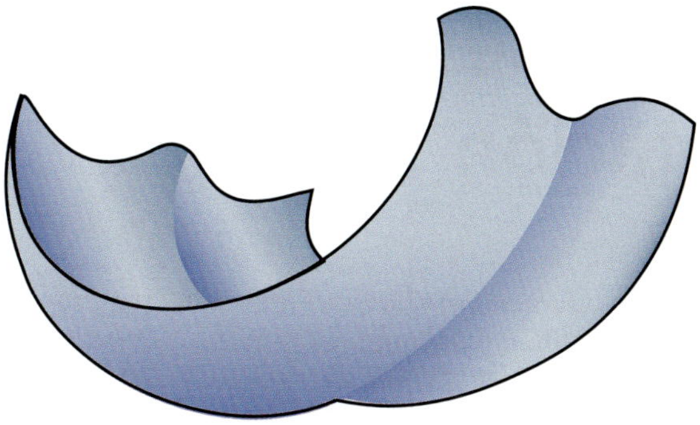

Fig. 37

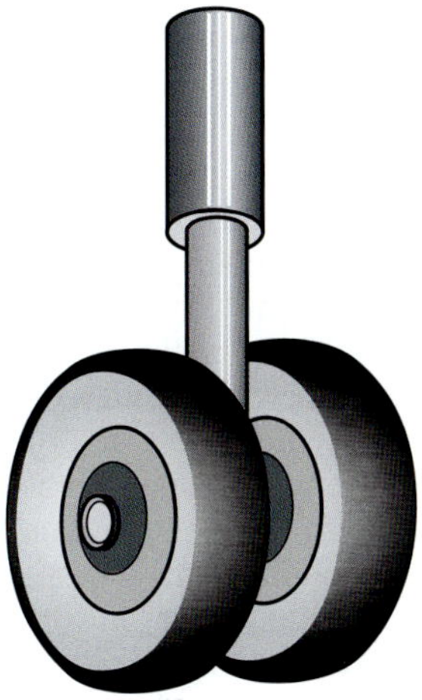

Fig. 38

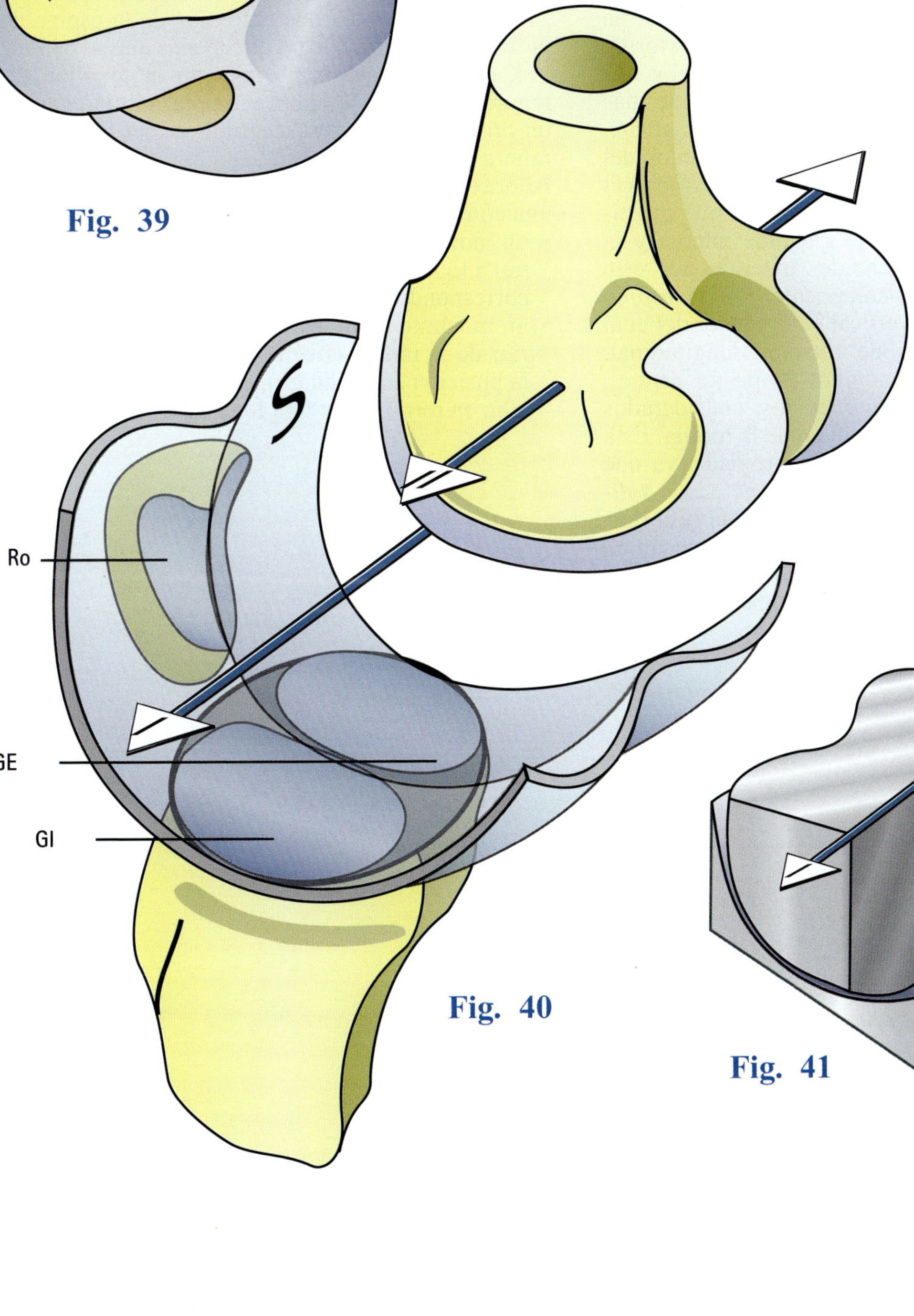

Fig. 40

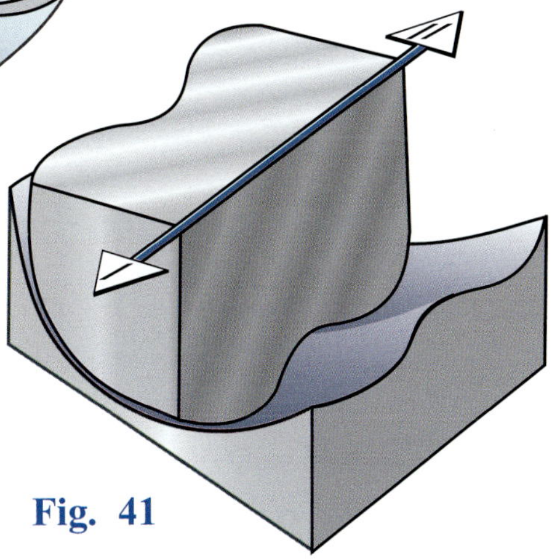

Fig. 41

Las superficies tibiales en función de la rotación axial

Las superficies articulares, tal como se han descrito en la página anterior, no permiten más que un único movimiento, la flexoextensión. De hecho, la cresta roma de la superficie inferior, al encajarse en la garganta de la polea *en toda su longitud,* impide cualquier movimiento de rotación axial de la superficie inferior bajo la superficie superior.

Para que la rotación axial sea factible, se debe modificar la superficie inferior (**Fig. 42**) de tal forma que la cresta roma reduzca su longitud y se transforme en pivote. Con este objetivo, se liman (**Fig. 43**) los dos extremos de esta cresta, de forma que no quede más que su parte media que constituirá entonces un *pivote,* encajado en la garganta de la polea y alrededor del cual puede girar la superficie inferior. Este pivote es **el macizo de las eminencias intercondíleas** que constituye la vertiente externa de la glenoide interna y la vertiente interna de la glenoides externa; por este *pivote central,* o más concretamente, por la *espina tibial interna* pasa el eje vertical **R** alrededor del cual se efectúan movimientos de rotación longitudinal. Algunos autores, bajo el nombre de pivote central, designan los dos ligamentos cruzados, considerados como el eje de rotación longitudinal de la rodilla. Esta terminología no parece demasiado apropiada, ya que el concepto de pivote supone un *punto de apoyo sólido,* y por lo tanto se debería reservar para el **tubérculo intercondíleo medial**, verdadero pivote mecánico de la rodilla. En lo que concierne al sistema de los ligamentos cruzados, parece más apropiado el término de *unión central.*

Esta transformación de las superficies articulares es más fácil de entender cuando se toma como ejemplo un **modelo mecánico**.

Si se cogen dos piezas (**Fig. 44**), una superior provista de una *ranura* y otra inferior, con una *espiga* de tamaño y medidas inferiores a la ranura, las dos piezas pueden *deslizarse* con facilidad una sobre otra (**flechas**), pero *no pueden girar* una con respecto a la otra.

Si se eliminaran los dos extremos de la espiga de la pieza inferior para que no quede más que su parte central, cuyos diámetros no superan la longitud de la ranura (**Fig. 45**), se habrá reemplazado la espiga por un *pivote cilíndrico,* susceptible de ser alojado en la ranura de la pieza superior.

Ahora (**Fig. 46**), las dos piezas son capaces de realizar, una con respecto a la otra, dos tipos de movimiento:

- un movimiento de **deslizamiento** de la espiga central a lo largo de la ranura (**flechas superiores**), que corresponde a la flexo-extensión;
- un movimiento de **rotación** de la espiga en el interior de la ranura (**flechas inferiores**), (sea cual sea la posición en la ranura), que corresponde a la rotación en torno al eje longitudinal de la pierna.

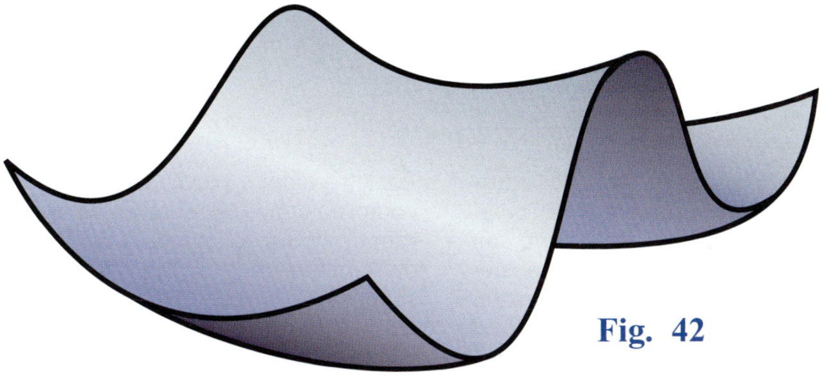

Fig. 42

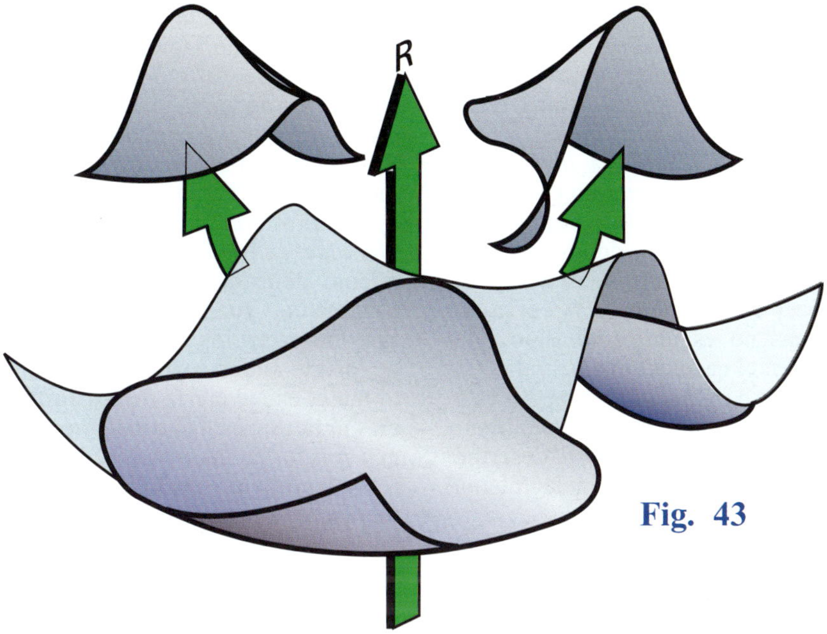

Fig. 43

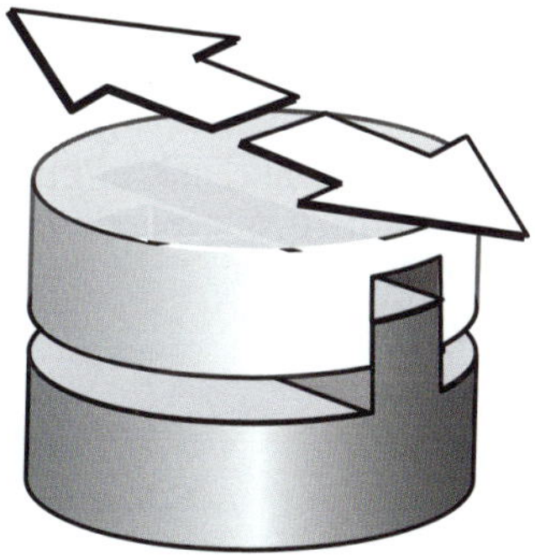

Fig. 44

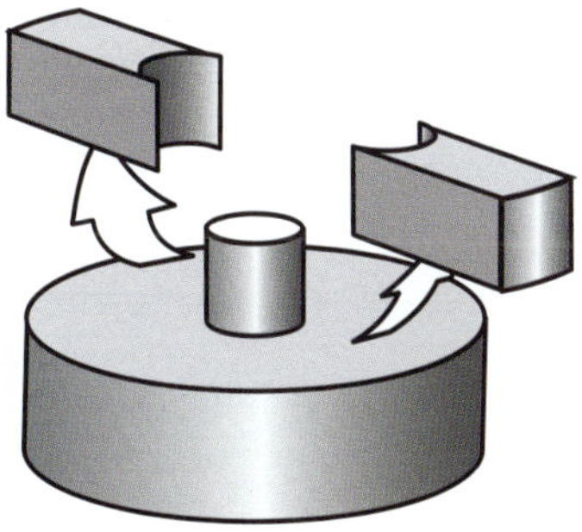

Fig. 45

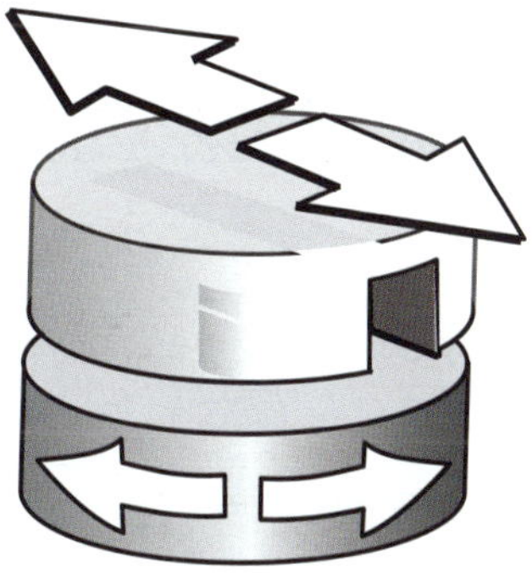

Fig. 46

Perfil de los cóndilos y de las glenoides

Vistos por su **cara inferior** (Fig. 48), los cóndilos constituyen dos prominencias *convexas en ambas direcciones* y alargadas de adelante atrás. Los cóndilos no son estrictamente idénticos: sus grandes ejes anteroposteriores no son paralelos, sino *divergentes hacia atrás;* además, el cóndilo interno **Ci** diverge más que el externo **Ce** y es también más estrecho. Entre la tróclea y los cóndilos se perfila, a cada lado, la *ranura condilotroclear*, la interna normalmente más acentuada que la externa.

La fosa intercondílea **e** está en el eje de la garganta troclear (fosa inercondílea) **f**. La carilla externa de la tróclea es más prominente que la interna.

En un **corte frontal** (Fig. 48) se puede constatar que la convexidad de los cóndilos en sentido transversal corresponde a la concavidad de las glenoides.

Para analizar las *curvas de los cóndilos y las glenoides en el plano sagital*, conviene realizar un corte verticosagital en las direcciones **aa'** y **bb'** (Fig. 48) de forma que se consigue el perfil exacto de los cóndilos y de las glenoides en el hueso fresco (**Fig. 50 a 53**). Se puede constatar entonces que el radio de la curva de las superficies condíleas no es uniforme, sino que sufre variaciones como en el caso de una espiral.

En geometría, la **espiral de Arquímedes** (Fig. 49) está construida alrededor de un pequeño punto denominado centro (**Ctro**), y cada vez que el radio **R** describe un ángulo igual, aumenta su longitud en la misma medida.

La espiral de los cóndilos es *muy diferente,* es cierto que el radio de la curva tiene un incremento regular de atrás adelante, que varía de 17 a 38 rnm en el caso del cóndilo interno (**Fig. 50**) y de 12 a 60 rnm en el caso del cóndilo externo (**Fig. 51**), pero no existe un centro único en esta espiral, *existen toda una serie de centros dispuestos, a su vez, sobre otra espiral* **mm** (cóndilo interno) y **nn** (cóndilo externo). Por lo tanto, la curva de los cóndilos es una **espiral de espiral**, como demostró Fick, quien denominó *curva evoluta* a la espiral de los *centros de la curva.*

Por otro lado, a partir de un determinado punto **t** del contorno condíleo, el radio de la curva empieza a disminuir, de forma que pasa de 38 a 15 mm por delante del cóndilo interno (**Fig. 50**) y de 60 a 16 mm en la superficie tibial.

El perfil anteroposterior de las glenoides (Fig. 52 y 53) es diferente según la glenoides de que se trate:

- **la glenoides interna** (Fig. 52) es **cóncava** hacia arriba (el centro de la curva **O** está situado por arriba) conforme a un radio de curva de 80 mm;
- **la glenoide externa** (Fig. 53) es **convexa** hacia arriba (el centro de la curva **O'** está situado por debajo) conforme a un radio de curva de 70 mm.

Mientras que la glenoides interna es cóncava en ambos sentidos, la externa es cóncava transversalmente y convexa sagitalmente (en el hueso fresco). Resulta que si el cóndilo femoral interno es relativamente estable en su glenoide, *el cóndilo externo está en una posición inestable sobre el dorso de asno de la glenoide externa* y su estabilidad durante el movimiento depende esencialmente de la integridad del Ligamento Cruzado AnteroExterno **LCAE**.

Por otra parte, los radios de la curva de los cóndilos y de las glenoides correspondientes no son iguales, por lo tanto, existe cierta **discordancia entre las superficies articulares**: la articulación de la rodilla es la imagen misma de las *articulaciones no concordantes.* El restablecimiento de la concordancia depende de los meniscos (véase pág. 96). De nuevo, los centros de la curva se alinean en una espiral **m'm"** (cóndilo interno) y **n'n"** (cóndilo externo). En definitiva, *las líneas de los centros de la curva forman dos espirales, adosadas,* cuya cúspide muy aguda **m' y n'** corresponde en el cóndilo al punto **t** de transición entre *dos segmentos del contorno condíleo:*

- por detrás del punto **t**, la parte del cóndilo forma parte de la *articulación femorotibial;*
- por delante del punto **t**, la parte del cóndilo y de la tróclea que forma parte de la *articulación femoropatelar;*

El punto de transición t representa, así, el punto más avanzado del contorno condíleo que puede contactar directamente con la superficie tibial.

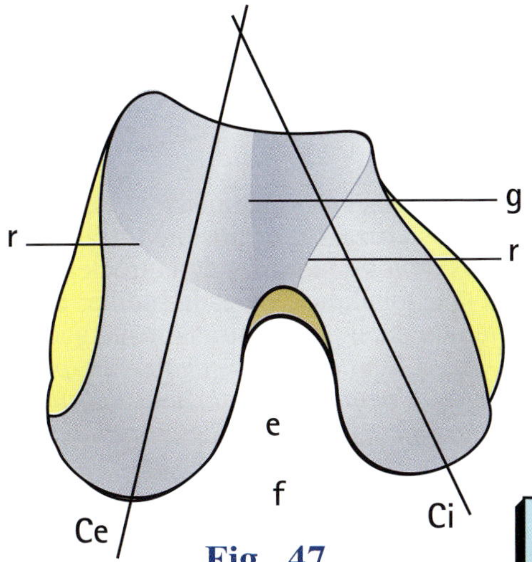

Fig. 47

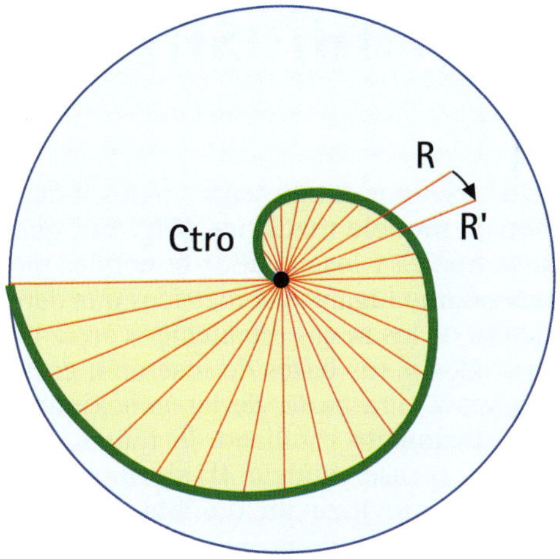

Fig. 49

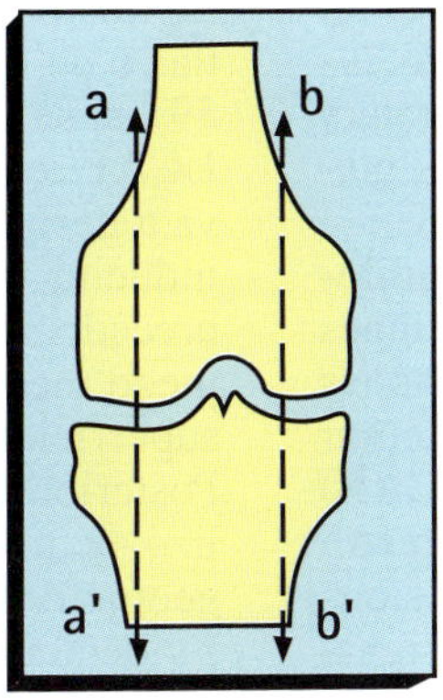

Fig. 48

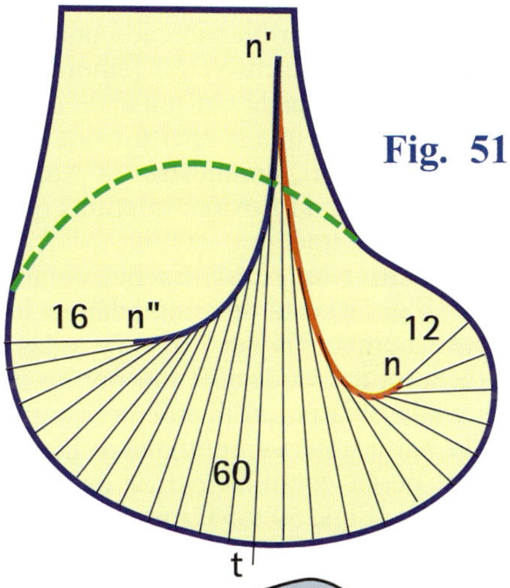

Fig. 51

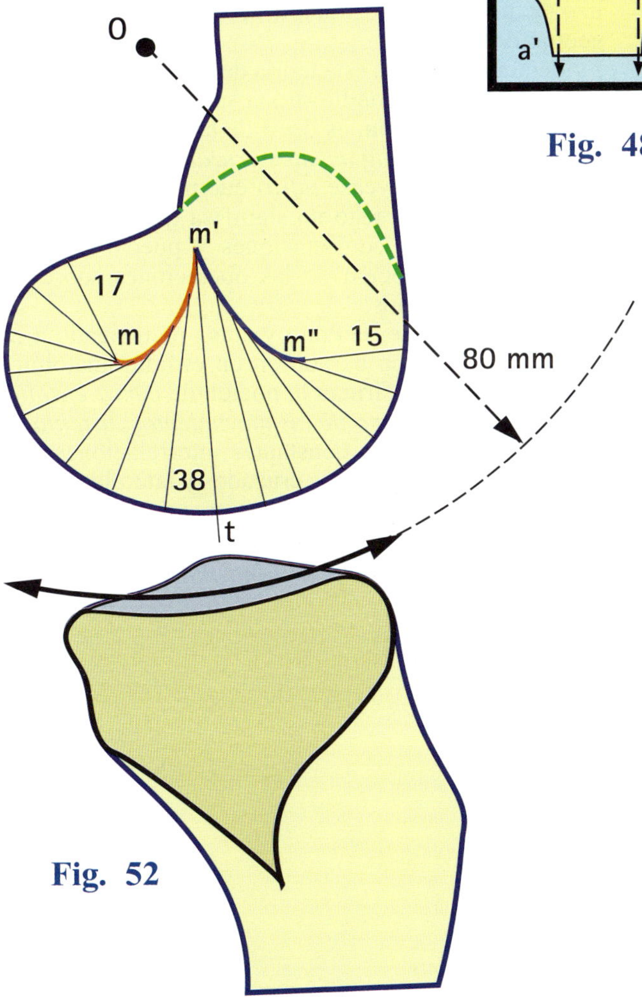

Fig. 52

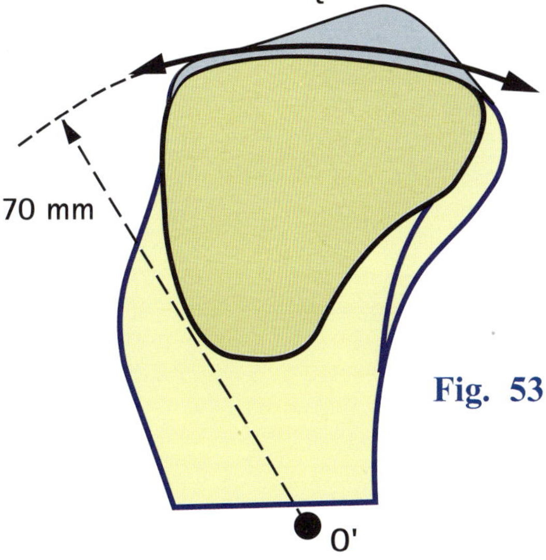

Fig. 53

Determinismo del perfil cóndilo-troclear

En 1967, el autor del presente volumen demostró, utilizando un **modelo mecánico** (**Fig. 54**), que el contorno de la tróclea y los cóndilos femorales vienen determinados como lugares geométricos que dependen, por una parte, de los nexos establecidos entre los ligamentos cruzados y sus bases de inserción en la tibia y el fémur, y por otra parte, de las conexiones existentes entre el ligamento rotuliano, la rótula y los alerones rotulianos (véase modelo II al final del volumen). **Cuando se moviliza un modelo de este tipo** (**Fig. 54**), se puede ver cómo se dibujan *el perfil de los cóndilos femorales y de la tróclea* como si se tratara del **envoltorio** de las sucesivas posiciones de las glenoides tibiales y de la rótula (**Fig. 56**).

La parte posterior tibial del contorno cóndilo-troclear (**Fig. 57**) se determina por las posiciones sucesivas, numeradas del 1 al 5 (además de todas las intermedias) de la meseta tibial, "supeditada" al fémur por el **ligamento cruzado anteroexterno** (**LCAE**) (**rojo**) y el **ligamento cruzado posterointerno** (**LCPI**) (**azul**), describiendo cada uno un arco de círculo centrado por su inserción femoral de radio igual a su longitud; se puede constatar de esta manera que en una flexión máxima la apertura anterior de la interlínea femorotibial demuestra la "distensión" del **LCAE** al final de la flexión, mientras que el **LCPI** se ve solicitado en tracción.

La parte anterior rotuliana del contorno cóndilo-troclear (**Fig. 58**) está determinada por las posiciones sucesivas, numeradas del 1 al 6 (y todas las intermedias) de la rótula, unida al fémur por los alerones rotulianos y a la tibia por el ligamento rotuliano.

Entre la parte anterior rotuliana y la parte posterior tibial del perfil cóndilo-troclear existe un **punto de transición t** (**Figs. 50 y 51, pág. 85**) que representa la frontera entre la articulación femoropatelar y la articulación femorotibial.

Modificando las relaciones geométricas del sistema de los ligamentos cruzados, es posible trazar un conjunto de curvas de los cóndilos y de la tróclea, lo que demuestra la "personalidad" de cada rodilla: ninguna se parece a la otra en el plano estrictamente geométrico, de ahí la *dificultad para emplazar prótesis específicamente adaptadas a cada una de ellas: no pueden ser más que una aproximación relativamente fiel.*

La misma dificultad se presenta en el caso de las plastias o de las **prótesis ligamentosas**, por ejemplo (**Fig. 59**), si se desplaza hacia delante la inserción tibial del **LCAE**, el círculo descrito por su inserción femoral se va a desplazar también hacia delante (**Fig. 60**), lo que inducirá un nuevo perfil condíleo, en el interior del precedente, determinando a su vez la aparición de un juego mecánico que sería un factor de desgaste de las superficies cartilaginosas.

Posteriormente, en 1978, A. Menschick, de Viena, realizó la misma demostración con medios puramente geométricos.

Evidentemente, toda esta teoría del determinismo geométrico del perfil cóndilo-troclear se basa en la **hipótesis de la isometría**, es decir de la *invariabilidad de la longitud de los ligamentos cruzados*, de la cual se sabe actualmente (véase *infra*) que no está confirmada por los hechos. Esto no significa que no explique correctamente las constataciones y pueda servir de guía en la concepción de las operaciones sobre los ligamentos cruzados.

Más recientemente, P. Frain y cols., recurriendo a un modelo matemático basado en un estudio anatómico de 20 rodillas, confirman la noción de *curva-envoltorio y de policentrismo de los movimientos instantáneos,* insistiendo en las constantes interrelaciones funcionales de los ligamentos cruzados y laterales. El trazado sobre ordenador de los vectores de velocidad en cada punto de contacto femorotibial reproduce exactamente el envoltorio del contorno condíleo.

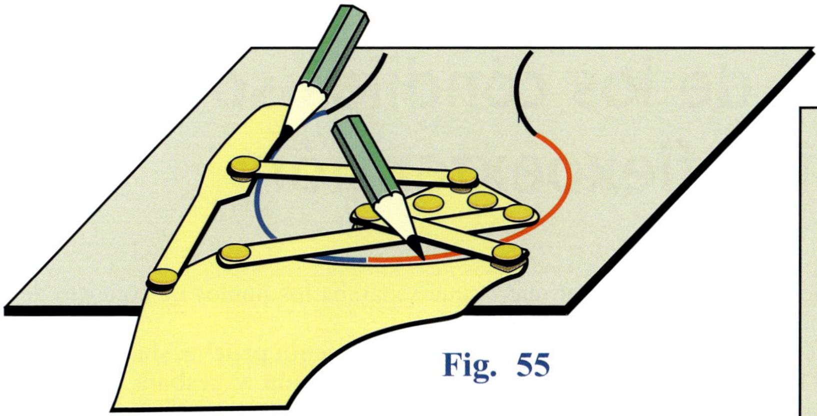

Fig. 55

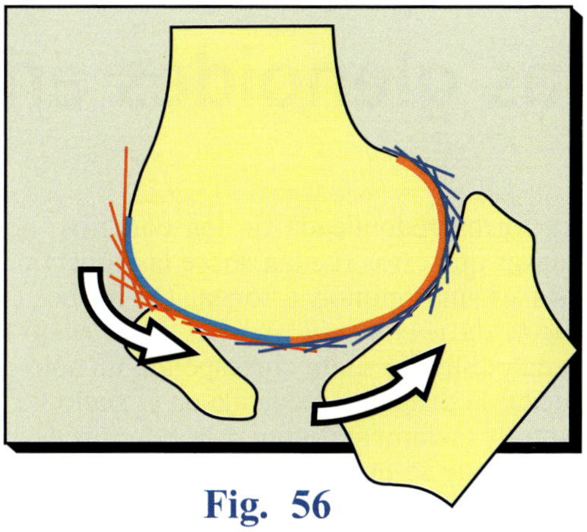

Fig. 56

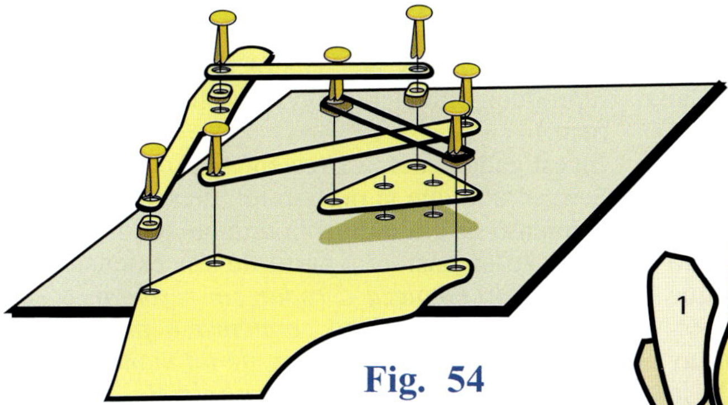

Fig. 54

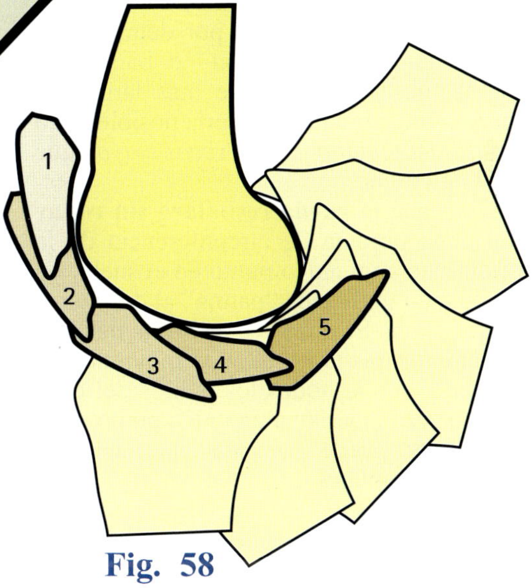

Fig. 58

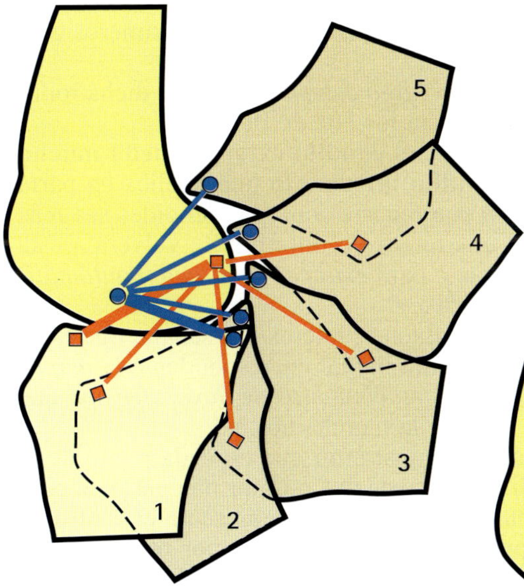

Fig. 57

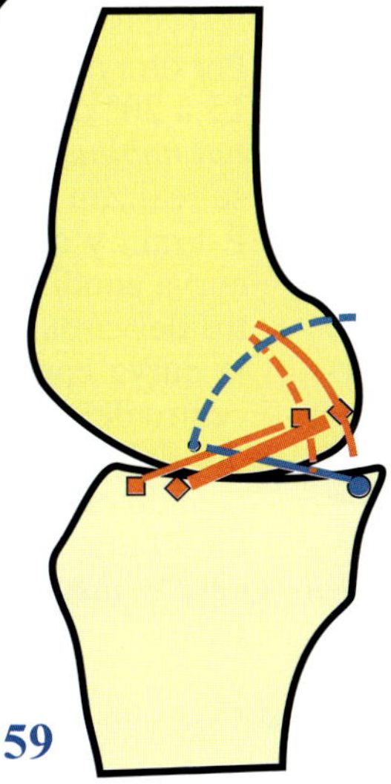

Fig. 59

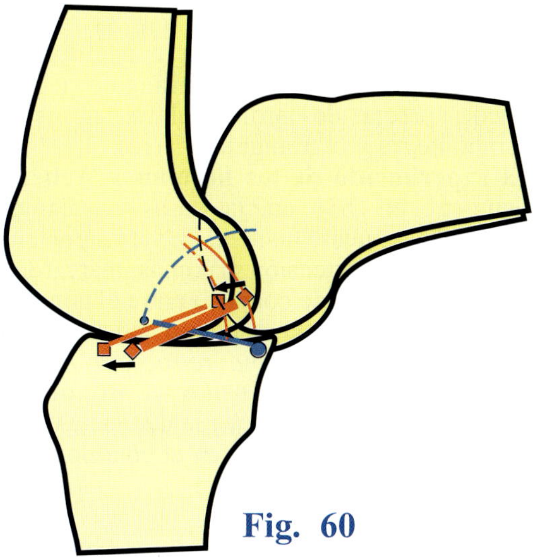

Fig. 60

Los movimientos de los cóndilos sobre las glenoides en la flexoextensión

La forma redondeada de los cóndilos, podría hacer pensar que éstos ruedan sobre las superficies tibiales; ésta es una opinión errónea. De hecho, cuando una *rueda da vueltas sin resbalar en el suelo* (**Fig. 61**) a cada punto del suelo corresponde un solo punto de la rueda; la distancia recorrida en el suelo **00"** es, por lo tanto, exactamente igual a la porción de la circunferencia que se ha "desenrollado" en el suelo (incluida entre la referencia triangular y el rectángulo). Si así fuera (**Fig. 62**), **a partir de cierto grado de flexión** (**posición II**), el cóndilo bascularía por detrás de la glenoide –produciendo una luxación– o bien sería necesario que la meseta tibial fuese más larga. La posibilidad de una rodadura pura no sería posible dado que *el desarrollo del cóndilo es dos veces mayor* que la longitud de la glenoide.

Suponiendo ahora que **la rueda resbalara sin rodar** (**Fig. 63**): toda una porción de circunferencia de la rueda correspondería a un único punto en el suelo. Es lo que sucede cuando una rueda "patina" al deslizarse sobre superficie helada. Se puede concebir tal deslizamiento puro para ilustrar (**Fig. 58**) los movimientos del cóndilo en la glenoide: todos los puntos del contorno condíleo corresponderían a un único punto en la glenoide; aunque se puede constatar que, de este modo, la flexión se limitaría de forma prematura, ya que el borde posterior de la glenoide (**flecha**) la obstaculizaría.

También es posible imaginar que **la rueda gira y resbala al mismo tiempo** (**Fig. 65**): patina, pero avanza. En este caso, a la distancia que ha recorrido en el suelo **OO'** corresponde una mayor longitud en la rueda (entre el rombo y el triángulo negros) que se puede apreciar desenrollándola en el suelo (entre el rombo negro y el triángulo blanco).

El experimento de los hermanos Weber (**Fig. 66**) demostró, en 1836, que las cosas sucedían en la realidad de la siguiente manera: en varias posiciones entre la flexión y la extensión máximas, marcaron en el cartílago los puntos de contacto entre el cóndilo y la glenoide. De esta forma, pudieron constatar que *el punto de contacto en la tibia retrocedía con la flexión* (**triángulo negro: extensión — rombo negro: flexión**), y por otra parte, que la distancia entre los puntos de contacto marcados en el cóndilo era dos veces mayor que la que separaba los puntos de contacto de la glenoides.

Por lo tanto, este experimento prueba, sin discusión alguna, que el cóndilo rueda y resbala a la vez sobre la glenoides. De hecho, es la única manera de evitar la luxación posterior del cóndilo permitiendo a la vez una flexión máxima (160°: comparar la flexión en las Figs. 64 y 66). (Estos experimentos se pueden reproducir con el modelo III incluido al final del volumen.)

Investigaciones más recientes (*Strasser*, 1917) han demostrado que la proporción de rodadura y de deslizamiento no era la misma durante todo el movimiento de flexo-extensión: a partir de una extensión máxima, *el cóndilo empieza a rodar sin resbalar, a continuación el deslizamiento comienza a predominar cada vez más sobre la rodadura, de tal manera que al final de la flexión el cóndilo se resbala sin rodar.*

Finalmente, la longitud de rodadura pura, al inicio de la flexión, es distinta según el cóndilo que se considere:

- *en el caso del cóndilo interno* (**Fig. 67**) dicha rodadura no se da más que en los 10 a 15 primeros grados de flexión;
- *en el caso del cóndilo externo* (**Fig. 68**) dicha rodadura persiste hasta los 20° de flexión.

Esto significa que el cóndilo externo rueda mucho más que el cóndilo interno, lo que explica en parte que el camino que recorre sobre la glenoides sea más largo que el que recorre el interno. Se volverá a esta noción importante para *explicar la rotación automática* (véase pág. 150).

Por otra parte, también es interesante señalar que estos 15 a 20° de rodadura inicial corresponden a la *amplitud habitual de los movimientos de flexoextensión* que se realizan durante la marcha normal.

P. Frain y cols. demostraron que en cada punto de la curva condílea se puede definir, por una parte, el centro del *círculo osculador*, que representa el centro de la curva condílea en este punto, y, por otra parte, el centro del movimiento, que representa el punto alrededor del cual el fémur gira con respecto a la tibia; sólo cuando estos dos puntos se confunden existe una rodadura pura, más importante cuanto más alejado esté el centro instantáneo del movimiento del centro de la curva.

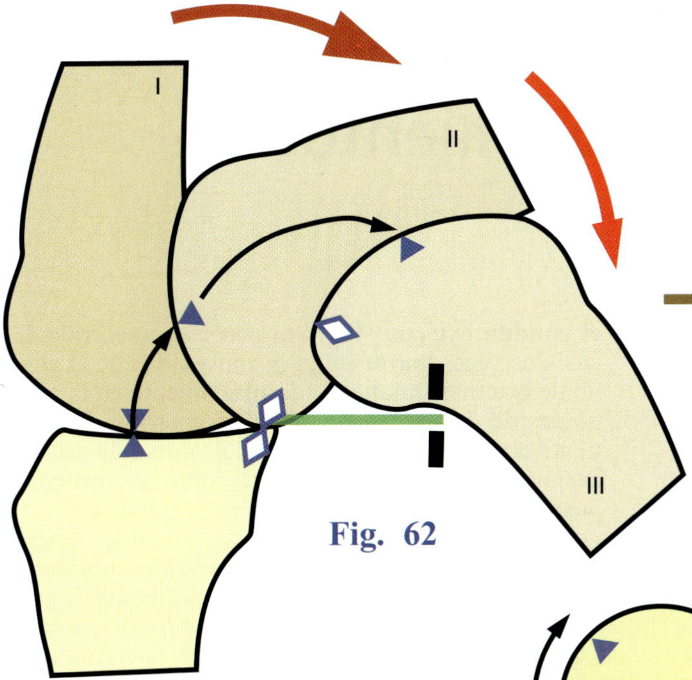

Fig. 62

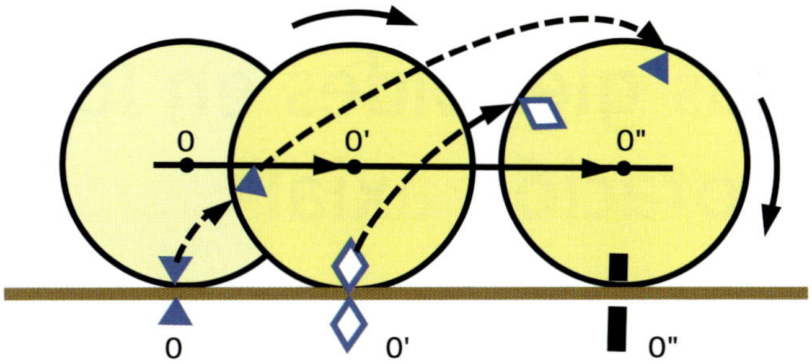

Fig. 61

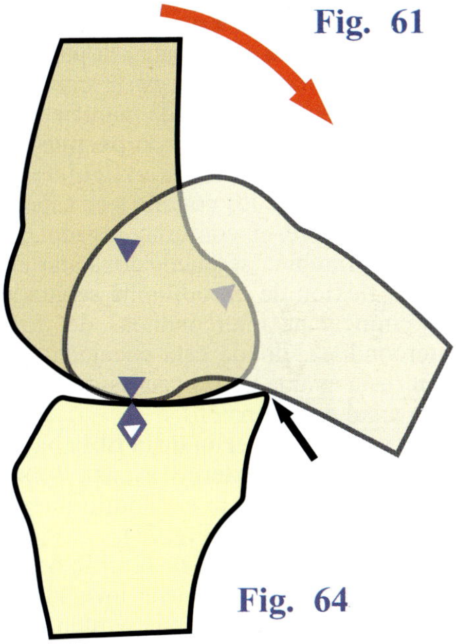

Fig. 64

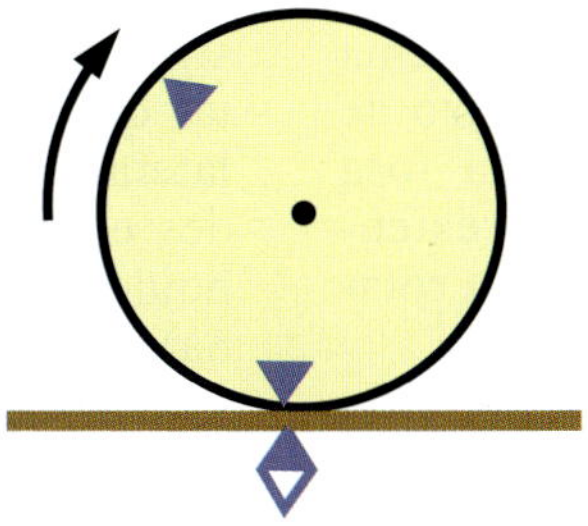

Fig. 63

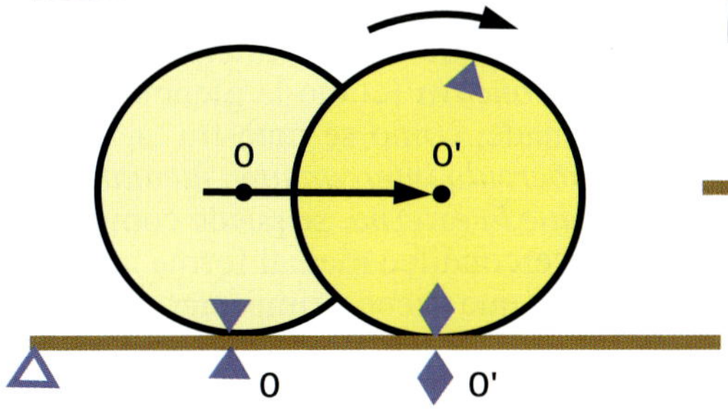

Fig. 65

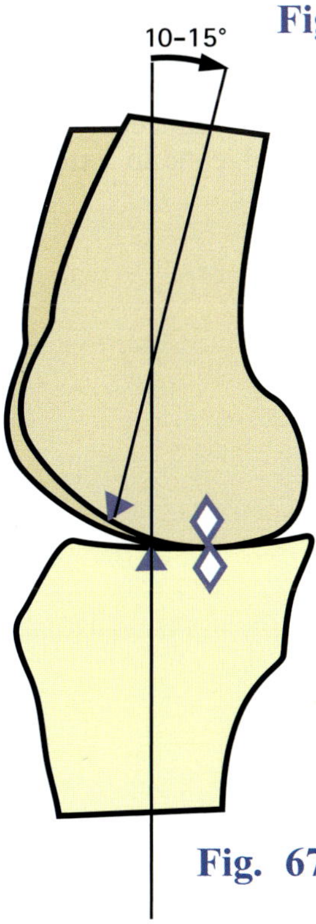

Fig. 67

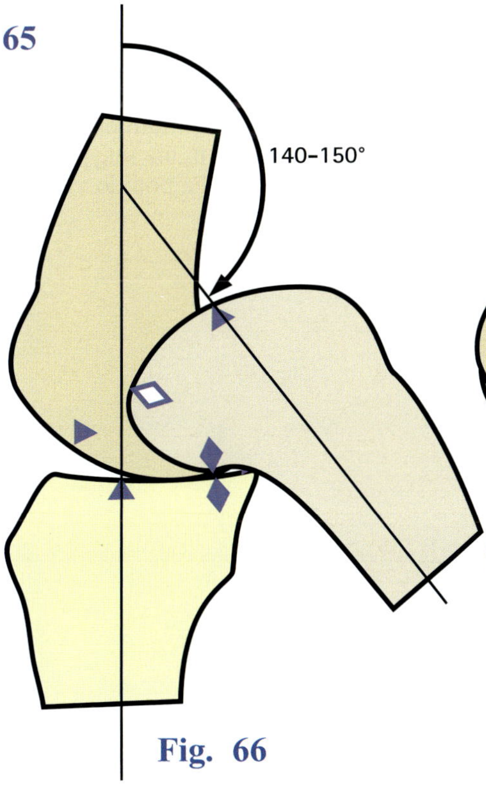

Fig. 66

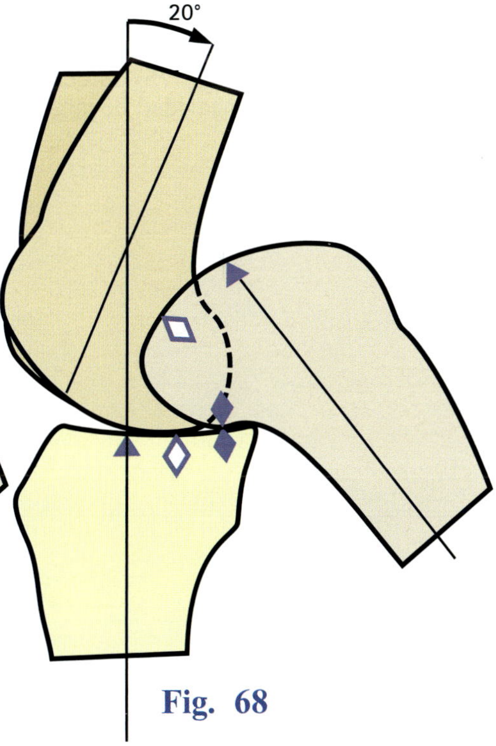

Fig. 68

Los movimientos de los cóndilos sobre las glenoides en los movimientos de rotación axial

Posteriormente se verá por qué los movimientos de rotación axial sólo se pueden efectuar cuando la rodilla está flexionada. **En posición de rotación neutra** (**Fig. 69**), rodilla flexionada, la parte posterior de los cóndilos contacta con la *parte central de las glenoides.* Este hecho se pone de manifiesto en el diagrama (**Fig. 70: visión superior superpuesta de los cóndilos sobre las superficies articulares tibiales**) en el cual la silueta de los cóndilo s se superpone por transparencia sobre el contorno rayado de las glenoides tibiales. También se puede constatar en este esquema que la flexión de la rodilla ha separado el macizo de las eminencias intercondíleas del fondo de la fosa intercondílea, donde está encajada durante la extensión (ésta es una de las causas del bloqueo de la rotación axial en extensión).

En **la rotación externa de la tibia bajo el fémur** (**Fig. 71**), el cóndilo externo avanza sobre la glenoides externa, mientras que el cóndilo interno retrocede en la glenoides interna (**Fig. 72**).

En **la rotación interna de la tibia bajo el fémur** (**Fig. 73**) se produce el fenómeno inverso: el cóndilo externo retrocede en la glenoides mientras que el interno avanza en la propia (**Fig. 74**).

Los movimientos anteroposteriores de los cóndilos en sus respectivas glenoides apenas se asemejan:

- **el cóndilo interno** (**Fig. 75**) se desplaza relativamente poco en la concavidad de la glenoides interna **1**;
- **el cóndilo externo** (**Fig. 76**) posee un recorrido **L** casi dos veces mayor sobre la convexidad de la glenoide externa. Durante su desplazamiento en la glenoides de delante atrás, "sube" primero en la vertiente anterior, hasta el vértice del "dorso de asno", después desciende nuevamente sobre la vertiente posterior; de forma que cambia de "altitud" **e**.

La diferencia de forma entre las dos glenoides repercute en la **forma de las eminencias intercondíleas** (**Fig. 77**). Cuando se realiza un corte horizontal **a** que sigue **xx** del macizo de las espinas, se puede constatar que la cara externa de la tubérculo intercondíleo lateral **e** es *convexa* de delante atrás (como la glenoides externa), mientras que la cara interna de la glenoides interna **i** es *cóncava* (como la glenoides interna). Si a esto se añade, como se muestra en el corte frontal **b**, que la *tubérculo intercondíleo medial es claramente más alta que la externa,* se puede comprender que la tubérculo intercondíleo medial forme una especie de tope sobre el que viene a impactar el cóndilo interno, mientras que el cóndilo externo rodea la tubérculo intercondíleo lateral. Por consiguiente, **el eje real de la rotación axial yy** no pasa entre las dos eminencias intercondíleas, sino, más bien, por **la vertiente articular de la tubérculo intercondíleo medial** que constituye el *verdadero pivote central.* Este descentramiento hacia dentro se traduce, precisamente, en un mayor recorrido del cóndilo externo como se ha podido ver anteriormente.

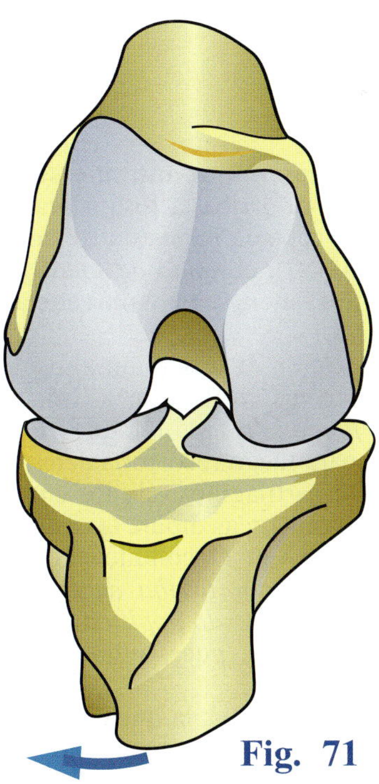

Fig. 71

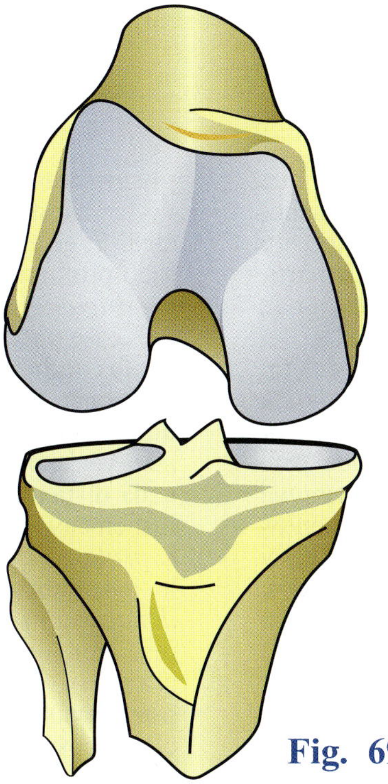

Fig. 69

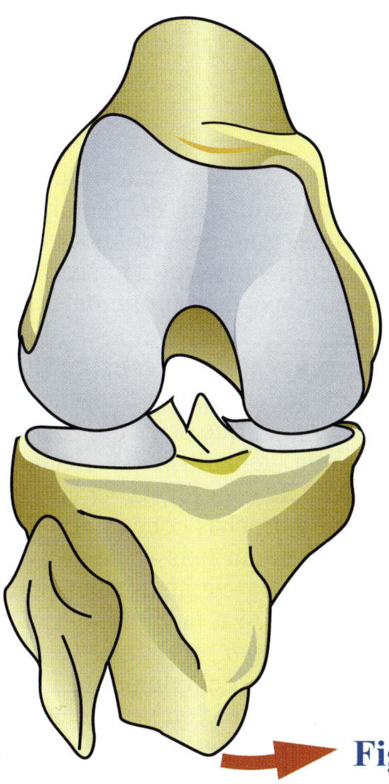

Fig. 73

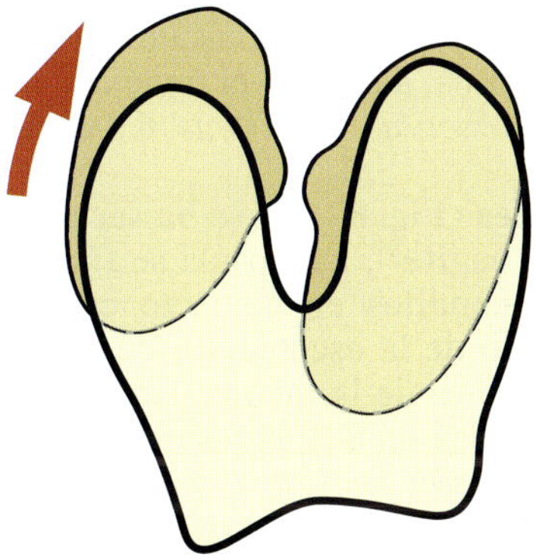

Fig. 72

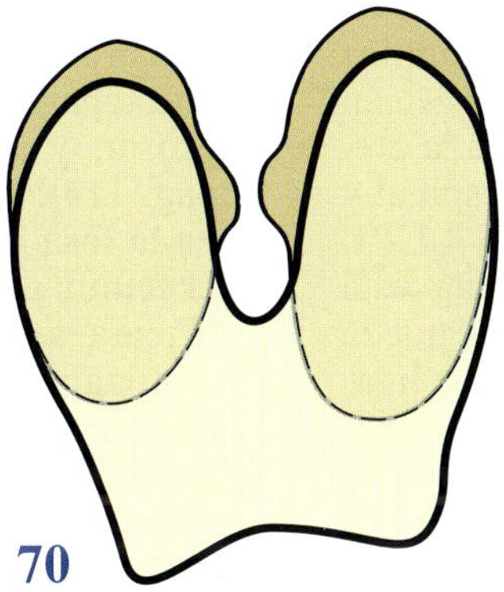

Fig. 70

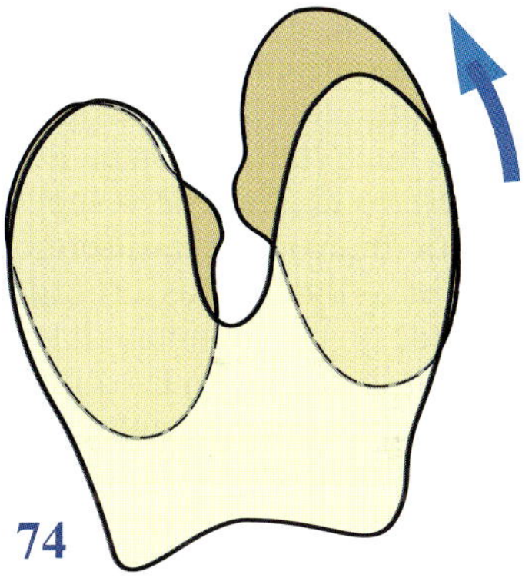

Fig. 74

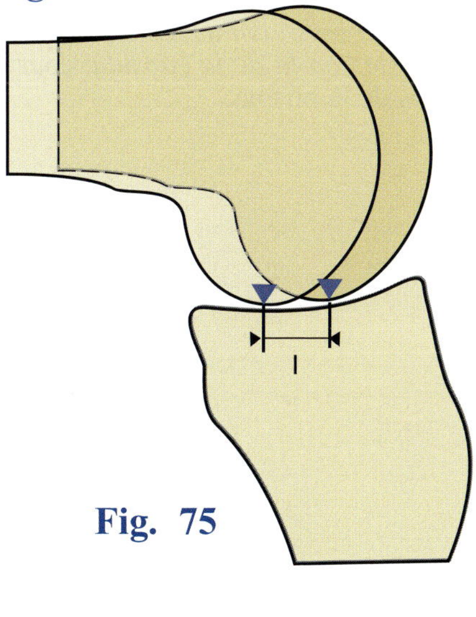

Fig. 75

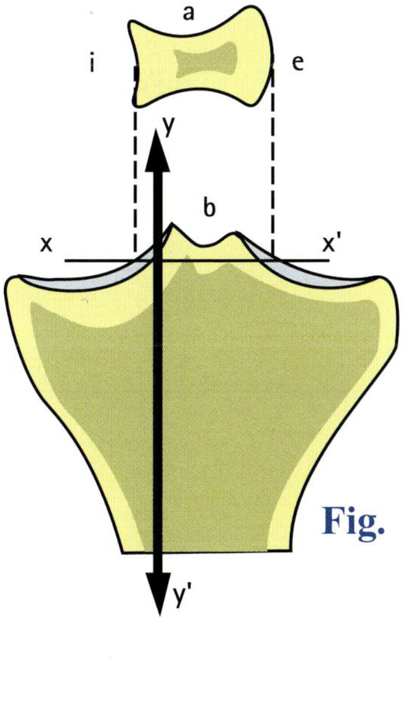

Fig. 77

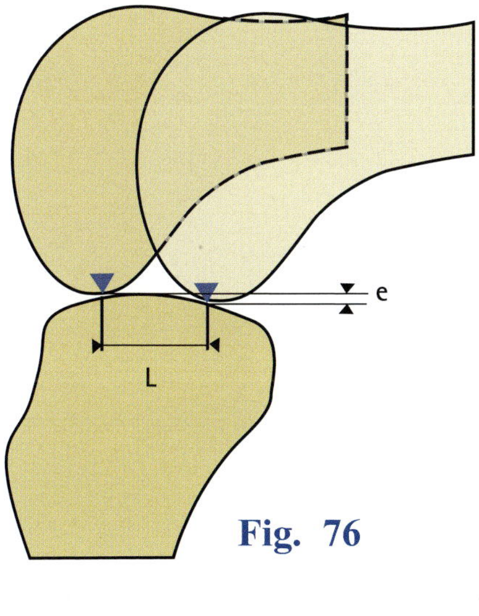

Fig. 76

La cápsula articular

La cápsula articular es un **manguito fibroso** que rodea el extremo inferior del fémur y el extremo superior de la tibia, manteniéndolos en contacto entre sí y constituyendo las paredes no óseas de la cavidad articular. En su capa más profunda está doblada por la sinovial.

La forma general de la cápsula de la rodilla (**Fig. 78**) se puede entender con facilidad si se la compara con un *cilindro* al que se le deprime la cara posterior siguiendo una generatriz (la flecha reproduce este movimiento). De esta forma, se constituye un *tabique sagital* cuyas estrechas conexiones con los ligamentos cruzados se tratarán más adelante (véase pág. 120) y que casi divide la cavidad articular en dos mitades, externa e interna. En la cara anterior de este cilindro se abre una *ventana,* en la que se va a "engarzar" la **rótula**. Los bordes del cilindro se insertan en el fémur en la parte de arriba y en la tibia en la parte de abajo.

La inserción en la meseta tibial es relativamente sencilla (**Fig. 79**): la línea de inserción **1** (**verde a trazos**) pasa por delante y por los lados externo e interno de las superficies articulares; la inserción retroglenoidea interna se une con la inserción tibial del **LCPI**; en cuanto a la línea retroglenoidea externa, bordea la glenoide externa a la altura de la superficie retroespinal y se funde de nuevo con la inserción tibial del **LCPI**.

Entre los dos ligamentos cruzados, la cápsula está interrumpida y la hendidura interligamentosa queda colmada por la sinovial que ha recubierto los dos ligamentos cruzados; por lo tanto, éstos pueden considerarse **espesamientos de la cápsula articular** en la fosa intercondílea.

La inserción femoral de la cápsula (**Figs. 80 a 83**) es un poco más compleja:

- **por delante** (**Fig. 80: visión infero-antero-externa de los cóndilos**), rodea por arriba la fosa supratroclear **7**; en este lugar la cápsula forma un fondo de saco profundo (**Figs. 82-83**), el *fondo de saco subcuadricipital* **5**, cuya relevancia se verá más adelante (véase pág. 108).
- **en los lados** (**Figs. 80-81**), la inserción capsular transcurre a lo largo de las carillas de la tróclea, donde constituye los *fondos de saco laterorrotulianos* (véase pág. 102), para luego recorrer a determinada distancia el límite cartilaginoso de los cóndilos, en cuyas superficies cutáneas dibuja las *rampas capsulares* de Chevrier **8**; en el cóndilo externo, la inserción capsular pasa *por arriba de la fosa donde se fija el tendón del músculo poplíteo* **Pop**, la inserción de este músculo es, pues, intracapsular (**Fig. 80**);
- **por detrás y por arriba** (**Fig. 81**), la línea de inserción capsular rodea el borde posterosuperior del cartílago condíleo, justo por debajo de la inserción de los músculos gastrocnemios **Gnm**; la cápsula recubre la cara profunda de estos músculos a los que separa de los cóndilos, a este nivel tiene mayor grosor, y forma las *cáscaras condíleas* **6** (véase pág. 114);
- **en la fosa intercondílea** (**Fig. 82-83: se ha serrado el fémur en el plano sagital**), la cápsula se fija en la cara axial de los cóndilos en contacto con el cartílago, y en el fondo de la escotadura, de modo que pasa de un lado a otro de la misma. En la cara axial del cóndilo interno (**Fig. 82**), la inserción capsular *pasa por la inserción femoral del ligamento cruzado posterointerno* **4**. En la cara axial del cóndilo externo (**Fig. 83**), la cápsula se fija con la *inserción femoral del cruzado anteroexterno* **3.**

También en este caso, *la inserción de los cruzados se confunde prácticamente con la de la cápsula,* constituyendo los refuerzos de la misma.

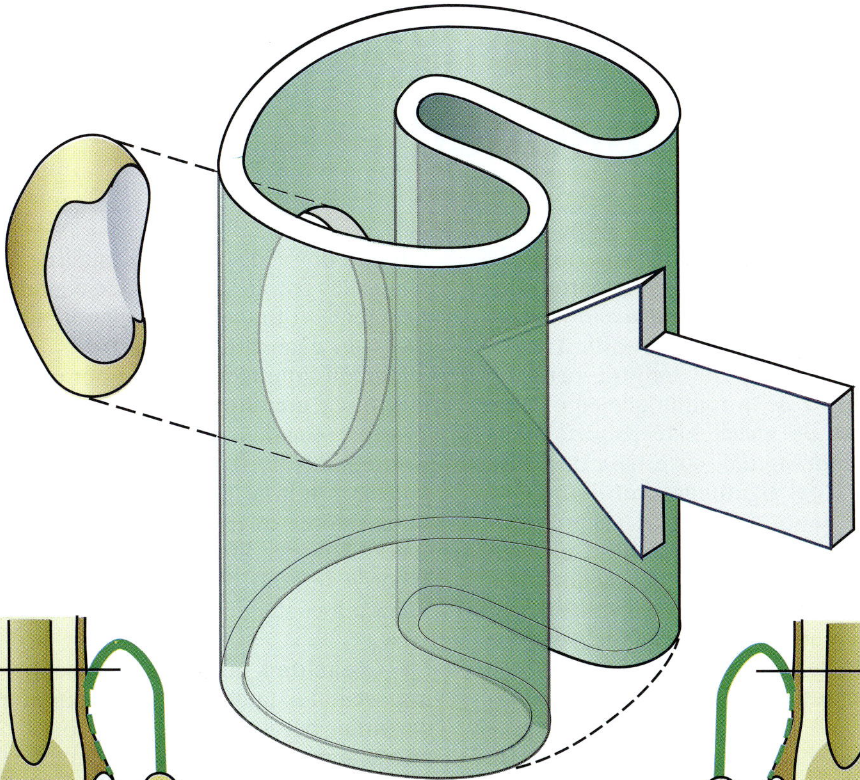

Fig. 78

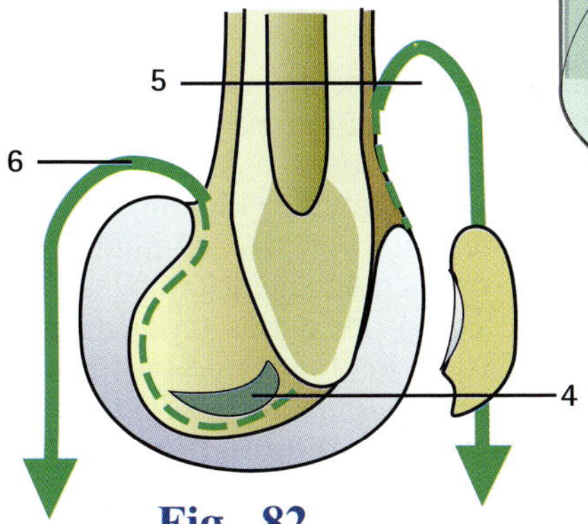

Fig. 82

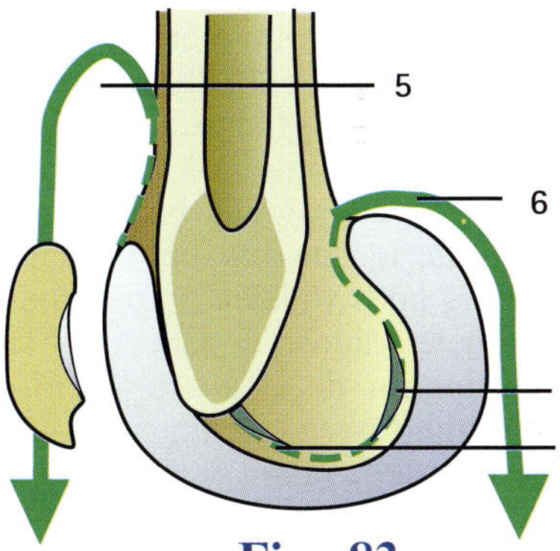

Fig. 83

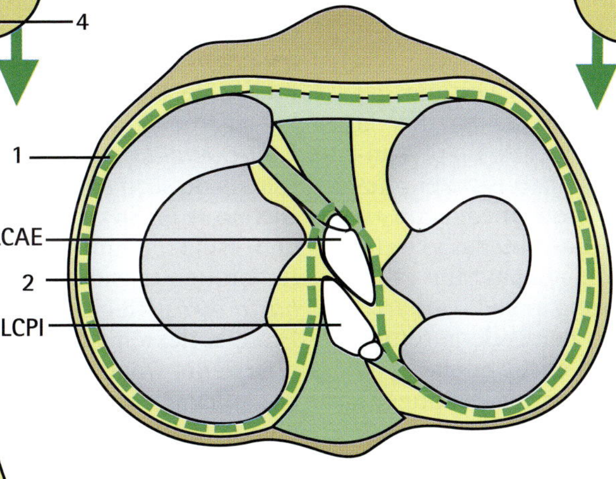

Fig. 79

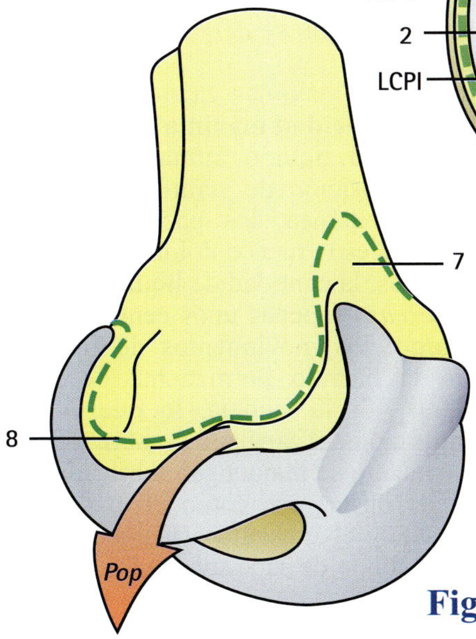

Fig. 80

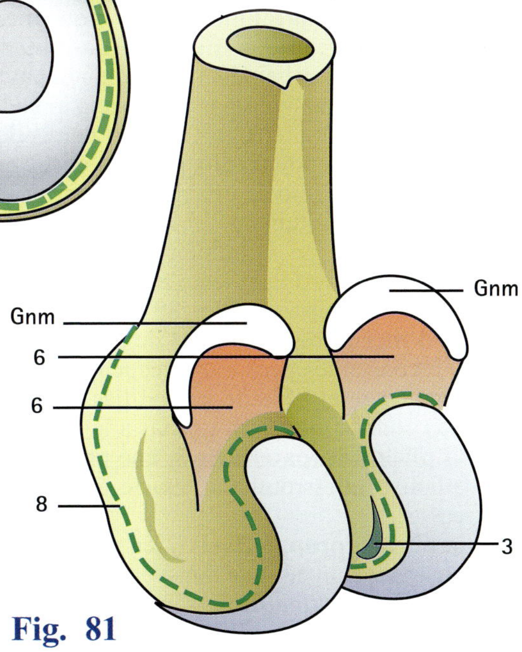

Fig. 81

El pliegue sinovial infrarrotuliano, las plicas, la capacidad articular

Entre la superficie preespinal de la meseta tibial, la cara posterior del ligamento rotuliano y la parte inferior de la tróc1ea femoral existe un *espacio muerto* (**Fig. 84: visión posterointerna de la rodilla tras la ablación de la mitad interna del fémur**), ocupado por el **paquete adiposo** 1 de la rodilla que equivale a una franja voluminosa de grasa. Este paquete tiene forma de *pirámide cuadrangular,* cuya base descansa en la cara posterior 2 del **ligamento rotuliano** 3 y sobresale de la parte anterior de la superficie pre-espinal. En **una visión anterior de la rodillla abierta** (**Fig. 85**), detrás de la báscula de la rótula, se distingue el pliegue sinovial infrarrotuliano por su cara superior 4, reforzado por un cordón célulo-adiposo que se extiende desde el polo de la rótula hasta el fondo de la fosa intercondílea (**Figs. 84 y 85**): es el **pliegue sinovial infrarrotuliano** 5. A los lados (**Fig. 85**), el paquete adiposo se prolonga hacia arriba a lo largo de la mitad inferior de los bordes laterales de la rótula mediante unos rodetes grasos: los **pliegues alares** 6. El paquete adiposo actúa como "tapa agujeros" en la parte anterior de la articulación; en la flexión, está comprimido por el ligamento rotuliano y sobresale a cada lado de la punta de la rótula.

El pliegue sinovial infrarrotuliano es el vestigio del *septo medio,* que en el embrión divide en dos la articulación hasta la edad de cuatro meses. En el adulto existe normalmente (**Fig. 84**) un hiato entre el pliegue sinovial infrarrotuliano y el tabique medio constituido por los cruzados (**flecha I**). Las mitades externa e interna de la articulación se comunican a través de dicho hiato y también por un espacio situado por arriba del ligamento (**flecha II**) y por detrás de la rótula. A veces, el septo medio persiste en el adulto y la comunicación sólo se establece por arriba del pliegue sinovial infrarrotuliano.

Esta formación también se denomina **plica infrapatellaris** o ligamento mucoso. El sistema de las **plicas** se compone (**Fig. 89: visión sagital de la mitad inerna de la rodilla**) de *tres pliegues sinoviales,* inconstantes pero muy frecuentes: según Dupont, presentes en el 85% de las rodillas. En la actualidad, se los conoce muy bien gracias a la **artroscopia:**

- la **plica infrapatellaris** 5, que prolonga el paquete adiposo infrarrotuliano, existe en el 65,5% de los casos;
- la **plica suprapatellaris** 6, en un 55% de los casos; constituye un tabique transversal más o menos completo, por arriba de la rótula, pudiendo separar el fondo de saco subcuadricipital de la cavidad articular; n es patológica más que cuando tapona completamente el fondo de saco, pudiendo provocar entonces un cuadro de "hidrartrosis suspendida": tumefacción líquida localizada por encima de la rótula.
- la **plica mediopatellaris** 7 existe en e 24% de los casos; puede constituir un tabique incompleto, extendido horizontalmente desde el borde interno de la rótula al fémur como un "anaquel" *(shelf* de los autores americanos). Puede provocar dolor cuando su borde libre llega a irritar, por frotación, el borde interno del cóndilo interno. Los problemas desaparecen de inmediato por resección artroscópica.

La **capacidad articular** presenta variaciones de importancia, tanto normales como patológicas. Un derrame patológico –hidrartrosis o **hemartrosis** puede aumentarla considerablemente (**Fig. 86**), a condición de que el derrame sea *progresivo;* el líquido se acumula en los fondos de saco subcuadricipitales **Fsc** y laterorrotulianos, así como por detrás y por debajo de las cáscaras condíleas, en los fondos de saco retrocondíleos **Fsr**. *Según la posición de la rodilla, la distribución del líquido varía:* **en extensión** (**Fig. 87**), los fondos de saco retrocondíleos están comprimidos por los gastrocnemios en tensión y el líquido se *desplaza hacia delante* (**flecha blanca**) acumulándose en los fondos de saco subcuadricipital y laterorrotuliano; **en flexión** (**Fig. 88**), son los fondos de saco anteriores los que están comprimidos por el músculo cuádríceps femoral en tensión y el líquido se *desplaza entonces hacia atrás* (**flecha blanca**).

Entre la flexión y extensión máximas, existe una *posición* **denominada "de capacidad máxima"** (**Fig. 86**), en la cual la presión del líquido intraarticular es menor: se trata de la posición de semiflexión que adoptan, de forma espontánea, los pacientes con derrame articular, ya que es la menos dolorosa.

En condiciones normales, la cantidad de líquido sinovial –o **sinovia**– es *escasa* (apenas unos centímetros cúbicos). Sin embargo, los movimientos de flexo-extensión aseguran el barrido permanente de las superficies articulares por la sinovia, lo que contribuye a la buena nutrición del cartílago y, sobre todo, a que las zonas de contacto se mantengan lubricadas.

En ésta figura, puede observarse como el músculo cuádriceps femoral **CF** y el músculo articular de la rodilla **Arod** tensan el fondo de saco subcuadricipital.

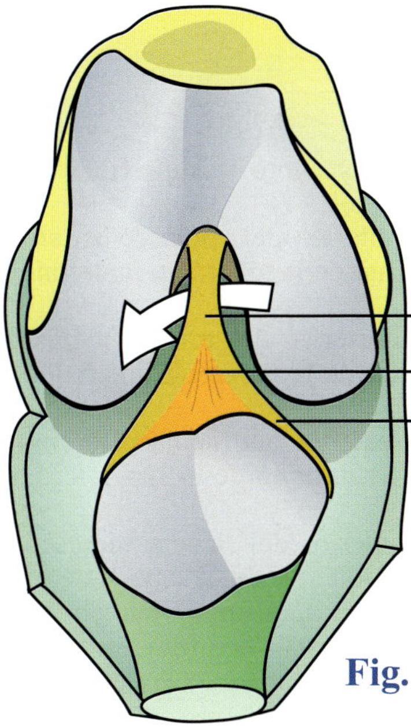

Fig. 85

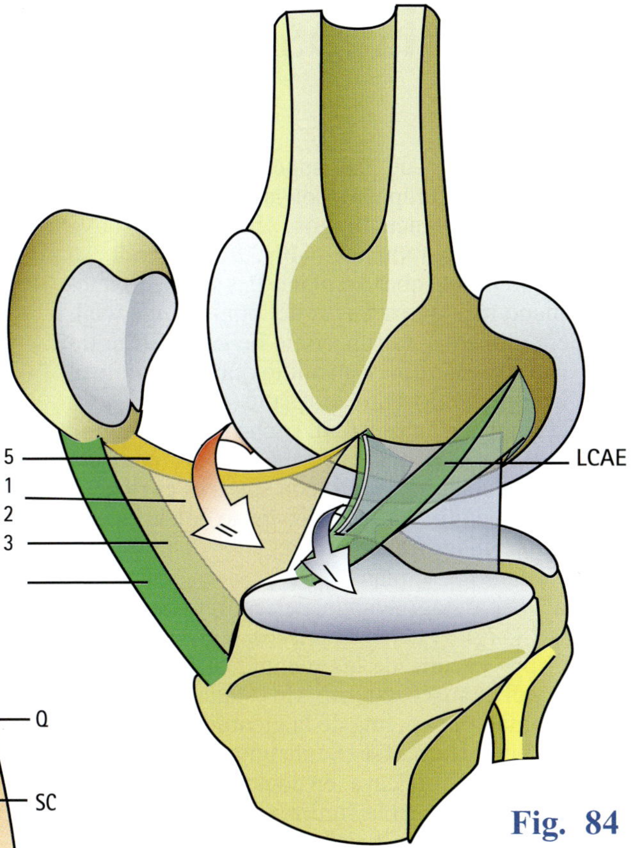

Fig. 84

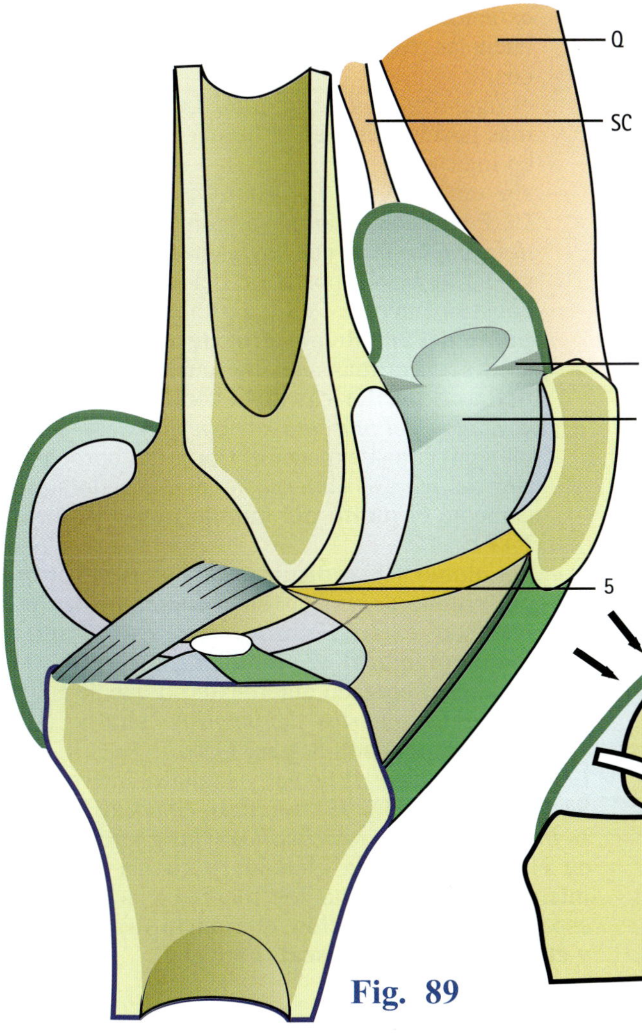

Fig. 89

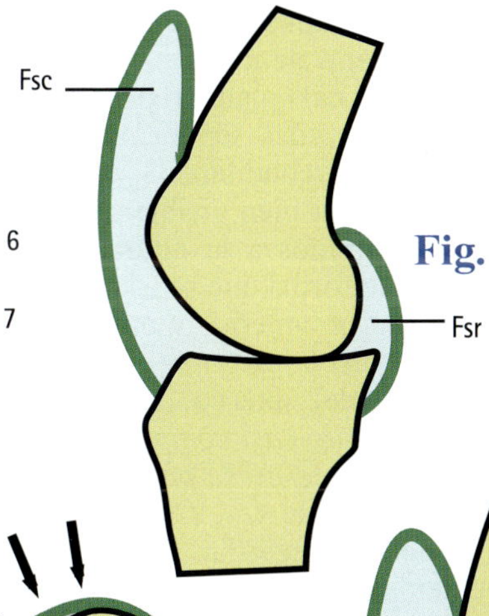

Fig. 86

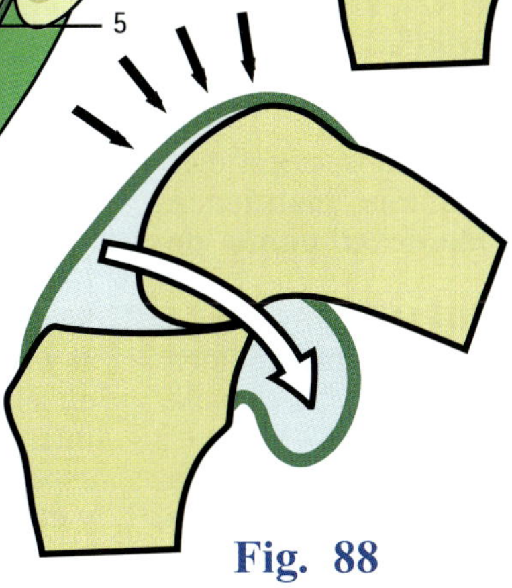

Fig. 88

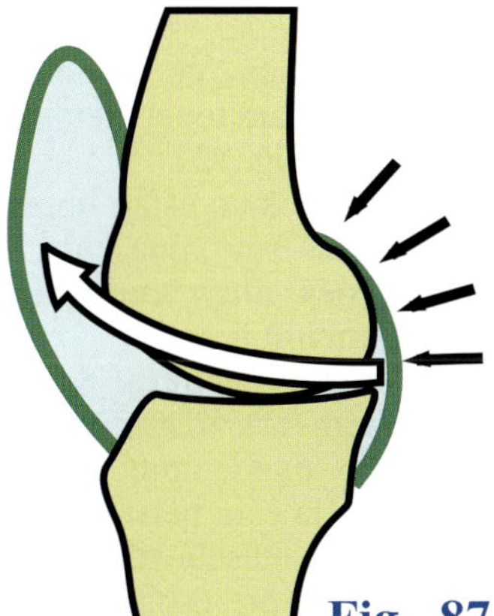

Fig. 87

Los meniscos interarticulares

La no concordancia de las superficies articulares (véase pág. 84) se compensa por la interposición de los **meniscos o fibrocartílagos** semilunares, cuya forma es fácil de comprender (**Fig. 90**): cuando se coloca una esfera **Es** sobre un plano **P**, ésta no contacta con el plano más que a través del punto tangencial. Si se quiere aumentar la superficie de contacto entre ambas, basta con interponer un anillo que represente el volumen comprendido entre el plano, la esfera y el cilindro **Cl** tangencial a la esfera. Dicho *anillo* **3** (**color anaranjado**), tiene la misma forma que un menisco, *triangular cuando se secciona,* con sus **tres caras:**

- *superficie interior o axial* **1**, en contacto con la esfera,
- *superficie periférica* **2** cilíndrica;
- *superficie inferior* **4**, plana,

Sobre una visión fragmentada del aparato meniscoligamentoso (**Fig. 91**), los meniscos han sido "desprendidos" por encima de las glenoides. El menisco interno **Mi** y el menisco externo **Me** están en el mismo plano horizontal, por encima de la glenoide interna **Gi** y de la glenoide externa **Ge**. Se distinguen:

- su cara superior **1**, cóncava, en contacto con los cóndilos, no se reflejan en la figura.
- Su cara periférica **2**, cilíndrica, sobre la cual se fija en la cara profunda de la cápsula (**materializada por el color azul en el plano de atrás**);
- La cara inferior, no visible, casi plana, reposa sobre la periferia de las dos glenoides separadas por el macizo de los tubérculos intercondilares **3**: el tubérculo interno se puede apreciar bien visible.

Estos anillos están interrumpidos a la altura de las eminencias intercondíleas de forma que se asemejan a una media luna, con un cuerno anterior y otro posterior. Los cuernos del menisco externo están más próximas entre sí que los del interno, además, el *menisco externo forma un anillo casi completo* –tiene forma de **0**– mientras que *el interno se parece más a una media luna* –tiene forma de **C**–. Como norma mnemotécnica es sencillo recordar la palabra **CItrOEn**, para tener siempre presente la forma de los meniscos (**Fig. 92**).

Los meniscos no están libres entre las dos superficies articulares, sino que, por el contrario, **mantienen conexiones muy importantes desde el punto de vista funcional:**

- En un **corte frontal de la rodilla** (**Fig. 93**), donde los meniscos, vistos en el corte están representados en rojo, puede apreciarse la inserción de la cápsula **c** sobre la cara periférica de éstos.
- Sobre la meseta tibial (**Fig. 91**), a la altura de la superficie pre-espinal se fijan los cuernos anteriores de los meniscos y sobre la superficie retroespinal cuernos posteriores:
  - el cuerno anterior del menisco externo **4**, por delante mismo de la tubérculo intercondíleo lateral;
  - el cuerno posterior del mismo menisco **5**, por detrás mismo de la tubérculo intercondíleo lateral;
  - el cuerno posterior del menisco interno **7**, en el ángulo posterointerno de la superficie retroespinal;
  - el cuerno anterior del mismo menisco **6**, en el ángulo anterointerno de la superficie preespinal;
  - los dos cuernos anteriores se unen mediante el *ligamento transverso* **8** o transverso, adherido a la rótula a través de los tractos del paquete adiposo;
  - los *alerones meniscorrotulianos* **9**, fibras que se extienden desde ambos bordes de la rótula **Ro** hacia las respectivas caras laterales de los meniscos;
  - el *ligamento colateral tibial* **LCT** fija sus fibras más posteriores **2** en el borde interno del menisco interno;
  - sin embargo, el *ligamento collateral peroneo* **LCP** está separado de su menisco por el *tendón del poplíteo* **Pop**, que envía una **expansión fibrosa 10** al borde posterior del menisco externo; constituyendo lo que algunos denominan el **punto del ángulo posteroexterno o PAPE** y que se describirá más adelante cuando se traten **las defensas periféricas de la rodilla;**
  - el *tendón del músculo semimembranoso* **11** también envía una expansión fibrosa al borde posterior del *menisco interno:* constituyendo simétricamente el **punto del ángulo posterointerno ó PAPI;**
  - por último, fibras distintas del ligamento cruzado posterointerno se fijan en el cuerno posterior del menisco externo para formar el **ligamento meniscofemoral** **12**. También existen fibras del ligamento cruzado anteroexterno que se fijan en el *cuerno anterior del menisco interno* (**véase Fig. 166, legenda 5, pág. 119**).

Los cortes frontales (**Fig. 93**) y sagitales internos (**Fig. 94**) y externos (**Fig. 95**) muestran *cómo los meniscos se interponen entre los cóndilos y las glenoides,* salvo en el centro de cada glenoide y en las eminencias intercondíleas, y cómo los meniscos delimitan dos espacios en la articulación: el **espacio suprameniscal** y **el espacio inframeniscal** (**Fig. 93**).

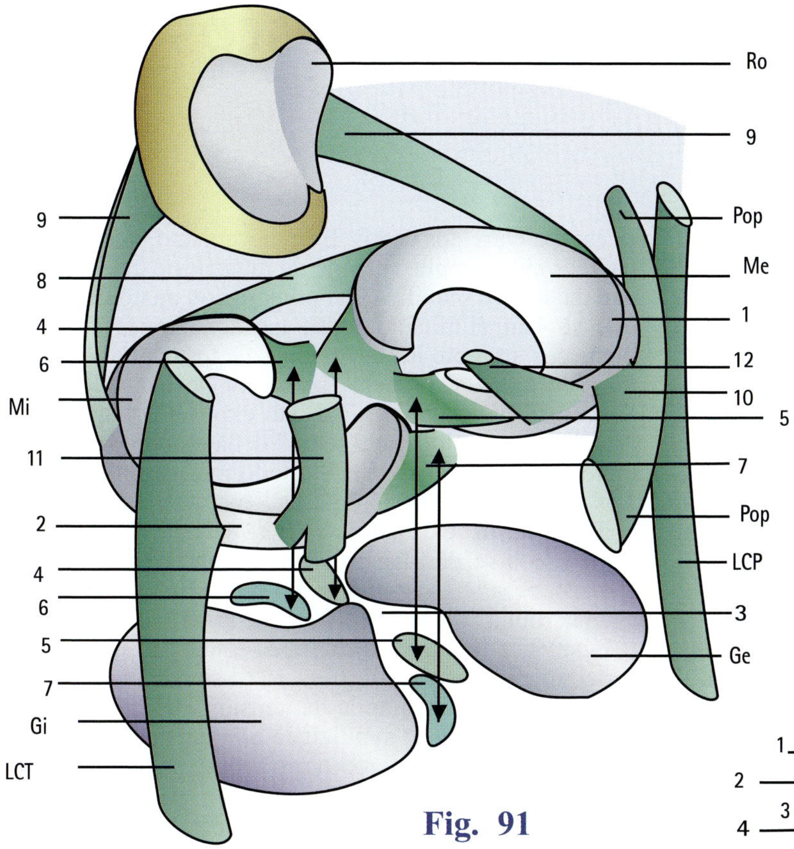

Fig. 91

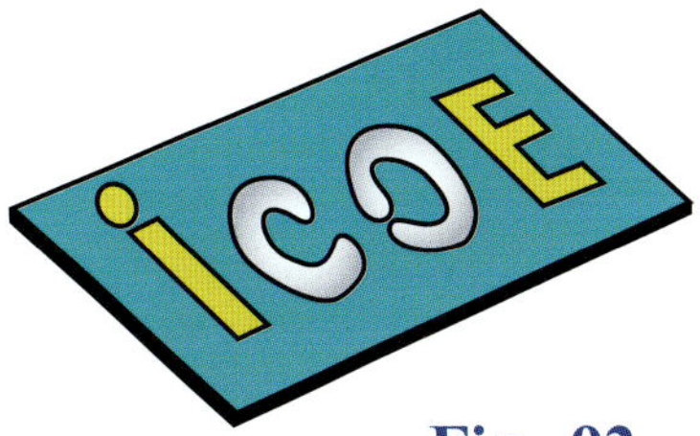

Fig. 92

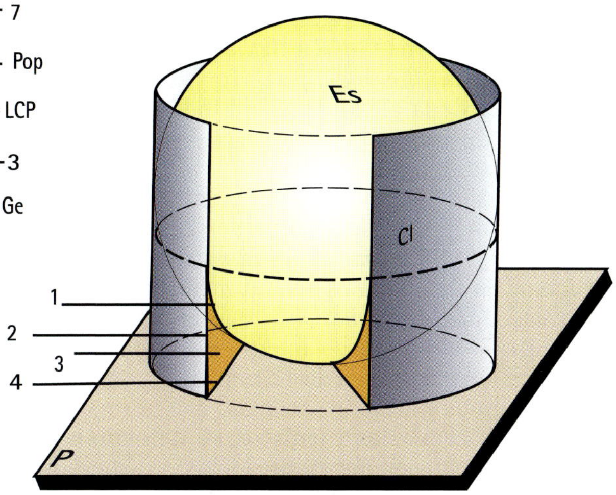

Fig. 90

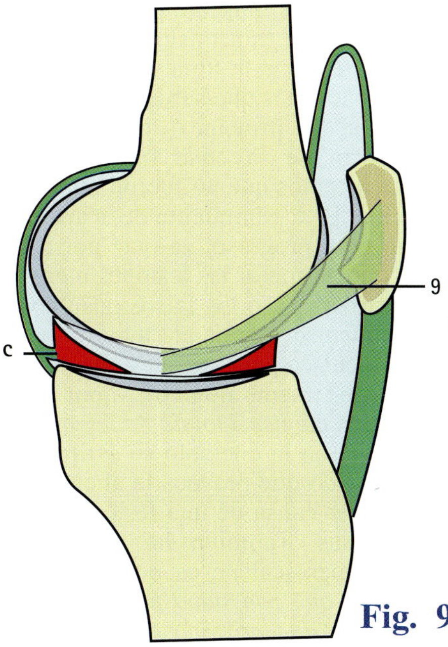

Fig. 94

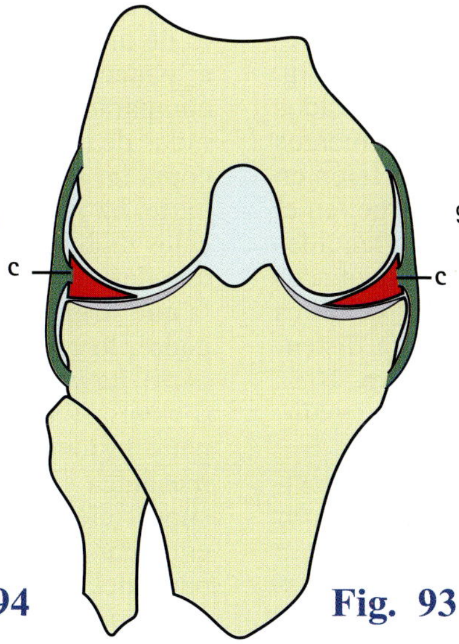

Fig. 93

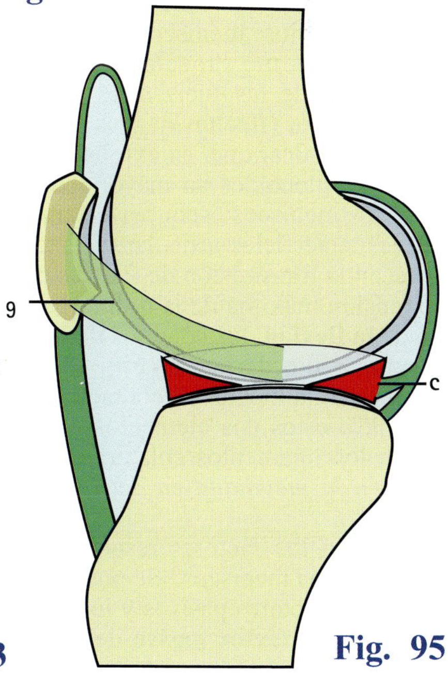

Fig. 95

Los desplazamientos de los meniscos en la flexoextensión

Como ya se trató con anterioridad (pág. 88), el punto de contacto entre los cóndilos y las glenoides retrocede sobre las glenoides en el caso de la flexión y avanza en el caso de la extensión; los meniscos siguen este movimiento, como se puede constatar perfectamente en una preparación anatómica en la que sólo se han conservado los ligamentos y los meniscos. **En extensión** (**Fig. 96: visión posterointerna**), *la parte posterior de las glenoides está al descubierto,* sobre todo la glenoide externa **Ge**. **En flexión** (**Fig. 97: visión posterointerna**), *los meniscos* **Me** y **Mi** cubren la parte posterior de la glenoide, sobre todo el menisco externo que desciende por la vertiente posterior de la glenoide externa.

Una **visión superior de los meniscos sobre las glenoides** muestra que a partir de la posición de extensión (**Fig. 98**), *los meniscos retroceden de manera desigual:* en flexión (**Fig. 99**), el menisco externo **Me** *ha retrocedido dos veces más* que el **Mi**. De hecho, el recorrido del menisco interno es de 6 mm, mientras que el del externo es de 12 mm.

Las figuras muestran, además, que al mismo tiempo que retroceden **los meniscos se deforman**. Esto se debe a que tienen **dos puntos fijos**, sus cuernos, mientras que el resto es móvil. El menisco externo se deforma y se desplaza más que el interno, puesto que las inserciones de sus cuernos están más próximas.

Ciertamente, los meniscos desempeñan un papel importante como medios de unión elásticos transmisores de las fuerzas de compresión entre la tibia y el fémur (**flechas negras, Figs. 101 y 102**): es necesario recalcar que, **en extensión**, los cóndilos tienen en las glenoides su mayor radio de curva (**Fig. 100**) y los meniscos están perfectamente intercalados entre las superficies articulares. Estos dos elementos favorecen la transmisión de fuerzas de compresión en la extensión máxima de la rodilla. Sin embargo, en el caso de **la flexión**, los cóndilos tienen en las glenoides su menor radio de curva (**Fig. 103**) y los meniscos pierden parcialmente el contacto con los cóndilos (**Fig. 105**): estos dos elementos, junto con la distensión de los ligamentos colaterales (véase pág. 108), *favorecen la movilidad en detrimento de la estabilidad.*

¿Cuáles son los factores responsables de los movimientos de los meniscos? Se pueden clasificar en *dos grupos:* los factores pasivos y los activos.

Sólo existe un **factor pasivo** del movimiento de traslación de los meniscos: *los cóndilos empujan los meniscos hacia delante,* como un hueso de cereza que se escapa entre dos dedos. Este mecanismo, que puede parecer muy simple, se pone de manifiesto con facilidad cuando se moviliza una preparación anatómica; la que se han eliminado todas las conexiones de los meniscos, excepto las inserciones de los cuernos (**Fig. 96 y 97**): las superficies son muy deslizantes y la "esquina" del menisco se ve expulsada entre la "rueda" del cóndilo y el "suelo" de la glenoide (por lo tanto, se trata de una cuña del todo ineficaz).

Los **factores activos** son numerosos:

- **durante la extensión** (**Figs. 101 y 102**) Los meniscos se desplazan hacia delante gracias a *los alerones meniscorrotulianos* **1** tensos por el ascenso de la rótula (véase pág. 102), que arrastra también al ligamento transverso. Además, el cuerno posterior del menisco externo (**Fig. 102**) se ve impulsado hacia delante debido a la tensión del *ligamento meniscofemoral* **2**, simultánea a la tensión del ligamento cruzado posterointerno (véase pág. 123);
- **durante la flexión:**
  - el *menisco interno* (**Fig. 104**) es impulsado hacia atrás por la *expansión del músculo semimembranoso* **3**, que se inserta en su borde posterior, mientras que el cuerno anterior es impulsado por *las fibras del ligamento cruzado anteroexterno* **4** que se dirigen hacia él;
  - el *menisco externo* (**Fig. 105**) es impulsado hacia atrás por la expansión del músculo poplíteo **5**.

La función de articulación de transmisión de fuerzas de compresión entre el fémur y la tibia se subestimó hasta que los primeros pacientes que habían sido objeto de una meniscectomía "de principio", comenzaron a padecer artrosis antes de la edad habitual, en comparación con los enfermos que no fueron intervenidos de meniscectomía. El advenimiento de la artroscopia ha supuesto un gran progreso, ya que, por una parte, ha permitido conocer mejor las lesiones meniscales dudosas en la artrografía, o los falsos positivos, que derivaban en una meniscectomía al "tuntún" (¡en la que se extirpaba el menisco para ver si estaba lesionado!, lo cual era completamente ilógico), y, por otra parte, *ha hecho posible la meniscectomía "a la carta" o meniscectomía parcial,* en la que sólo se extirpa la parte lesionada del menisco que provoca la alteración mecánica y que puede ser causa de una lesión de las superficies cartilaginosas. También ha permitido entender que la lesión meniscal no es más que una parte del diagnóstico, *ya que con suma frecuencia es la lesión ligamentos a la que provoca a la vez una lesión meniscal y cartilaginosa.*

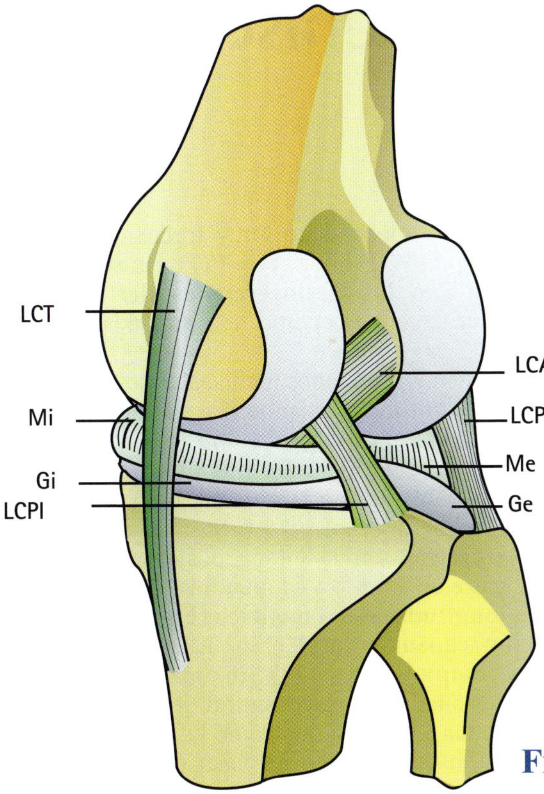

Fig. 96

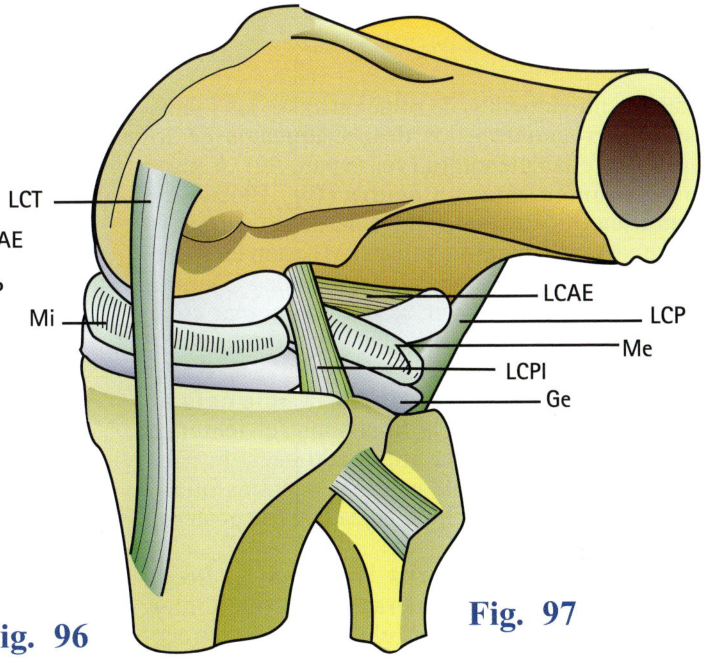

Fig. 97

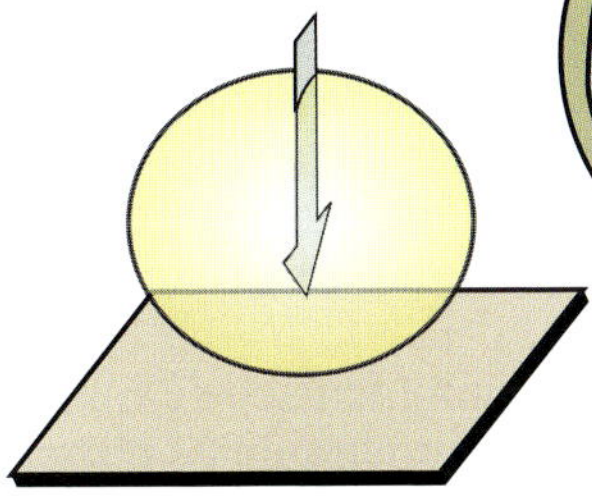

Fig. 100

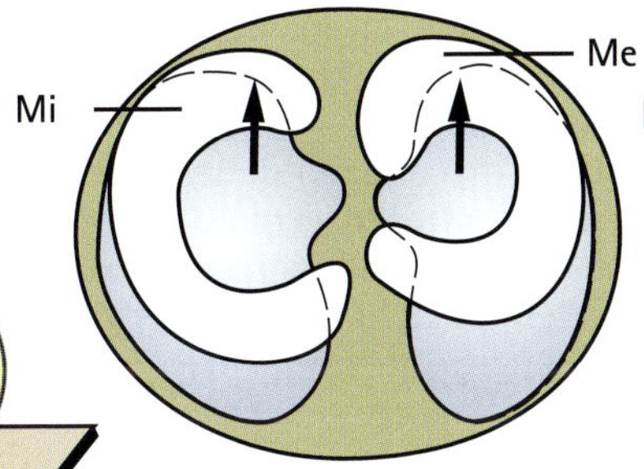

Fig. 98

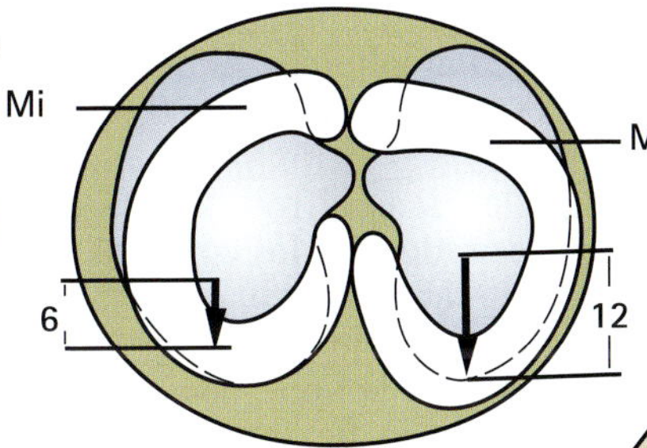

Fig. 99

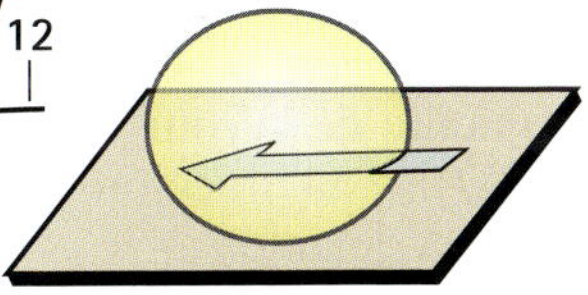

Fig. 103

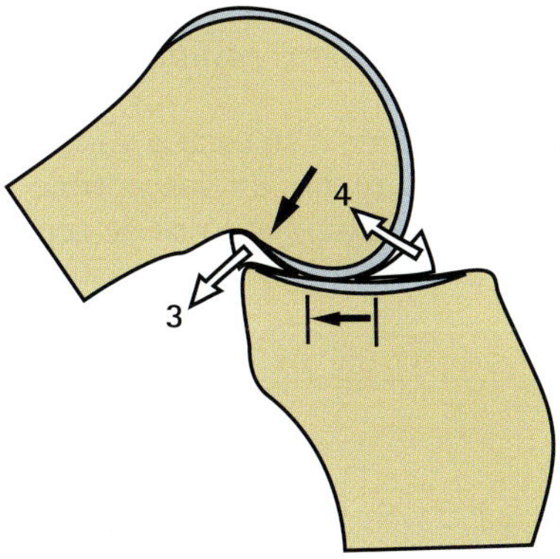

Fig. 104

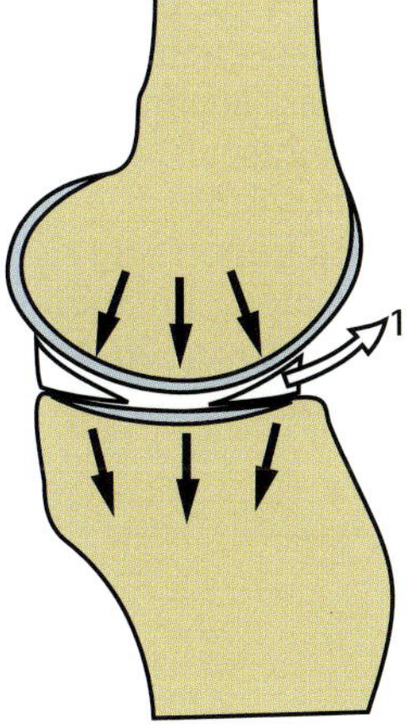

Fig. 101

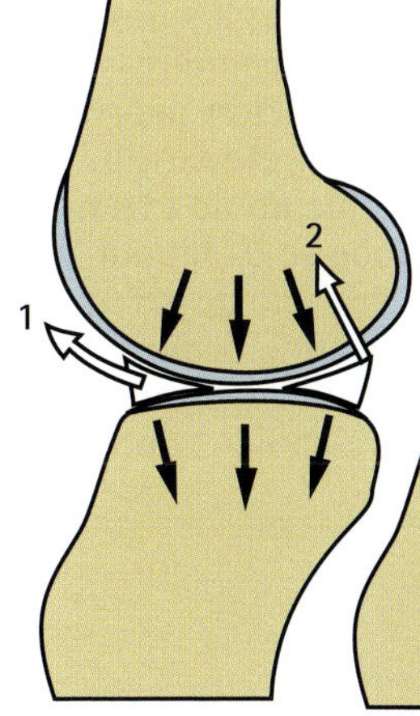

Fig. 102

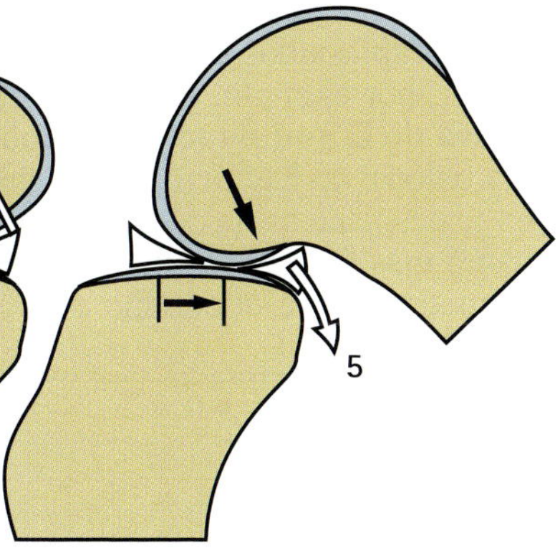

Fig. 105

Los desplazamientos de los meniscos en la rotación axial

Durante los movimientos de rotación axial, los meniscos siguen *exactamente* los desplazamientos de los cóndilos sobre las glenoides (véase pág. 99). A partir de su **posición en rotación neutra** (**Fig. 106: visión esquemática de la meseta tibial derecha**), el menisco externo **Me** y el menisco interno **Mi** están bien centrados sobre su correspondiente glenoides. Durante los movimientos de rotación, se puede observar cómo siguen caminos opuestos sobre las glenoides:

- **durante la rotación externa** (**Fig. 107: la flecha roja indica la rotación relativa de la tibia bajo los cóndilos femorales**) de la tibia sobre el fémur, el menisco externo **Me** está impulsado hacia la parte anterior **1** de la glenoide externa, mientras que el menisco interno **Mi** se dirige hacia la parte posterior **2**;
- **durante la rotación interna** (**Fig. 108: la flecha azul indica la rotación inversa**), el menisco interno **Mi** avanza **3** mientras que el externo **Me** retrocede **4**.

También en este caso, los meniscos se desplazan **a la vez que se deforman**, en tomo a sus puntos fijos, las inserciones de los cuernos. La amplitud total del desplazamiento del menisco externo es dos veces mayor que la del menisco interno.

Los desplazamientos meniscales en la rotación axial son, ante todo, pasivos –arrastrados por los cóndilos–; no obstante, también existe un factor activo: *la tensión del alerón meniscorrotuliano,* debido al desplazamiento de la rótula con respecto a la tibia (véase pág. 107); esta tracción arrastra a uno de los meniscos hacia delante.

Los movimientos de la rodilla pueden ocasionar **lesiones meniscales** cuando éstos no siguen los desplazamientos de los cóndilo s sobre las glenoides; se ven entonces "sorprendidos" en una posición anormal y acaban "aplastados entre el yunque y el martillo". Es el caso, por ejemplo, de un movimiento de **extensión brusca de la rodilla** (como cuando se da un puntapié a un balón): no hay tiempo para que uno de los meniscos se desplace hacia delante (**Fig. 109**), de forma que, cuanto más fuerte se extienda la rodilla más encasillado quedará entre el cóndilo y la glcnoidc (**doble flecha blanca**). Este mecanismo, muy frecuente en los futbolistas (**Fig. 116**), explica (**Fig. 117**), las **rupturas transversales a o las desinserciones del cuerno anterior b**, que se repliega como "el borde de una tarjeta de visita".

El otro mecanismo de lesiones meniscales se debe a la **distorsión de la rodilla** asociando (**Fig. 110**) un movimiento de *lateralidad externa* **1** y *una rotación externa* **2**; de esta forma, el menisco interno se ve desplazado hacia el centro de la articulación, bajo la convexidad del cóndilo interno, el esfuerzo de enderezamiento le sorprende en la citada posición y queda pellizcado entre el cóndilo y la glenoide, produciendo una **fisura longitudinal del menisco** (**Fig. 111**), o una **desinserción capsular total** (**Fig. 112**), o, incluso, **una fisura compleja** (**Fig. 113**). En todas las lesiones longitudinales citadas, la parte central libre del menisco puede quedar levantada dentro de la fosa intercondílea, formando un **menisco en "asa de cubo"**(**Fig. 115**). Este tipo de lesión meniscal es muy frecuente en los futbolistas (durante las caídas sobre una pierna doblada) y en los mineros (**Fig. 117**) que se ven obligados a trabajar de cuclillas en las galerías estrechas de carbón.

Otro mecanismo de lesión meniscal es la **ruptura de un ligamento cruzado**, por ejemplo el **LCAE** (**Fig. 115**). El cóndilo interno ya no queda forzosamente retenido en la parte posterior, se desplaza "cizallando" el cuerno posterior del menisco interno, provocando una desinserción capsular posterior, o una fisura horizontal (**véase el recuadro**).

A partir del momento en el que un menisco se rompe, la parte lesionada ya no sigue los movimientos normales y se encasilla entre el cóndilo y la glenoide; en consecuencia, se **bloquea la rodilla** en flexión, tanto más acentuada cuanto más posterior sea la lesión meniscal: *la extensión completa resulta entonces imposible.*

Es importante saber que, debido a su escasa vascularización, un menisco lesionado no es susceptible de cicatrización, y por lo tanto, tampoco lo es de reparación.

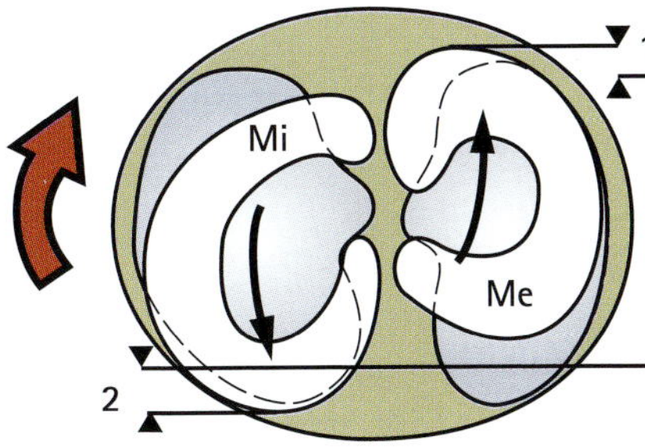

Fig. 107

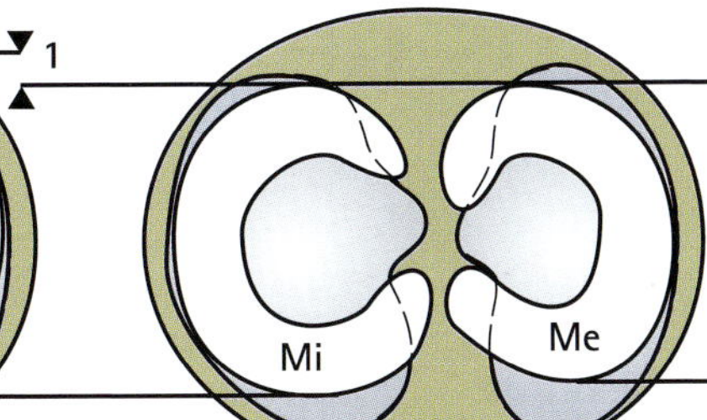

Fig. 106

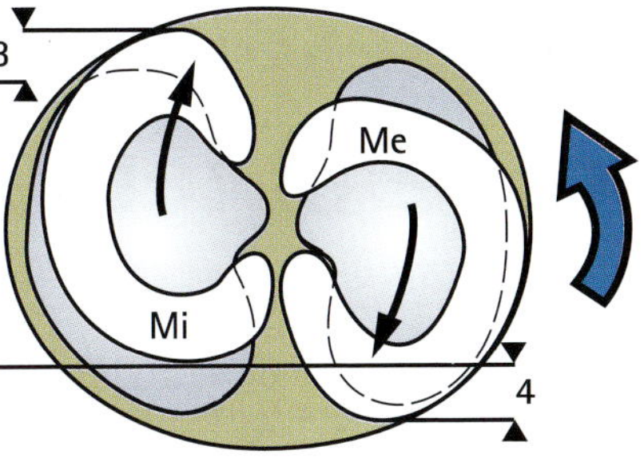

Fig. 108

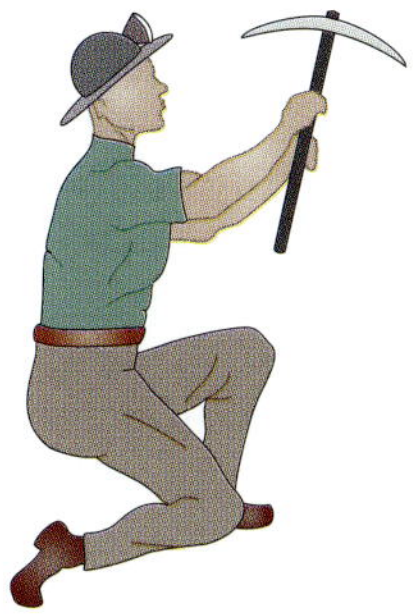

Fig. 117

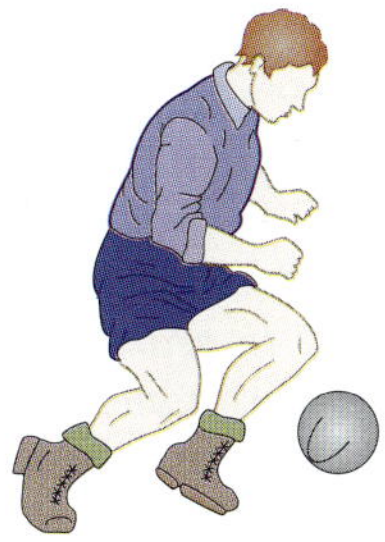

Fig. 116

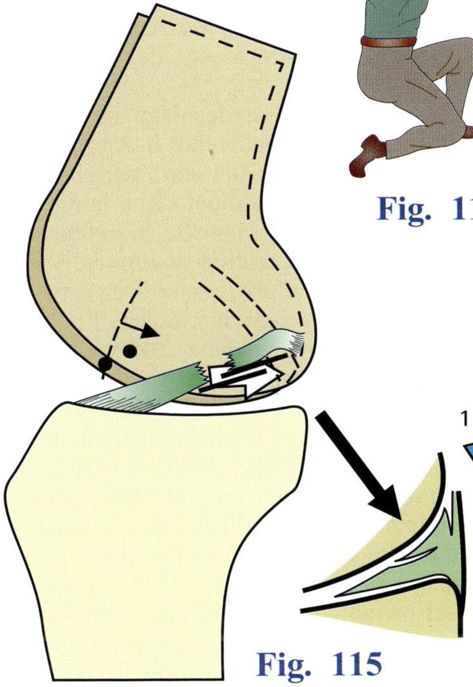

Fig. 115

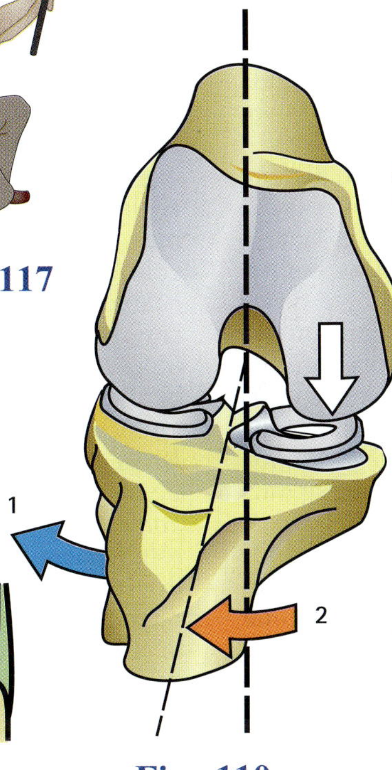

Fig. 110

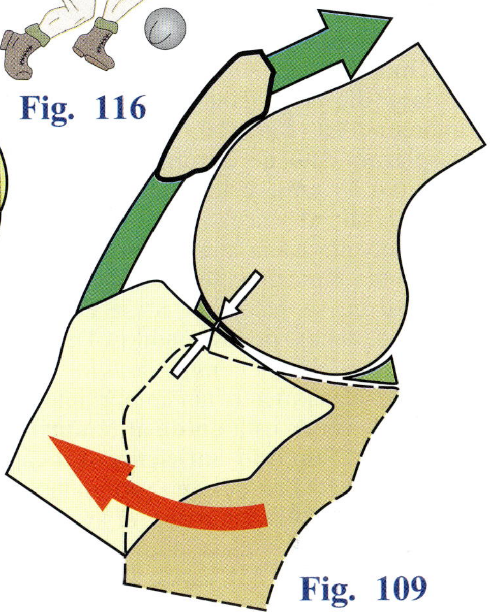

Fig. 109

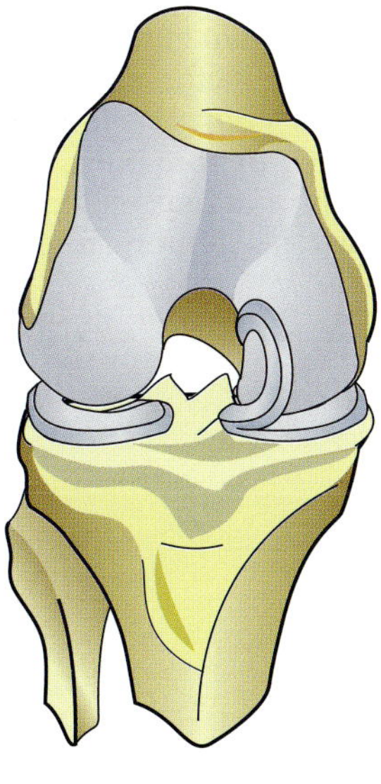

Fig. 111

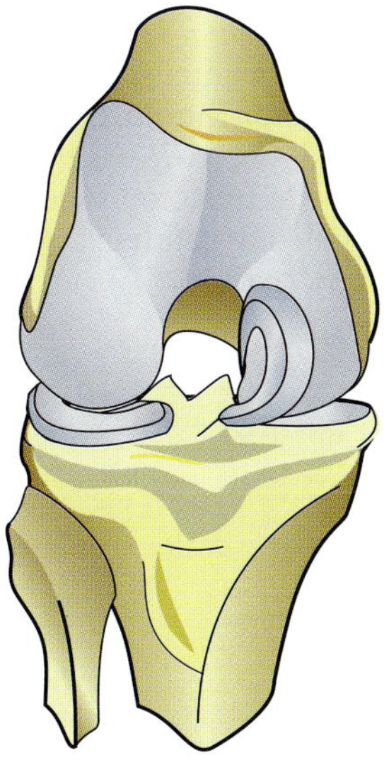

Fig. 112

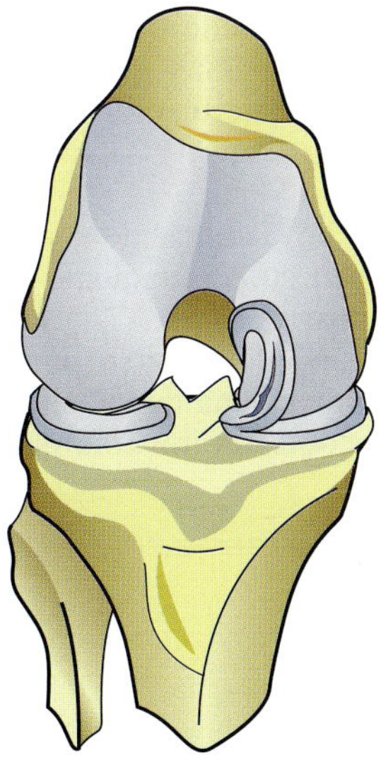

Fig. 113

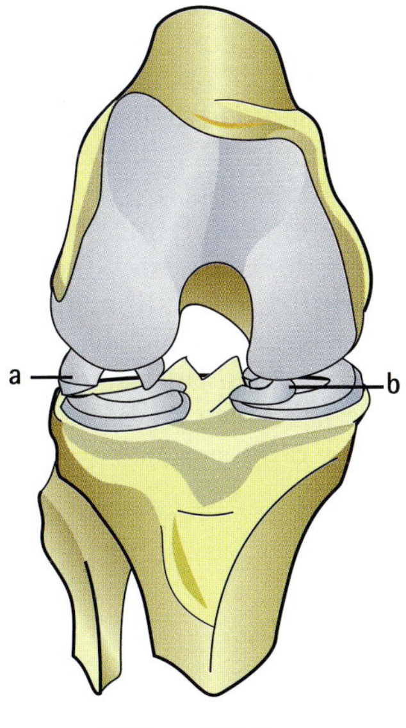

Fig. 114

Los desplazamientos de la rótula sobre el fémur

El aparato extensor de la rodilla se desliza sobre la extremidad inferior del **fémur como si se tratase de una cuerda en una polea** (**Fig. 118, a**). La única diferencia es que la tróclea es una polea fija (**Fig. 118, b**). La tróclea femoral y la fosa intercondílea (**Fig. 119**) forman de hecho un canal vertical profundo (**Fig. 118, b**), en cuyo fondo se desliza la rótula. De esta forma, la fuerza del músculo cuádriceps femoral, dirigida oblicuamente hacia arriba y *ligeramente hacia fuera,* se convierte en una fuerza *estrictamente vertical.*

Por lo tanto, el movimiento normal de la rótula sobre el fémur durante la flexión es una traslación vertical a lo largo de la garganta de la tróclea y hasta la fosa intercondílea (**Fig. 120: según radiografías**). Así, el desplazamiento de la rótula equivale al doble de su longitud (8 cm), y lo efectúa girando sobre un eje transversal; de hecho, su cara posterior, dirigida directamente hacia atrás en posición de extensión **A**, se orienta directamente hacia arriba cuando la rótula, al final de su recorrido **B**, se encaja, en la flexión extrema, debajo de los cóndilos. De forma que se trata de una *traslación circunferencial.*

Este desplazamiento tan importante sólo es posible porque la rótula está **unida al fémur mediante conexiones de longitud suficiente**. La cápsula articular forma tres fondos de saco profundos alrededor de la rótula (**Fig. 120**): por arriba, *el fondo de saco subcuadricipital* **Fsc** y, a cada lado, los *fondos de saco laterorrotuliano* **FsLr**. Cuando la rótula se desliza bajo los cóndilo s de **A** a **B**, los tres fondos de saco se despliegan: gracias a la profundidad del fondo de saco subcuadricipital, la distancia **XX'** puede transformarse en **XX"** (es decir, cuatro veces más); y gracias a la profundidad de los fondos de saco laterorrotulianos, la distancia **YY'** puede transformarse en **YY"** (es decir, dos veces más).

Cuando la inflamación une las dos láminas de los fondos de saco, éstos pierden toda su profundidad y **la rótula queda adherida al fémur: XX'** e **YY'** se vuelven inextensibles y ya no puede deslizarse por su canal. Ésta **retracción capsular** es una de las causas de la rigidez de la rodilla en extensión tras traumatismos o infecciones.

En su "descenso" la rótula va acompañada por el *pliegue sinovial infrarrotuliano* (**Fig. 121**), que pasa de la posición **ZZ'** a la posición **ZZ"**, cambiando de esta forma la orientación 180°. Cuando la rótula "asciende", el fondo de saco subcuadricipital se encajaría entre la rótula y la tróclea, si no tiraran de él hacia arriba algunas fibras separadas de la cara profunda del crural, y que forman el denominano *músculo articular de la rodilla* **ARod** o músculo tensor del fondo de saco subcuadricipital.

Normalmente, la rótula sólo se desplaza de arriba abajo y no transversalmente. De hecho, la rótula está muy bien acoplada (**Fig. 122**) en su ranura por el músculo cuádriceps femoral, acoplamiento que aumenta cuanto mayor es la flexión; al final de la extensión (**Fig. 123**), esta fuerza de coaptación disminuye y en hiperextensión (**Fig. 124**) incluso tiende a invertirse, es decir a despegar la rótula de la tróclea. En este momento (**Fig. 125**), tiene tendencia *a desplazarse hacia fuera,* puesto que el tendón cuadricipital y el ligamento rotuliano forman un *ángulo obtuso abierto hacia fuera.* Lo que impide realmente la luxación de la rótula hacia fuera es (**Fig. 126**) la carilla externa de la tróclea *mucho más prominente que la interna* (diferencia = **e**). Si debido a una malformación congénita (**Fig. 127**), la carilla externa está menos desarrollada (igualo menos prominente que la interna), la rótula ya no está lo suficientemente sujeta y se luxa hacia fuera durante la extensión completa. Éste es el mecanismo de la *luxación recidivante de rótula.*

La torsión externa de la tibia bajo el fémur, al igual que el *genu valgum*, al cerrar el ángulo entre el tendón cuadricipital y el ligamento rotuliano, aumenta la componente dirigida hacia fuera y *favorecen la inestabilidad externa de la rótula.* Éstos son, pues, factores de luxación y de subluxación externas, de condromalacia rotuliana y de la artrosis femororrotuliana externa.

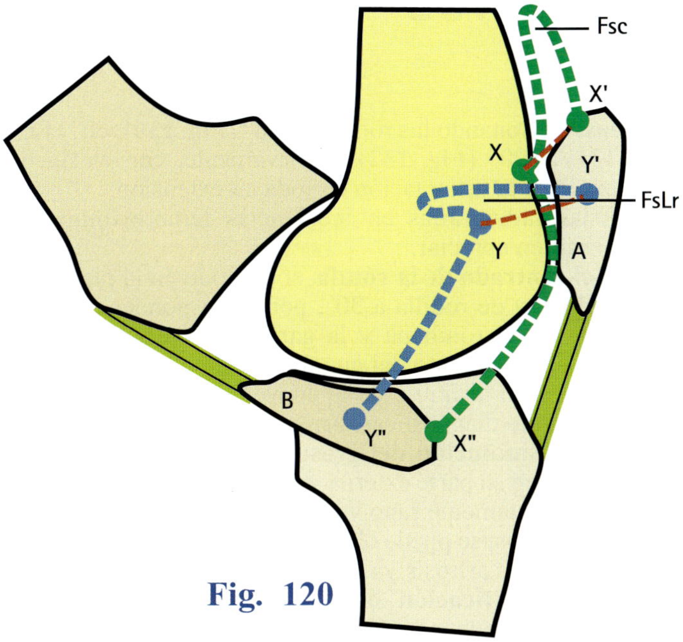

Fig. 120

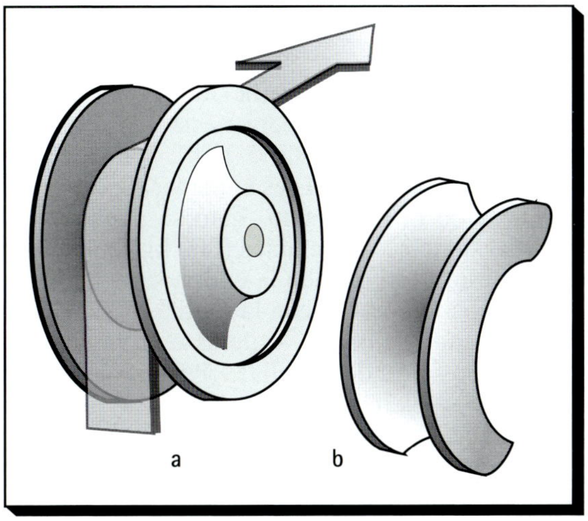

Fig. 118

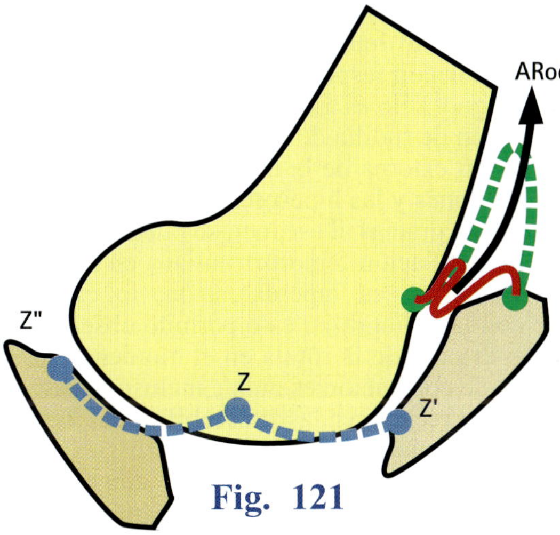

Fig. 121

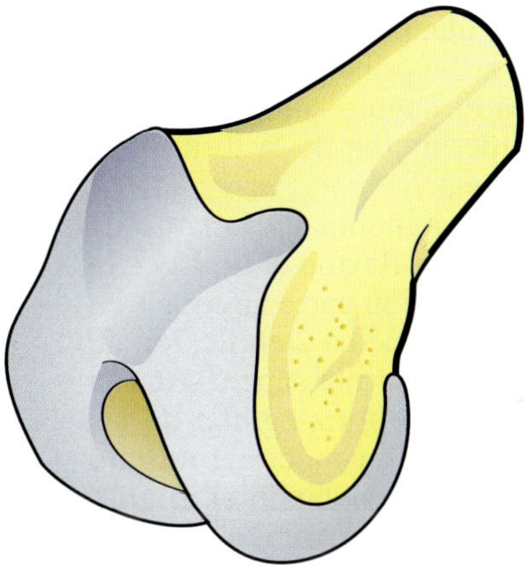

Fig. 119

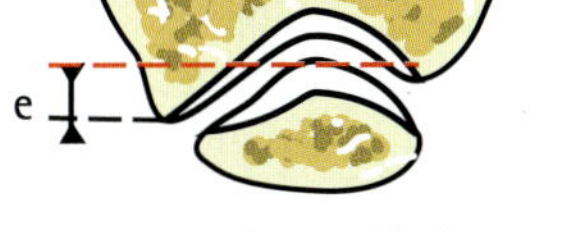

Fig. 126

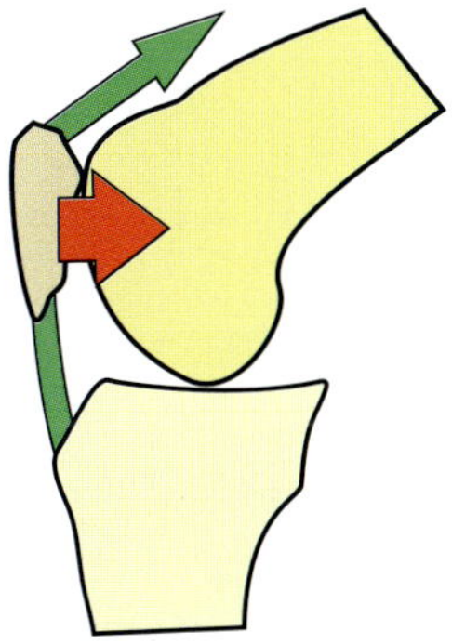

Fig. 122

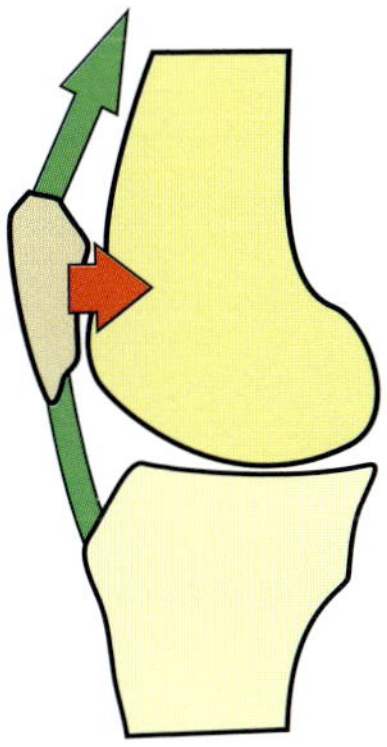

Fig. 123

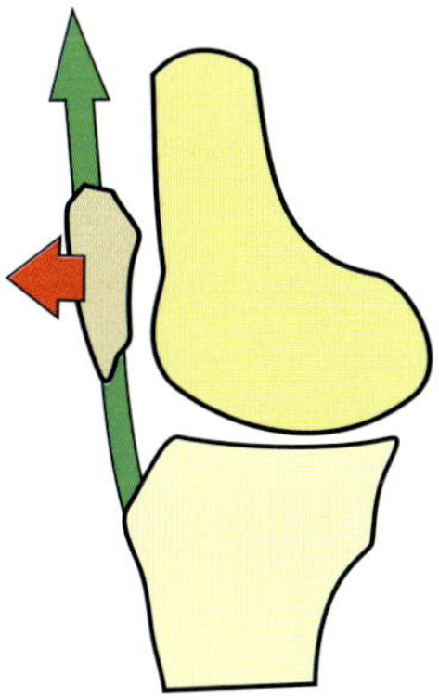

Fig. 124

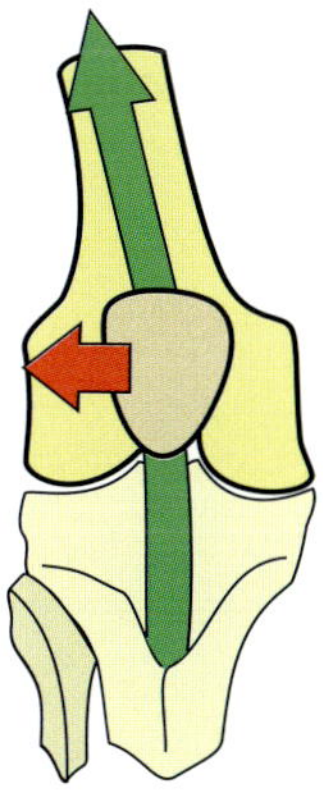

Fig. 125

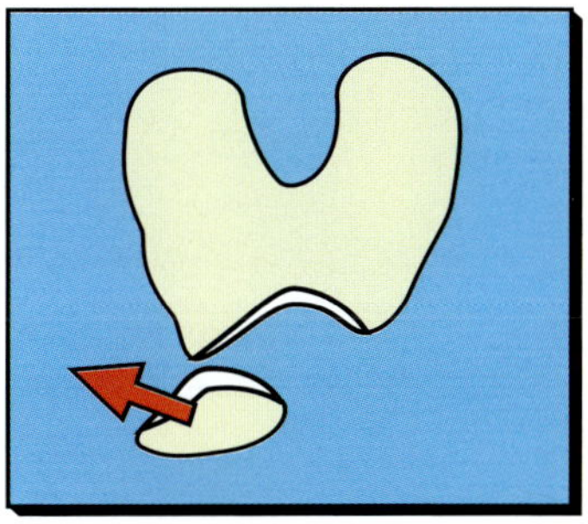

Fig. 127

Los nexos femororrotulianos

La **cara posterior de la rótula** (**Fig. 128: visión posterior de una rótula derecha**) está **envuelta de un cartílago muy grueso** (4 a 5 mm), sobre todo a la altura de la cresta media **1**: es el mayor espesor de cartílago de todo el organismo. Esto se puede explicar por las presiones considerables (300 kg) que se incrementan a este nivel cuando la contracción del músculo cuádriceps femoral es con la rodilla flexionada, por ejemplo cuando se bajan escaleras o en la incorporación de la posición de cuclillas. ¡Puede imaginarse la presión que se ejerce sobre las rótulas de los halterófilos, que levantan cargas de más de 120 kg!

A un lado y otro de la **cresta media** existen **dos carillas cóncavas** en ambos sentidos:

- la **carilla externa 2,** en contacto con la superficie externa abombada de la tróclea,
- la **carilla interna,** en contacto con la superficie abombada interna.

Esta última carilla se subdivide, por una cresta oblicua poco prominente, en una carilla principal **3** y una carilla accesoria **4,** situada en el ángulo superointerno y que se articula con el borde interno de la fosa intercondílea en la flexión máxima.

Durante su desplazamiento longitudinal a lo largo de la tróclea cuando se realiza una flexión (**Fig. 129**), la rótula contacta con la tróclea por su parte inferior **1** en máxima extensión, por su parte media **2** en flexión de 30° y por su parte superior y la carilla supero externa en máxima flexión. Observando la topografía de las lesiones cartilaginosas, es posible conocer el **ángulo crítico de flexión,** y viceversa, apuntando **el ángulo de flexión dolorosa** para prever la aparición de lesiones.

Hasta ahora, las conexiones de la articulación femororrotuliana se constataban con radiografías denominadas "en incidencia axial de la rótula" o también en "incidencia femororrotuliana", tornando la interlínea "en fila": en la misma placa se abarcan **ambas rótulas,** flexionando las rodillas a 30° (**Fig. 130**), 60° (**Fig. 131**) y 90° (**Fig. 132**) sucesivamente, con el fin de explorar la articulación en toda su extensión.

Estas radiografías en incidencias femororrotulianas permiten apreciar:

- el **centrado de la rótula**, sobre todo en la placa con flexión de rodilla a 30°, por correspondencia entre la cresta rotuliana y la garganta troclear, y por el desbordamiento del ángulo externo de la rótula con respecto al límite de la convexidad externa; lo que permite diagnosticar una subluxación externa.
- la **disminución del grosor de la interlínea**, sobre todo en su parte externa, en comparación con el lado supuestamente sano y utilizando un compás de puntas duras; se puede observar una erosión cartilaginosa en las artrosis ya "avanzadas";
- la **densificación ósea subcondral** en la carilla externa, que representa un síndrome de hiperpresión externa,
- un desplazamiento **hacia fuera de la tuberosidad tibial anterior** con respecto a la garganta de la tróclea; este signo, sólo es apreciable en las radiografías con flexión de rodilla de 30° y de 60° , representa una torsión externa de la tibia sobre el fémur en las subluxaciones y las hiperpresiones externas.

En la actualidad, gracias al escáner, se pueden realizar cortes de la articulación femororrotuliana en máxima extensión e incluso en hiperextensión, lo que era imposible con la radiografía; esto permite observar la subluxación externa de la rótula en el momento en el que la fuerza de coaptación es nula e incluso negativa, permitiendo así reconocer las **inestabilidades femororrotulianas menores.**

En lo referente a la **artroscopia,** permite diagnosticar las lesiones cartilaginosas femororrotulianas que no aparecen en las placas en incidencia axial y los *desequilibrios dinámicos*.

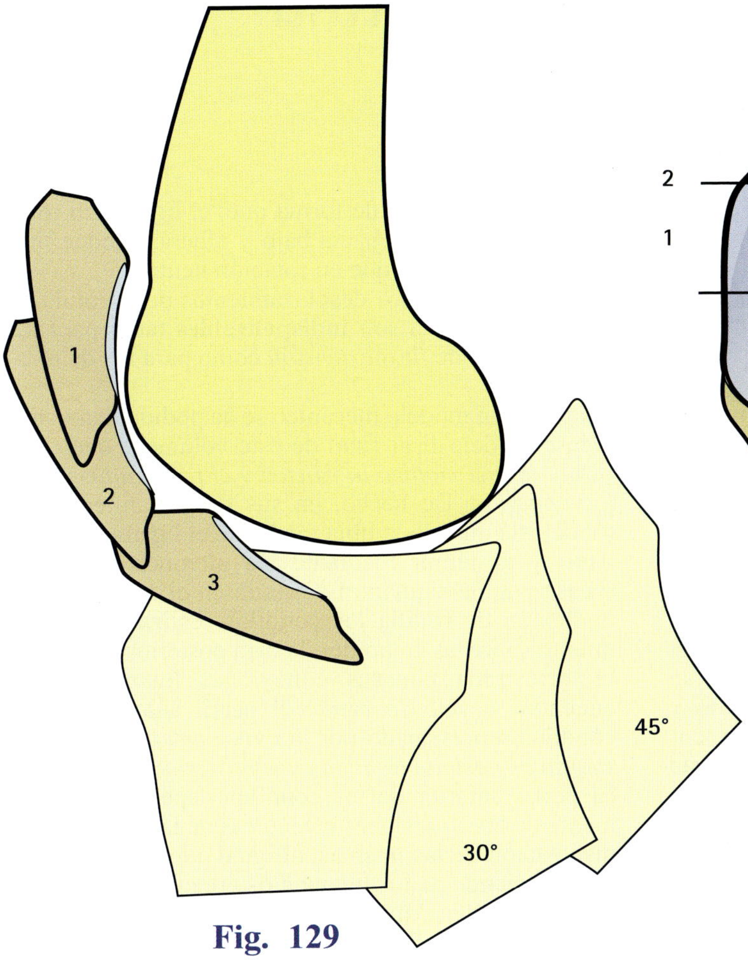

Fig. 129

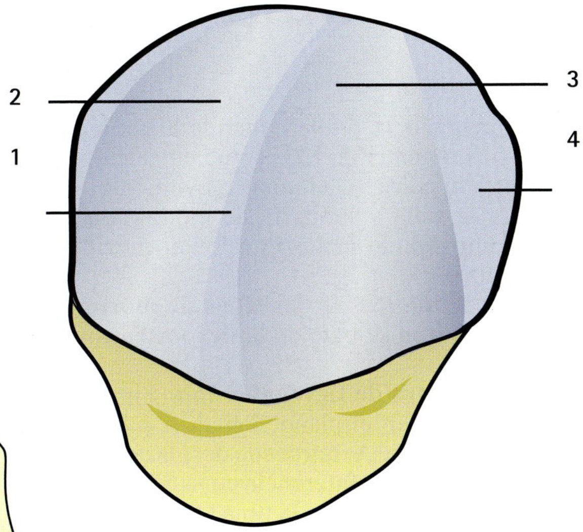

Fig. 128

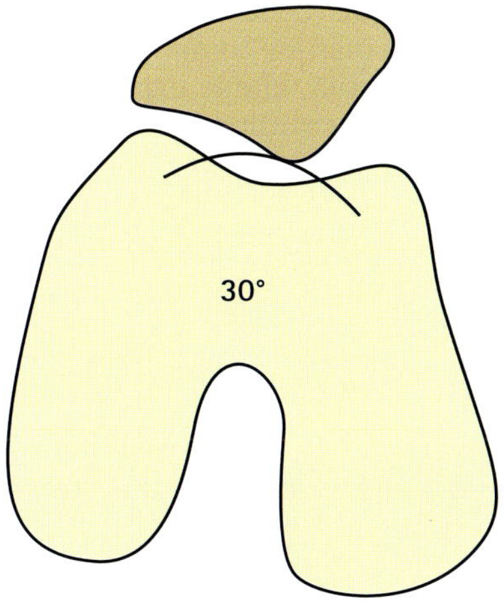

Fig. 130

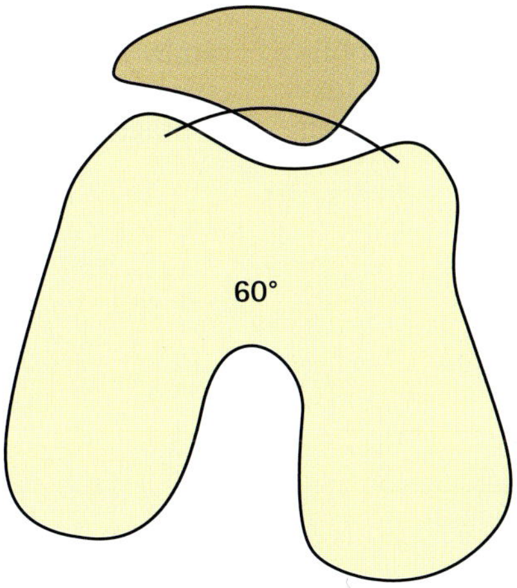

Fig. 131

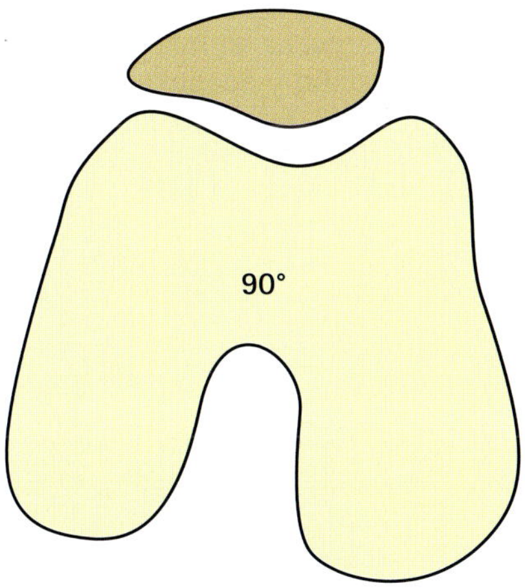

Fig. 132

Los desplazamientos de la rótula sobre la tibia

Se podría imaginar la rótula adherida a la tibia para formar un olécranon (**Fig. 133**) como en el codo. Esta disposición impediría cualquier movimiento de la rótula sobre la tibia y limitaría de modo notable su movilidad, impidiendo incluso cualquier movimiento de rotación axial.

De hecho, la rótula realiza **dos tipos de movimiento** sobre la tibia, según se trate de la flexoextensión o de la rotación axial.

En los **movimientos de flexoextensión** (**Fig. 134**), la rótula se desplaza en el plano sagital. A partir de su posición en extensión **A**, retrocede desplazándose a lo largo de un arco de circunferencia cuyo centro se sitúa en la tuberosidad anterior de la tibia **O** y cuyo radio es igual a la longitud del ligamento rotuliano. Al mismo tiempo, bascula sobre sí misma unos 35º, de forma que su cara posterior, que miraba hacia atrás, se ve orientada durante la **flexión máxima B** hacia atrás y abajo. De modo que, en relación a la tibia, experimenta un *movimiento de traslación circunferencial.* Este retroceso de la rótula se debe a *dos factores:* por un lado, el desplazamiento hacia atrás **D** del punto de contacto de los cóndilos en las glenoides y, por otro, la reducción **r** de la distancia **R** de la rótula al eje de flexoextensión (+).

En los **movimientos de rotación axial** (**Figs. 135, 136 y 137**), los desplazamientos de la rótula con respecto a la tibia se realizan en el *plano frontal.* En **rotación neutra** (**Fig. 135**), la dirección del ligamento rotuliano es ligeramente oblicua hacia bajo y afuera. Durante la **rotación interna** (**Fig. 136**), el fémur gira en rotación externa con respecto a la tibia, desplazando la rótula *hacia fuera:* el ligamento rotuliano se hace oblicuo hacia abajo y adentro. Durante **la rotación externa** (**Fig. 137**), sucede lo contrario; el fémur arrastra la *rótula hacia dentro,* de forma que, el ligamento rotuliano queda oblicuo hacia bajo y afuera, aunque más oblicuo hacia fuera que en rotación neutra.

En consecuencia, los desplazamientos de la rótula en relación a la tibia son **indispensables** tanto para los movimientos de *flexoextensión* como para los de *rotación axial.*

Gracias a un modelo mecánico se ha podido demostrar (véase modelo II al final de este volumen) que es *la rótula la que moldea la tróclea y el perfil anterior de los cóndilos.* De hecho, en sus desplazamientos, la rótula está unida a la tibia mediante el ligamento rotuliano y al fémur mediante los alerones rotulianos (véase página siguiente). Cuando en el transcurso de la flexión de rodilla los cóndilos realizan su movimiento sobre las glenoides, la cara posterior de la rótula, arrastrada por sus conexiones ligamentos as, engendra *geométricamente* el perfil anterior de los cóndilos representado por la *curva envolvente de las sucesivas posiciones de la cara posterior de la rótula.* El perfil anterior de los cóndilos depende esencialmente de las conexiones mecánicas de la rótula y de la disposición de las mismas, al igual que su perfil posterior depende de los ligamentos cruzados.

Ya se citó anteriormente (pág. 86) cómo el perfil cóndilo-troclear está literalmente "fabricado" por la tibia y la rótula, unidas al fémur mediante el sistema de cruzados por una parte, y por el ligamento y los alerones rotulianos por otra.

Ciertas intervenciones quirúrgicas, al *trasponer la tuberosidad tibial hacia delante* (Maquet) o *hacia dentro* (Elmslie), modifican las conexiones entre la rótula y la tróclea, y en particular los componentes de coaptación y subluxación externa, lo que explica que se practiquen en los **síndromes rotulianos.**

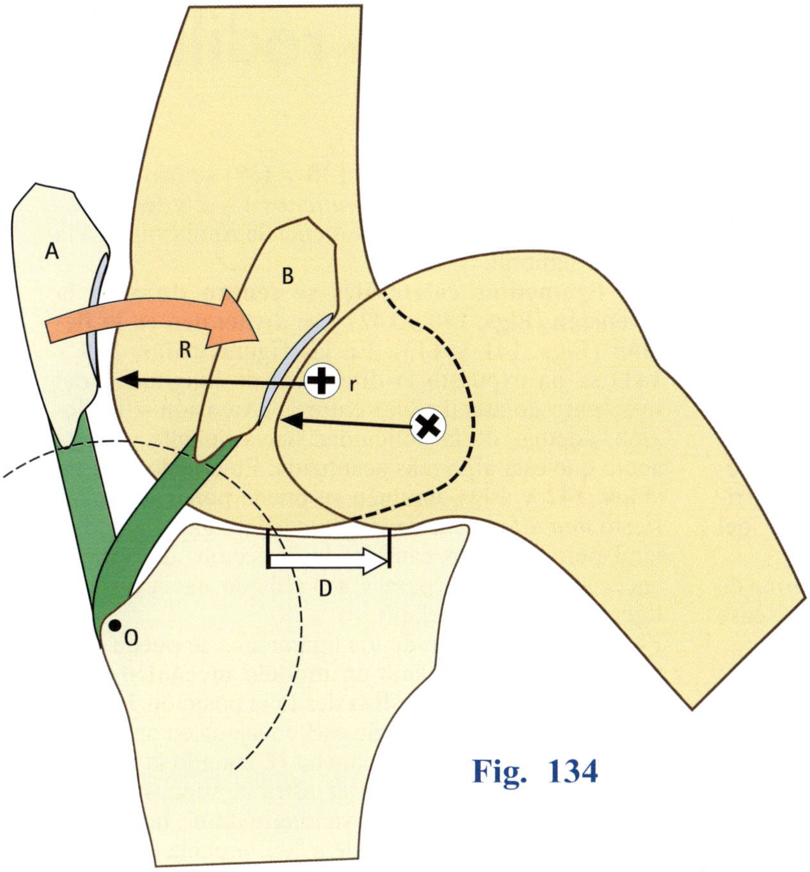

Fig. 134

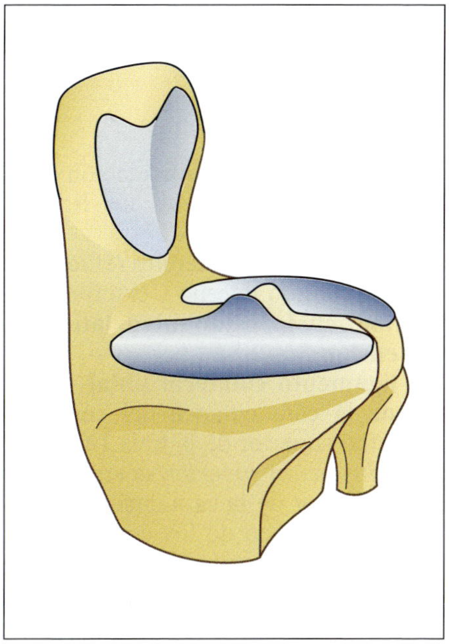

Fig. 133

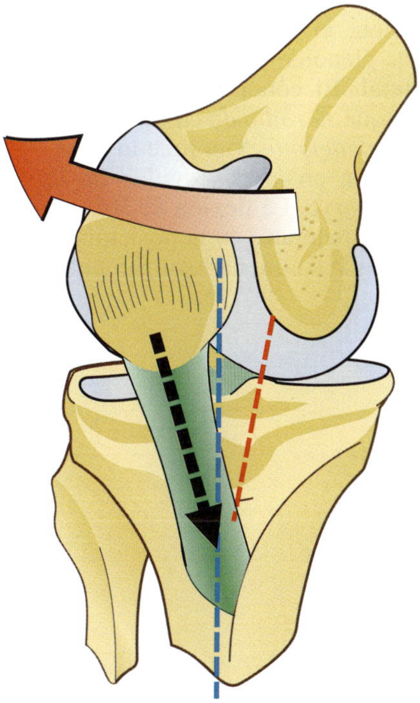

Fig. 136

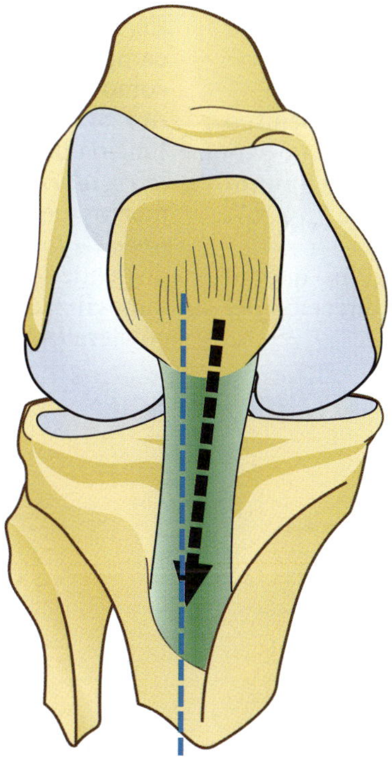

Fig. 135

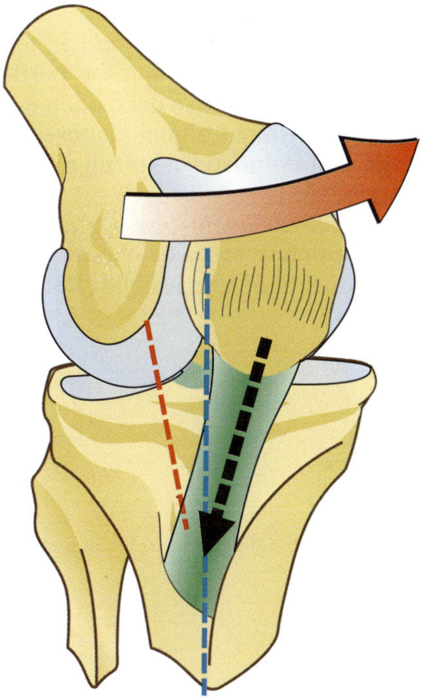

Fig. 137

Los ligamentos colaterales de la rodilla

La estabilidad de la articulación de la rodilla depende de *potentes ligamentos,* los ligamentos cruzados y laterales.
Los ligamentos colaterales refuerzan la cápsula articular por su lado interno y externo.
Garantizan **la estabilidad lateral de la rodilla en extensión.**
El **ligamento colateral tibial** (Fig. 138) se extiende desde la cara cutánea del cóndilo interno hasta el extremo superior de la tibia LCT:

- su *inserción superior* se emplaza en la parte posterosuperior de la cara cutánea, por detrás y por arriba de la línea de los centros de la curva XX' del cóndilo (véase pág. 85);
- su *inserción inferior* se sitúa por detrás de la zona de inserción de los músculos de la pata de ganso (véase página 113), en la cara interna de la tibia;
- su dirección es oblicua hacia abajo y hacia delante; por lo tanto, cruzada en el espacio con la dirección del ligamento colateral peroneo (**flecha A**).

El ligamento colateral peroneo (Fig. 139) se extiende desde la cara cutánea del cóndilo externo hasta la cabeza del peroné LCP:

- su *inserción superior* está localizada *por arriba y por detrás de la línea de los centros de la curva* yy' del cóndilo externo (véase página 85);
- *su inserción inferior* se localiza en la zona anterior de la *cabeza del peroné;* en el interior de la zona de inserción del bíceps;
- *se diferencia de la cápsula* en todo su trayecto;
- está separado de la cara periférica del menisco externo por el paso del tendón del poplíteo, que participa en lo que algunos autores denominan el **punto de ángulo posteroexterno o PAPE** (véase **Fig. 267, pág. 155**);
- es *oblicuo hacia abajo y atrás;* de forma que su dirección se cruza en el espacio con la dirección del ligamento colateral tibial (**flecha B**).

En estas dos figuras (**Figs. 138 y 139**) se han dibujado los *alerones meniscorrotulianos* **1** y **2** y los *alerones rotulianos* **3** y **4** que mantienen la rótula sujeta a la tróclea femoral.
Los ligamentos colaterales se tensan durante la extensión (Figs. 140 y 142) y se **distienden en la flexión** (**Figs. 141 y 143**). En las figuras (**Figs. 140 y 141**) se ha expuesto la diferencia de longitud **d** del ligamento colateral tibial entre la extensión y la flexión, además de la oblicuidad hacia delante y hacia abajo que está algo más acentuada. En el lado externo (**Figs. 142 y 143**), también se puede poner de manifiesto *una diferencia de longitud* **e** del ligamento colateral peroneo y un cambio de dirección: de oblicuo hacia abajo y atrás pasa a ser oblicuo hacia abajo y ligeramente hacia delante.
El cambio de tensión de los ligamentos se puede ilustrar fácilmente mediante un **modelo mecánico** (**Fig. 144**): una cuña **C** se desliza desde la posición 1 a la 2 en una plancha **B**, esta cuña está encajada en un "estribo" **ab** fijado en a en la plancha **B**; cuando la cuña **C** se desliza de 1 a 2, tensa el estribo, supuestamente elástico, y adquiere una nueva longitud **ab'**, la diferencia de longitud **e** corresponde a la diferencia de grosor de la cuña entre sus dos posiciones 1 y 2, y representa el *grado de tensión del estiramiento*, que por imagen, es el de los ligamentos.
En lo que respecta a la rodilla, a medida que se va completando la extensión, el cóndilo se interpone, como una cuña, entre la glenoide y la inserción superior del ligamento lateral. El cóndilo desempeña la función de una cuña porque *su radio de curva aumenta regularmente, de atrás adelante,* y porque los ligamentos colaterales se fijan en *la concavidad de la línea de los centros de la curva.* La flexión de 30° que distiende los ligamentos colaterales es la posición de inmovilización después de la sutura de los ligamentos colaterales.

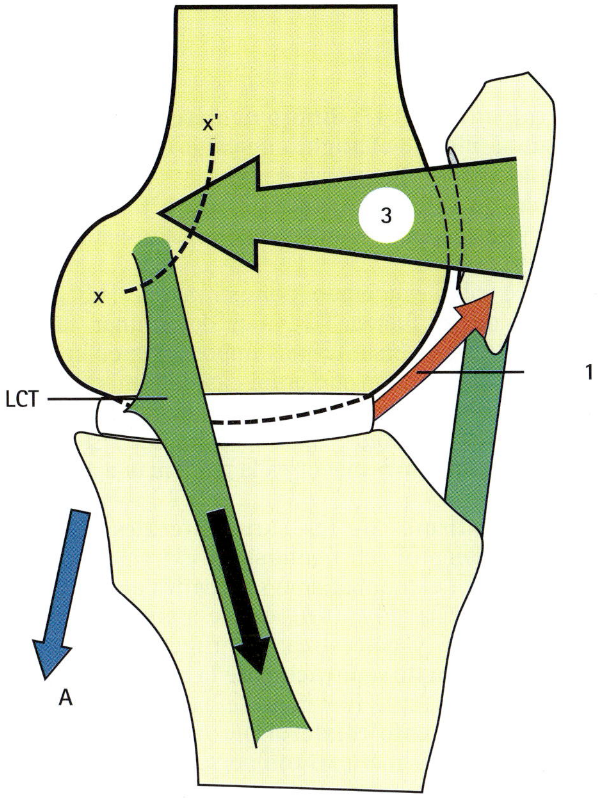

Fig. 138

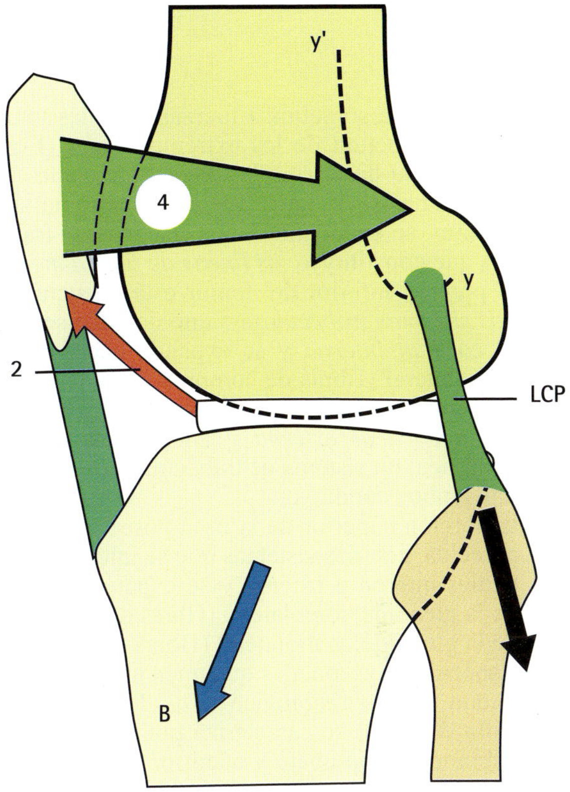

Fig. 139

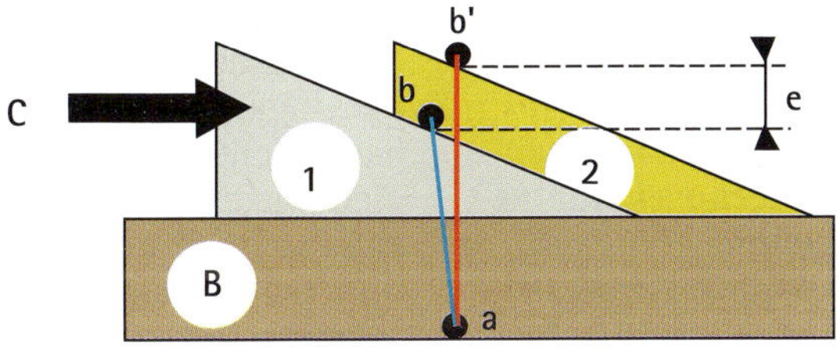

Fig. 144

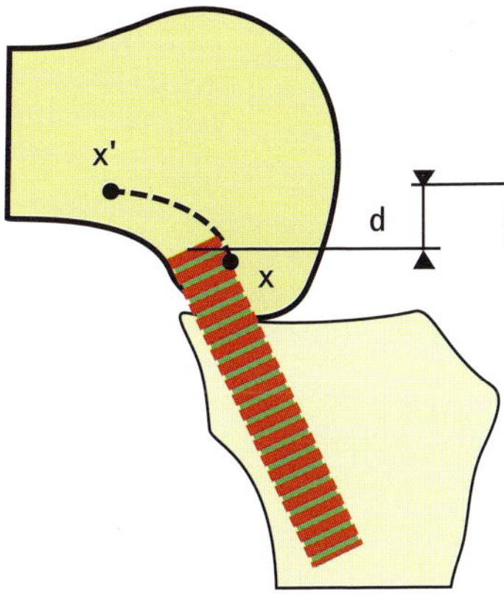

Fig. 141

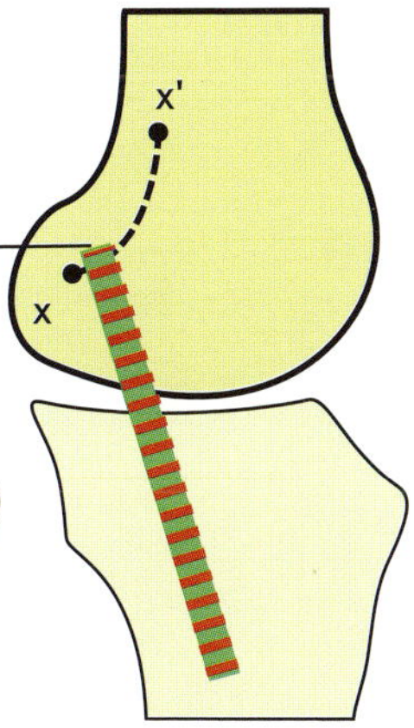

Fig. 140

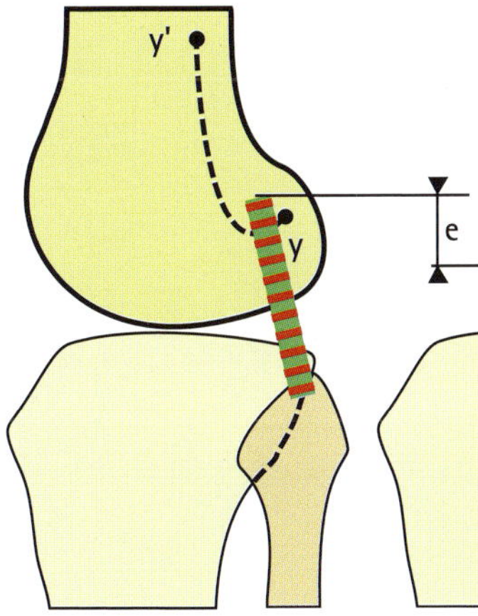

Fig. 142

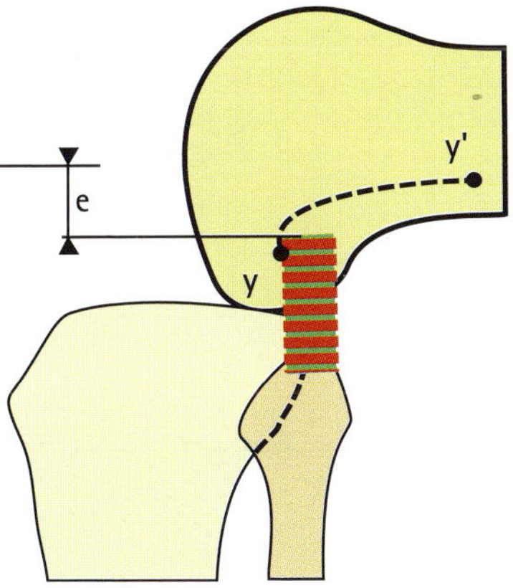

Fig. 143

La estabilidad transversal de la rodilla

La rodilla está sometida a fuerzas laterales importantes y la estructura de los extremos óseos (**Fig. 145: corte frontal de la rodilla**) representa dichas violencias mecánicas. Al igual que en el extremo superior del fémur, se encuentran unos sistemas de trabéculas óseas que constituyen *las líneas de fuerza mecánica:*

- la porción inferior del fémur está estructurada por *dos sistemas trabeculares:* uno de ellos se inicia en *la cortical interna* y se expande hacia el cóndilo homolateral (fibras de compresión) y hacia el cóndilo contralateral (fibras de tracción); y el otro parte de *la cortical externa* y adopta una disposición simétrica; un sistema de trabéculas horizontales que une ambos cóndilos;
- la porción superior de la tibia posee una estructura parecida, con dos sistemas que se inician en las corticales interna y externa y se expanden por debajo de la glenoide homolateral (fibras de compresión) y de la glenoide contralateral (fibras de tracción); con trabéculas horizontales que unen ambas glenoides.

El genu valgus fisiológico (**Fig. 146: visión de la rodilla de cara**) se caracteriza por la inclinación del eje femoral hacia abajo y adentro. La fuerza F destinada a la porción superior de la tibia no es totalmente vertical, lo que permite descomponerla en una fuerza vertical **v** y en otra transversal **t** dirigida horizontalmente hacia dentro. Esta componente **t**, al desplazar la articulación hacia dentro, tiende a *acentuar el valgus,* abriendo la interlínea un ángulo **a** abierto hacia dentro. **Es el sistema ligamentos o interno el que se opone normalmente a esta dislocación.**

El **ángulo de valgus** juega un gran papel en la **estabilidad transversal de la rodilla**. Cuanto más acentuado es el valgus (**Fig. 147: dibujo de descomposición de fuerzas siguiendo el ángulo de valgo**), más fuerte es la citada componente transversal **t**:

- el ángulo de valgo fisiológico es de 170º (**líneas azules**) y corresponde a una componente transversal **t1**;
- en caso de valgo exagerado, por ejemplo de 160º, la dirección de la fuerza **F2** va a determinar una componente transversal **t2** más importante: en concreto dos veces mayor que en el caso de un valgus normal de 170º. De esto se deduce que cuanto más acentuado sea el valgus, más necesita del sistema ligamentoso interno y mayor es la tendencia a acentuarse.

En los **traumatismos de las caras laterales de la rodilla** se pueden producir fracturas del extremo superior de la tibia. Si el traumatismo se localiza en la cara interna de la rodilla (**Fig. 148**), tiende a enderezar el valgus fisiológico y determina en primer lugar una **fractura completa de separación de la meseta tibial interna 1**, además, si la fuerza no se ha agotado, una **ruptura del ligamento colateral peroneo 2**. Cuando el ligamento es el primero en romperse, no se produce la fractura de la meseta tibial.

Cuando el traumatismo se localiza en la **cara externa de la rodilla** (**Fig. 149**), como en el caso de un golpe ocasionado por un parachoques de un coche, en primer lugar, el cóndilo externo se desplaza ligeramente hacia dentro, para a continuación introducirse en la glenoide externa y finalmente hacer estallar la cortical externa de la meseta tibial: de esta forma, se produce **una fractura mixta** denominada de **hundimiento e –separación s** de la meseta tibial externa.

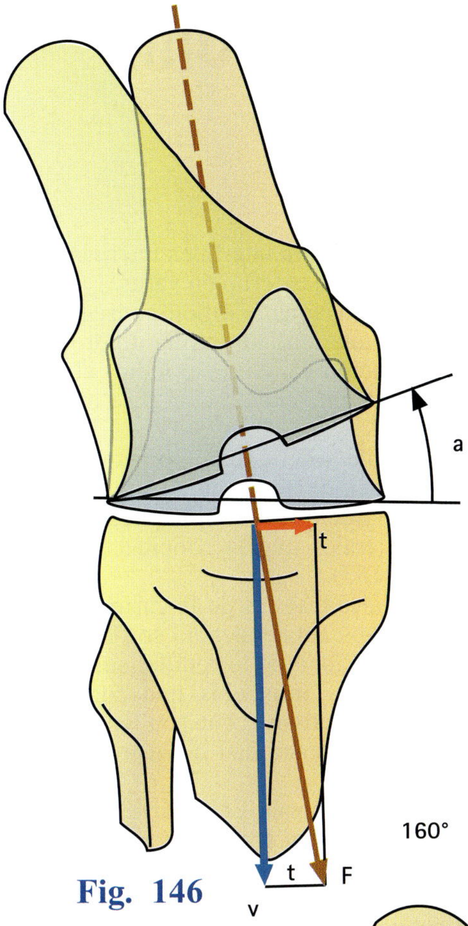

Fig. 146

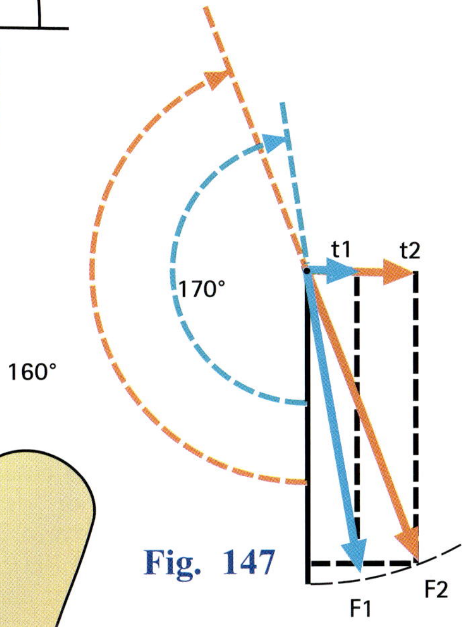

Fig. 147

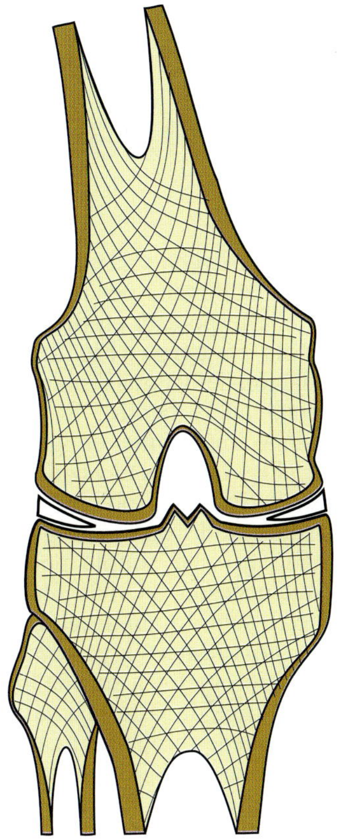

Fig. 145

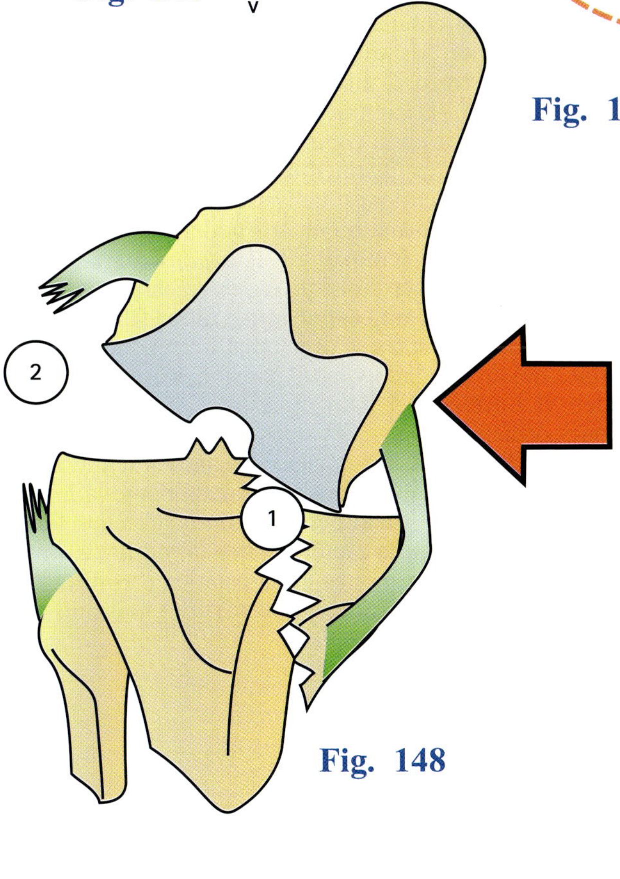

Fig. 148

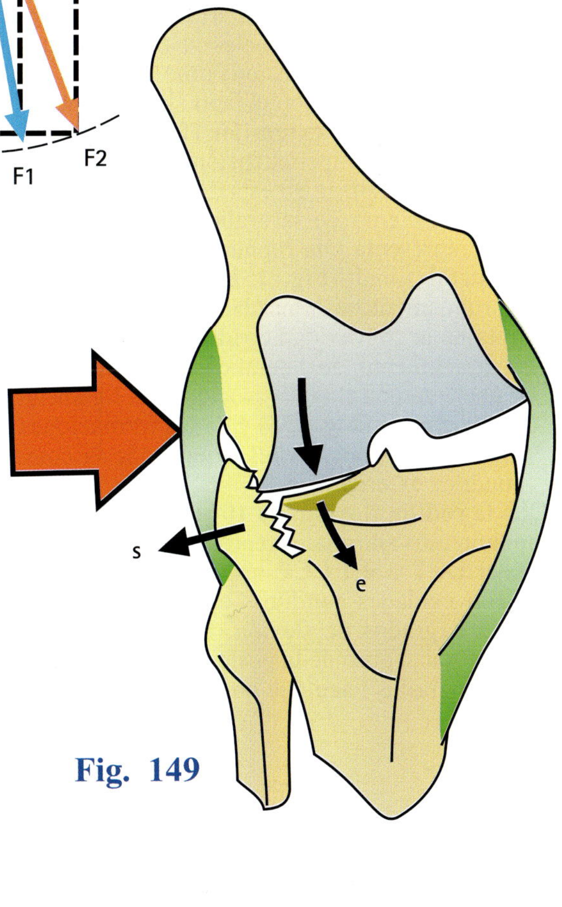

Fig. 149

La estabilidad transversal de la rodilla *(continuación)*

Durante la marcha y la carrera, la rodilla se ve continuamente solicitada por fuerzas laterales. En algunos casos, el cuerpo está en **desequilibrio interno sobre la rodilla en carga** (**Fig. 150**), lo que provoca una acentuación del valgus fisiológico y una apertura de la interlínea hacia dentro. Si la fuerza transversal es demasiado importante, el ligamento colateral tibial se rompe (**Fig. 151**): es el **esguince grave del ligamento colateral tibial** (es preciso puntualizar esta afirmación subrayando que un esguince grave nunca es el resultado de una simple posición de desequilibrio, sino que necesita, además, un **golpe violento**).

En el otro sentido, un **desequilibrio externo sobre la rodilla portadora** (**Fig. 152**) tiende a enderezar el valgus fisiológico y a abrir la interlínea hacia fuera. Si la cara interna de la rodilla sufre un traumatismo violento, se puede romper el ligamento colateral peroneo (**Fig. 153**): es el **esguince grave del ligamento colateral peroneo** con apertura de la interlínea **b** hacia fuera.

Cuando se da un esguince grave de rodilla, se pueden dar **movimientos de lateralidad** que se efectúan alrededor de un eje anteroposterior. La exploración de estos movimientos anormales se realiza tanto con la rodilla en máxima extensión como en ligera flexión, y siempre se compara con el lado supuestamente sano.

Con la **rodilla en extensión** (**Fig. 155**), incluso se podría decir en hiperextensión, ya que el peso del miembro lo desplaza en esta dirección:

- un movimiento de **lateralidad externa**, o **en valgus**, representa una ruptura asociada del ligamento colateral tibial (**Fig. 151**) y de las formaciones fibroligamentosas ubicadas por detrás del mismo, se trata de la convexidad condílea interna y del **PAPI**;
- el movimiento de lateralidad interna, o en varus, representa una ruptura asociada del ligamento colateral peroneo (**Fig. 153**) y de las formaciones fibroligamentosas posteriores, sobre todo la convexidad condílea externa.

Con la **rodilla flexionada 10°** (**Fig. 156**), los mismos movimientos anormales representan una ruptura aislada del **LCT** o del **LCP** respectivamente, puesto que las convexidades condíleas están distendidas por los primeros grados de flexión. El hecho de que no se pueda estar seguro de la posición en la que son hechas las radiografías hace que no sea fiable el diagnóstico radiológico del bostezo de la interlínea interna en valgus forzado o del bostezo externo en varus.

A decir verdad, es francamente difícil conseguir una relajación muscular total en una rodilla dolorosa que propicie una exploración válida. Esto indica el carácter casi obligatorio de una exploración bajo anestesia general.

El esguince grave de tobillo compromete la estabilidad de la articulación. De hecho, la ruptura de un ligamento lateral impide que la rodilla pueda oponerse a las fuerzas laterales que la solicitan continuamente (**Figs. 151 y 153**).

En las fuerzas laterales bruscas de la carrera y de la marcha, los ligamentos colaterales no son los únicos que aseguran la estabilidad de la rodilla; sino que se ven reforzados *por los* **músculos** que constituyen auténticos **ligamentos activos** y que son los principales responsables de la estabilidad de la rodilla (**Fig. 154**).

El ligamento colateral peroneo **LCP** se ve muy reforzado por *la cintilla iliotibial* **1**, tensada por el *músculo tensor de la fascia lata* –esta contracción se expone en la figura 152.

El ligamento colateral tibial **LCT** se ve igualmente reforzado por los **músculos de la pata de ganso**: músculo sartorio **2**, músculo semitendinoso **3** y músculo grácil **4** –la contracción del músculo sartorio se puede observar en la figura 150.

Por lo tanto, los ligamentos colaterales están "protegidos" por tendones consistentes. También están reforzados, de forma no menos poderosa, por el músculo **cuádríceps femoral** cuyas *expansiones directas* **Ed** y *cruzadas* **Ecr** constituyen, en la cara anterior de la articulación, **un capa ante todo fibrosa**. Las expansiones directas se oponen al bostezo de la interlínea del mismo lado y las expansiones cruzadas impiden el bostezo del lado opuesto. Cada vasto actúa, pues, gracias a estos dos tipos de expansiones, sobre la estabilidad de la articulación en ambos sentidos. De forma que se puede entender perfectamente la importancia de la integridad del músculo cuádriceps femoral para garantizar la estabilidad de la rodilla, e, inversamente, las alteraciones de la estática ("**rodilla que se afloja**") derivadas de una atrofia del músculo cuádriceps femoral.

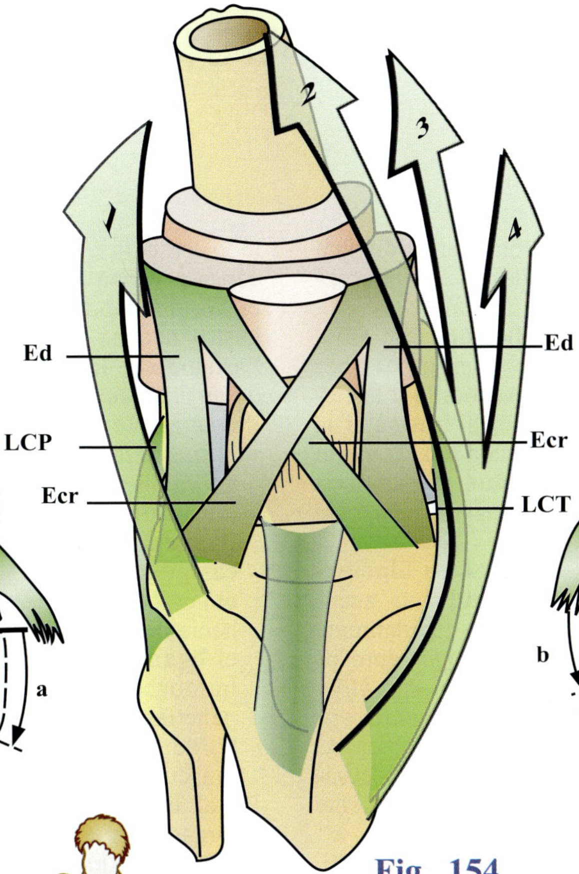

Fig. 154

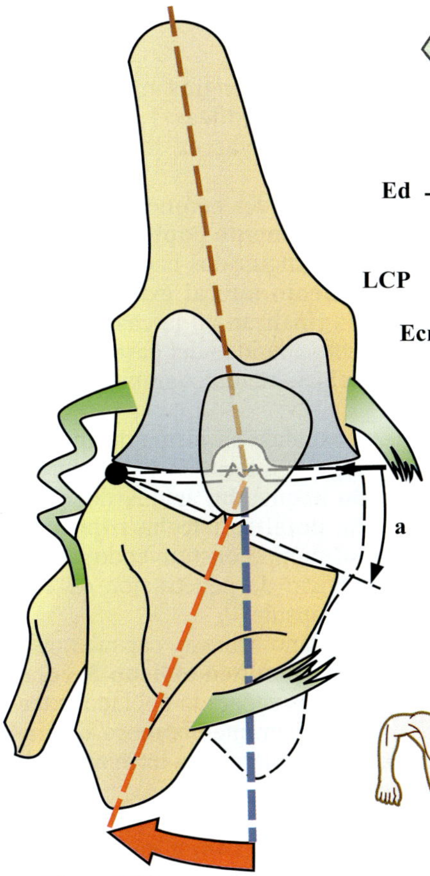

Fig. 151

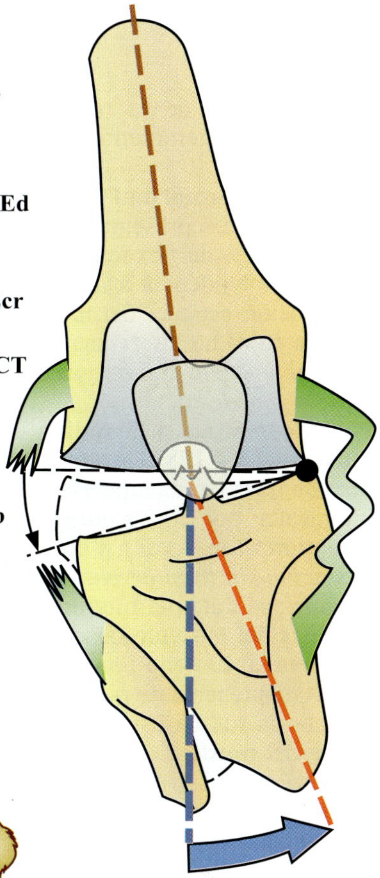

Fig. 153

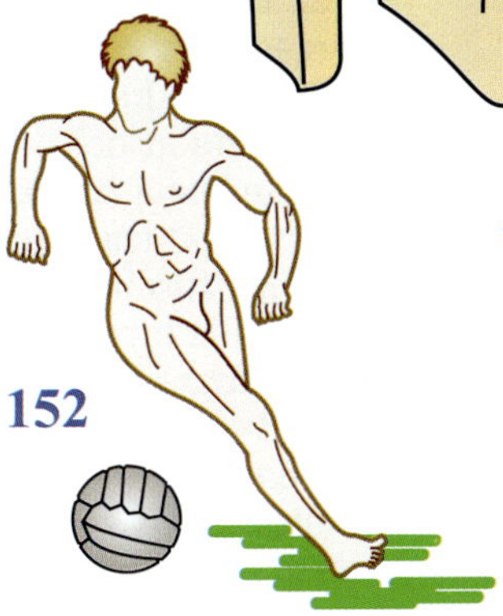

Fig. 152

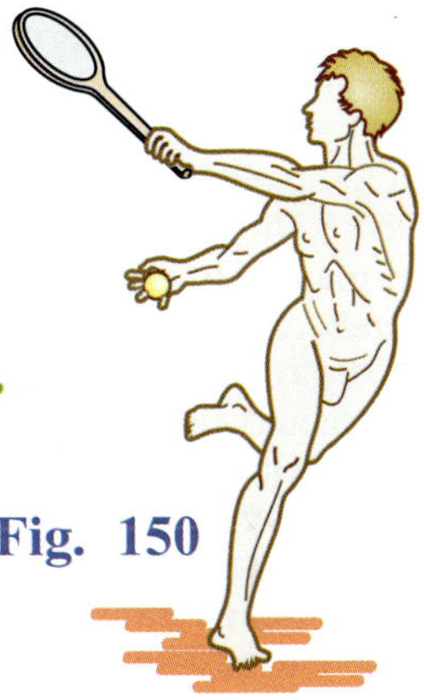

Fig. 150

Fig. 155

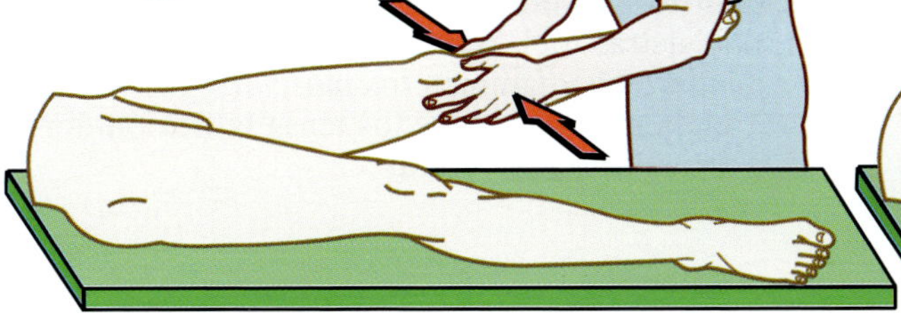

Fig. 156

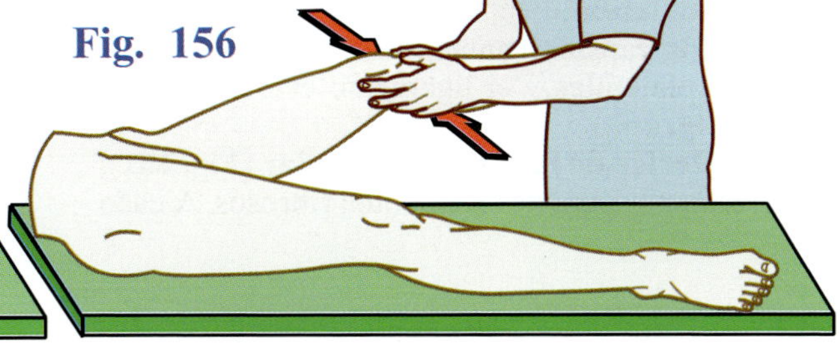

La estabilidad anteroposterior de la rodilla

La estabilidad de la rodilla es totalmente distinta según esté ligeramente flexionada o en hiperextensión.

En alineación normal con ligera flexión (**Fig. 157**), la fuerza que representa el peso del cuerpo pasa por detrás del eje de flexoextensión de la rodilla y la flexión tiene tendencia a acentuarse por sí misma si la contracción estática del músculo cuádriceps femoral (**flecha roja**) no interviene; por lo tanto, en esta posición, *el músculo cuádriceps femoral es indispensable para la bipedestación.*

Por el contrario, **si la rodilla se coloca en hiperextensión** (**Fig. 158**), la tendencia natural a la acentuación de la citada hiperextensión queda rápidamente bloqueada por los elementos capsuloligamentosos posteriores (**en verde**), y es *posible mantener la bipedestación sin la intervención del músculo cuádriceps femoral:* se trata del **bloqueo.** Esto explica que en las parálisis del músculo cuádriceps femoral sea necesario acentuar el genu recurvatum para que el paciente pueda mantenerse de pie e incluso caminar.

Cuando la rodilla está en **hiperextensión** (**Fig. 159**), el eje del muslo es oblicuo hacia abajo y atrás, y la fuerza **f** así desarrollada puede descomponerse en un vector vertical **v** que transmite el peso del cuerpo hacia el esqueleto de la pierna, y un vector horizontal **h**, que se dirige hacia atrás y que tiende a acentuar la hiperextensión; cuanto más oblicua hacia atrás sea la fuerza **f**, más importante será este vector **h** y más solicitados estarán los elementos del plano fibroso posterior; un genu recurvatum demasiado acentuado acaba por distender los ligamentos y se agrava a sí mismo.

Aunque no se disponga de un obstáculo rígido como es el caso del olécranon en el codo, la limitación de la hiperextensión de la rodilla es de una **eficacia extrema** (**Fig. 160**), como prueba esa figura acrobática donde todo el peso de la patinadora tiende a dislocar su rodilla izquierda, que a pesar de ello resiste.

Éste bloqueo en hiperextensión depende, esencialmente, de elementos **capsuloligamentosos** y de **elementos musculares**.

Los elementos capsuloligamentosos comprenden los ligamentos colaterales y el ligamento cruzado posterointerno (**Fig. 162**).

La parte **posterior de la cápsula articular** (**Fig. 161**); está reforzada por potentes elementos fibrosos. A cada lado, de cara a los cóndilos, un engrosamiento de la cápsula forma las **cáscaras condíleas 1**, en la cara posterior, donde se insertan fibras de los músculos gastrocnemios.

Partiendo de la apófisis estiloides peronea, se expande un abanico fibroso, el **ligamento poplíteo arqueado**, en el que se pueden distinguir dos haces:

- el *haz externo,* o **ligamento lateral externo corto** de Valois, cuyas fibras finalizan en la cáscara condílea externa **2** y en el sesamoideo del gastrocnemio (cabeza lateral), o **fabela 3**, incluido también en esta cáscara;
- el *haz interno,* que se expande en forma de abanico hacia dentro y cuyas fibras inferiores **4** constituyen el **ligamento cruzado arqueado,** arcada donde se introduce el ligamento **poplíteo** (**flecha roja**) para penetrar en la articulación; constituyendo así el borde superior del orificio de penetración de este músculo a través de la cápsula.

En el **lado interno**, el plano fibroso capsular está reforzado por el **ligamento poplíteo oblicuo 5**, constituido por el **haz recurrente,** separado del lado externo del tendón del músculo semimembranoso **6**; dirigiéndose hacia arriba y hacia fuera para terminar en la cáscara condílea externa y fabela.

Todas las formaciones del plano fibroso posterior se tensan en la hiperextensión (**Fig. 148**) y, en particular, las *cáscaras condíleas* **1**. Ya se comprendió con anterioridad que la extensión tensa el *ligamento colateral peroneo* **7** y el *ligamento colateral tibial* **8** (visto transparente). El *ligamento cruzado posterointerno* **9** también se tensa durante la extensión. De hecho, es fácil constatar que las inserciones superiores **A**, **B**, **C** de estos elementos se proyectan hacia delante alrededor del centro **O**, durante la hiperextensión. Sin embargo, trabajos recientes han demostrado que el ligamento más tenso en esta posición es el ligamento cruzado anteroexterno.

Por último, **los músculos flexores** (**Fig. 163**) son factores activos de limitación: **los músculos de la pata de ganso: músculo recto femoral 10**, músculo semitendinoso **13** y músculo semimembranoso **14** que pasan por detrás del cóndilo interno, el músculo *bíceps femoral* **11** y también los *músculos gastrocnemios 12,* en la medida en que los tensa la flexión dorsal de la articulación talocrural.

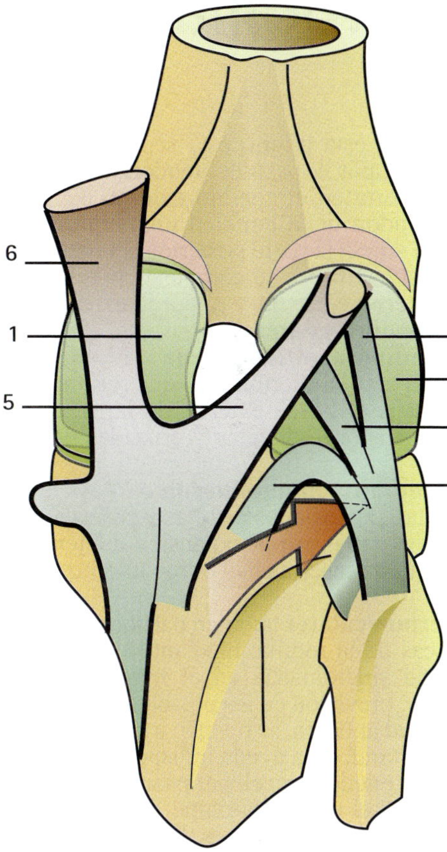

Fig. 161

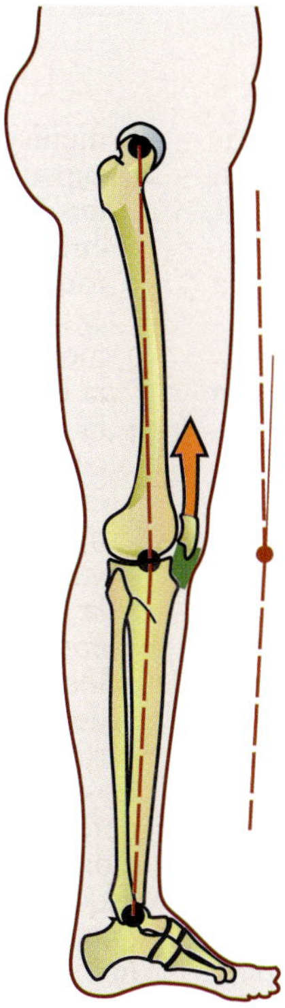

Fig. 157

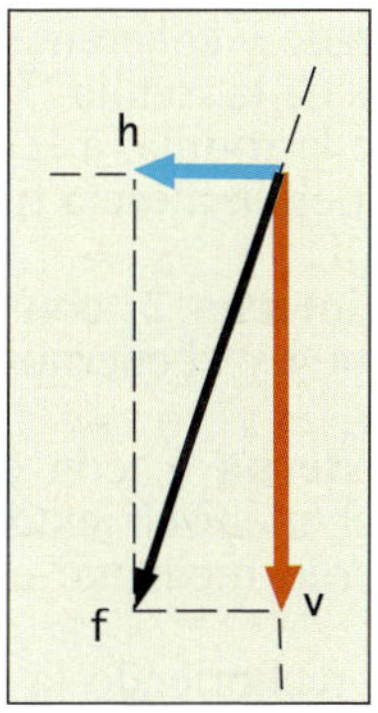

Fig. 159

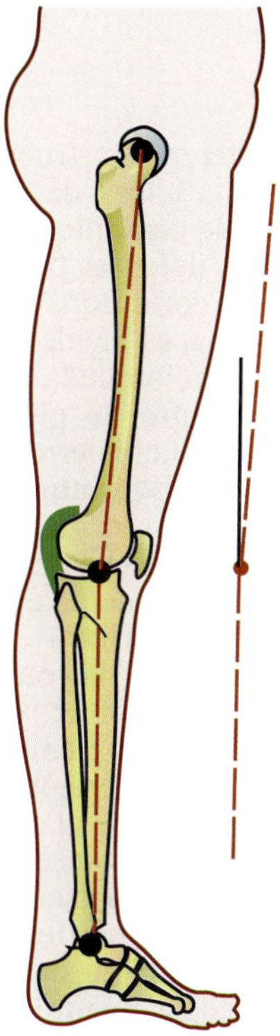

Fig. 158

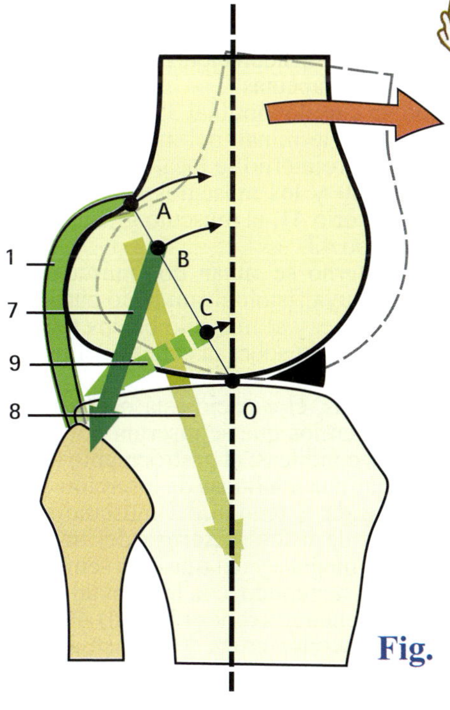

Fig. 162

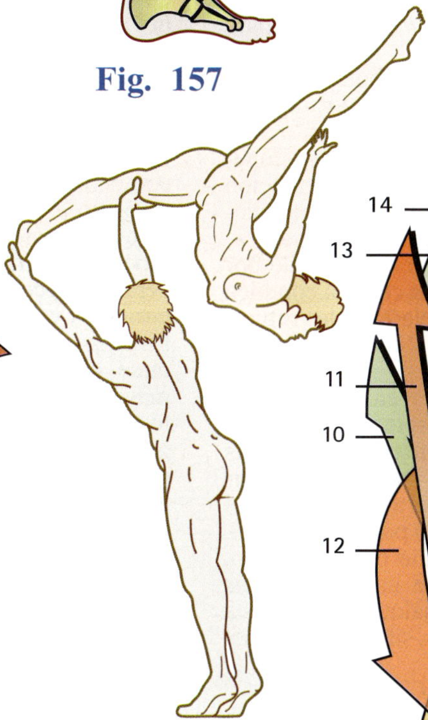

Fig. 160

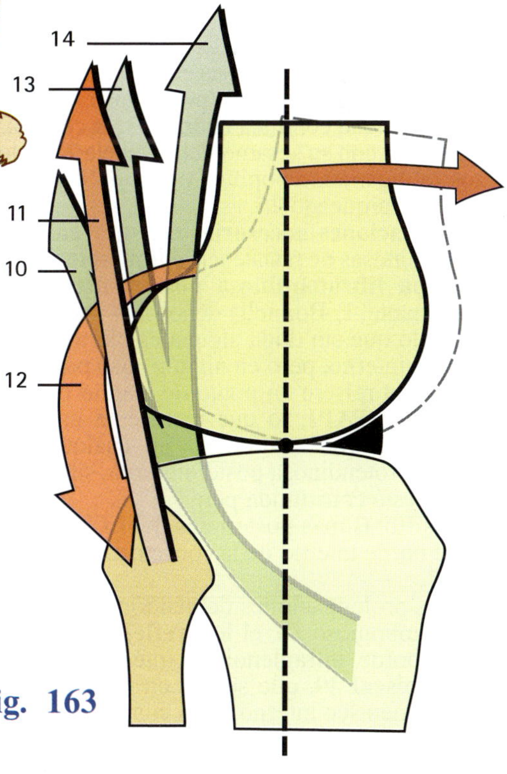

Fig. 163

Las defensas periféricas de la rodilla

Las diferentes estructuras capsuloligamentosas, descritas hasta ahora de manera analítica, se organizan en forma de conjunto estructurado y coherente que constituye las defensas periféricas de la rodilla (**Fig. 164**).

En este corte transversal de la rodilla, a la altura de la interlínea, se puede apreciar en la meseta tibial:

- la inserción de la cápsula **1**;
- por dentro, **la glenoide interna** 2, con el menisco medial 3,el cuerno anterior **4** y el cuerno posterior **5, del menisco interno;**
- por fuera, la **glenoide externa** 6, con el tubérculo intercondilar lateral 7, el menisco externo 8 y 9, unido por delante al interno mediante el ligamento transverso **10**;
- por delante, la rótula **11**, recubriendo la tuberosidad tibial anterior **12**, y relacionada con los meniscos por los alerones meniscorotulianos interno **13** y externo **14**, y la inserción anterior del **LCAE 15**, con una expansión **16**, al cuerno anterior del menisco interno;
- por detrás, la inserción posterior del **LCPI 17**, con el fascículo menisco-femoral **18** (de Wrisberg).

Las defensas periféricas de la rodilla corren a cargo de **tres formaciones principales**: el ligamento colateral tibial, el ligamento colateral peroneo y el plano capsulofibroso posterior:

- el **ligamento colateral tibial 19** presenta, según F. Bonnel, un impedimento a la ruptura de 115 kg/cm^2 y una deformación a la ruptura de 12,5%;
- el **ligamento colateral peroneo 20** presenta un impedimento a la ruptura de 276 kg/cm^2 y una deformación a la misma de 19%. Por lo tanto, y sorprendentemente, es más resistente y más elástico que el interno;
- el **plano capsulofibroso posterior** está formado por la convexidad condílea interna **21**, la cáscara condílea extena **22** con su sesamoideo o fabela **23**, y los refuerzos: el ligamento poplíteo oblicuo **24** y el ligamento poplíteo arqueado **25**.

Las **formaciones accesorias** constituyen cuatro capas fibrotendinosas de resistencia e importancia desiguales:

- la **capa fibrotendinosa posterointerna** es la más importante. F. Bonnella denomina núcleo fibrotendinoso, lo que sin duda alguna es cierto en el caso del posterointerno, pero en ningún caso para las otras. G. Bousquet refiere un punto de ángulo posterointerno, abreviado **PAPI**, lo que representa un aspecto más quirúrgico que anatómico. En cualquier caso, esta capa fibrotendinosa posterointerna, situada detrás del LCT, está constituida por:
  - las fibras más posteriores del **LCT 26**,
  - el borde interno de la convexidad condílea interna **27**,
  - dos prolongaciones del tendón del músculo semimembranoso **28**, el **haz reflejado 29**, que recorre el borde infraglenoideo interno y la **expansión meniscal 30**, que se fija en la periferia posterior del menisco interno, de la cual constituye un punto importante de inserción.
- la **capa fibrotendinosa posteroexterna** o **PAPE**, bastante menos potente que la interna, ya que el menisco externo, a esta altura, está separado de la cápsula y del **LCP** por el paso del tendón del poplíteo **31** que se inserta en el cóndilo externo **32**. Sin embargo, este tendón tiene también una **expansión meniscal 33** que sujeta la parte posterior del menisco externo. El refuerzo fibroso se completa con el ligamento lateral externo corto **34** y el borde externo de la convexidad condílea externa.
- la **capa fibrotendinosa anteroexterna** o **PAAE** está constituida por la cintilla iliotibial **35**, que refiere una expansión **36** hacia el borde externo de la rótula, y mediante las expansiones directas y cruzadas de los vastos **37**.
- la **capa fibrotendinosa anterointerna** o **PAAI**, está constituida por las expansiones directas y cruzadas de los vastos **38**, reforzadas por la expansión del tendón del sartorio **39** que se inserta en el borde interno de la rótula.

Los **músculos periarticulares** también participan en las defensas periféricas de la rodilla: mediante su contracción perfectamente sincronizada en el transcurso del esquema motor y en previsión de los posibles problemas que el *cortex* cerebral anticipa, se oponen a las distorsiones articulares, aportando una ayuda indispensable a los ligamentos que sólo pueden reaccionar pasivamente. De entre estos músculos, el más importante es el músculo cuádriceps femoral, sin el cual no es factible ninguna estabilidad en la rodilla; por su potencia y su perfecta coordinación, es incluso capaz, en cierta medida, de compensar las claudicaciones ligamentosas. Su buen trofismo es, pues, una condición *sine qua non* para el éxito de cualquier intervención quirúrgica. Cuando se sabe lo propenso que es a atrofiarse y lo difícil de recuperar, merece una gran consideración por parte de los cirujanos y de los fisioterapeutas.

En el lado externo, la cintilla iliotibial 35 debe considerarse como el tendón terminal del músculo glúteo mayor. En el lado posterointerno se localizan el músculo semimembranoso **40** y los músculos de la pata de ganso: el músculo sartorio **41**, el músculo grácil **42** y el músculo semitendinoso **43**.

En el lado posteroexterno se sitúan dos músculos: el músculo poplíteo **31**, cuya fisiología un tanto particular se analizará más adelante, y el músculo bíceps femoral **44**, un fuerte tendón, fijado sobre la cabeza del peroné **45**, que refuerza el **LCP**.

Para finalizar, por detrás, el espacio está ocupado por los músculos gastrocnemios que se insertan por arriba y en las convexidades condíleas: el gastrocnemio (cabeza medial) **46**, cuya lámina tendinosa de inserción cruza en forma de **X** elongada el tendón del músculo semimembranoso a través de la **bolsa serosa** del músculo gastrocnemio (cabeza medial) y del músculo semimembranoso **47**, comunica, a menudo, con la sinovial articular; el músculo gastrocnemio (cabeza lateral) **48**, cuya lámina tendinosa de inserción cruza de la misma manera el tendón del músculo bíceps femoral, pero sin interposición de la bolsa serosa. Toda la rodilla está incluida en **la aponeurosis de envoltura 49**.

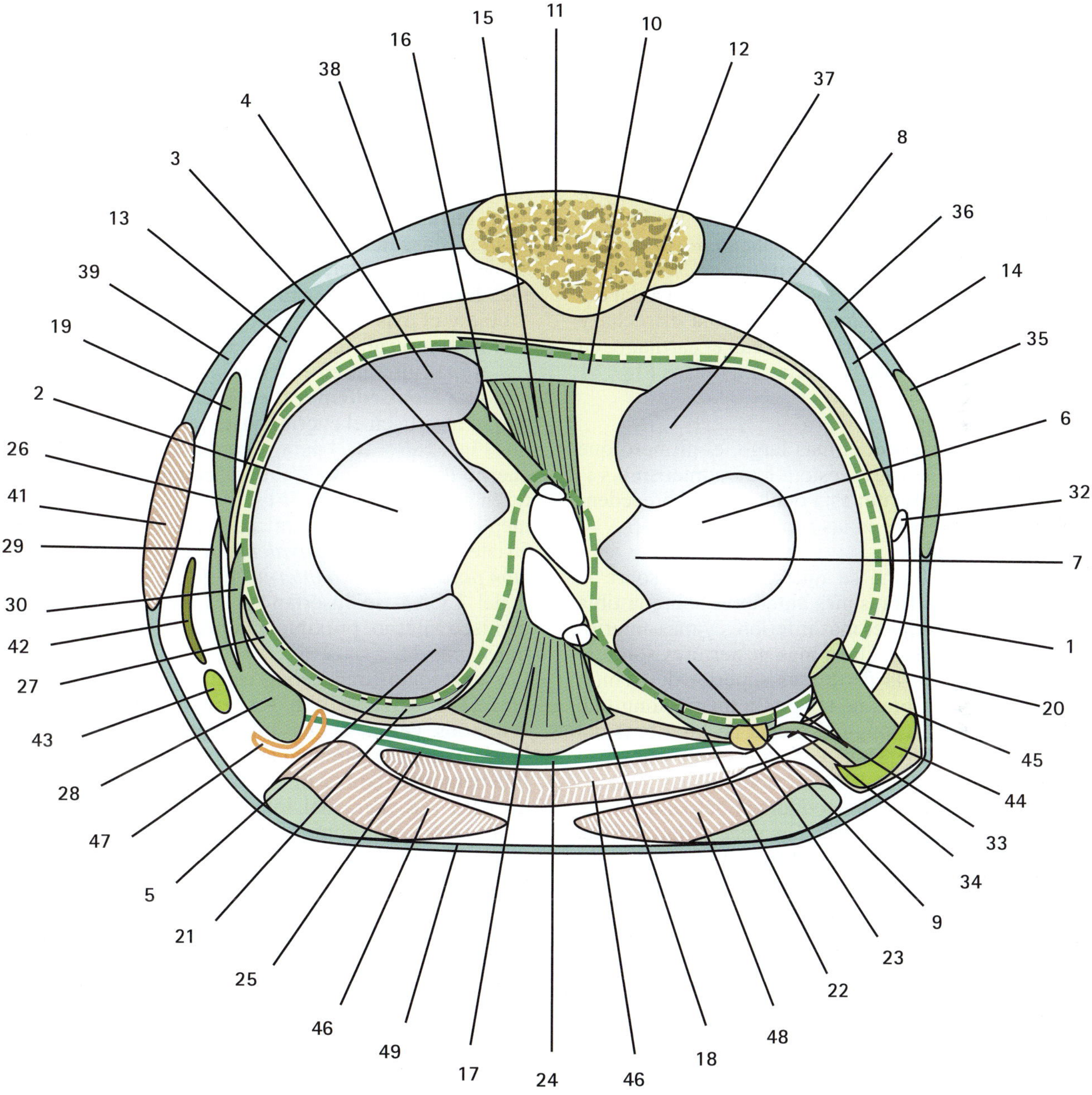
15
11
10
16
12
38
37
4
8
3
36
13
14
39
35
19
6
2
26
32
41
29
7
30
1
42
27
20
43
45
28
44
47
33
5
34
21
9
25
23
22
46
49
48
17
24
46
18

Fig. 164

Los ligamentos cruzados de la rodilla

Cuando se abre la articulación de la rodilla por delante (**Fig. 165 según Rouvière**), se toma conciencia de que **los ligamentos cruzados están situados en pleno centro de la articulación,** alojándose mayoritariamente en la fosa intercondílea.

El primero que se localiza es el ligamento cruzado anteroexterno **1**, cuya *inserción tibial* **12** se localiza (**Fig. 152 según Rouvière**) en la superficie preespinal, a lo largo de la glenoide interna, entre la inserción del cuerno anterior del menisco interno **7** por delante, y la del menisco externo **8** por detrás (véase también la Fig. 79, pág. 93). Su *trayecto es oblicuo hacia arriba, hacia atrás y hacia fuera* y su *inserción femoral* **1** se efectúa (**Fig. 167, según Rouvière**) en la cara axial del cóndilo externo, a la altura de una zona estrecha y alargada verticalmente en contacto con el cartílago, en la parte más posterior de la citada cara (véase **Figs. 81 y 83, pág. 93**).

Se describen tres haces:

- el haz **anterointerno:** el más largo, el primero que se localiza y el más expuesto a los traumatismo s ;
- el haz **posteroexterno:** está oculto por el precedente y es el que resiste en las rupturas parciales;
- el haz **intermedio.**

En conjunto, su forma se muestra torcida sobre sí misma, ya que sus fibras más anteriores sobre la tibia presentan las inserciones más inferiores y más anteriores en el fémur, y sus fibras más posteriores sobre la tibia se insertan en la parte más superior del fémur, aunque todas sus fibras no tengan la misma longitud. Según F. Bonnel, la longitud media de las fibras del **LCAE** varía entre 1,85 y 3,35 cm, existe pues una gran desigualdad según la localización de las fibras.

En el fondo de la fosa intercondílea, detrás del ligamento cruzado anteroexterno, aparece (**Fig. 165**) el **ligamento cruzado posterointerno** **2**. Su *inserción tibial* **6** se localiza (**Fig. 166**) en la parte más posterior de la superficie retroespinal; incluso sobrepasa (**Figs. 167 y 168, según Rouviére**) el borde posterior de la meseta tibial (véase también Fig. 79, pág. 93). La inserción tibial del cruzado posterointemo está, entonces, localizada muy hacia atrás (**Fig. 166**) de la inserción de los cuernos posteriores del menisco externo **9** y del menisco interno **10**. El *recorrido* del posterointerno es *oblicuo hacia delante, hacia dentro y hacia arriba* (**Fig. 168, rodilla flexionada a 90º**). Su *inserción femoral* **2** ocupa el fondo de la fosa intercondílea (**Fig. 169, según Rouvière**), e incluso sobrepasa notablemente (**Fig. 168**) la cara axial del cóndilo interno, a lo largo del cartílago, en el límite inferior de dicha cara, en una zona de inserción alargada horizontalmente (véase también Fig. 79, pág. 93).

Se describen tres haces:

- el **haz posteroexterno:** el más posterior sobre la tibia y el más externo en el fémur;
- el **haz anterointerno:** el más anterior sobre la tibia y el más interno en el fémur;
- el **haz meniscofemoral de Wrisberg** **3**,

que se inserta en el cuerno posterior del menisco interno (**Figs. 166 y 167**) para, a continuación, adherirse al cuerpo del ligamento **2** al que acompaña normalmente en su cara anterior (**Fig. 165**), e insertarse finalmente con él en la cara axial del cóndilo interno. Existe, a veces, *un equivalente de esta misma disposición para el menisco interno* (**Fig. 166**): algunas fibras **5** del **LCAE** se insertan en el cuerno anterior del menisco interno, próximo a la inserción del ligamento transverso **11**.

Los ligamentos transversos están en *contacto uno con otro* (**Fig. 169: se han seccionado los ligamentos cruzados cerca de su inserción femoral**) por su borde axial, el ligamento anterior **1** pasa por fuera del ligamento posterior **2** mientras que el ligamento externo pasa por fuera del interno. Estos ligamentos no están libres en el interior de la cavidad articular, sino que están recubiertos por la **sinovial** **4** y establecen importantes conexiones con la cápsula que se expondrán en la siguiente página. Éstos se deslizan uno contra el otro en su borde axial durante los movimientos de la rodilla.

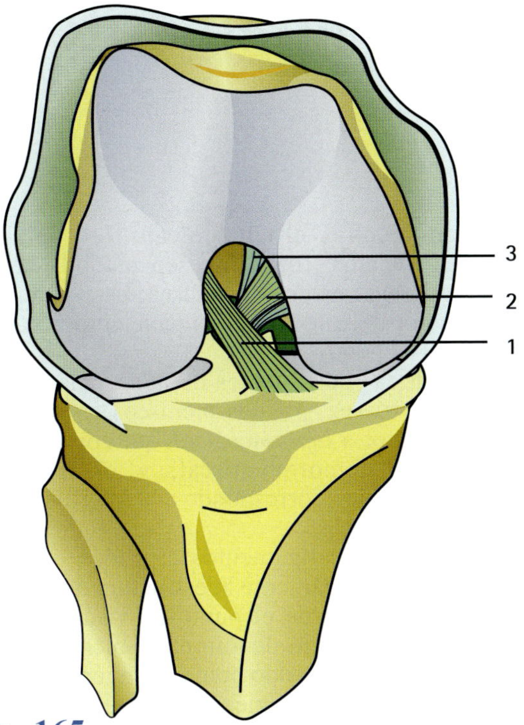

Fig. 165

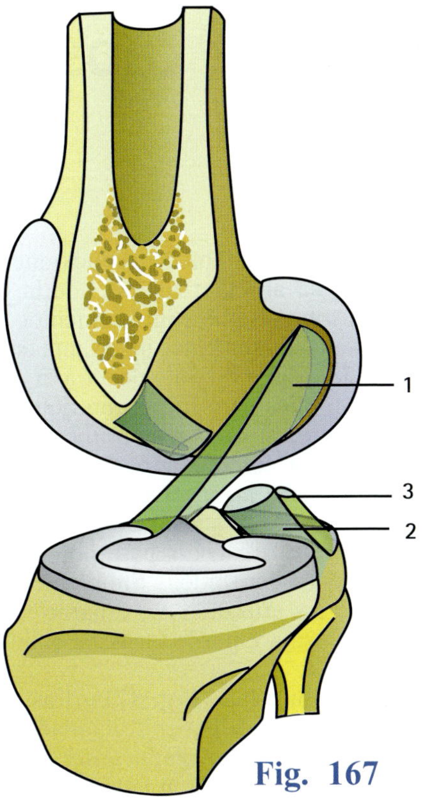

Fig. 167

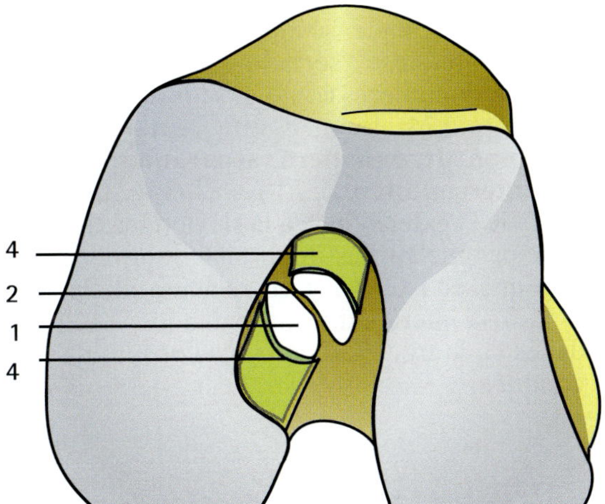

Fig. 169

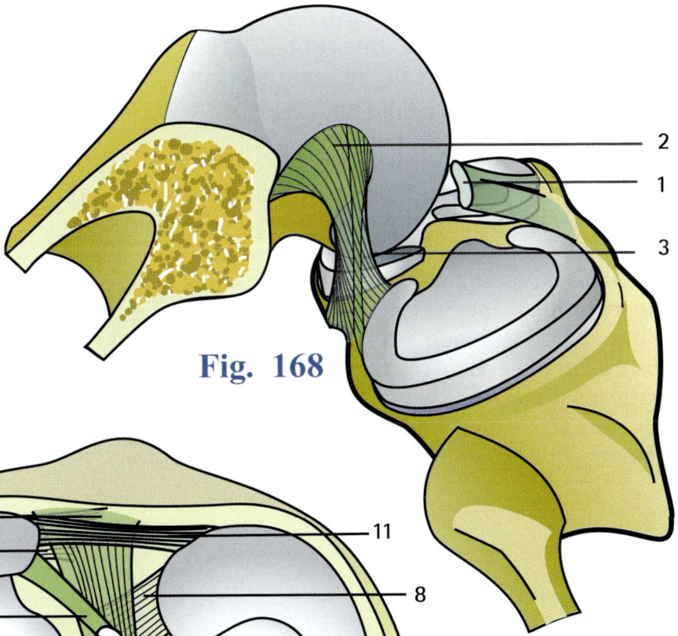

Fig. 168

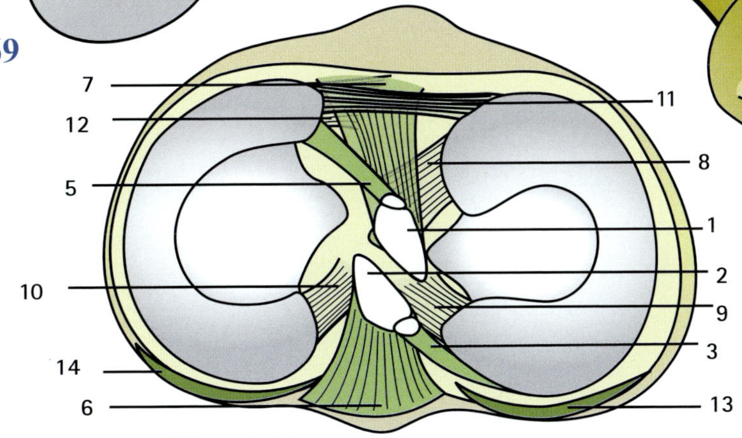

Fig. 166

Las leyendas son comunes a todas las figuras.

Nexos de la cápsula y de los ligamentos cruzados

Los ligamentos cruzados establecen conexiones tan íntimas con la cápsula articular que se podría decir que en realidad no son más que engrosamientos de la misma, y que, como tales, son parte integrante de ella. Se pudo ver (Fig. 78, pág. 93) cómo penetra la cápsula en la fosa intercondílea para formar un doble tabique en el eje de la articulación. En un primer momento se ha dicho, sólo por comodidad, que la inserción tibial de la cápsula dejaba las inserciones de los ligamentos cruzados fuera de la articulación, cuando en realidad la inserción de la cápsula pasa por la inserción de los ligamentos cruzados. Simplemente, el espesor capsular de los cruzados "se esparce" por la cara exterior de la cápsula y, por lo tanto, en el interior del doble tabique.

En una visión posterointema (**Fig. 171**), tras haber extraído el cóndilo interno y haber seccionado parte de la cápsula, el **ligamento cruzado anteroexterno** aparece claramente "incrustado" en la lámina externa del tabique capsular (el ligamento cruzado posterointerno no aparece en el dibujo).

En una visión posteroextema (**Fig. 172**) en las mismas condiciones que la anterior, el ligamento **cruzado posterointerno** aparece "incrustado" en la lámina interna del tabique capsular.

Es necesario subrayar que no todas las fibras cruzadas tienen la misma longitud ni la misma orientación; por lo tanto, durante los movimientos no se tensan todas simultáneamente (véase pág. 124).

Además, estos esquemas permiten resaltar las **cáscaras condíleas**, intactas en el cóndilo interno (**Fig. 171**) y que se han resecado en el cóndilo externo (**Fig. 172**).

En **un corte verticofrontal** (**Fig. 170**), que pasa por la parte posterior de los cóndilos, se puede observar la división en compartimento s de la cavidad articular (el fémur y la tibia se han separado artificialmente):

- en la parte central, el tabique capsu1ar, reforzado por los ligamentos cruzados, y separando la cavidad en dos mitades, externa e interna; este tabique se prolonga por delante con el paquete adiposo (véase pág. 94);
- cada una de las dos mitades de la articulación está separada, a su vez, por los meniscos en dos espacios, el superior o *suprameniscal,* que corresponde a la interlínea femoromeniscal, y el interior o *inframeniscal,* que corresponde a la interlínea tibiomeniscal.

La presencia de los ligamentos cruzados es la que modifica tan profundamente la estructura de esta articulación troclear (desde el punto de vista mecánico no tiene ningún sentido denominarla bicondílea). El **LCAE** (**Fig. 173**), tomando como posición de partida su posición media **1**, empieza horizontalizándose **2** sobre la meseta tibial durante la flexión de 45-50°, hasta llegar a su posición más elevada **3** en la máxima flexión; cuando desciende, se aloja en la fosa interespinosa, como si hubiese "serrado" la meseta de las eminencias intercondíleas, como si se tratara de cortar el pan (**Fig. 174: imagen que representa un cuchillo de pan de panadero, separando los dos tubérculos intercondilares**). El **LCPI** (**Fig. 175**), en el transcurso de la extensión **A** a la flexión máxima **B**, barre un sector mucho más importante (aproximadamente 60°) que el **LCAE**, y en relación al fémur" secciona" la fosa intercondílea, separando así las dos convexidades de la tróclea fisiológica constituida por los dos cóndilos.

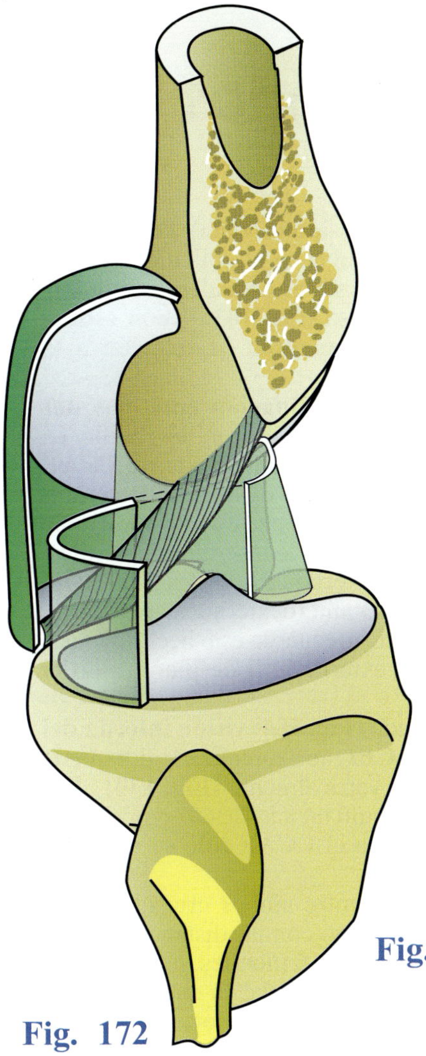

Fig. 172

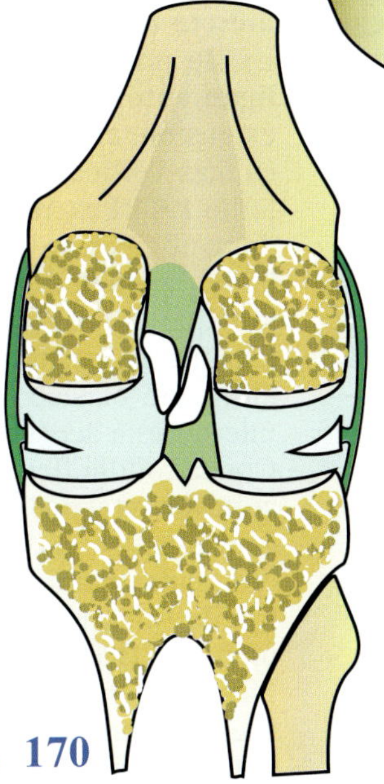

Fig. 170

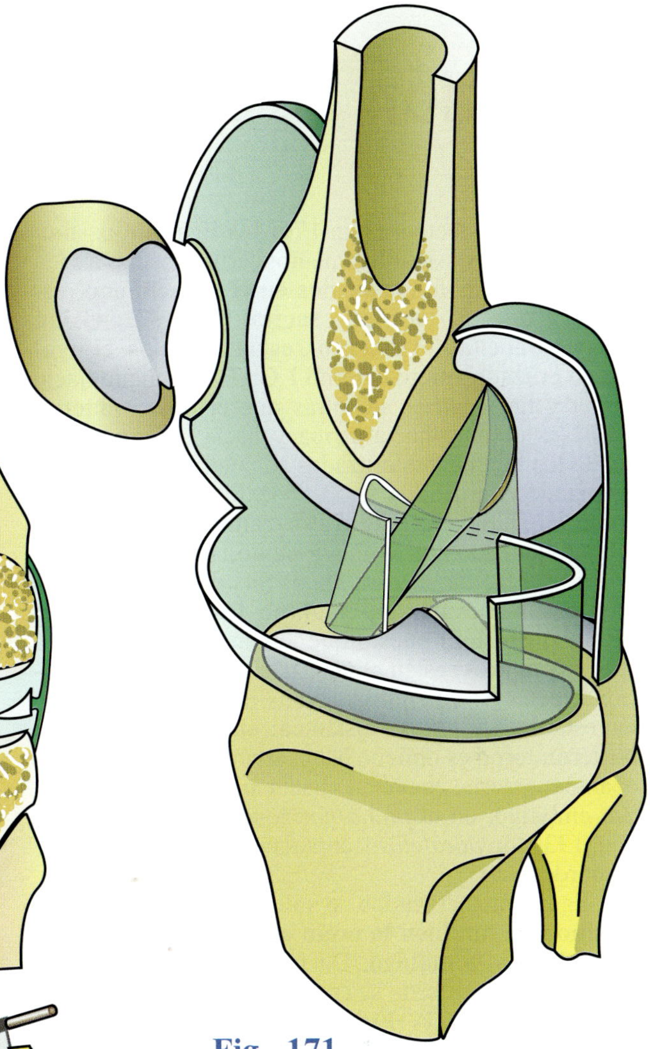

Fig. 171

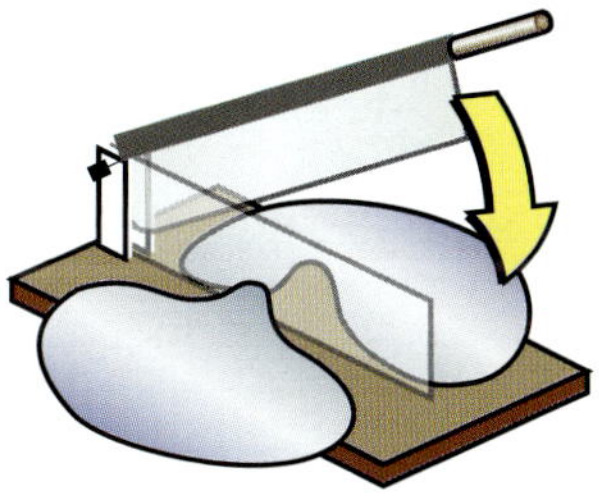

Fig. 174

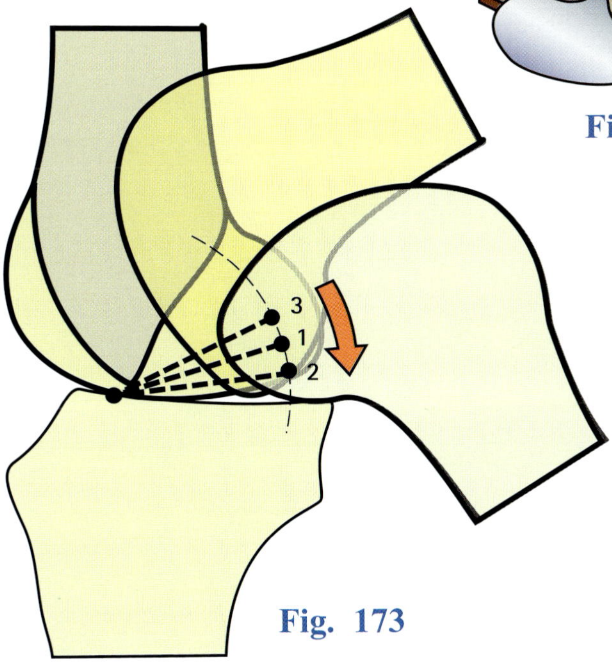

Fig. 173

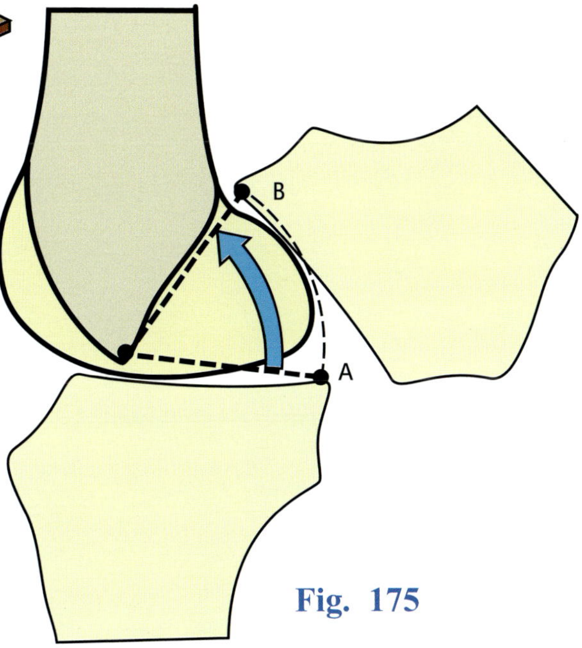

Fig. 175

Dirección de los ligamentos cruzados

Vistos en perspectiva (**Fig. 176: los ligamentos han sido estirados**), los ligamentos cruzados aparecen efectivamente como **cruzados en el espacio** uno respecto al otro. En el **plano sagital** (**Fig. 177: visión interna del cóndilo externo**), están cruzados, el ligamento cruzado antero externo **LCAE** es oblicuo hacia arriba y hacia *atrás,* mientras que el posterointerno **LCPI** es oblicuo hacia arriba y hacia *delante.* Si se aíslan los ligamentos cruzados se puede constatar que permanecen cruzados tanto en extensión (**Fig. 178**) como en la flexión (**Fig. 179**). También puede comprobar que durante el movimiento, se deslizan uno contra el otro en su cara axial. Sus direcciones también están cruzadas en el **plano frontal** (**Fig. 180: visión posterior**) puesto que sus inserciones tibiales (**puntos negros**) están alineadas en el eje anteroposterior (**flecha S**), mientras que sus inserciones femorales están a 1,7 cm de distancia: en consecuencia, el posterointerno es oblicuo hacia arriba y hacia dentro y el antera externo es oblicuo hacia arriba y *hacia fuera.* Sin embargo, en el *plano horizontal* (véase Fig. 216 pág. 133) son *paralelos* y contactan entre sí a través de su borde axial.

Los ligamentos cruzados no sólo están cruzados entre sí, **sino que también lo están con el ligamento lateral del lado homólogo**. De forma que el ligamento cruzado anteroexterno se cruza con el ligamento colateral peroneo **LCP** (**Fig. 181: visión externa**) y el ligamento cruzado posterointerno con el ligamento colateral tibial (**Fig. 182: visión interna**). Por lo tanto, existe una alternancia regular en la oblicuidad de los cuatro ligamentos cuando se les considera por orden, de fuera adentro y viceversa (**Fig. 183: visión esquemática de los cuatro ligamentos en relación a la meseta tibial**).

Existe una **diferencia de inclinación entre los dos ligamentos cruzados** (**Fig. 177**); con la rodilla en extensión, el ligamento cruzado anteroexterno **LCAE** es más vertical, mientras que el ligamento posterointerno **LCPI** es más horizontal; ocurre lo mismo con la dirección general de las zonas de inserción femorales: la del ligamento posterointerno es horizontal **b**, mientras que la del ligamento anteroexterno es vertical **a**. Una norma mnemotécnica recuerda este hecho gracias al adagio clásico: "El externo está de pie cuando el interno está acostado."

Con la rodilla flexionada (**Fig. 184: visión interna del cóndilo externo**), el **LCPI**, horizontalizado durante la extensión, se endereza verticalmente (**Fig. 179**), describiendo un arco de círculo de más de 60° con respecto a la tibia, mientras que el **LCAE** sólo se endereza un poco (**flecha azul**).

La relación de longitud entre ambos cruzados varía según individuos, pero, junto con las distancias de los puntos de inserción tibiales y femorales, constituye la característica propia de cada rodilla, ya que determina entre otros, como se recalcó con anterioridad, el perfil de los cóndilos.

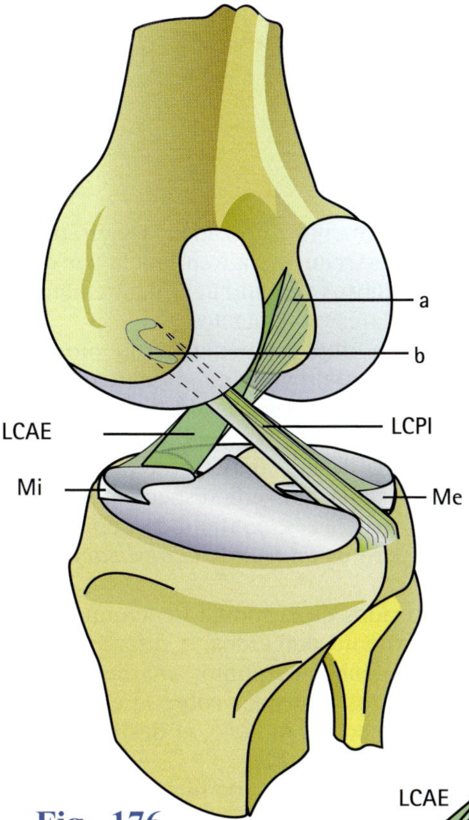

Fig. 176

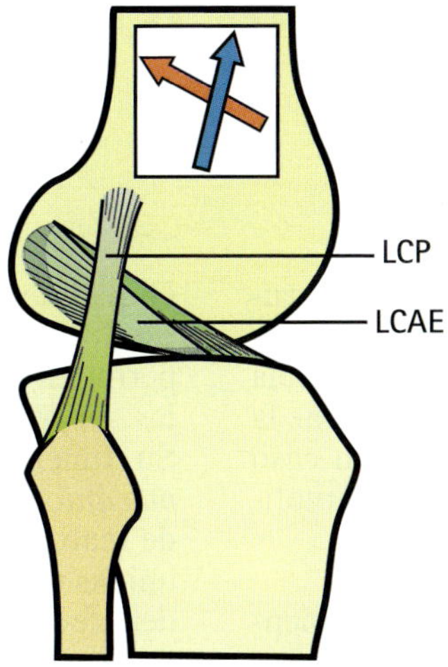

Fig. 181

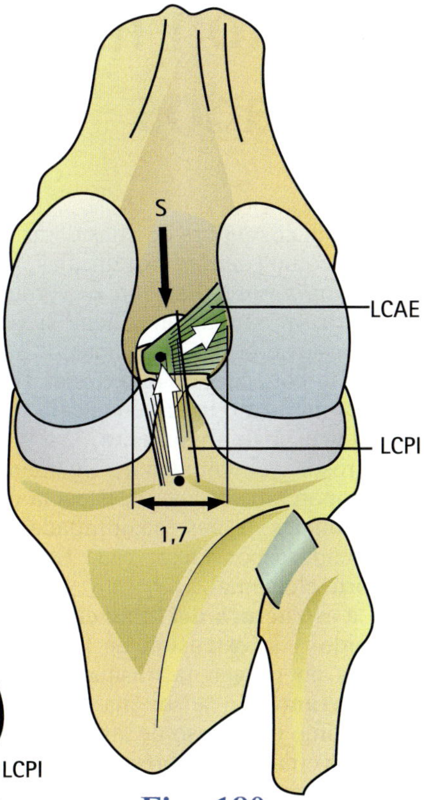

Fig. 180

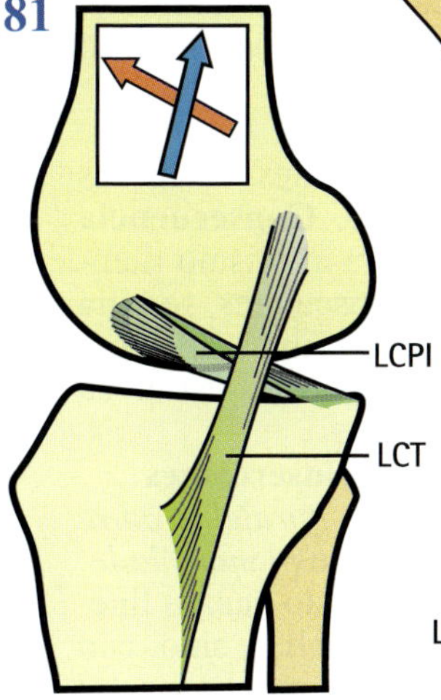

Fig. 182

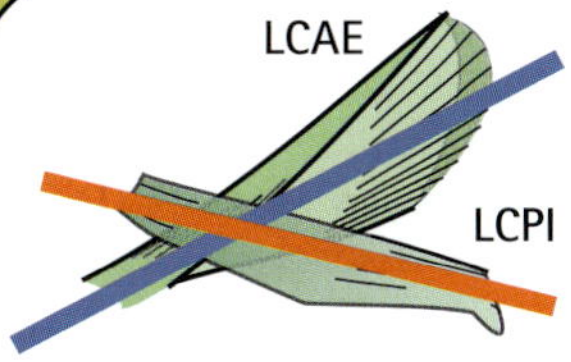

Fig. 178

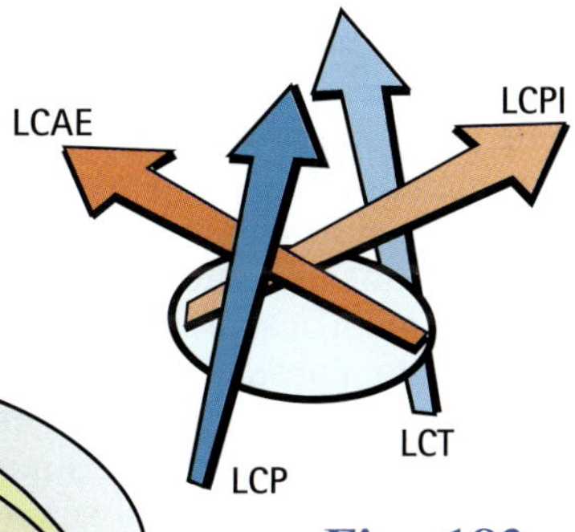

Fig. 183

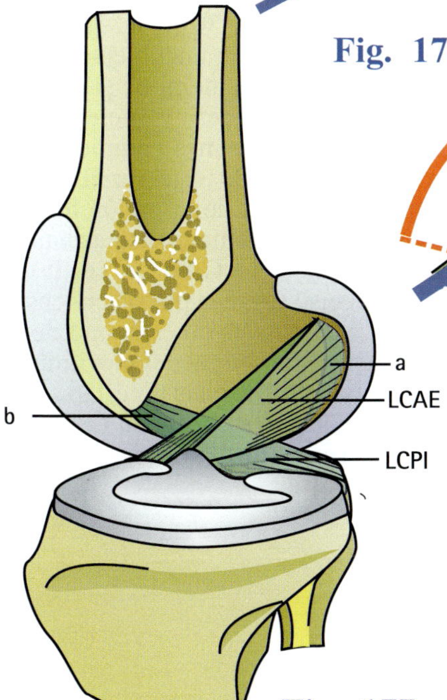

Fig. 177

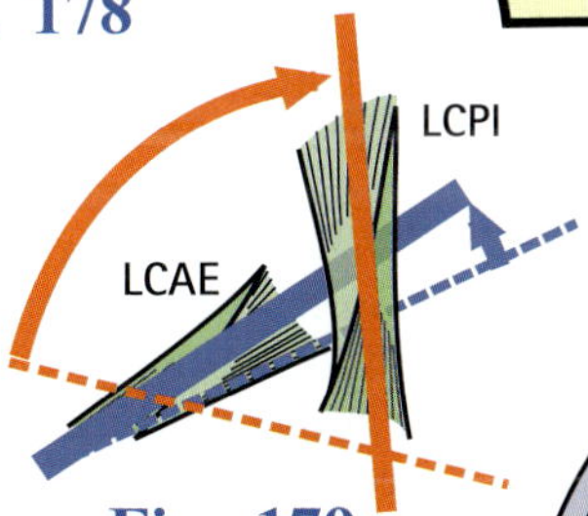

Fig. 179

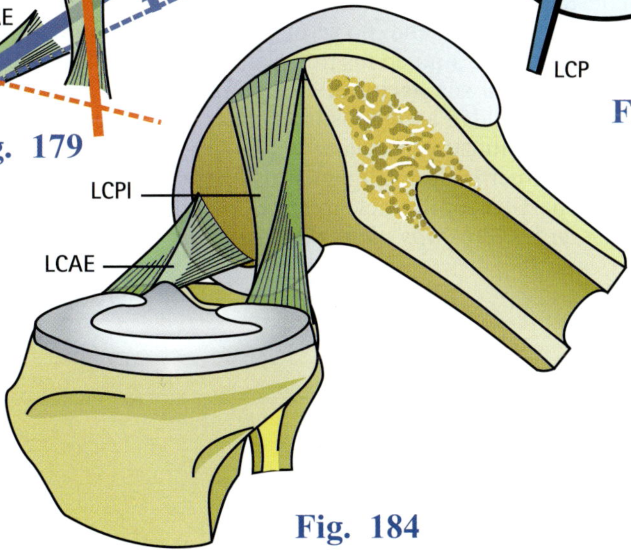

Fig. 184

Función mecánica de los ligamentos cruzados

Existe la costumbre de considerar los ligamentos cruzados como *cuerdas* casi lineales, fijadas por inserciones *puntiformes*. Esto no es verdad más que en una primera aproximación y tiene la ventaja de aclarar la acción general de un ligamento, pero en ningún caso permite conocer sus **reacciones finas.** Por este motivo, es necesario tomar en cuenta tres factores:

- **El grosor del ligamento**

El grosor y el volumen del ligamento son directamente proporcionales a su resistencia e inversamente proporcionales a sus posibilidades de alargamiento, pudiéndose considerar cada fibra como un pequeño resorte elemental.

- **La estructura del ligamento**

Debido a la extensión de las inserciones, todas las fibras no poseen la misma longitud. **Consecuencia importante:** no se solicita cada fibra al mismo tiempo. Como en el caso de las fibras musculares, se trata de un verdadero **reclutamiento** de las fibras ligamentosas durante el movimiento, lo que hace variar su elasticidad y su resistencia.

- **La extensión y la dirección de las inserciones**

De hecho, las fibras *no son siempre paralelas entre ellas,* se organizan muy a menudo según *planos "ladeados",* retorcidos sobre sí mismos, puesto que las líneas de inserción no son paralelas entre ellas, sino, con frecuencia, oblicuas o perpendiculares en el espacio; además, la dirección relativa de las inserciones varía durante el movimiento, lo que contribuye "al reclutamiento"; modificando así la dirección de la acción del movimiento, considerado globalmente. Esta variación en la acción directriz del ligamento no se efectúa únicamente en el plano sagital, sino en los tres planos del espacio, lo que demuestra sus **acciones complejas y simultáneas** en la estabilidad anteroposterior, la estabilidad lateral y la estabilidad rotatoria.

De esta forma, la geometría de los ligamentos cruzados determina el perfil candilotroclear en el plano sagital y *también en los otros dos planos del espacio.*

Globalmente, los ligamentos cruzados aseguran la **estabilidad anteroposterior** de la rodilla a la par que permiten los **movimientos de charnela** manteniendo las superficies articulares en contacto.

Su función se puede ilustrar mediante un *modelo mecánico* (**Fig. 185: modelo visto en el cuadro**) fácil de realizar: dos tablas **A** y **B** (visionadas por el corte) unidas entre sí mediante cintas **ab** y **cd** que se extienden de un lado de una al lado opuesto de la otra, de forma que pueden bascular una con respecto a la otra, alrededor de dos charnelas: **a** confundida con **c** y **b** confundida con **d**, pero es *imposible el deslizamiento de una sobre la otra.*

Los ligamentos cruzados de la rodilla tienen un montaje y un funcionamiento parecidos, a diferencia de que no existen solamente dos puntos charnela, sino toda una serie de puntos alineados sobre la curva del cóndilo. Como ocurre con el modelo, **el deslizamiento anteroposterior es imposible**.

Siguiendo con la demostración, los ligamentos están representados de forma lineal (**LCAE** = **ab**, **LCPI** = **cd**) en las figuras 187 y 189; en las grandes están representadas las fibras extremas y medias, así como las líneas de inserción.

Partiendo de la *posición de alineación normal* (**Fig. 186**), o de una mínima flexión de 30° (**Fig. 187**) en la cual los ligamentos cruzados están igualmente tensos, la flexión hace bascular la base femoral **bc** (**Fig. 188**), mientras que el **LCPI cd** se endereza y que el **LCAE ab** se horizontaliza. En la figura más completa (**Fig. 189**) con flexión de 60°, se peude observar el desplazamiento hacia arriba de la zona de inserción femoral del **LCPI** (**en rojo**) y el desplazamiento hacia abajo de la zona de inserción femoral del **LCAE** (**en verde**). Es necesario un estudio preciso sobre la puesta en tensión sucesiva de las fibras elementales de cada uno de los ligamentos cruzados en el transcurso del movimiento, ya que parece evidente que todas ellas no están sometidas a la misma tensión según su posición en el ligamento (**Fig. 190: diagrama de las fibras del ligamento cruzado posterointerno**).

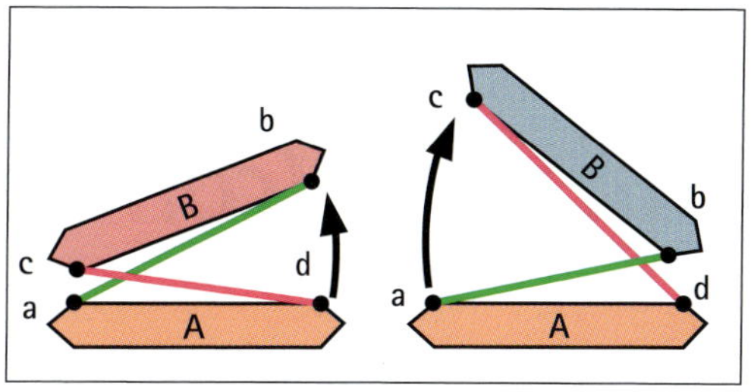

Fig. 185

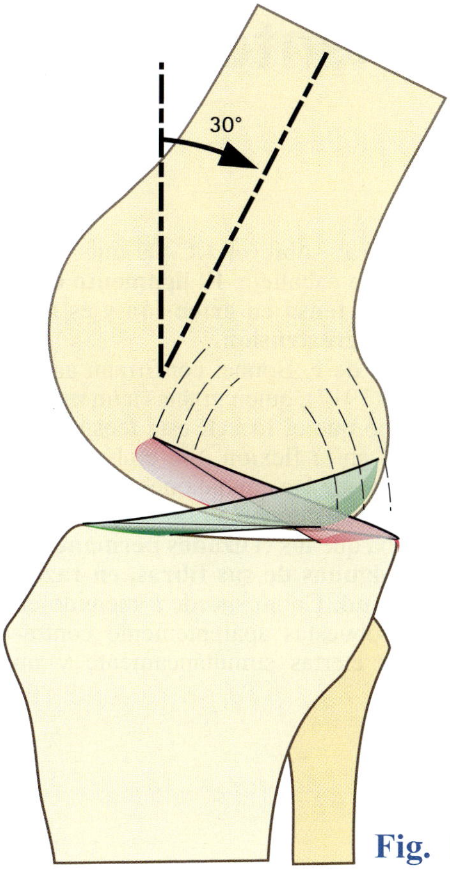

Fig. 187

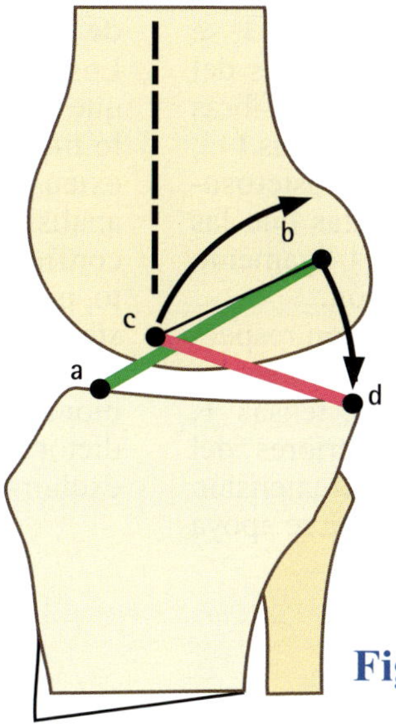

Fig. 186

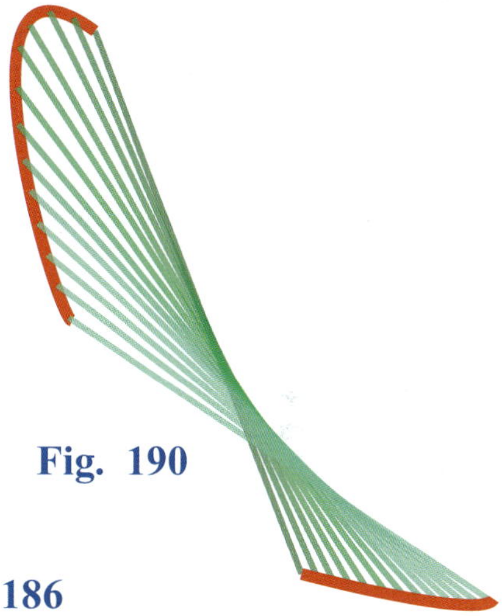

Fig. 190

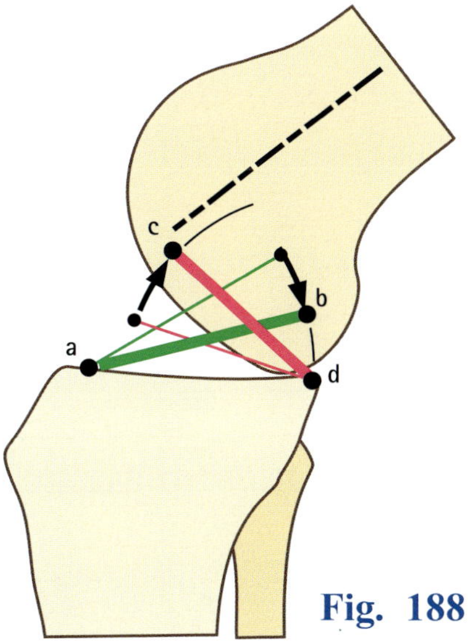

Fig. 188

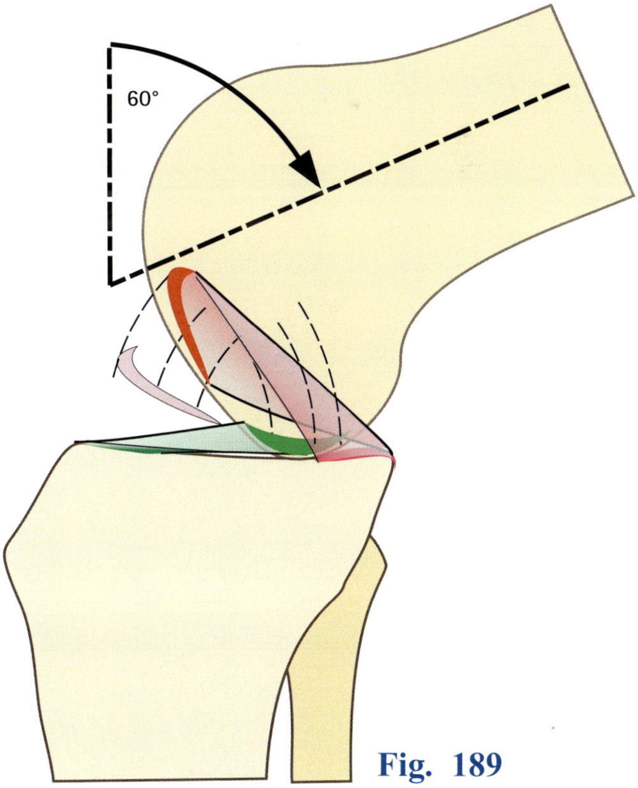

Fig. 189

Función mecánica de los ligamentos cruzados *(continuación)*

A partir del momento en que la flexión se acentúa a 90° (**Fig. 191**), y luego a 120° (**Fig. 192**), el **LCPI** se endereza verticalmente y se tensa proporcionalmente más que el **LCAE**: en la figura detallada (**Fig. 193**) se puede observar que las fibras medias e inferiores del **LCAE** están distendidas (-), mientras que las fibras antera superiores son las únicas que están tensas (+); sin embargo, en el caso del **LCPI** las fibras posterosuperiores están poco distendidas (-), mientras que las fibras anteroinferiores están tensas (+). El ligamento cruzado posterointerno está tenso en flexión.

En extensión e hiperextensión (**Fig. 194**), con respecto a la posición de partida (**Figs. 195 y 196**), todas las fibras del **LCAE** están, por el contrario, tensas +, mientras que sólo las fibras posterosuperiores del **LCPI** están tensas +; sin embargo, en hiperextensión (**Fig. 197**), el fondo de la fosa intercondílea **c** se apoya (**pequeña flecha negra**) sobre el **LCAE** que tensa como si se tratara de un caballete. **El ligamento cruzado anteroexterno se tensa en extensión** y es **uno de los frenos de la hiperextensión.**

Los recientes trabajos de F. Bonnel confirman así lo que pensaba Strasser (1917), quien gracias a un modelo mecánico descubrió que el **LCAE** está tenso en la extensión y el **LCPI** en la flexión. Sin embargo, un análisis más minucioso de las condiciones mecánicas confirma que Roud (1913) también estaba en lo cierto, puesto que pensaba que **los cruzados permanecen siempre tensos en algunas de sus fibras, en razón de su desigual longitud.** Como sucede a menudo en biomecánica, dos propuestas aparentemente contradictorias pueden ser ciertas simultáneamente y no excluirse.

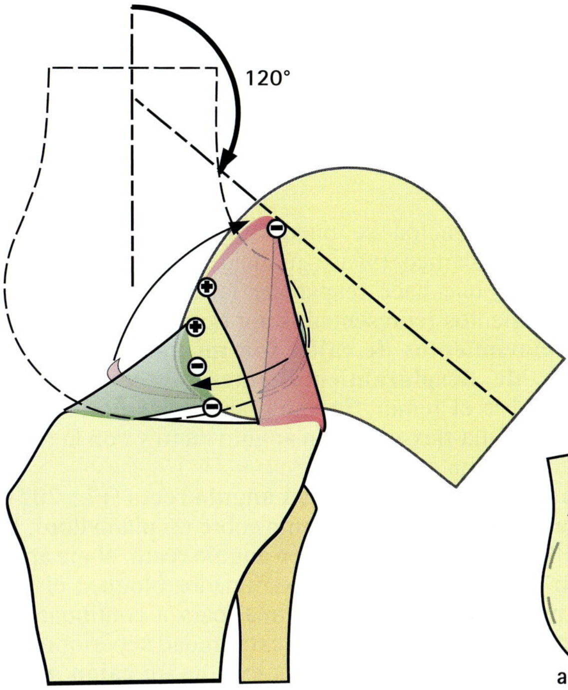

Fig. 193

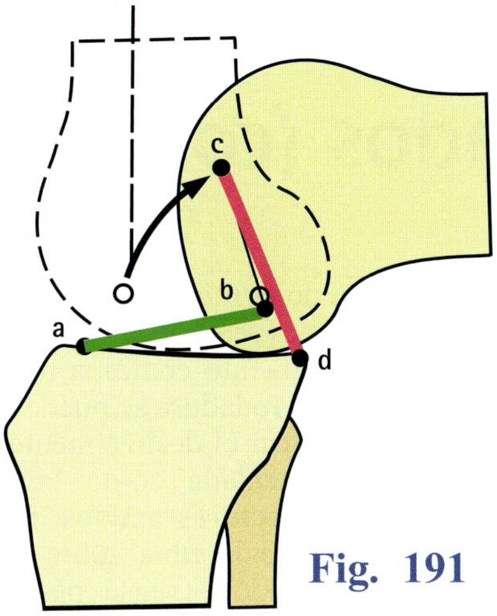

Fig. 191

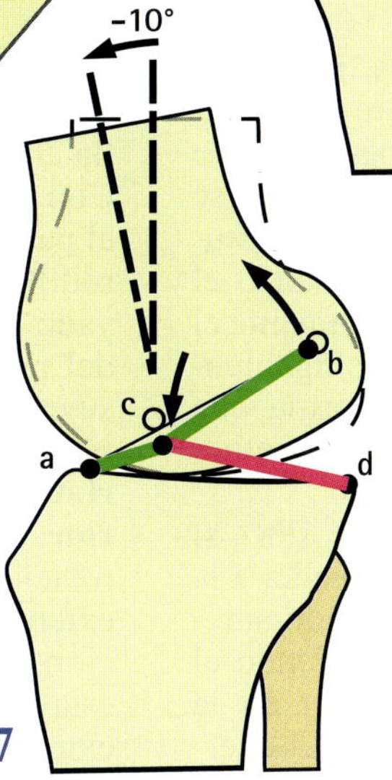

Fig. 197

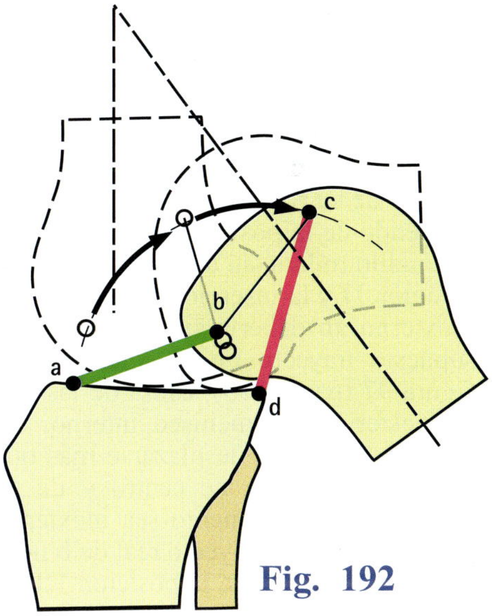

Fig. 192

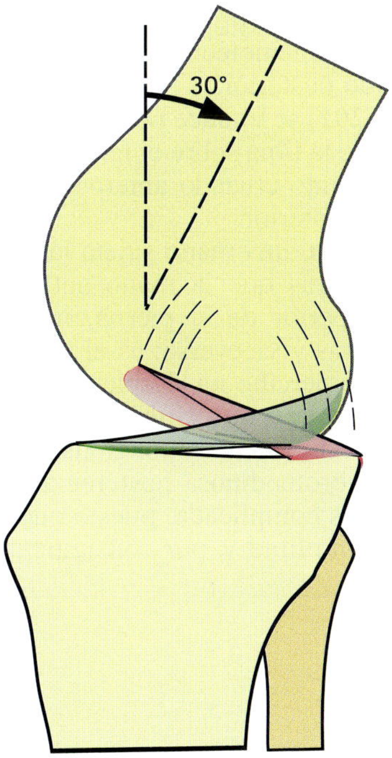

Fig. 196

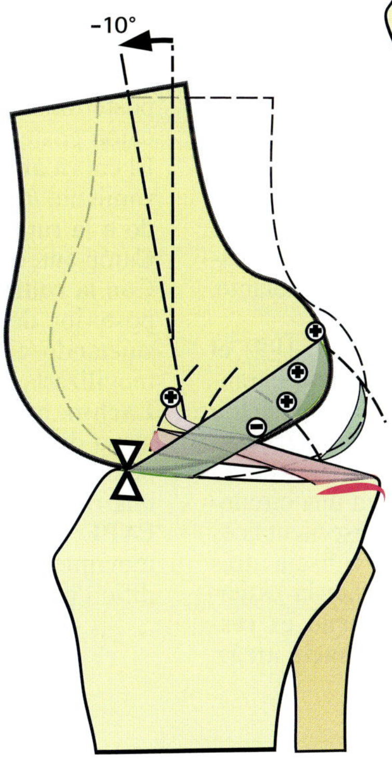

Fig. 194

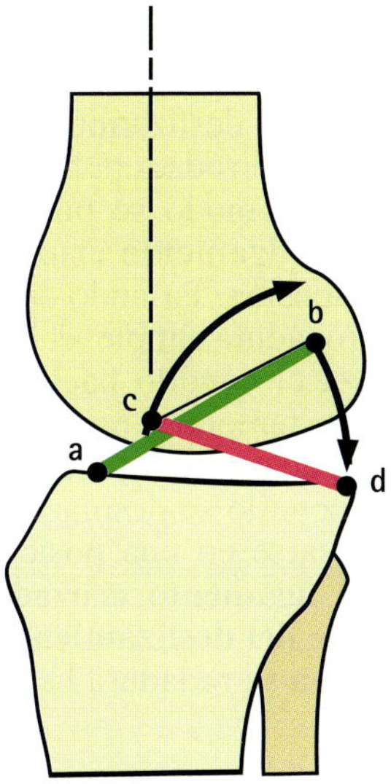

Fig. 195

Función mecánica de los ligamentos cruzados *(continuación)*

Anteriormente, analizando el movimiento de los cóndilos sobre las glenoides (véase pág. 88), se pudo constatar que dicho movimiento combina rodadura y deslizamiento; así como la rodadura se puede explicar con facilidad, ¿cómo explicar el deslizamiento en una articulación tan poco encajada como la rodilla? Ciertamente, intervienen **factores activos, musculares**; los extensores tiran de la tibia sobre el fémur hacia delante en la extensión (véase pág. 142) e inversamente los flexores hacen que la meseta tibial se deslice hacia atrás en la flexión; pero cuando se estudian los movimientos en una muestra anatómica, el **papel de los factores pasivos**, y más concretamente el de los ligamentos cruzados, predomina. Los ligamentos cruzados solicitan a los cóndilos de forma que hacen que se deslicen sobre las glenoides en sentido inverso de su rodadura.

Partiendo de la posición de **extensión** I (**Fig. 198**), si el cóndilo rodara sin deslizarse debería retroceder a la posición II y la inserción femoral **b** del cruzado anteroexterno **ab** debería situarse en **b"**, describiendo el supuesto trayecto **bb'**, eventualidad ilustrada en la figura 97 (página 99), causa de las lesiones del cuerno posterior del menisco interno. Sin embargo, el punto **b** no puede desplazarse más que **a** lo largo de una circunferencia de centro y de radio **ab** (suponiendo que el ligamento sea inextensible), la consecuencia es que el trayecto real de **b** no es **bb"** sino **bb'** lo que corresponde a la posición III del cóndilo, más anterior que la posición II de longitud **e**. **Durante la flexión, el ligamento cruzado anteroexterno actúa y dirige el cóndilo hacia delante.** Se puede entonces decir, que el ligamento cruzado anteroexterno es responsable del deslizamiento del cóndilo hacia delante, asociado a la rodadura hacia atrás.

Del mismo modo se puede demostrar (**Fig. 199**) **el papel del ligamento cruzado posterointerno** durante la extensión. Pasando de la posición I a la posición II por rodadura simple, el ligamento posterointerno **cd** desplaza el cóndilo hacia atrás, la trayectoria de su inserción femoral **c** no es **cc'** sino **cc"** en una circunferencia de centro **d** y de radio **dc**. La consecuencia es que el cóndilo se desplaza una longitud **n** hacia atrás para situarse en una posición III. Durante la extensión, **el ligamento cruzado posterointerno es responsable del deslizamiento del cóndilo hacia atrás,** asociado a su rodadura hacia delante.

Esta demostración se puede retomar gracias a un modelo mecánico (véase modelo I al final de este volumen), que hace reaparecer la tensión alterna de los ligamentos representados por gomas elásticas.

Los **movimientos de cajón son movimientos anormales de desplazamiento anteroposterior de la tibia** sobre el fémur. Se exploran en dos posiciones: con la rodilla flexionada en ángulo recto y con la rodilla en máxima extensión.

Con la **rodilla flexionada en ángulo recto** (**Fig. 202**): el paciente en decúbito supino sobre un plano duro, la rodilla que se va a explorar en ángulo recto, el pie apoyado sobre la camilla; el examinador bloquea el pie del paciente sentándose encima, para a continuación sujetar **con ambas manos** la extremidad superior de la pierna; *traccionando* hacia sí, explora un **cajón anterior**, empujando hacia atrás explora un **cajón posterior**, esta exploración se debe realizar con el pie en rotación neutra *–cajón directo–*, el pie en rotación externa *–cajón en rotación externa–* y el pie en rotación interna *–cajón en rotación interna–*. Es preferible esta terminología a la denominación "cajón *rotatorio* externo o interno", que lleva implícita una idea de rotación durante el movimiento de cajón.

El **cajón posterior** (**Fig. 200**) se manifiesta por un desplazamiento de la tibia sobre el fémur *hacia atrás;* debido a una ruptura del ligamento cruzado posterointerno. La regla mnemotécnica es sencilla: cajón posterior = cruzado posterior.

El **cajón anterior** (**Fig. 201**) se traduce por un desplazamiento *hacia delante* de la tibia sobre el fémur debido a la ruptura del ligamento cruzado anteroexterno. Cajón anterior = cruzado anterior.

Con la **rodilla en extensión**, una mano sujeta la cara posterior del muslo mientras que la mano anterior, sujetando el extremo superior de la pierna, intenta movilizarla de delante atrás y viceversa: es el **test de Lachmann-Trillat**. Si se percibe un desplazamiento hacia delante, este "**Lachmann anterior**" es la prueba de una ruptura del **LCAE**, asociada por Bousquet a una ruptura de la capa fibrotendinosa posteroexterna **PAPE**; esta exploración es complicada, puesto que el movimiento es de poca amplitud y, por consiguiente, difícil de afirmar.

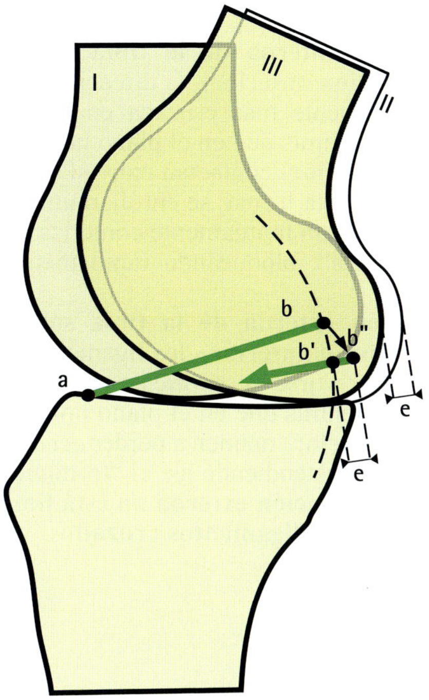

Fig. 198

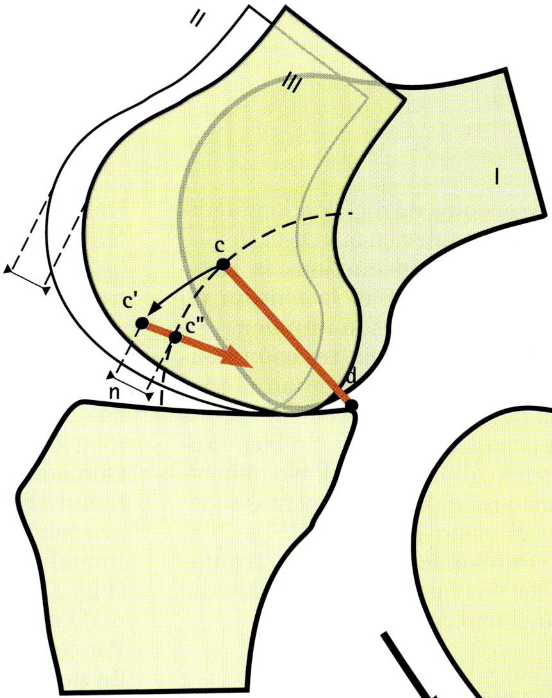

Fig. 199

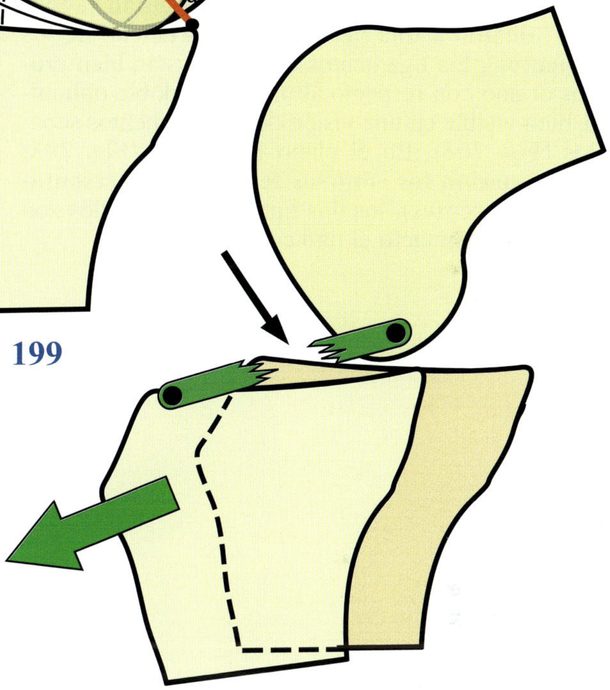

Fig. 201

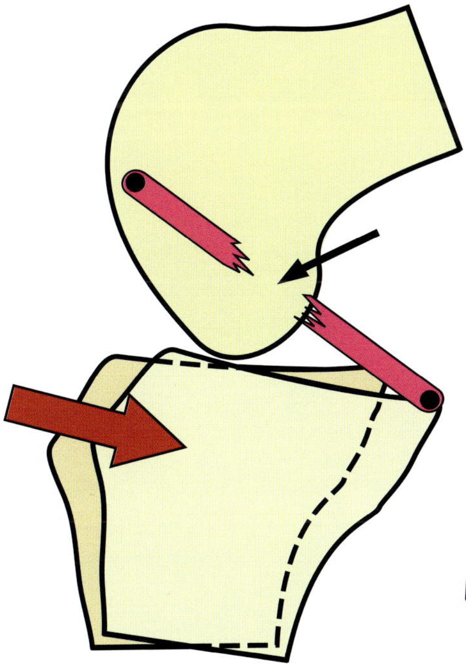

Fig. 200

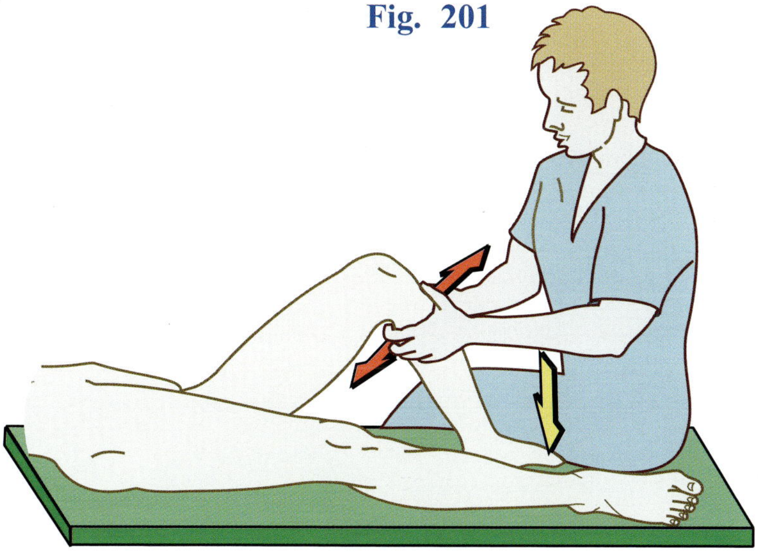

Fig. 202

La estabilidad rotadora de la rodilla en extensión

Ya se sabe que los movimientos de rotación longitudinal de la rodilla sólo son factibles cuando está flexionada. **Sin embargo, en extensión máxima, la rotación longitudinal resulta imposible: la tensión de los ligamentos cruzados y laterales lo impiden.**

En una visión anterior de la **rodilla en rotación neutra** (**Fig. 203: las superficies se representan "separadas" debido a una "elasticidad" artificial de los ligamentos**), los ligamentos cruzados están bien cruzados el uno con respecto al otro, y su doble oblicuidad, bien visible en una visión de los ligamentos separados (**Fig. 204**). En el plano horizontal (**Fig. 205: visión superior, los cóndilos femorales representados transparentes**), los dos ligamentos cruzados son paralelos, en contacto el uno con el otro.

Durante la **rotación interna de la tibia sobre el fémur** (**Fig. 206; visión anterior**), la dirección de los ligamentos es claramente más cruzada en el plano frontal (**Fig. 207**), mientras que en el plano horizontal (**Fig. 208: visión superior**) contactan entre sí a través de su borde axial; de esta forma, se enrollan uno alrededor del otro y se tensan mutuamente como las cuerdas de un "torniquete", bloqueando rápidamente la rotación interna.

Durante la **rotación externa de la tibia sobre el fémur** (**Fig. 209: visión anterior**), los ligamentos tienen tendencia a convertirse *en paralelos*, en el plano frontal (**Fig. 210**) mientras que en el plano horizontal (**Fig. 211: visión superior**) tienden a perder *el contacto* de su borde axial, distendiendo así el "torniquete". Por consiguiente, **la rotación externa no está limitada por la tensión de los ligamentos cruzados.**

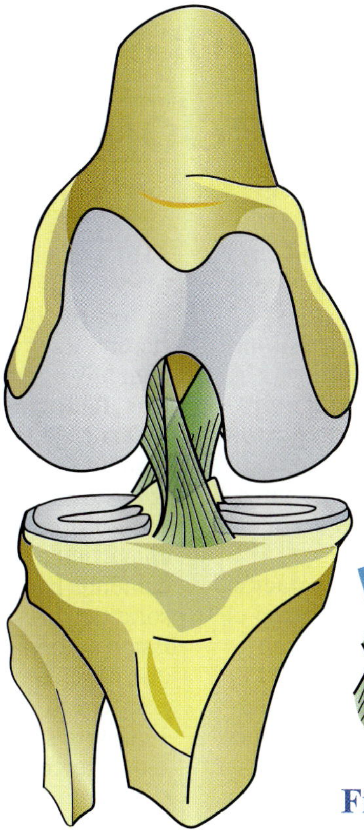

Fig. 203

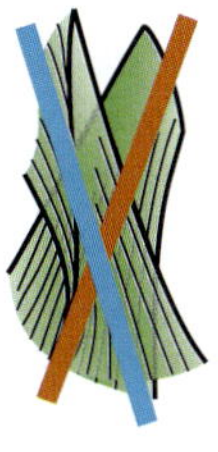

Fig. 204

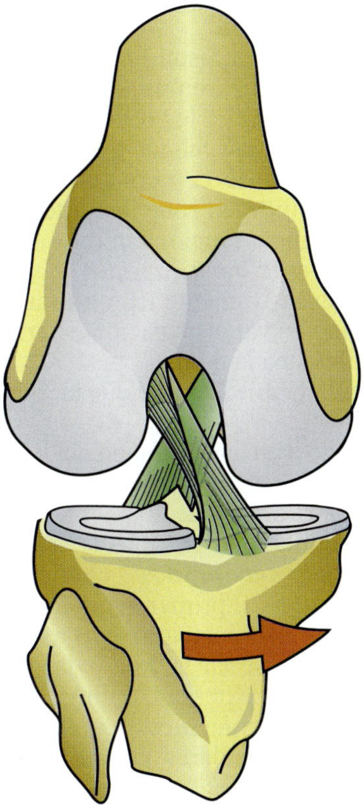

Fig. 206

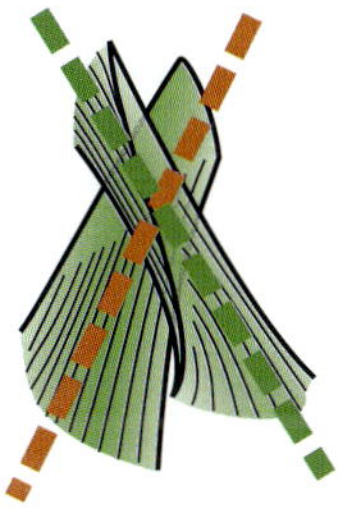

Fig. 207

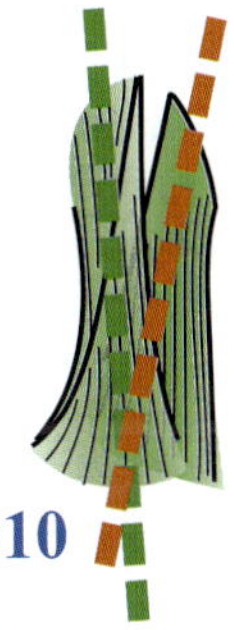

Fig. 210

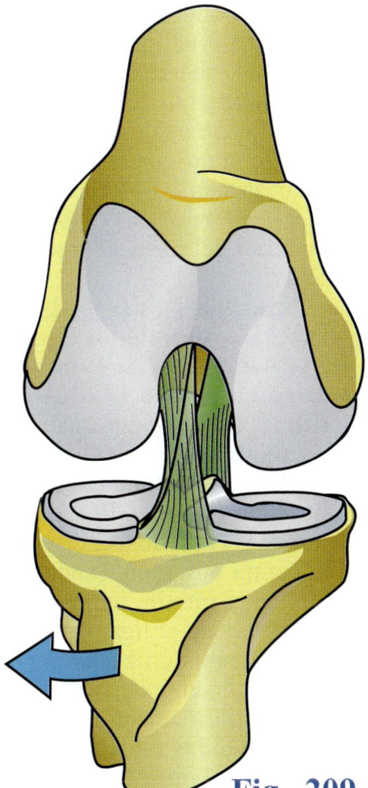

Fig. 209

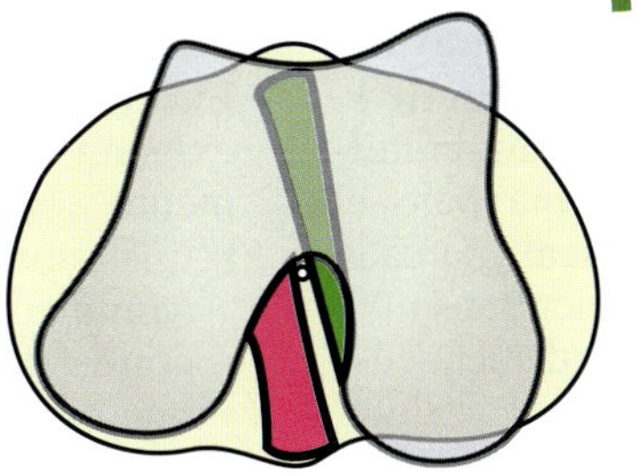

Fig. 205

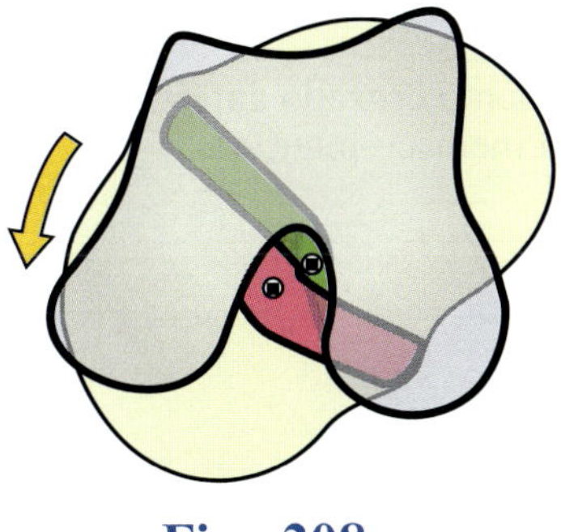

Fig. 208

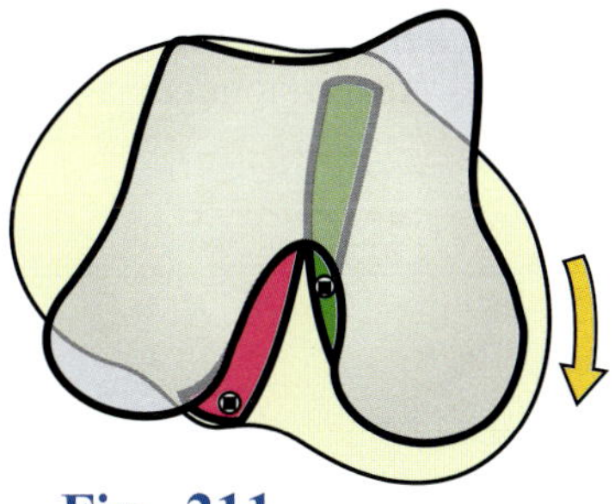

Fig. 211

La estabilidad rotadora de la rodilla en extensión *(continuación)*

¿Cuáles serán las consecuencias en la estabilidad de la rodilla alineada, de las tensiones de la rotación de la tibia bajo el fémur?

Con la rodilla en extensión total, durante **las tensiones en rotación interna de la tibia bajo el fémur** (**Fig. 122: visión superior detallada, los cóndilos femorales supuestamente transparentes**), la tibia no gira en torno a un centro situado en la fosa, entre los tubérculos intercondíleos, sino en torno al centro real, marcado con una cruz, que se corresponde con la vertiente interna del tubérculo intercondíleo medial.

Simultáneamente, como el centro de esta rotación –marcado con una cruz– (**Fig. 212**) no coincide con el centro de la articulación (**círculo blanco**), este movimiento *distiende (-) el LCPI* (**en rojo**) y *tensa (+) el LCAE* (**en verde**) así como su expansión hacia el cuerno anterior del menisco interno, que se desplaza hacia atrás.

Los ligamentos están cada vez en mayor contacto (**Fig. 213: visión de los ligamentos aislados**) y cada vez más cruzados. Si el movimiento continuase (**Fig. 214: se ha rotado la tibia internamente de modo artificial 180º**), se enroscarían uno alrededor del otro, lo que desencadenaría un acortamiento que aproximaría el fémur a la tibia (**flechas negras**). De hecho, es lo que se produce en la realidad: el entrelazado de los ligamentos cruzados, encaja fuertemente una articulación contra otra bloqueando así la rotación interna.

La rotación interna tensa el ligamento cruzado anterior y distiende el ligamento cruzado posterior.

Los ligamentos cruzados impiden la rotación interna con la rodilla en extensión.

Por el contrario, siempre con la rodilla en total extensión, durante **las tensiones en rotación externa de la tibia bajo el fémur** (**Fig. 215: visión superior, cóndilos transparentes**), la rotación de la tibia bajo el fémur se lleva a cabo en torno a un centro real, marcado con una cruz, y este movimiento excéntrico tensa (+) el ligamento cruzado posterior (**en rojo**) y distiende (-) el ligamento cruzado anterior (**en verde**). Los ligamentos tienen tendencia a tornarse paralelos (**Fig. 216**), y si el movimiento de rotación externa continuase (**Fig. 217: la rotación sólo es de un cuarto de giro**), los ligamentos serían paralelos, lo que permitiría una ligera separación de las superficies articulares (**flechas negras**).

Los ligamentos cruzados no limitan la rotación externa de la rodilla en extensión.

Donald B. Slocum y Robert L. Larson (*J. Bone ans Joint Surg.* marzo 1968), analizaron la *estabilidad rotadora de la rodilla flexionada* en los deportistas, y en particular en los futbolistas, que cuando giran bruscamente hacia el lado opuesto de la pierna en carga solicitan bruscamente su rodilla en rotación externa.

Estos autores han demostrado la función tan relevante que desempeña la *parte interna de la cápsula:*

- su tercio anterior está excesivamente expuesto a la ruptura si el traumatismo en valgus-rotación externa ocurre con la rodilla flexionada a 90°;
- su tercio posterior es vulnerable siempre que la rodilla está extendida;
- su tercio medio, asimilado a un haz profundo del ligamento colateral tibial, se rompe cuando el traumatismo ocurre con la rodilla en flexión de 30 a 90°;
- por otra parte, si la rodilla está flexionada 90° o más, el *ligamento cruzado anteroexterno* comienza a distenderse durante los 15-20 primeros grados de rotación externa, para a continuación, tensarse e incluso romperse enrollándose en la cara axial del cóndilo externo si la rotación externa continúa;
- finalmente, la *mitad posterior del menisco interno,* mediante sus conexiones capsulares con la tibia, puede impedir, por sí sola, la rotación externa con la rodilla flexionada.

En conclusión, un traumatismo **en valgus-rotación externa con la rodilla flexionada** conlleva sucesivamente y siguiendo una fuerza creciente:

- una ruptura del ligamento colateral tibial, comenzando con la capa profunda primero y continuando con las fibras superficiales;
- una ruptura del ligamento cruzado anteroexterno;
- una desinserción del menisco interno.

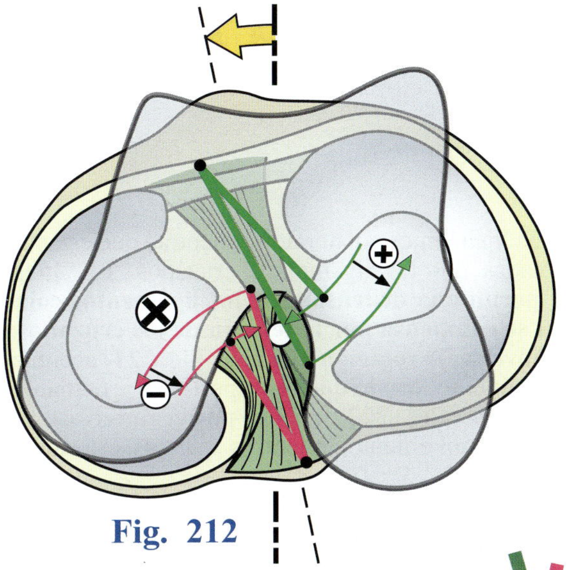

Fig. 212

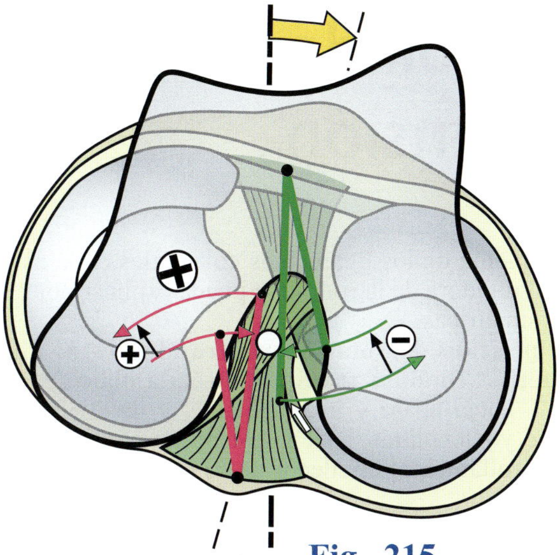

Fig. 215

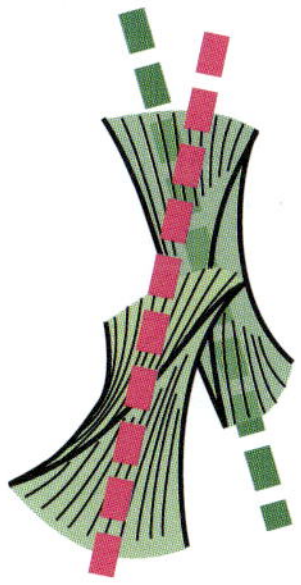

Fig. 213

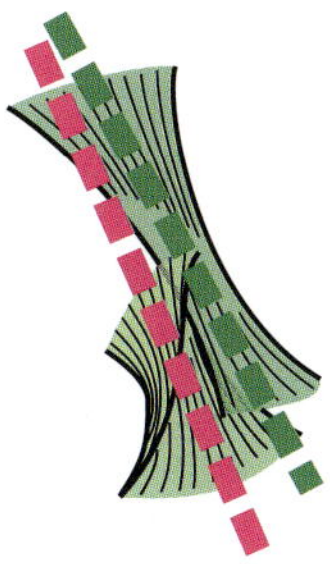

Fig. 216

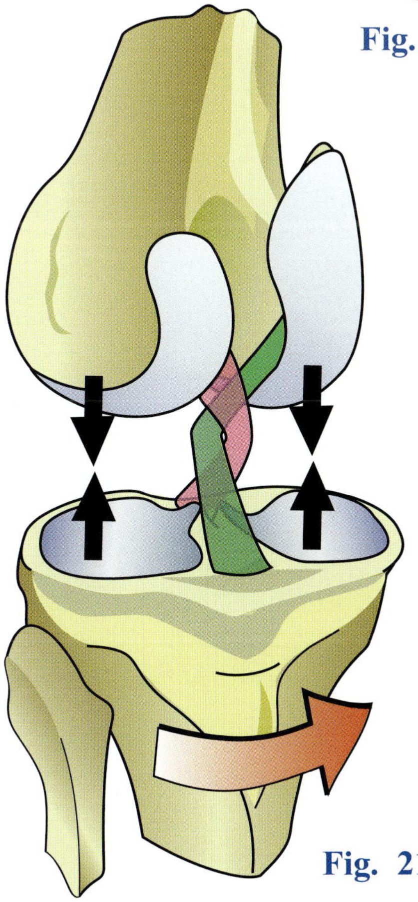

Fig. 214

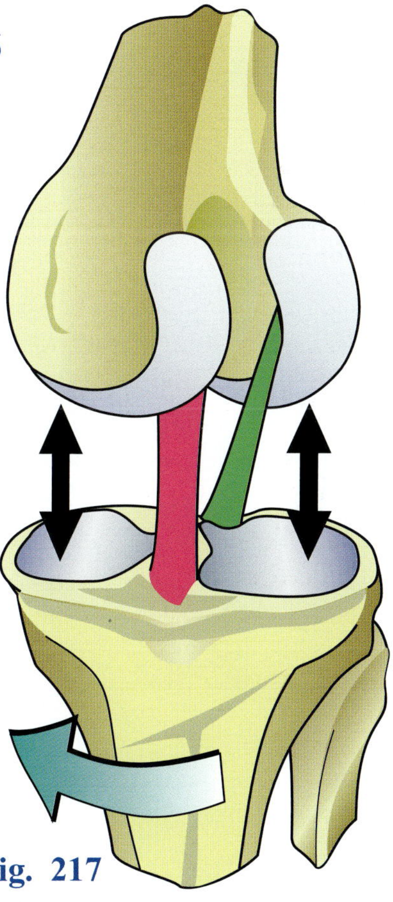

Fig. 217

Estabilidad rotatoria de la rodilla en extensión

La función de los ligamentos colaterales en la estabilidad rotadora de la rodilla se puede explicar por razones simétricas.

En posición de **rotación neutra** (**Fig. 218: visión superior, cóndilos transparentes**), la oblicuidad del LCT hacia abajo y hacia delante, y del LCP hacia abajo y hacia atrás, hace que esbocen un movimiento de enrollamiento alrededor de la porción superior de la tibia.

La rotación interna (**Fig. 219**) se opone a este enrollamiento, y disminuye la oblicuidad de los ligamentos colaterales, aunque su tendencia sea la de convertirse en paralelos (**Fig. 220: visión posterointema: superficies "separadas"**); como el enrollamiento disminuye, las superficies articulares están menos coaptadas por los ligamentos colaterales –mientras que están más coaptadas por los ligamentos cruzados. **El "juego" que permite la distensión de los ligamentos colaterales se compensa por la tensión de los cruzados.**

A la inversa, la **rotación externa** (**Fig. 221**) acentúa el enrollamiento, con lo que las superficies articulares se aproximan (**Fig. 222: visión posterointerna**) y se limita el movimiento, mientras que los cruzados se distienden.

Los ligamentos colaterales limitan la rotación externa, los cruzados la rotación interna. **La estabilidad rotatoria de la rodilla en extensión está asegurada tanto por los ligamentos colaterales como por los ligamentos cruzados.**

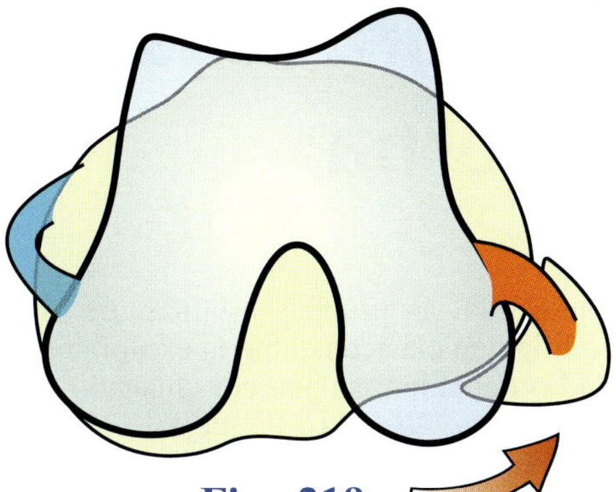

Fig. 219

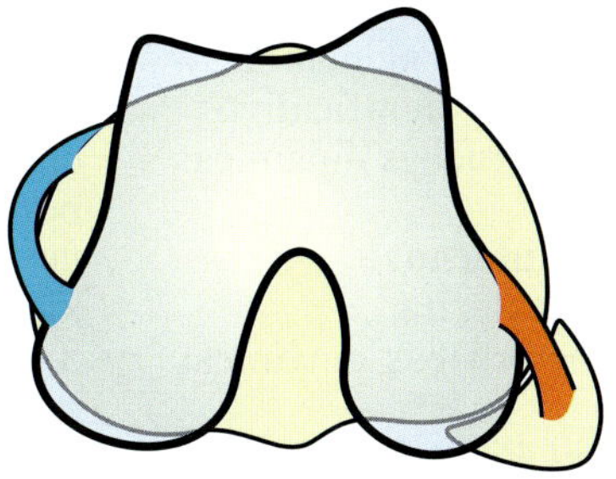

Fig. 218

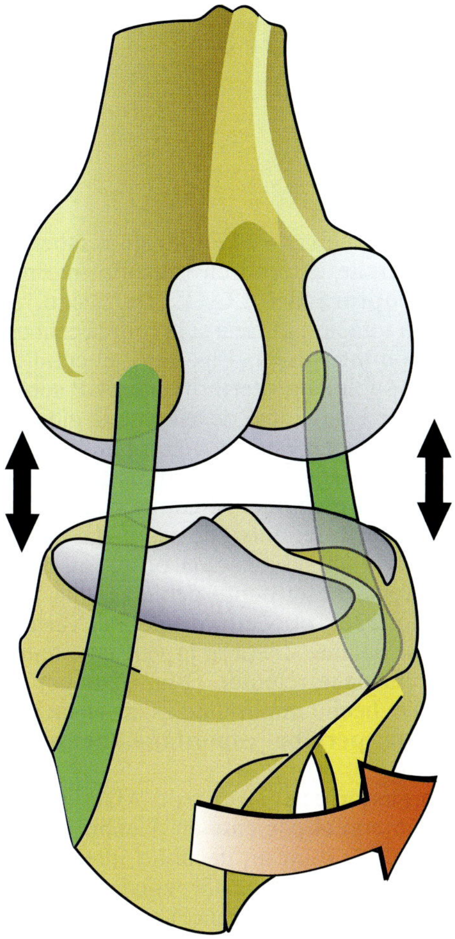

Fig. 220

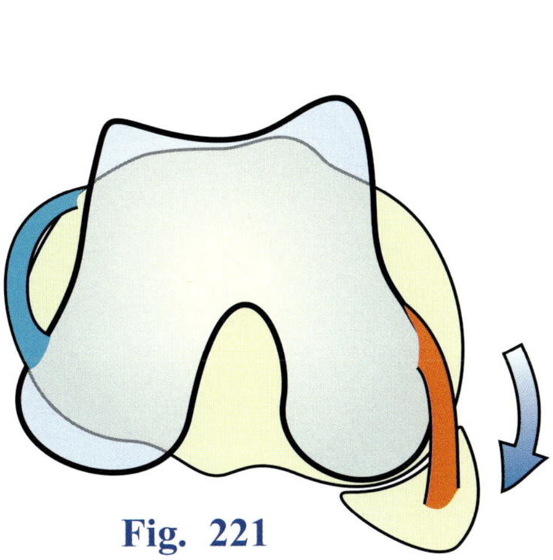

Fig. 221

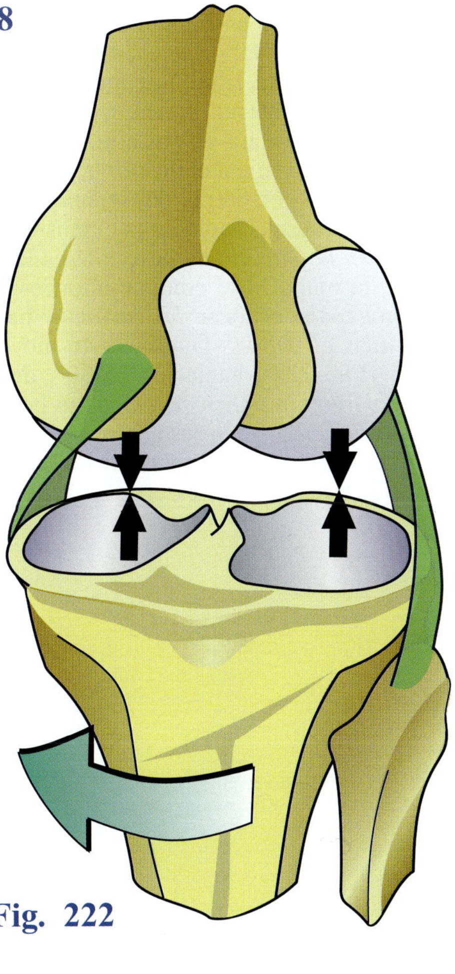

Fig. 222

Las pruebas dinámicas en rotación interna

Junto con las pruebas estáticas de estabilidad de la rodilla, tan clásicos como la exploración de la lateralidad o del cajón, se han consensuado *pruebas dinámicas de estabilidad* (o de inestabilidad) que pretenden la aparición de un movimiento anormal incluso en el transcurso de un movimiento de prueba. Estas pruebas dinámicas de inestabilidad son numerosos (cada escuela de cirugía de la rodilla propone uno nuevo en cada congreso), por lo que es necesario intentar clasificados y, sobre todo, recalcar los más significativos.
Lo más práctico es clasificar estas pruebas dinámicas **en dos grupos:**

- las pruebas en **valgus-rotación interna;**
- las pruebas en **valgus-rotación externa.**

En primer lugar se analizarán las pruebas dinámicas en valgus-rotación interna.
La prueba Mac-Intosh o ***lateral Pivot Shift Test*** es de las más conocidas y utilizadas. Se puede explorar con el paciente en decúbito supino (**Fig. 223**) o en inclinación de 45° (**Fig. 224**). En el primer caso, la mano que sujeta el pie lo coge por la planta forzando una rotación interna, mientras que el propio peso del miembro añade un valgus a la rodilla. En el segundo caso, la mano sujeta el pie por la cara anterior del tobillo pasando por detrás del mismo y provocando una rotación interna mediante la extensión de muñeca. La *posición de partida* de la rodilla es la *extensión* (**Fig. 223**), la mano libre empuja entonces la rodilla hacia delante para esbozar *la flexión* y hacia abajo para acentuar *el valgus.* Durante este movimiento de flexión (**Fig. 224**), hacia los 25-30°, después de haber hecho frente a *una resistencia,* se percibe de repente un *desbloqueo,* mientras que se aprecia y se observa al cóndilo femoral externo saltar literalmente por delante de la meseta tibial externa.

La positividad de la prueba de Mac-Intosh, a saber la existencia de un resalte externo en rotación interna, diagnostica **una ruptura del LCAE.** De hecho, el LCAE al limitar la rotación interna si la rodilla está en extensión y rotación interna **Ri** (**Fig. 225**), el cóndilo femoral externo se subluxa posteriormente **SLP** sobre la vertiente posterior **1** del dorso de asno de la glenoide externa; se mantiene en esta situación por el músculo tensor de la fascia lata **TFL** y el valgus que coaptan el cóndilo sobre la glenoide. Mientras que la fascia lata pasa por delante del dorso de asno, el cóndilo permanece bloqueado en subluxación posterior, pero tan pronto se sobrepase este punto debido a una flexión creciente (**Fig. 226**), el cóndilo supera el vértice **S** y se bloquea por delante **2**, sobre la vertiente anterior en donde permanece retenido (**Fig. 226**) por el **LCPI** (**en rosa**). Un hecho importante es la **sensación de resalte R que percibe espontáneamente el paciente.**
El ***jerk test*** **de Hughston** es el inverso del Mac-Intosh. Se explora también con el paciente en decúbito supino simétrico (**Fig. 227**) o en un decúbito intermedio (**Fig. 228**), con una inclinación de 45°, con las mismas posiciones de las manos. La diferencia está en que la posición de partida es de *flexión* de 35-40° *para extender de nuevo la rodilla,* manteniendo la rotación interna del pie y la limitación en valgus de la rodilla. El . cóndilo femoral externo parte, pues, de su posición (**Fig. 225**) más "avanzada" (**en punteado**) correspondiendo a un contacto **2** con la vertiente anterior de la glenoide externa, para "saltar" bruscamente **1** en subluxación posterior, no viéndose retenido por el LCAE cuando se aproxima a la extensión. **La positividad del *jerk test* también indica una ruptura del LCAE.**

Fig. 223

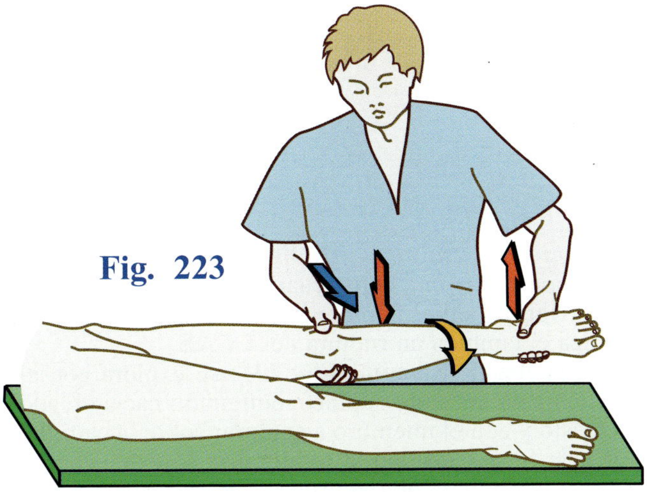

Fig. 227

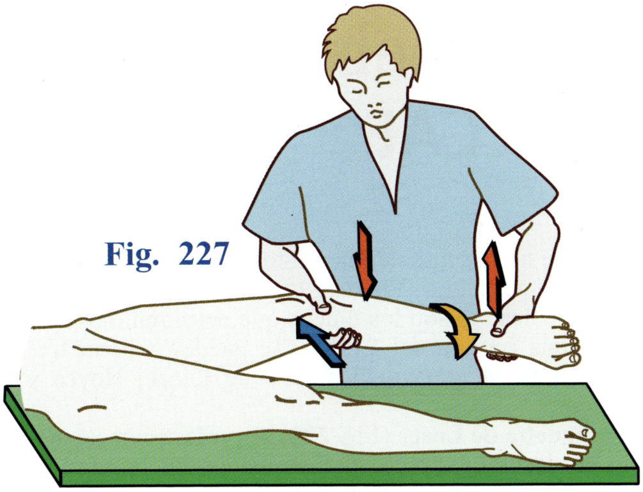

Fig. 224

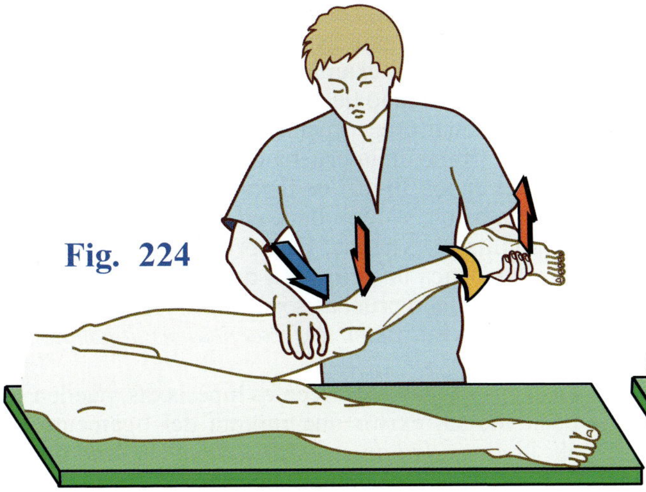

Fig. 228

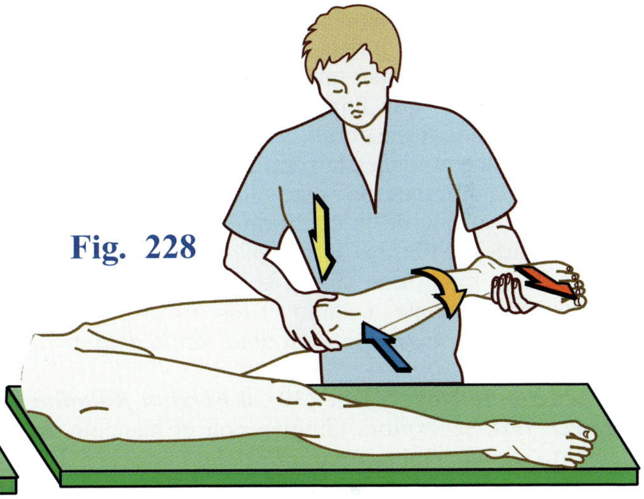

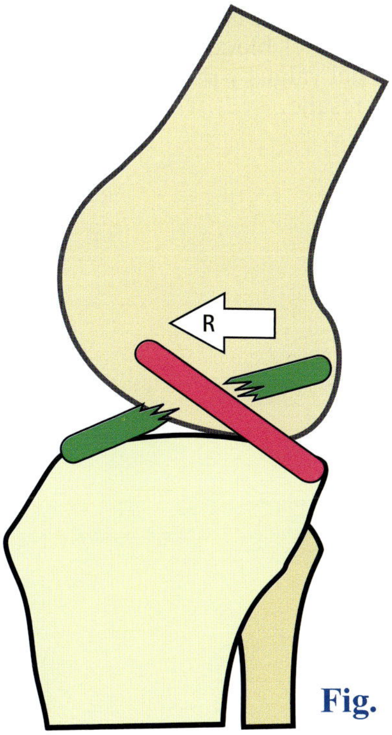

Fig. 226

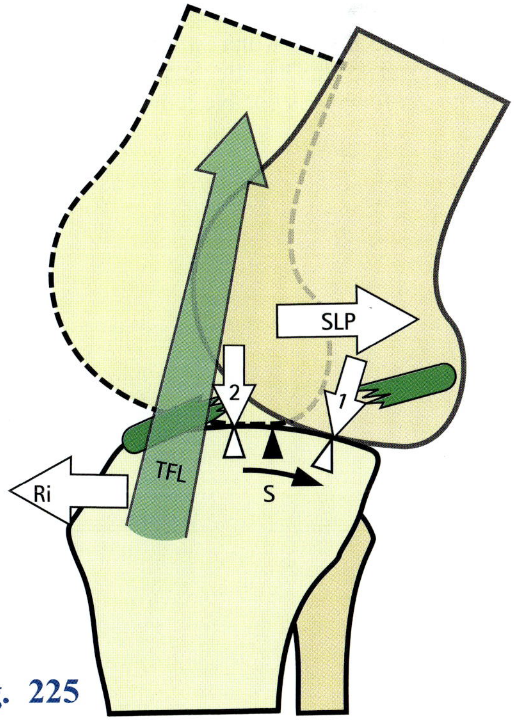

Fig. 225

Las pruebas dinámicas de ruptura del LCAE

Aunque las pruebas de Mac- Intosh y de Hughston son los más utilizados, los más fáciles de explorar y los más fiables, no son los únicos que permiten diagnosticar una ruptura del LCAE. Se pueden utilizar tres tests más; se trata de los tests de Losee, Noyes y Slocum.

La prueba de Losee (Fig. 229) se explora con el sujeto en decúbito supino, el examinador sujeta con una mano el talón manteniendo la *rodilla flexionada a 30°,* con la otra mano sostiene la rodilla por su cara anterior, enganchando su pulgar en la cabeza del peroné. Simultáneamente realiza una rotación externa con la primera mano, lo que impide cualquier subluxación posterior del cóndilo externo, y un valgus con la otra mano; conduce entonces la rodilla en extensión relajando la rotación externa –este último punto es muy importante, ya que de lo contrario sería en todos los casos negativo. Mientras se completa la extensión, el pulgar de la mano que sujeta la rodilla desplaza el peroné hacia delante: cuando el test es positivo, se produce *un resalte de la meseta tibial hacia delante al final de la extensión.*

La prueba de Noyes (Fig. 230), o ***Flexion Rotation Drawer Test,*** se explora también con el paciente en decúbito supino, con *la rodilla flexionada* de 20 a 30° y *rotación neutra,* las manos del examinador se limitan a sujetar la pierna, y es únicamente el peso del muslo el que provoca una *subluxación posterior del cóndilo externo* (**las dos flechas rojas**) *y una rotación externa del fémur.* Es posible reducir esta sub luxación *empujando hacia atrás* (**flecha amarilla**) *la porción superior de la tibia,* como cuando se explora un cajón posterior, de ahí el nombre inglés de esta prueba que indica el también un ruptura del LCAE.

La prueba de Slocum (Fig. 231) se explora con el paciente en decúbito supino, semigirado hacia el lado opuesto y con el miembro a explorar sobre la camilla; de esta forma, cuando la rodilla está en extensión, el propio peso de la pierna provoca un valgus automático –rotación interna–; el hecho de no tener que sujetar el miembro es de gran ayuda en los pacientes obesos. Las dos manos del examinador se colocan en la rodilla, a uno y otro lado de la interlínea, de forma que se puede flexionar progresivamente, mientras se acentúa el valgus. Como en la prueba de Mac- Intosh, aparece un resalte en los 30-40° de flexión, y como en la prueba de Hughston, se reproduce en sentido inverso cuando la rodilla se extiende. Esta prueba de Slocum también diagnostica una **ruptura del LCAE**.

Aunque las cinco pruebas sean indicativas de una ruptura del LCAE, *existen dos excepciones donde no son exactos:*

- en el caso de las adolescentes hiperlaxas: pueden ser positivos sin existir una ruptura del ligamento, de ahí la *necesidad de explorar también el lado opuesto* que puede ser también hiperlaxo;
- una lesión importante de la capa fibrotendinosa posterointerna impide el bloqueo del cóndilo externo bajo la acción del valgus y puede dificultar la constatación de un resalte.

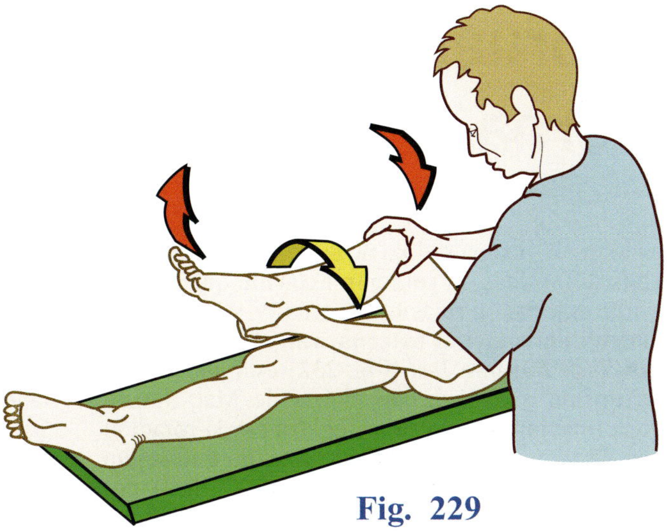

Fig. 229

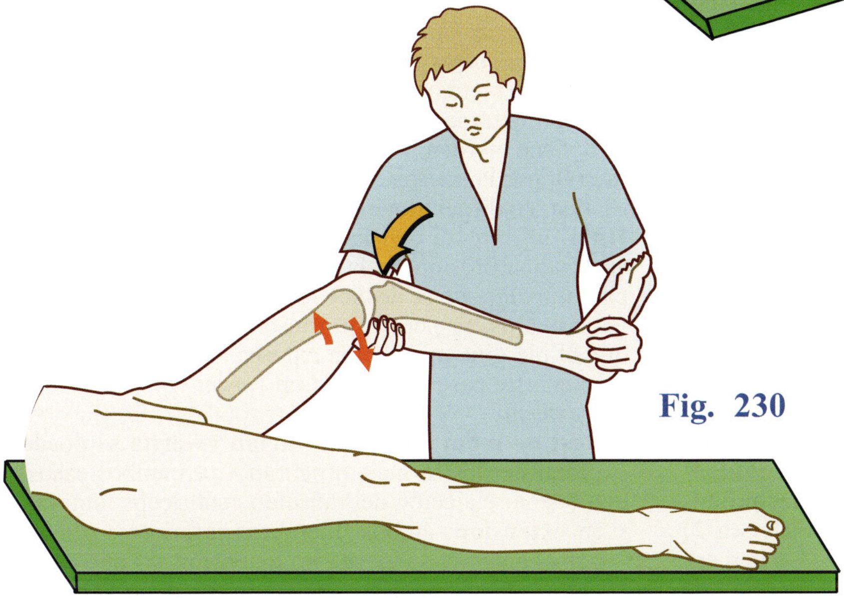

Fig. 230

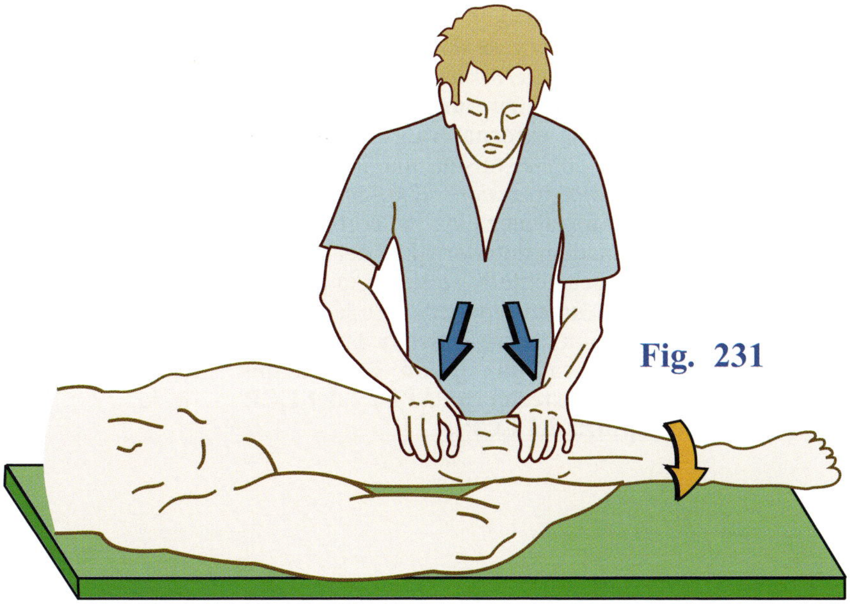

Fig. 231

Las pruebas dinámicas en rotación externa

La exploración de una rodilla no sería completa sin las **pruebas dinámicas en rotación externa**, que buscan un resalte externo en rotación externa.

La prueba en rotación externa, valgus y extensión o P*ivot Shift Reverse Test* (Fig. 232) está constituida por la misma maniobra que el test de Mac-Intosh, donde la rotación interna se reemplaza por la rotación externa de la pierna realizada por la mano que sujeta el pie; partiendo de una flexión entre 60-90°, la extensión progresiva combinada con una presión continua en la cara externa de la rodilla siempre consigue que la extensión no supere los -30° (Fig. 233), *produciéndose un resalte brusco del cóndilo femoral externo hacia la pendiente posterior de la glenoide tibial externa.*

De hecho, cuando la *rodilla está flexionada*, en rotación externa (Fig. 235), el cóndilo externo, que ya no está retenido por la tensión del LCPI (en rojo) en rotación externa Re se subluxa hacia delante SLA sobre la pendiente anterior del dorso de asno de la glenoide externa (flecha 1); durante la extensión progresiva (Fig. 234), la cintilla iliotibial TFL pasa por delante del punto de contacto entre el cóndilo y la glenoide, aunque el cóndilo externo esté desplazado hacia atrás (Fig. 235) en su posición normal (punteado), sobrepasando bruscamente el punto más prominente del dorso de asno S para contactar (flecha 2) con la vertiente posterior de la glenoide. La percepción del resalte, por el propio enfermo en ocasión de los episodios de inestabilidad y por el examinador cuando realiza esta maniobra, se debe a la *reducción brusca de la subluxación anterior del cóndilo externo,* lo que es posible debido a la **ruptura del LCPI.**

La **prueba en rotación externa, valgus y flexión** (Fig. 236) se explora con la misma maniobra, pero *partiendo de la máxima extensión:* el resalte que se percibe cuando la flexión alcanza los 30° corresponde (Fig. 235) a la subluxación anterior SLA del cóndilo externo que salta bruscamente S de su posición normal (flecha 2) en la pendiente posterior de la glenoide externa a una posición anormal (flecha 1) en pruebas permiten diagnosticar una **lesión de la capa fibrotendinosa posteroexterna (o PAPE)** y **del LCP en ausencia de ruptura del LCPI.**

La **prueba del cajón posteroexterno** o ***Posterolateral Drawer Test* de Hugston**: los pies se apoyan planos en la camilla, las caderas flexionadas 45° y las rodillas 90°. Sentándose sobre el pie del paciente (Fig. 202, pág.129), el examinador puede bloquear la rotación de la rodilla sucesivamente en rotación neutra, externa 15° e interna 15°. Sujetando con ambas manos la porción superior de la tibia, se busca un cajón posterior en sus tres posiciones. El test es positivo cuando se aprecia una *subluxación posteroexterna de la meseta tibial externa, mientras que la meseta interna no retrocede* –es, por lo tanto, un **verdadero cajón rotador**– por la rotación externa del pie. Este cajón rotatorio externo se detiene en rotación neutra y desaparece en rotación interna por la puesta en tensión del LCPI intacto.

El **test en hipermovilidad externa de Bousquet o HME** se explora con la *rodilla flexionada a 60°;* al añadir una presión en la porción superior de la tibia para intentar que se deslice hacia abajo y por detrás de los cóndilos, se percibe un resalte posterior mientras que el pie gira en rotación externa. Por lo tanto, también en este caso se trata de un *verdadero cajón rotador externo.*

El **test de recurvatum y rotación externa** se puede explorar de dos formas, procurando, en ambos casos, una buena relajación del músculo cuádriceps femoral:

- en **extensión**: ambos miembros inferiores, sujetos por el antepié, se elevan en extensión, lo que comporta, en el miembro lesionado, un recurvatum y una rotación externa, representados por un desplazamiento de la tuberosidad tibial anterior TTA hacia fuera; la subluxación posteroextema de la meseta tibial externa conlleva un genu varum.
- en **flexión**: mientras que una mano sujeta el pie y dirige progresivamente la rodilla hacia la extensión, la mano que sostiene la rodilla percibe la subluxación posteroexterna de la tibia representada por un recurvatum, un genu varum y un desplazamiento hacia fuera de la TTA.

Todas estas pruebas, a menudo difíciles de demostrar sobre un paciente despierto con una relajación muscular imperfecta, aparecen con toda claridad bajo anestesia.

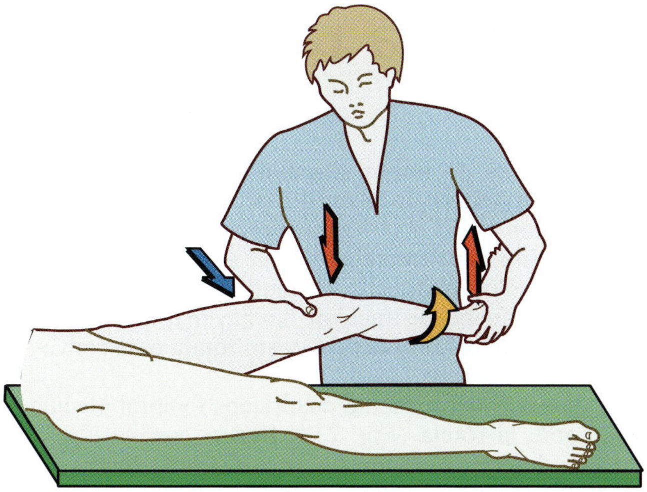
Fig. 233

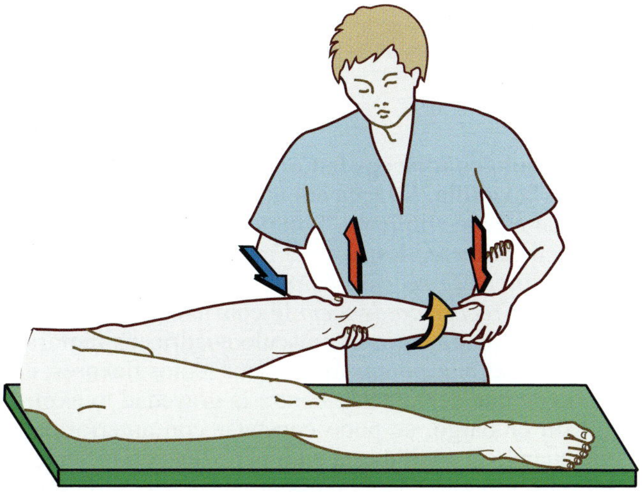
Fig. 236

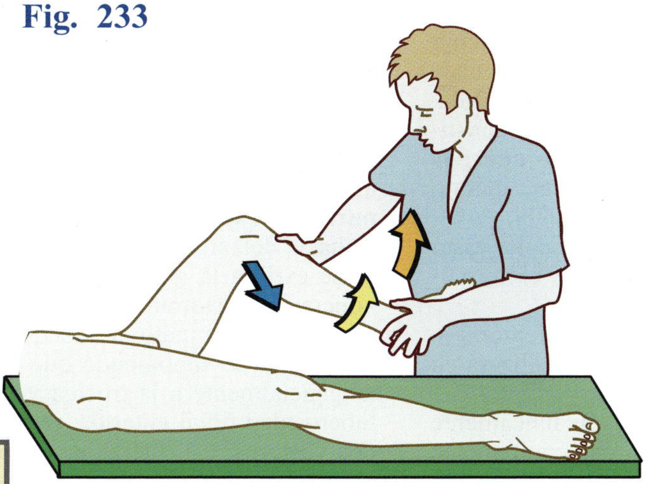
Fig. 232

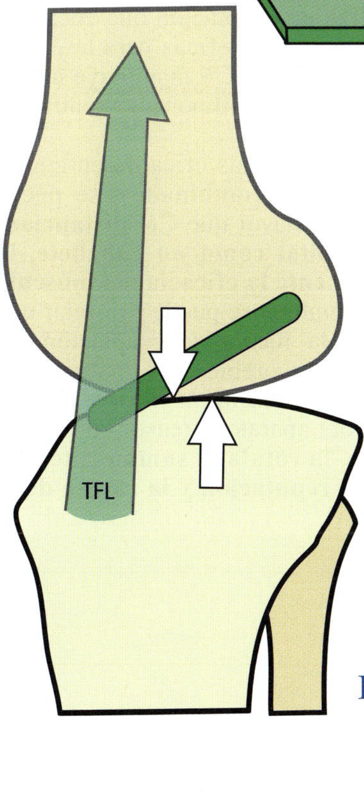

Fig. 234

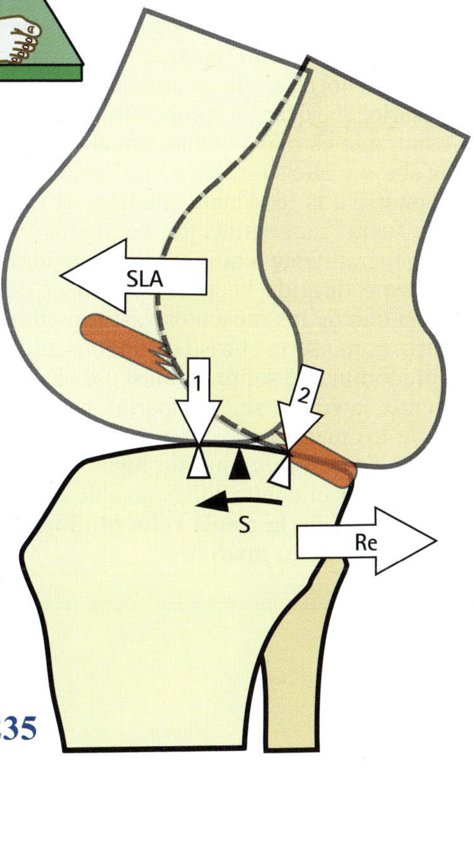

Fig. 235

Los músculos extensores de la rodilla

El **músculo cuádriceps femoral** es el músculo **extensor de la rodilla.** Se trata del único músculo capaz de ejecutar éste movimiento. También es el segundo *músculo más potente*, después del músculo glúteo mayor: *su superficie de sección fisiológica es de 148 cm,* lo que en un *recorrido de* 8 *cm* le confiere una potencia de trabajo de 42 kgm. El músculo cuádriceps femoral *es tres veces más potente* que los músculos flexores; el hecho de que deba luchar contra la gravedad lo explica. Sin embargo, se pudo constatar con anterioridad que cuando la rodilla está en hiperextensión la acción del músculo cuádriceps femoral no es necesaria para mantener la bipedestación (véase pág. 114); pero tan pronto se inicia una mínima flexión, una intervención enérgica del músculo cuádriceps femoral se hace necesaria para evitar la caída por flexión de la rodilla.

El músculo cuádriceps femoral (Fig. 237) está constituido, como su nombre indica, por **cuatro cuerpos musculares** que se insertan mediante un aparato extensor, en la tuberosidad tibial anterior TTA:

- tres músculos *monoarticulares*: el músculo vasto intermedio 1, el músculo vasto lateral 2 y el músculo vasto medial 3;
- un músculo *biarticular:* el músculo recto femoral 4, cuya fisiología, un tanto específica, se analizará en la página siguiente.

Los tres músculos monoarticulares son únicamente *extensores de rodilla,* aunque tienen una componente lateral, en lo referente a ambos músculos vastos; es necesario recalcar, a propósito del músculo vasto medial, que es más potente que el externo, desciende más abajo y que su relativo predominio está destinado a oponerse a la tendencia que tiene la rótula a luxarse hacia fuera. La contracción de ambos músculos vastos, generalmente equilibrada, engendra una *fuerza resultante* dirigida hacia arriba, *en el eje del muslo.* Pero si uno de los músculos vastos predominara sobre el otro, como sería el caso de un músculos vasto externo predominante sobre un músculo vasto medial insuficiente, la rótula se "escaparía" hacia fuera: éste es uno de los mecanismos causantes de la *luxación recidivante de la rótula,* que sin lugar a dudas es siempre externa. Por el contrario, es posible evitar la subluxación externa de la rótula **reforzando selectivamente el músculo vasto medial.**

La rótula es un **hueso sesamoideo** perteneciente al **aparato extensor de la rodilla** entre el tendón cuadricipital por arriba y el ligamento rotuliano por abajo. **Su función es primordial**, ya que aumenta la eficacia del músculo cuádriceps femoral desplazando hacia delante su fuerza de tracción. No hay más que trazar el **esquema de las fuerzas** con y sin rótula para convencerse.

La fuerza C del músculo cuádriceps femoral efectuada sobre la rótula (**Fig. 238: figura con rótula**) se puede descomponer en *dos vectores:* una fuerza C1, dirigida hacia el eje de flexoextensión, que encaja la rótula en la tróclea, y una fuerza C2 dirigida en la prolongación del ligamento rotuliano. A su vez, esta fuerza C2 aplicada sobre la tuberosidad anterior de la tibia puede descomponerse en *dos vectores perpendiculares entre ellos:* una fuerza C3, dirigida hacia el eje de flexoextensión, que encaja la tibia sobre el fémur, y una fuerza tangencial C4, **única componente eficaz para realizar la extensión**: hace que la tibia se deslice hacia delante sobre el fémur.

Si se extirpa la rótula (**Fig. 239: dibujo sin rótula**) –operación denominada "patelectomía"– y se sigue el mismo razonamiento: la fuerza C del músculo cuádriceps femoral, suponiendo que sea idéntica, se dirige tangencialmente a la tróclea y directamente sobre la tuberosidad tibial anterior; se puede descomponer en dos vectores: C5, fuerza de coaptación que encaja la tibia sobre el fémur, y e, fuerza eficaz para la extensión; el componente tangencial C6 disminuye considerablemente mientras que el componente centrípeto C5 aumenta.

Si ahora se comparan las fuerzas eficaces en ambas hipótesis (**Fig. 240: dibujo combinada**), se puede constatar que C4 es 50% mayor que C6: **distanciando el tendón cuadricipital como un caballete, la rótula aumenta claramente la eficacia del músculo cuádriceps femoral.** También se puede constatar que en ausencia de rótula la fuerza de coaptación *C5* aumenta, pero este efecto favorable se ve contrarrestado por la *pérdida de amplitud de la flexión,* debido tanto al acortamiento del aparato extensor como a su *fragilidad.* Por lo tanto, **la rótula es sumamente útil, lo que explica la mala reputación y la rareza de la patelectomía.**

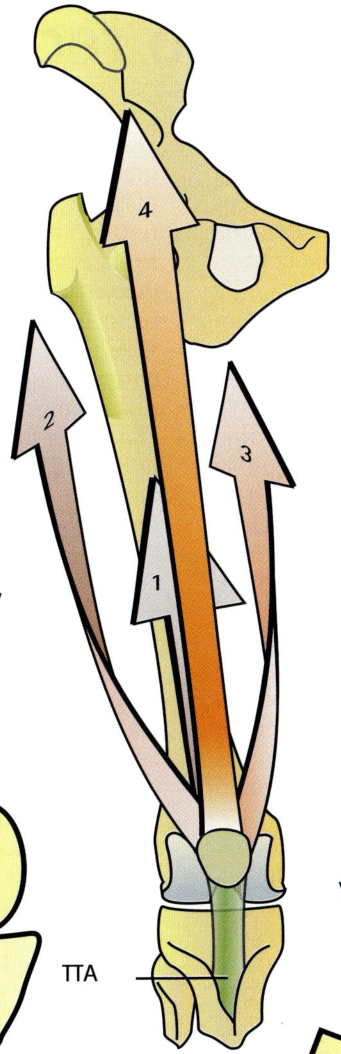

Fig. 237

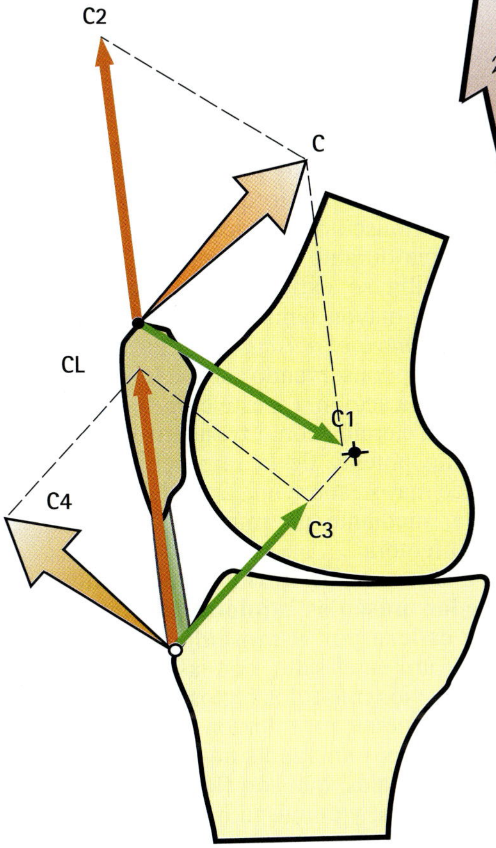

Fig. 238

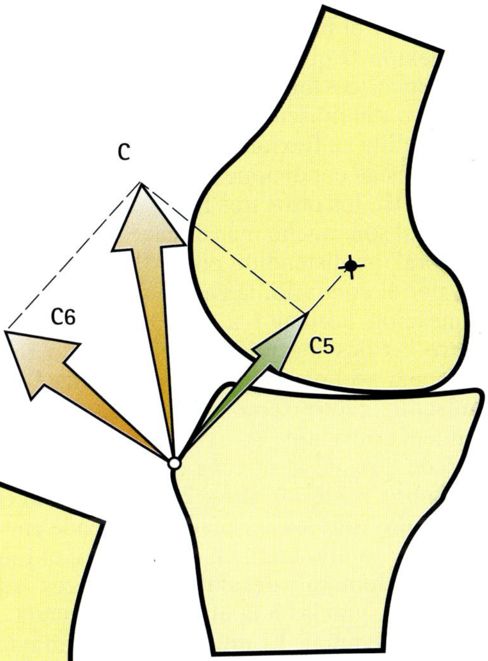

Fig. 239

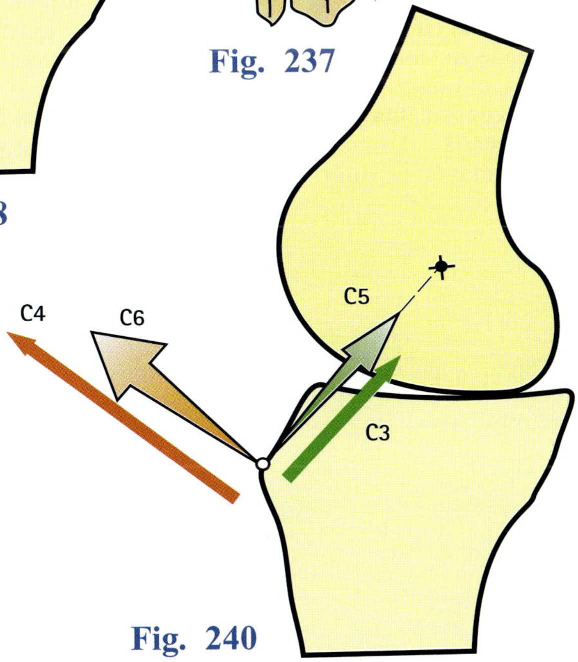

Fig. 240

Fisiología del músculo recto femoral

El **músculo recto femoral** no representa más que la *quinta parte* de la fuerza total del músculo cuádriceps femoral y no puede realizar por sí mismo la extensión máxima, pero el ser un músculo biarticular le confiere un interés especial.

Gracias a su trayecto por delante del eje de flexoextensión de la cadera y del de la rodilla, el músculo recto femoral (**flecha roja**) es tanto *flexor de cadera como extensor de rodilla* (**Fig. 241: diagrama en cuatro posiciones**), pero su eficacia como extensor de rodilla depende de la posición de la cadera, al igual que su acción como flexor de cadera está supeditada a la posición de la rodilla (**Fig. 242**). Esto se debe (**Fig. 219**) a que la distancia entre la espina ilíaca anterosuperior **a** y el borde superior de la tróclea es menor **ac** en flexión **II** que en posición **I** de alineación **ab**. Esta diferencia de longitud **e** determina un *alargamiento relativo* del músculo cuando la cadera está en flexión y la rodilla se flexiona por el simple peso de la pierna **II**. En estas condiciones, para obtener la extensión de rodilla **III**, los otros tres haces del músculo cuádriceps femoral son mucho más eficaces que el músculo recto femoral, ya distendido por la flexión de cadera.

Si, por el contrario, la cadera pasa de una posición de alineación normal **I** a la extensión **IV**, la distancia entre las dos inserciones del músculo recto femoral aumenta **ad** una longitud determinada **f**) que tensa el músculo recto femoral (**elongación relativa**), y aumenta otro tanto su eficacia. Esto mismo es lo que sucede durante la marcha o la carrera, al distender el miembro posterior (**Fig. 245**): por la **acción de los músculos glúteos** la cadera se extiende en tanto que la rodilla y tobillo también se extienda; el músculo cuádriceps femoral **desarrolla entonces su máxima potencia**, gracias a la eficacia aumentada del músculo recto femoral. **El músculo glúteo mayor es sinérgico antagonista del músculo recto femoral**: antagonista en lo que respecta a la cadera y sinérgico en la rodilla.

En la fase de apoyo unilateral de la marcha, cuando *se avanza el miembro oscilante* (**Fig. 244**), el músculo recto femoral se contrae para realizar a la vez la flexión de cadera y la extensión de rodilla. Se constata entonces que la condición biarticular del músculo recto femoral es **útil en los dos tiempos de la marcha**: en la fase de impulso del miembro posterior y en la fase de avance del miembro oscilante.

Durante la **incorporación de cuclillas a bipedestación**, el músculo recto femoral desempeña un papel muy importante, puesto que es el único de los cuatro haces del músculo cuádriceps femoral que no pierde su eficacia durante el movimiento. De hecho, mientras la rodilla se extiende, la cadera, bajo la acción del glúteo mayor, también se extiende, *con lo que se tensa de nuevo el músculo recto femoral en su inserción superior,* conservando así una longitud constante al inicio de la acción. En este caso se constata de nuevo la función ejercida como **transmisor de fuerza** por un músculo potente de la raíz del miembro, el músculo glúteo mayor, sobre una articulación más distal, la rodilla, mediante un músculo biarticular, el músculo recto femoral.

Por último, a la inversa, **la flexión de la rodilla bajo la acción de los músculos isquiotibiales favorece la flexión de la cadera por el músculo recto femoral.** Esto puede ser útil en el salto, con las rodillas flexionadas (**Fig. 243**): los músculos rectos anteriores participan muy eficazmente en la flexión de las caderas. Es otro ejemplo de nexo antagonismo-sinergia entre los músculos isquiotibiales, que son flexores de rodilla y extensores de cadera, y el músculo recto femoral, que es flexor de cadera y extensor de rodilla.

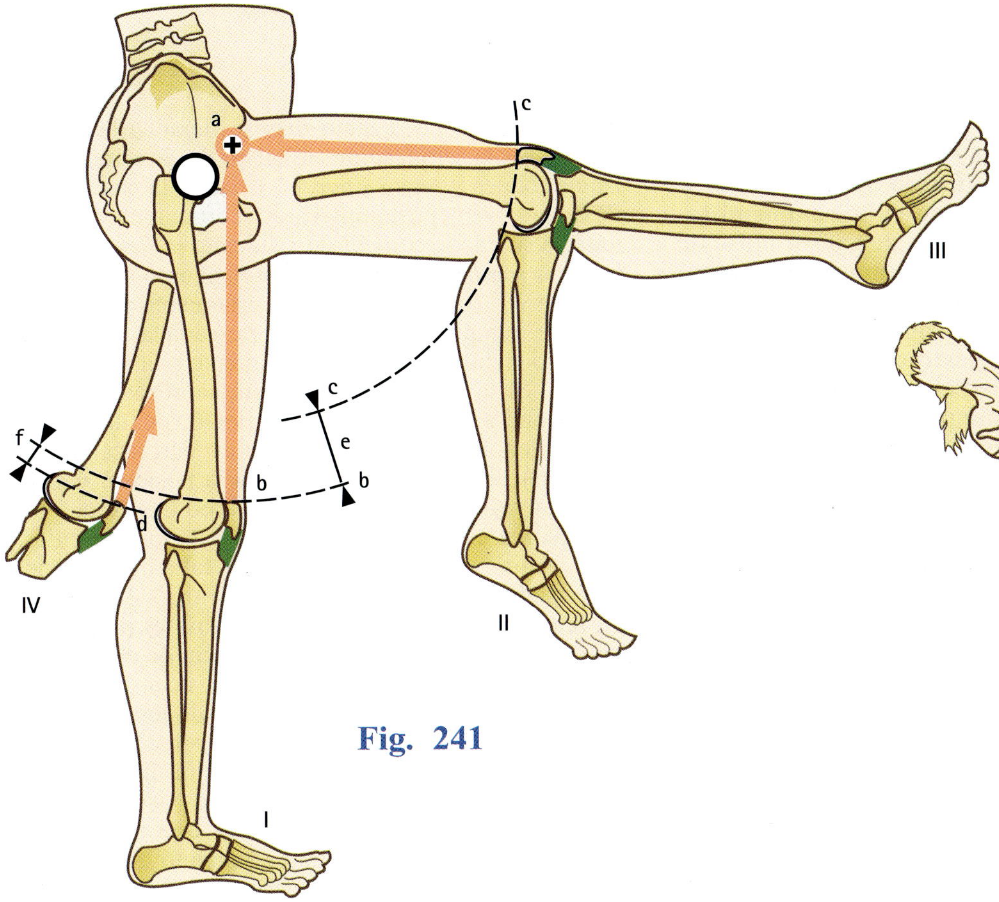

Fig. 241

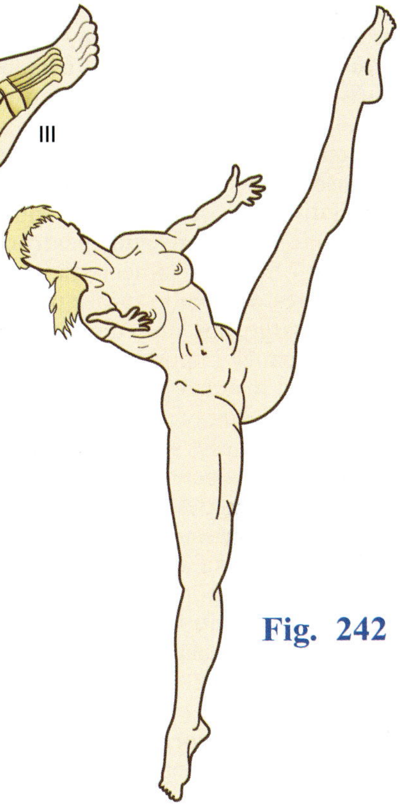

Fig. 242

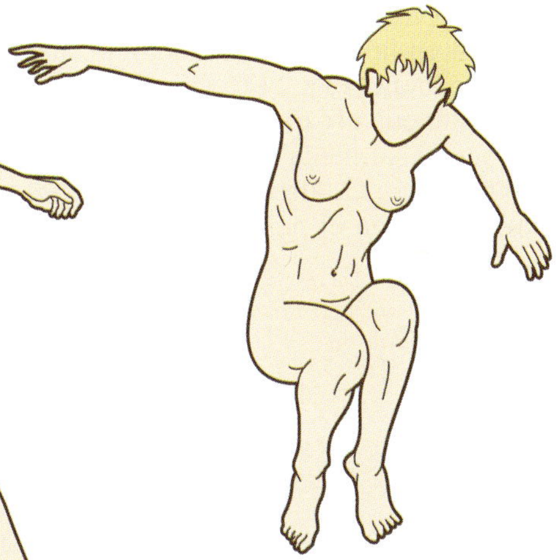

Fig. 243

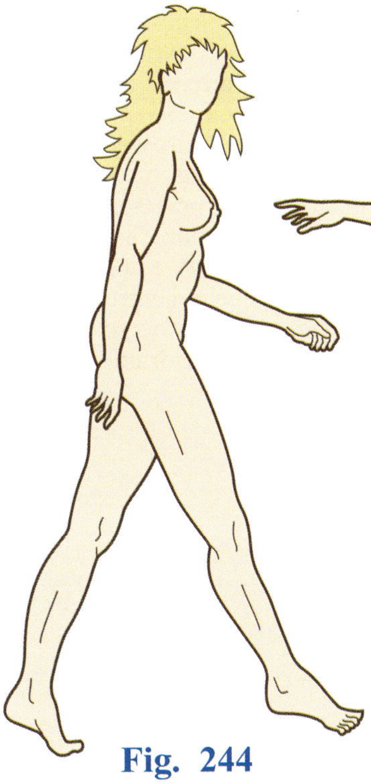

Fig. 244

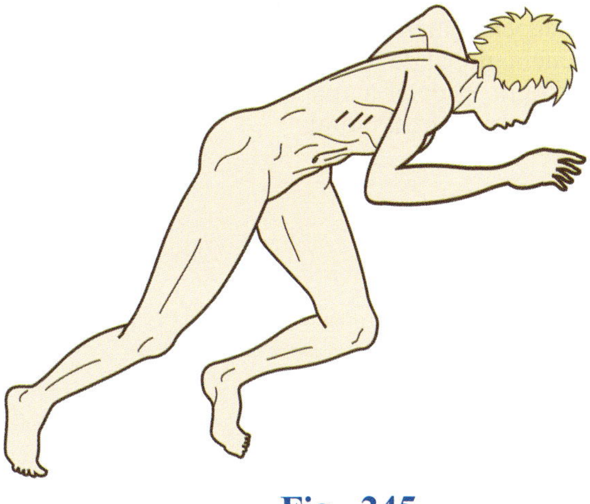

Fig. 245

Los músculos flexores de la rodilla

Los flexores de la rodilla forman parte del **compartimento posterior del muslo** (**Fig. 246**), se trata de los **músculos isquiotibiales: músculo bíceps femoral 1, músculo semitendinoso 2, músculo semimembranoso 3, los músculos de la pata de ganso: músculo grácil 4, músculo sartorio 5 y el músculo semitendinoso** (que también forma parte de los músculos isquiotibiales), **el músculo poplíteo** (véase pág. siguiente). **Los músculos gastrocnemios lateral 6 y medial 7** no son realmente flexores de la rodilla, sino extensores del tobillo (véase pág. 212).

Sin embargo, los músculos gastrocnemios desempeñan un papel importante en la *estabilización de la rodilla*: se insertan por arriba de los cóndilos, cuando se contraen, durante la fase de paso, es decir cuando la rodilla y el tobillo se extienden a la vez, desplazan los cóndilos hacia delante, de forma que **son antagonistas-sinergistas del músculo cuádriceps femoral.**

Todos estos músculos, excepto dos, son biarticulares: la porción corta del músculo bíceps y el músculo poplíteo que son monoarticulares (véase página siguiente). Por lo tanto, los músculos flexores biarticulares poseen una *acción simultánea de extensión de la cadera y su acción sobre la rodilla depende de la posición de la cadera.*

El músculo sartorio 5 es flexor, abductor y rotador externo de la cadera, a la par que *flexor y rotador interno de la rodilla.*

El músculo grácil 4 es ante todo aductor y accesorio de la flexión de cadera, al mismo tiempo que flexor de la rodilla, de forma que también forma parte de los rotadores internos (véase pág. 148).

Los músculos **isquiotibiales** son tanto extensores de cadera (véase pág. 44) como flexores de rodilla, y su acción en la rodilla está condicionada por la posición de la cadera (**Fig. 247**). Cuando la cadera se flexiona, la distancia **ab** que separa las inserciones de estos músculos aumenta regularmente, puesto que el centro de la cadera **O**, alrededor del cual gira el fémur, no se confunde con el punto **a**, alrededor del cual se orientan; de este modo, cuanto más se flexiona la cadera mayor es la elongación relativa de los músculos isquiotibiales y *más se tensan.* Cuando la cadera está flexionada 40° (posición **II**), el acortamiento relativo todavía se puede compensar mediante *la flexión pasiva de la rodilla* (**ab** = **ab'**), pero en el caso de una flexión de 90° (posición **III**) el acortamiento relativo es tal, que aunque la rodilla esté flexionada en ángulo recto, todavía persiste un acortamiento relativo importante **f**. Si la flexión de la cadera sobrepasa los 90° (posición **IV**: en esta posición la flexión de rodilla distiende los músculos isquiotibiales desplazando su inserción tibial de la posición **d** a la posición **d'**), se hace muy difícil mantener las dos rodillas (**Fig. 248**) en máxima extensión: la elasticidad de los músculos, que disminuye notablemente con la falta de ejercicio, apenas absorbe la elongación relativa (**g**). **La puesta en tensión de los** músculos **isquiotibiales por la flexión de la cadera aumenta la eficacia de estos músculos corno flexores de la rodilla:** cuando, en una escalada (**Fig. 249**), se adelanta uno de los miembros inferiores, la flexión de la cadera favorece la flexión de la rodilla. A la inversa, la extensión de la rodilla favorece la acción de los músculos isquiotibiales como extensores de cadera: es lo que se produce durante los esfuerzos de enderezamiento del tronco a partir de una posición de inclinación hacia delante (**Fig. 248**), y también durante la escalada, cuando el miembro inferior, situado anteriormente, pasa a ser posterior.

Si ahora (**Fig. 247**) se extiende completamente la cadera (posición **V**), los músculos isquiotibiales se *elongan relativamente* **e**, lo que explica que la flexión de rodilla sea menos intensa (véase Fig. 13); esto recalca la *utilidad de los músculos monoarticulares* (poplíteo y porción corta del bíceps), que conservan la misma eficacia independientemente de la posición de la cadera.

La potencia global de los músculos flexores de rodilla es de 15 kgm, es decir un poco más del tercio de la del músculo cuádriceps femoral.

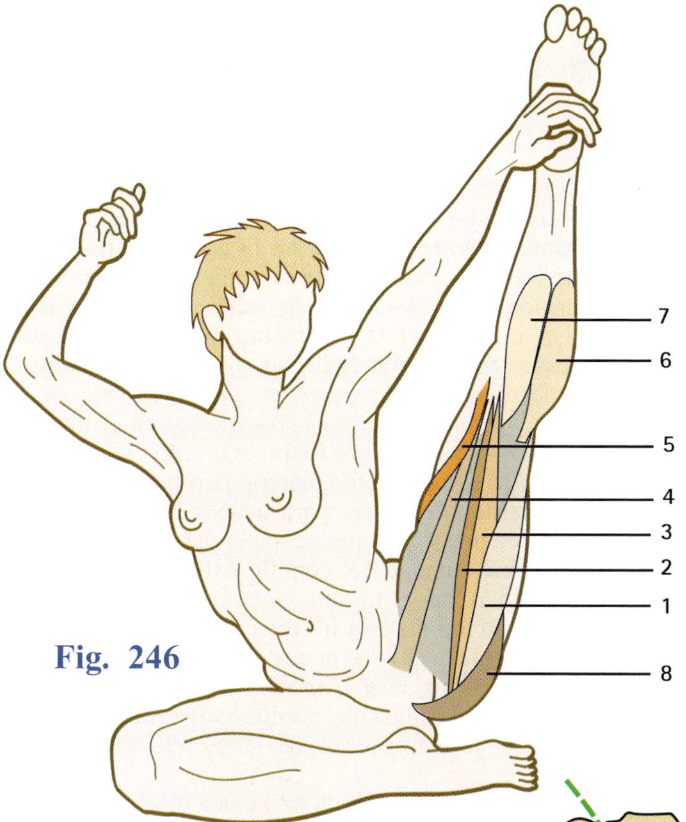

Fig. 246

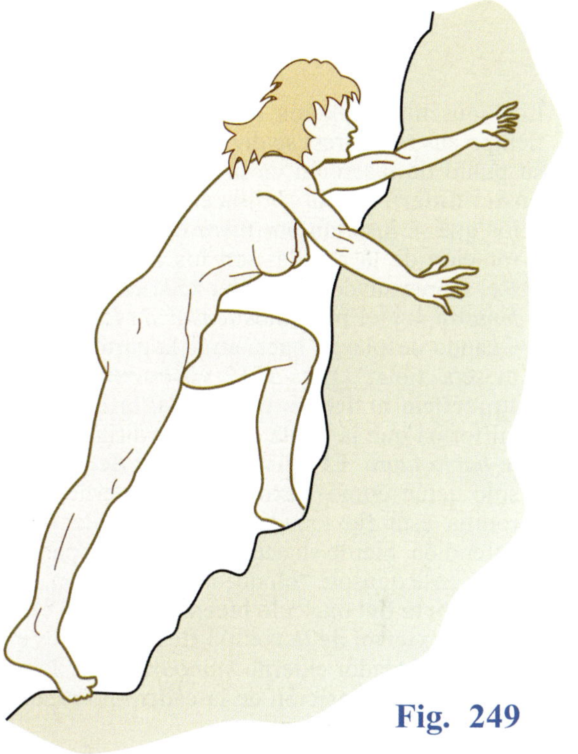

Fig. 249

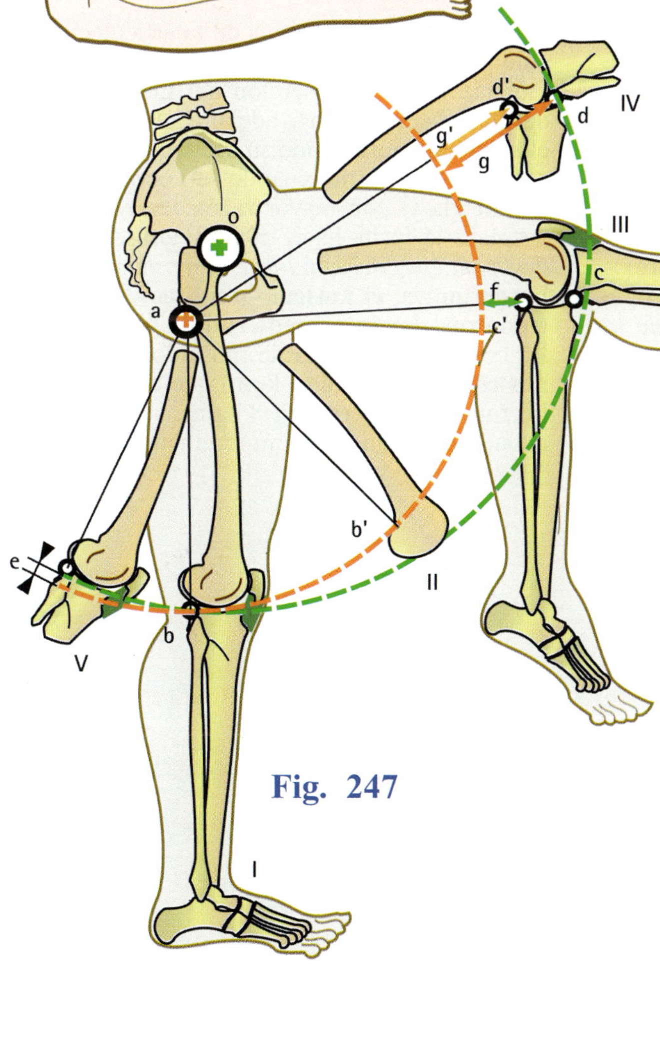

Fig. 247

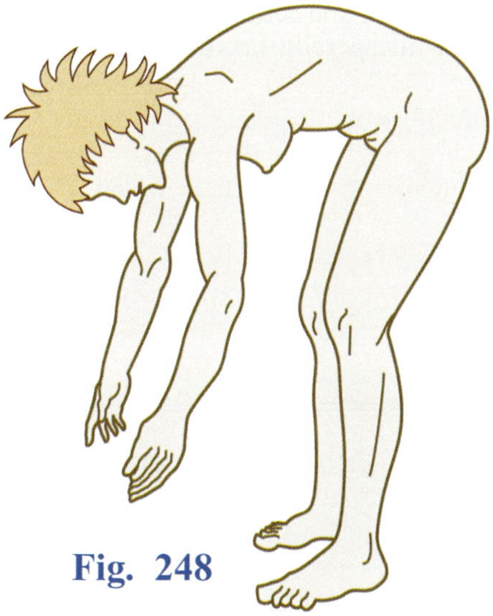

Fig. 248

Los músculos rotadores de la rodilla

Los músculos flexores de la rodilla son al mismo tiempo sus rotadores; se dividen en **dos grupos** según su punto de inserción en la pierna (**Fig. 250: visión posterointerna de la rodilla en flexión**):

- los que se insertan *por fuera* del eje vertical xx' de rotación de la rodilla: son los **rotadores externos** Re, representados por (Fig. 253) el músculo *bíceps femoral* 1 y el músculos *tensor de la fascia lata* 2. Cuando desplazan hacia atrás la parte externa de la meseta tibial (**Fig. 251: visión superior de la superficie articular proximal**), la hacen girar de tal forma que la punta del pie se dirige directamente *hacia fuera.* **El músculo tensor de la fascia lata** sólo actúa como flexor-rotador externo cuando la rodilla está flexionada; en una rodilla totalmente extendida, pierde su acción de rotación para convertirse en extensor: "bloquea" la extensión. **La porción corta del** músculo **bíceps femoral** 1 (**Fig. 254; visión externa de la rodilla flexionada**) es el único músculo rotador externo *monoarticular;* lo que significa que la posición de la cadera no repercute en absoluto sobre su acción.
- los que se insertan *por dentro* del eje vertical xx' de rotación de la rodilla: son los **rotadores internos** Ri, representados por (Fig. 253) **el** músculo **sartorio** 3, **el** músculo **semitendinoso** 4, **el** músculo **semimembranoso** 5, **el** músculo grácil 6 **y el** músculo **poplíteo** 7 (Fig. 254). Cuando desplazan hacia atrás la parte interna de la meseta tibial (**Fig. 253: visión superior de la superficie articular proximal**), la hacen girar de tal forma que la punta del pie se dirige *hacia dentro.* Actúan como *frenos de la rotación externa* con la rodilla flexionada, de forma que protegen los elementos capsuloligamentosos cuando éstos son requeridos violentamente durante un giro inesperado hacia el lado opuesto al de la pierna portadora. El músculo **poplíteo** (**Fig. 256, visión posterior**) es la única excepción a esta disposición general: se inserta en la cara posterior de la porción proximal de la tibia, para penetrar a continuación *en la cápsula de la rodilla* por debajo de la ojiva que forma el ligamento poplíteo arqueado (véase también Fig. 161, pág. 115); anterior a esto, se desprende una *expansión que se inserta en el borde posterior del menisco externo;* en el interior de la cápsula –pero por fuera de la sino vial– se desliza entre el ligamento colateral peroneo y el menisco externo (Fig. 254) para acabar fijándose en el fondo de una *fosita* que ocupa la parte inferior de la superficie cutánea del cóndilo externo. Es el único músculo rotador interno *monoarticular,* de forma que su acción no está influida por la posición de la cadera. Esta acción se puede comprender con facilidad desde una *vista superior de la meseta tibial* (Fig. 255): el músculo poplíteo (**flecha azul**) desplaza la parte posterior de la meseta tibial hacia fuera.

Aunque situado por detrás de la articulación, el músculo poplíteo *es extensor de la rodilla:* durante la flexión, la fosita de inserción del músculo poplíteo se desplaza hacia arriba y adelante (Fig. 254), estirando el músculo y reforzando su acción como rotador interno. Por el contrario, cuando se contrae con la rodilla flexionada y, con mayor razón, en rotación externa, desplaza la fosita hacia abajo y atrás, provocando un *deslizamiento del cóndilo externo hacia la extensión.* En definitiva, **el** músculo **poplíteo** es tanto **extensor como rotador interno de rodilla.**

En conjunto, el grupo de músculos **rotadores internos es más potente** (2 kgm) que el grupo de músculos rotadores externos (1,8 kgm), aunque esta diferencia no tiene demasiada importancia.

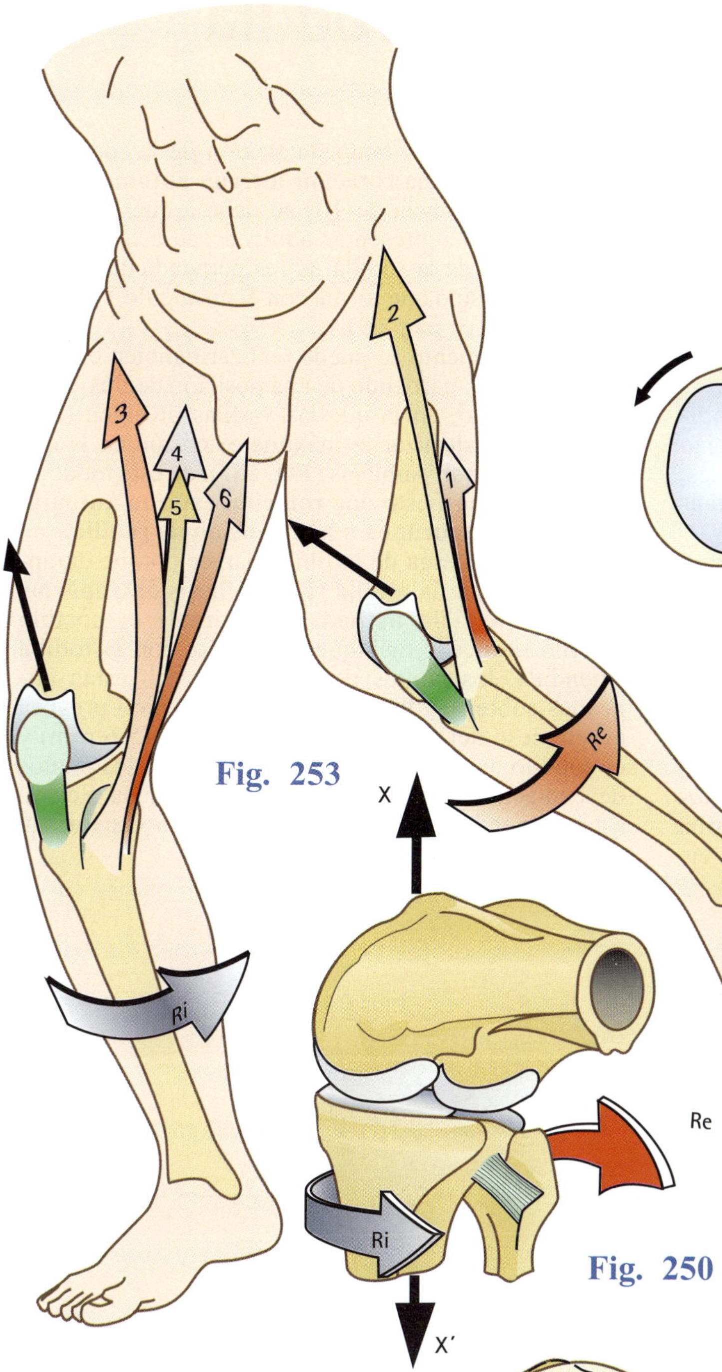

Fig. 253

Fig. 250

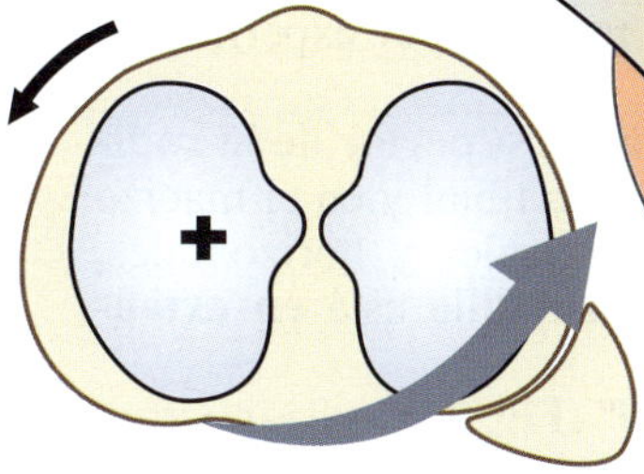

Fig. 255

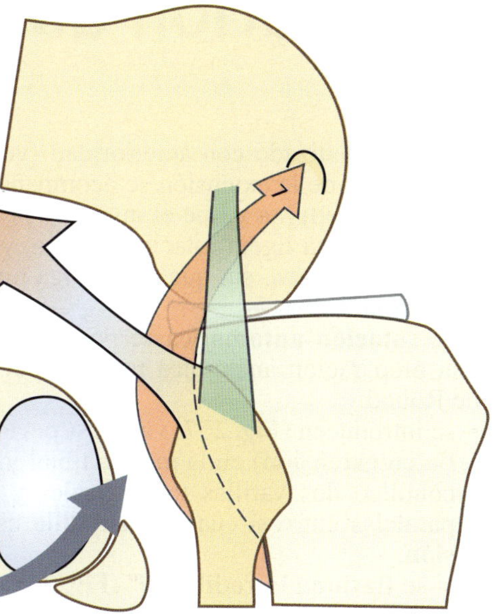

Fig. 254

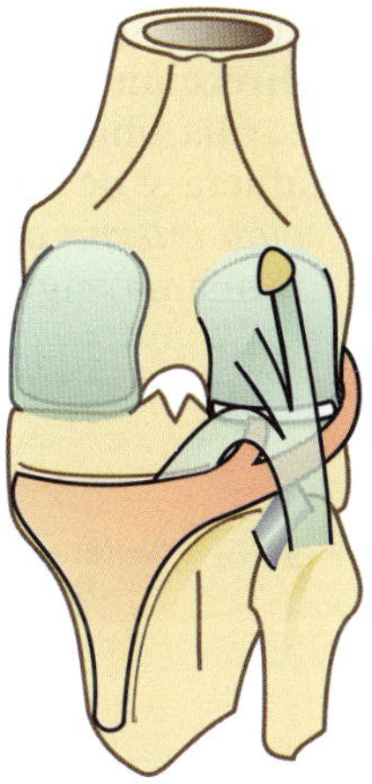

Fig. 256

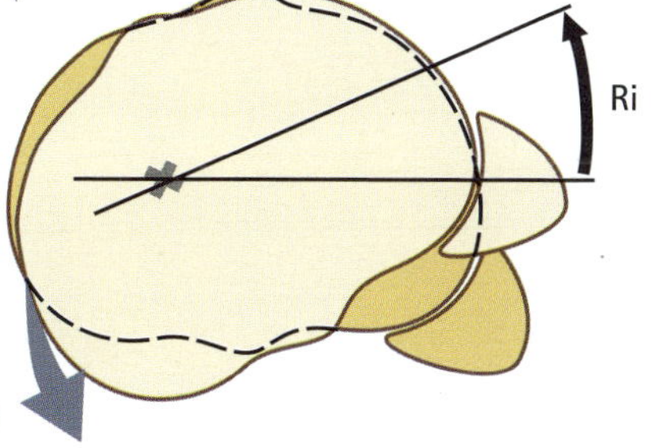

Fig. 252

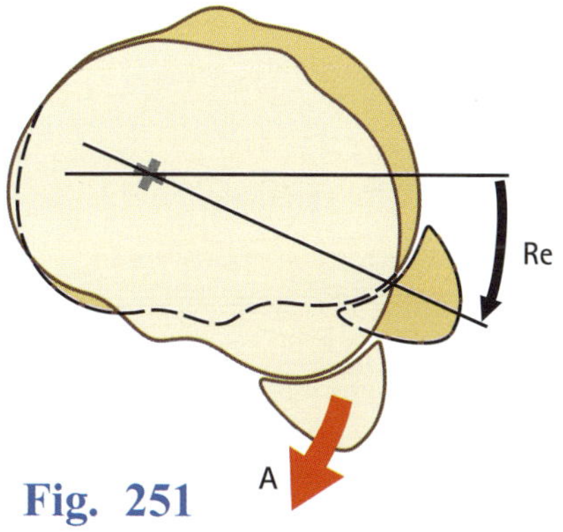

Fig. 251

La rotación automática de la rodilla

Ya se ha analizado con anterioridad (véase pág. 74), que el final de la extensión se acompaña de una ligera rotación externa y que el inicio de la flexión no es posible sin una ligera rotación interna, y todo esto de *forma automática,* sin que intervenga ninguna acción voluntaria.

Esta **rotación automática** se pone de manifiesto en una preparación anatómica mediante el experimento de Round:

- se introducen (**Fig. 257: visión superior de la rodilla en extensión**) en la meseta tibial y en el macizo condíleo dos varillas transversales y horizontales, paralelas entre sí cuando la rodilla está **en extensión**;
- si se **flexiona la rodilla 90º** (**Fig. 258: visión superior de la rodilla flexionada**), se puede comprobar cómo las dos varillas ya no son paralelas debido a la rotación del fémur **Fém** sobre la tibia **Tib**: conforman un ángulo de 30º;
- cuando se vuelve a situar el **eje del fémur en una dirección sagital** (**Fig. 259**) se puede ver cómo la varilla tibial se orienta en esta situación de dentro afuera y de atrás adelante; lo que indica una *rotación interna de la tibia* sobre el fémur. Esta varilla forma un ángulo de 20° con la perpendicular al eje del fémur. Por lo tanto, la flexión de la rodilla se acompaña de una **rotación interna automática de 20°.** La diferencia de 10° se debe a que la varilla femoral (sin representar aquí), a causa del valgus fisiológico de la rodilla, no es perpendicular al eje diafisario, sino que forma con él un ángulo **V** de 80° (véase **Fig. 3, pág. 69**);
- este experimento se puede realizar también en sentido inverso: partiendo de una posición de flexión en ángulo recto, en la que las varillas divergen (**Fig. 258**), para alcanzar la máxima extensión en la que las varillas son paralelas (**Fig. 257**): de este modo se pone de manifiesto una **rotación externa automática contemporánea a la extensión de rodilla.**

La rotación interna de la tibia aparece porque durante la flexión de la rodilla (**Fig. 260: visión superior de la superficie articular proximal**) el cóndilo externo retrocede más que el interno: con la rodilla extendida, los puntos de contacto **a** y **b** están alineados sobre una transversal **Ox**; la flexión provoca el retroceso del cóndilo interno de **a** a **a'** (5-6 rnm) y el cóndilo externo de **b** a **b'** (10-12 rnm); los puntos de contacto **a'** y **b'** que corresponden a la flexión están alineados sobre, **Oy** que junto con **Ox** forman un ángulo **xOy** de 20°.

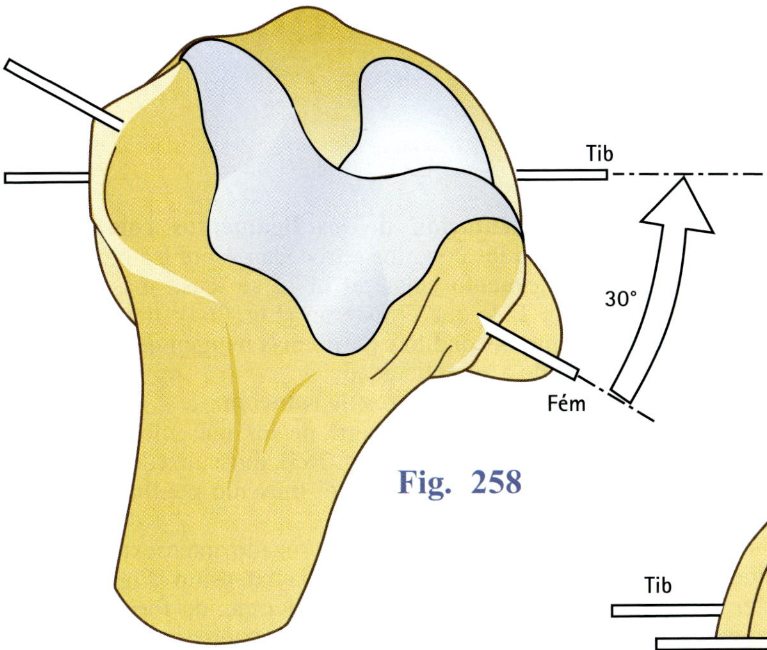

Fig. 258

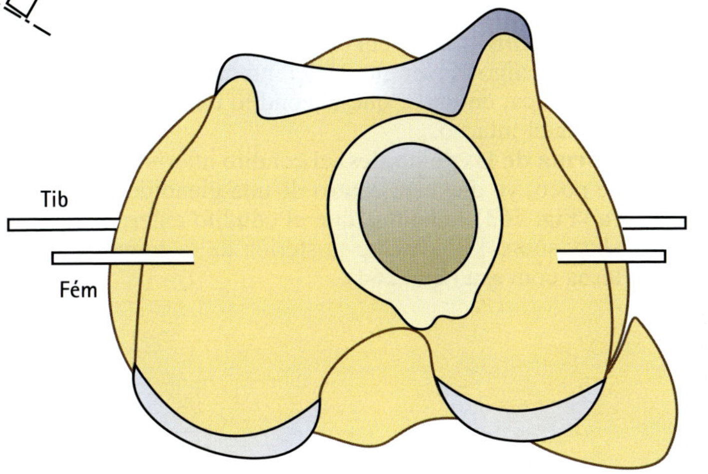

Fig. 257

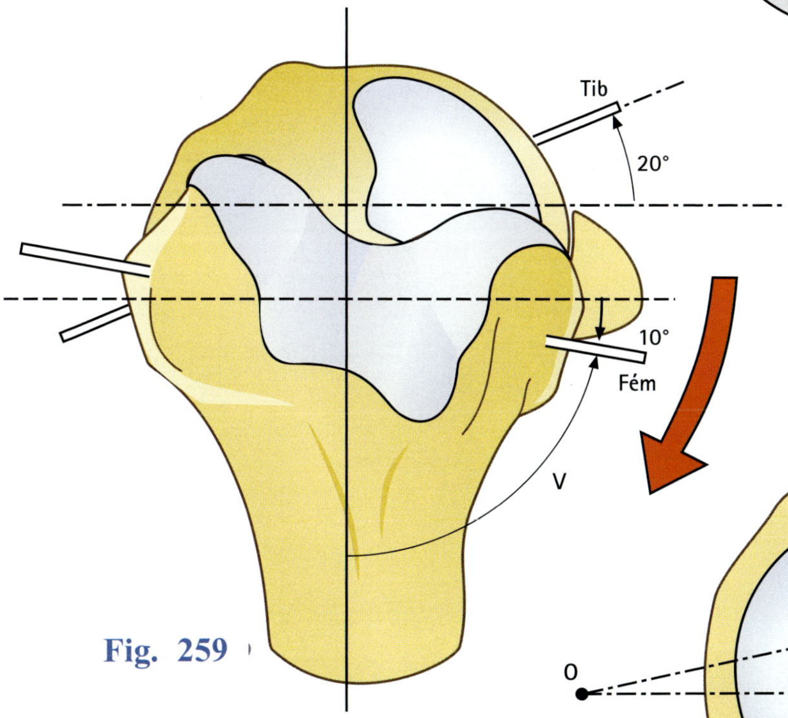

Fig. 259

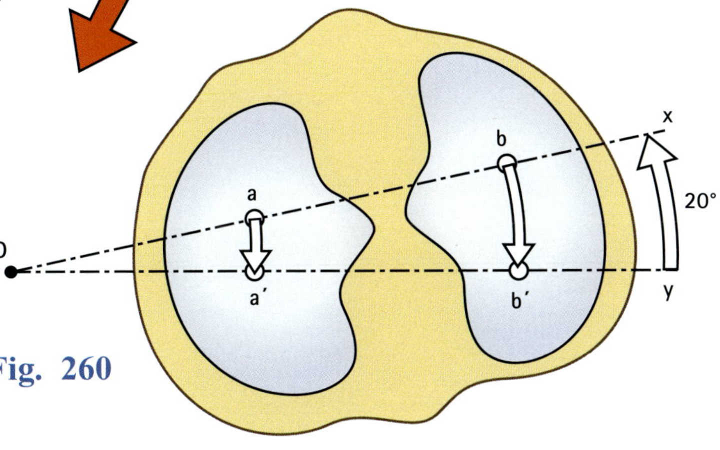

Fig. 260

La rotación automática de la rodilla *(continuación)*

Este retroceso diferencial de los cóndilos se debe **a tres factores**:

- **La desigualdad del desarrollo del borde condíleo** (**Figs. 261 y 262**). Cuando se desarrollan las superficies articulares del cóndilo interno (**Fig. 261**) y se las compara con el desarrollo de las superficies del cóndilo externo (**Fig. 262**) se puede constatar que el desarrollo **bd'** de la curva posterior del cóndilo externo es algo mayor que el del interno (**ac' = bc'**). Esto explica, en parte, que el cóndilo externo ruede más que el interno.
- **La forma de las glenoides**: el cóndilo interno retrocede poco, ya que está dentro de una glenoide cóncava (**Fig. 263**), mientras que el cóndilo externo se desliza sobre la vertiente posterior de la glenoide externa convexa (**Fig. 264**).
- **La orientación de los ligamentos colaterales**: cuando los cóndilos retroceden sobre las glenoides, el ligamento colateral tibial se tensa más deprisa (**Fig. 263**) que el externo (**Fig. 264**); dejando este último al cóndilo externo más margen de retroceso, debido a su oblicuidad.

Además, existen **pares de rotación**:

- la acción predominante de los músculos flexores-rotadores internos (**Fig. 265**), músculos de la pata de ganso (**flecha azul**) y el músculo poplíteo (**flecha verde**);
- la tensión del ligamento cruzado anteroextemo (**flecha amarilla**) al final de la extensión (**Fig. 266**): el ligamento pasa por fuera del eje, de forma que su tensión provoca una rotación externa.

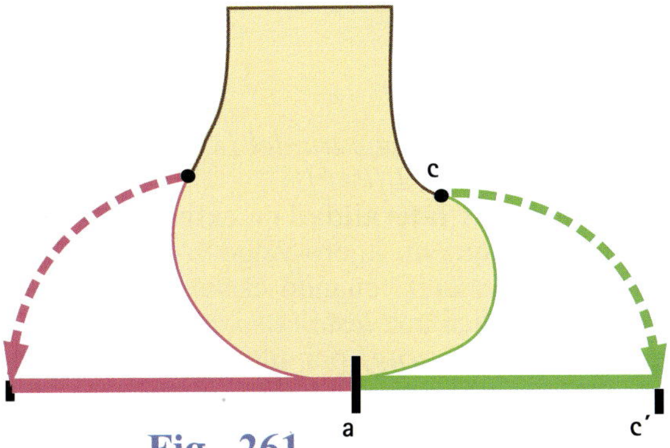

Fig. 261

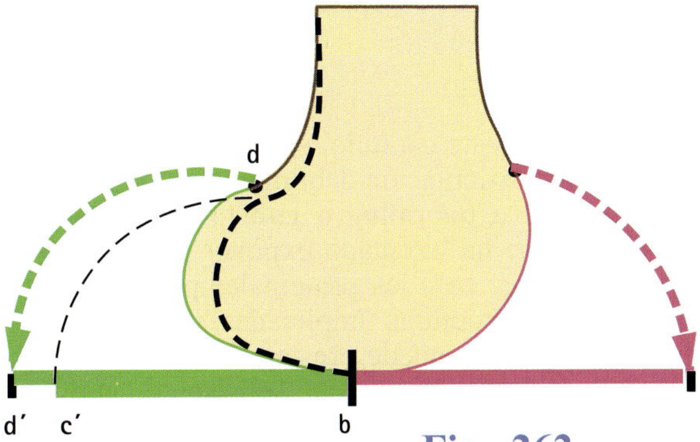

Fig. 262

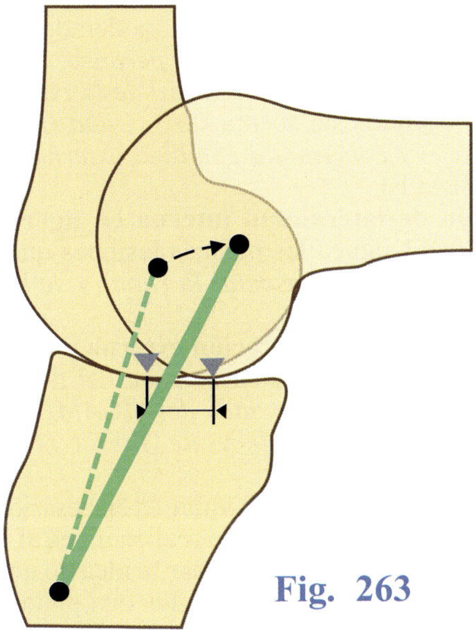

Fig. 263

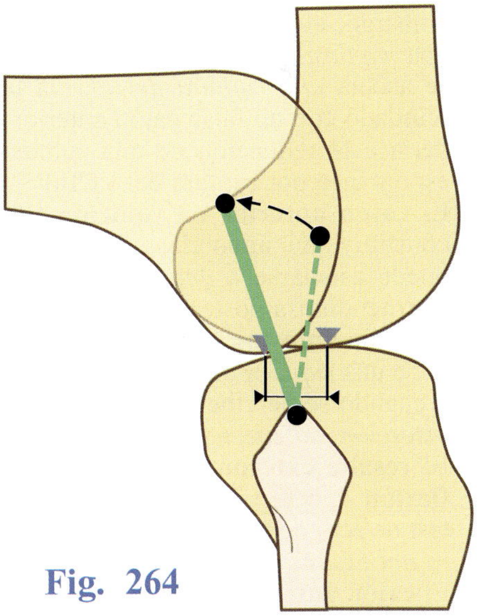

Fig. 264

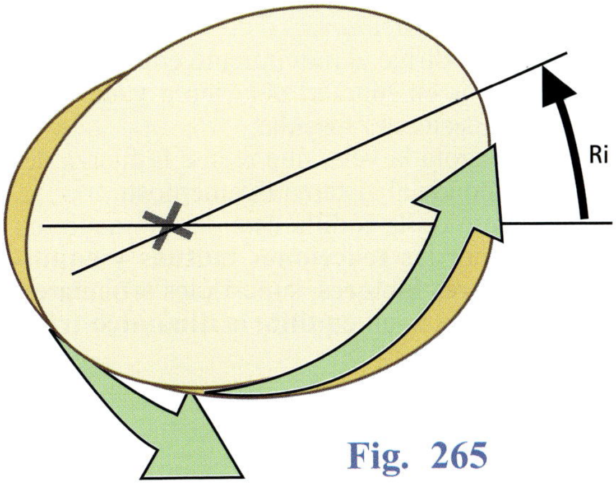

Fig. 265

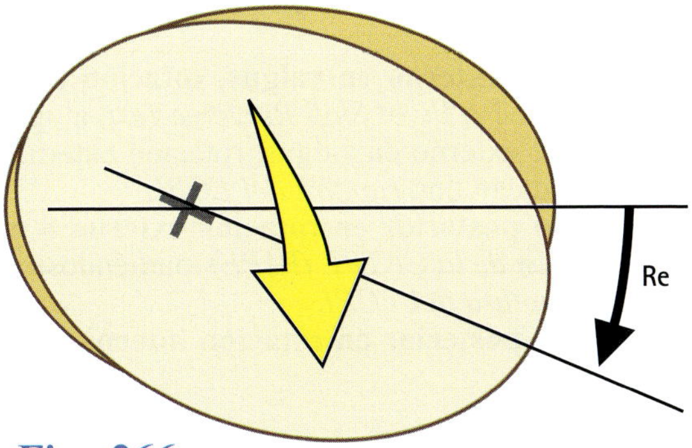

Fig. 266

El equilibrio dinámico de la rodilla

Al término de este capítulo, parece que la estabilidad de la rodilla, articulación débilmente encajada, se sostiene gracias a un **milagro constante.** Es por este motivo que se ha intentado exponer en un **esquema sinóptico** (Fig. 267) las principales pruebas en relación a las estructuras implicadas. La elección de dichas pruebas se puede prestar a discusión, al igual que su interpretación, aunque se base en las publicaciones más recientes. De todos modos, hay que ser conscientes de que se trata de una clasificación provisional.

- El **cajón anterior en rotación neutra** 1, o cajón "directo", puede existir, en menor grado, de forma fisiológica; por lo tanto, siempre será necesario comparar con el lado supuestamente sano. Sin embargo, cuando su signo es claro (+) diagnostica una *ruptura del LCAE .Cuando* es muy acentuado, se asocia *una ruptura del LCT* a la anterior. Pero ¡cuidado con un falso cajón anterior que correspondería a la reducción de una subluxación posterior espontánea por ruptura del LCPI!
- El **cajón anterior en rotación interna de 15°** 2 constituye un signo claro de *ruptura del LCAE* que puede asociarse a *una lesión de la CFTPE* (capa fibrotendinosa posteroexterna o PAPE).
- El **cajón anterior en rotación interna de 30°** 3 traduce una *ruptura del LCAE asociada a la del LCP],* y cuando se percibe un resalte se *asocia a una desinserción del cuerno posterior del menisco externo.*
- El **resalte externo en valgus, rotación interna y flexión** 4, o L*ateral Pivot Shift* de Mac Intosh y el test de Jerk de Hughston son signos claros de *ruptura del LCAE.*
- El **cajón anterior en rotación externa** 5, cuando es moderado (+) indica *una lesión de la CFTPE* (PAPE), Y si se percibe un resalte se asocia a *una desinserción del cuerno posterior del menisco interno.*
- El **cajón posterior en rotación neutra** 6 o cajón posterior directo es el signo infalible de la *ruptura del LCP!.*
- El **resalte externo en valgus, rotación externa** y **extensión** 7 o *Pivot Shift Rreverse Test,* al igual que el resalte externo en valgus, rotación externa y flexión, indican una *ruptura del LCPI.*
- El **cajón posterior en rotación externa** 8 traduce *una lesión de la CFTPE (PAPE),* pudiéndose asociar a *una ruptura del LCPI.*
- El **cajón posterior en rotación interna** 9 sería un signo específico de *la ruptura del LCP]* asociada a *una lesión de la CFTPI (PAPI).*
- Un **movimiento de lateralidad en extensión** 10, de forma que provoque un ligero valgo + corresponde a *una ruptura del LCT;* cuando el valgus está más acentuado ++ indica una *lesión asociada de la convexidad condílea interna;* por último, cuando está muy acentuada +++ existe además *una ruptura del LCAE.*
- Un **movimiento de lateralidad externa en ligera flexión** (10-30°) 11 indica una *ruptura asociada del LU, de la convexidad condílea interna y de la CFTPI* al igual que una *lesión del cuerno posterior del menisco externo.*
- Un **movimiento de lateralidad interna en extensión** 12 indica, cuando existe un varus moderado +, *una ruptura del ligamento colateral peroneo* que puede estar o no asociada a una *ruptura de la cintilla iliotibial,* y cuando está acentuado ++, *una ruptura asociada de la convexidad condílea externa y de la CFTPE* (PAPE).
- Un **movimiento de lateralidad interna en ligera flexión** (10-30°) 13 indica las mismas lesiones que en el caso anterior pero *sin asociar la ruptura de la cintilla iliotibial.*
- La **prueba de recurvatum, rotación externa** y **valgus** 14 o incluso la prueba de suspensión del dedo gordo indican *una ruptura asociada del LIGAMENTO COLATERAL PERONEO y de la CFTPE* (PAPE).

Para entender la mecánica de la rodilla es necesario concebir que la rodilla en movimiento realiza un **equilibrio dinámico** y, sobre todo, abandonar la idea de un equilibrio de dos términos, como el de los dos platos de una balanza. Sin embargo, *una tabla de vela* (Fig. 268) es mucho más representativa, ya que corresponde a un **equilibrio de tres términos:**

- el mar, que sujeta la tabla, corresponde a la acción de las *superficies articulares;*
- el individuo, que dirige el movimiento con sus constantes reacciones en función del viento y del mar, corresponde al sistema muscular.
- el viento, que azota la vela, que recibe la fuerza del viento, corresponde al sistema ligamentoso.

El funcionamiento de la rodilla está determinado, en todo momento, por las **reacciones mutuas y equilibradas de estos tres factores**, superficies articulares, músculos y ligamentos en **equilibrio dinámico trilateral.**

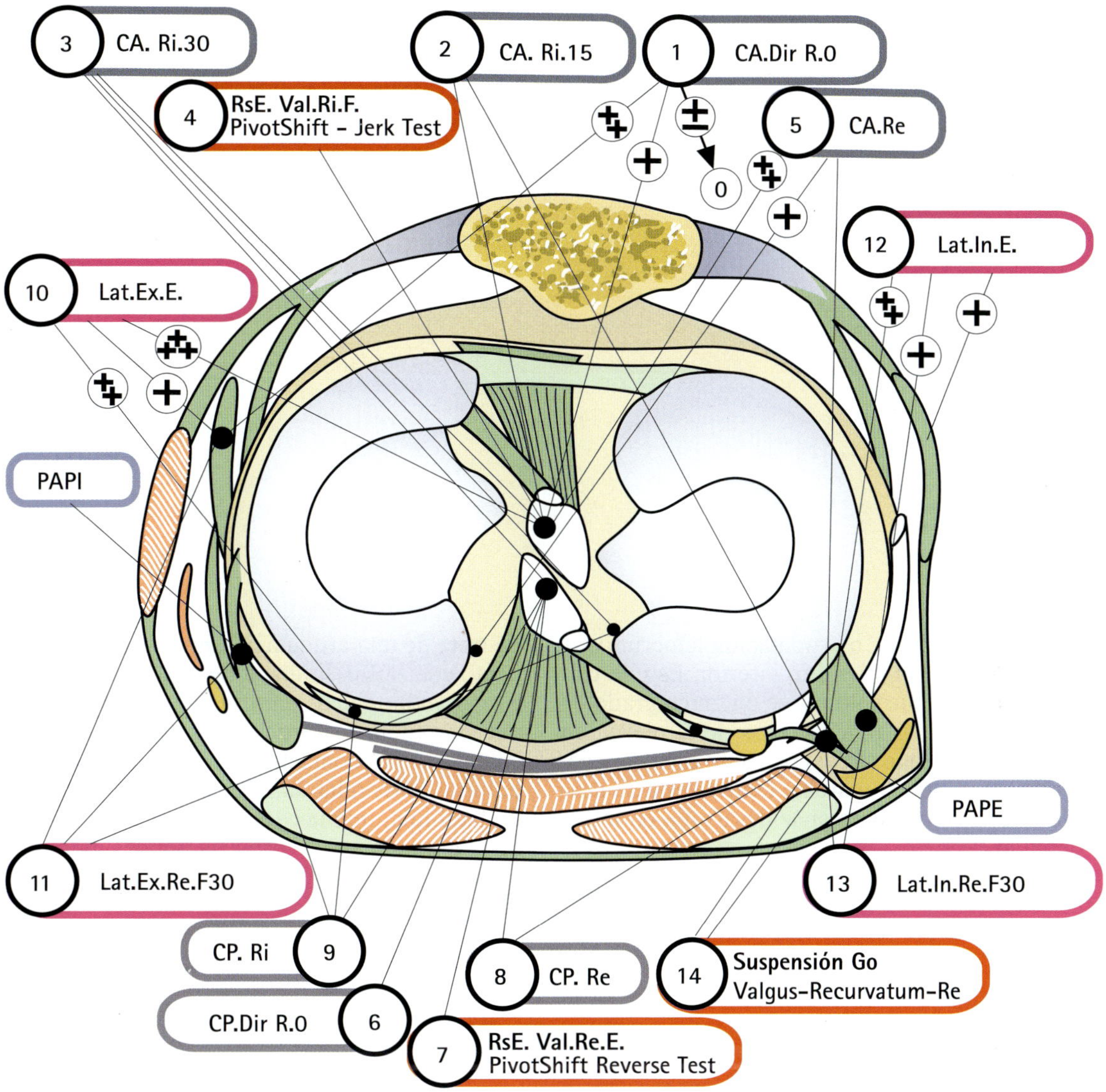

Fig. 267

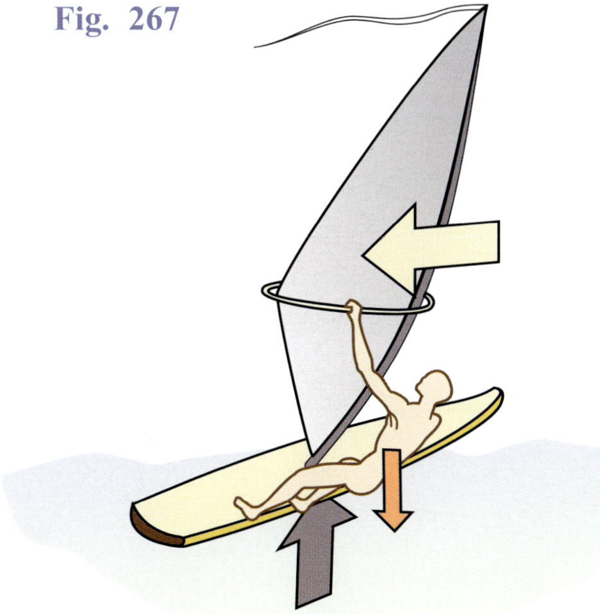

Fig. 268

Capítulo 3

EL TOBILLO

La articulación del tobillo, o articulación talocrural, es la articulación distal del miembro inferior. Es una tróclea, lo que significa que sólo posee un único grado de libertad. Condiciona los movimientos de la pierna en relación al pie en el plano sagital. No sólo es necesaria, sino indispensable para la marcha, tanto si ésta se desarrolla en terreno llano como si se desarrolla en terreno accidentado.

Se trata de una articulación muy “cerrada”, muy encajada, que sufre limitaciones importantes, ya que en apoyo monopodal soporta la totalidad del peso del cuerpo, incluso aumentado por la energía cinética cuando el pie contacta con el suelo a cierta velocidad durante la marcha, la carrera o la recepción del salto. Es fácil imaginar la cantidad de problemas que hay que resolver para crear prótesis totales talocrurales con cierta garantía de longevidad.

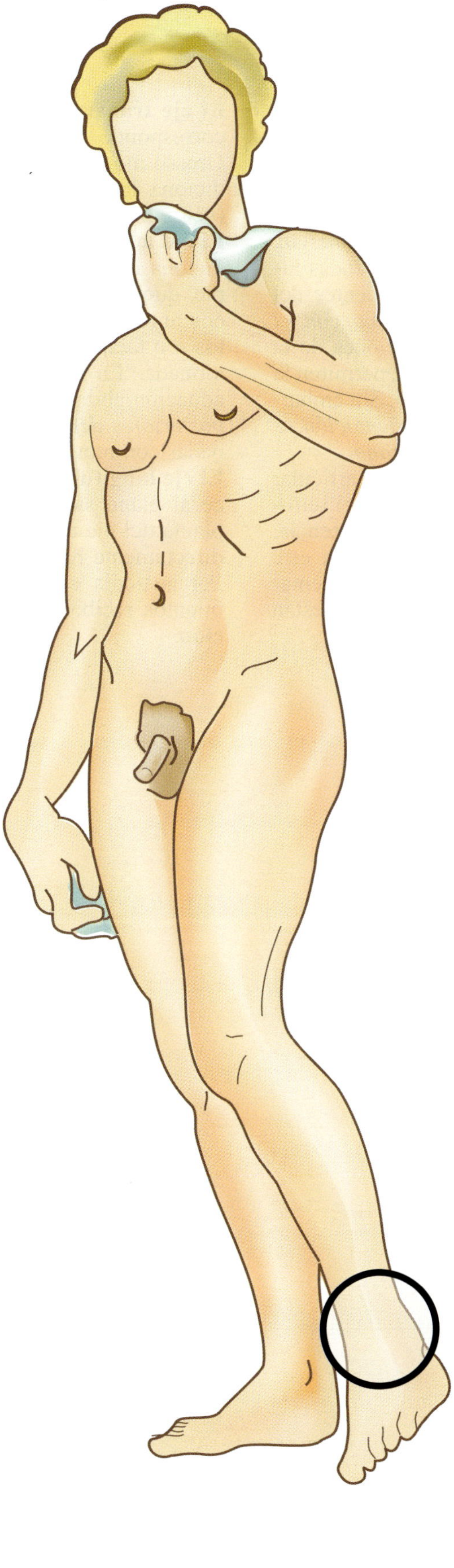

El complejo articular del pie

En realidad, la articulación talocrural es la articulación más importante –"**la reina**" como decía Farabeuf– de todo el **complejo articular del retropié**. Este conjunto de articulaciones, con la ayuda de la rotación axial de la rodilla, tiene las mismas funciones que una sola articulación de tres grados de libertad, que permite **orientar la bóveda plantar** en todas las direcciones para que se adapte a los accidentes del terreno. De nuevo, se halla un *paralelismo con el miembro superior*, en el que las articulaciones de la muñeca, con ayuda de la pronosupinación, permiten la orientación de la mano en cualquier plano. Sin embargo, la *amplitud de esta capacidad de orientación es mucho más limitada en el pie que en la mano*.

Los **tres ejes principales** de este complejo articular **(Fig. 1)** se interrumpen aproximadamente en el retropié. Cuando el pie está en una posición de referencia, estos tres ejes son perpendiculares entre sí; en este esquema la extensión del tobillo modifica la orientación del eje Z, mientras que los otros dos ejes están fijos.

El eje transversal XX pasa por los dos maléolos y corresponde al eje de la **articulación talocrural**. Grosso modo, está incluido en el plano frontal y condiciona los movimientos de **flexoextensión** del pie (véase pág. 160) que se realizan en el *plano sagital*.

El eje longitudinal de la pierna Y es vertical y condiciona los movimientos de **aducción-abducción** del pie, que se efectúan en el plano transversal. Ya se vio con anterioridad (véase pág. 74) que estos movimientos son factibles con la rotación axial de la rodilla flexionada. En menor medida, estos movimientos de aducción-abducción se localizan en las *articulaciones posteriores del tarso*, aunque siempre estarán combinadas con movimientos en torno al tercer eje.

El eje longitudinal del pie Z es horizontal y pertenece al plano sagital. Condiciona la orientación de la planta del pie de forma que le permite "mirar" ya sea directamente hacia abajo, hacia fuera o hacia dentro. Por analogía con el miembro superior, estos movimientos reciben el nombre de **pronación** *y* **supinación**.

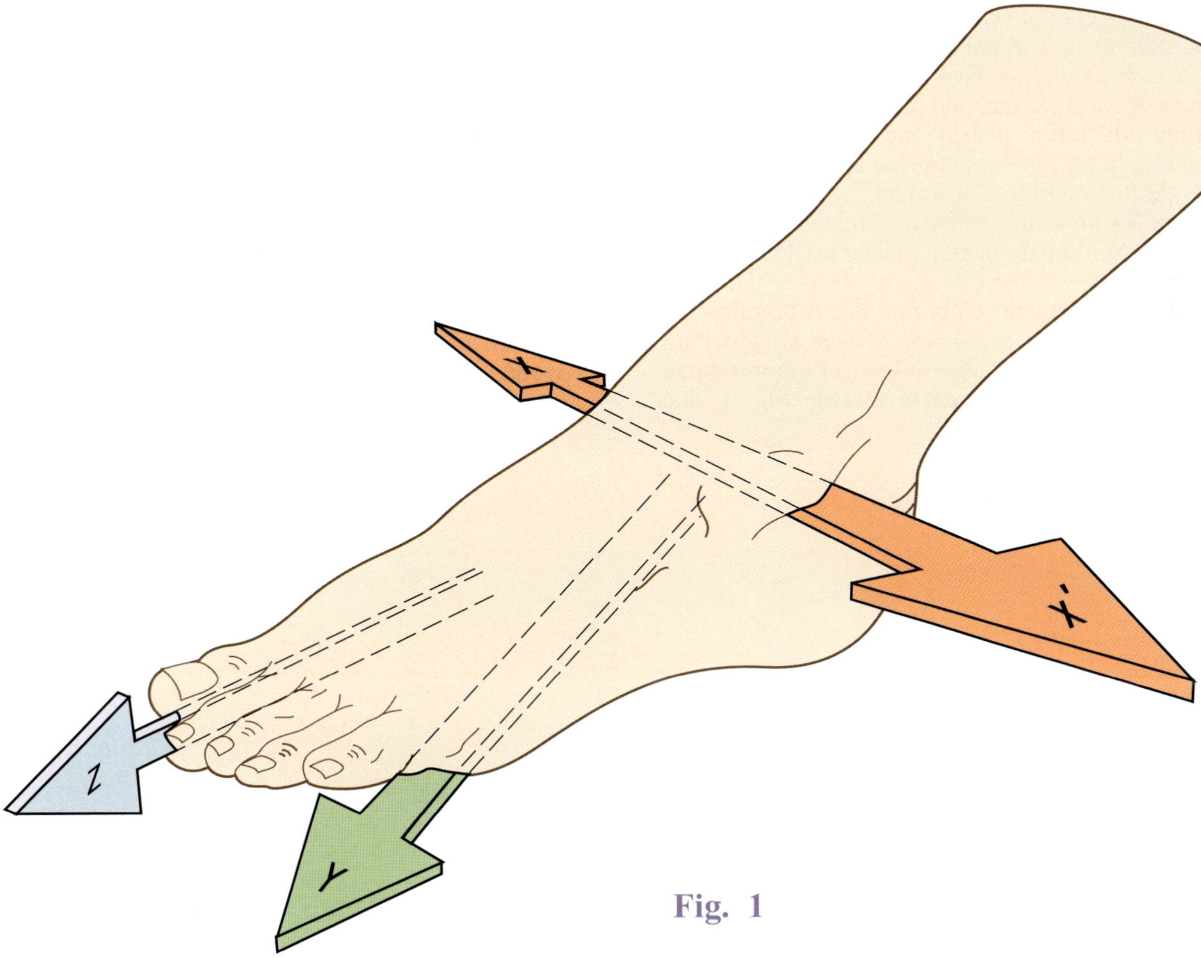

Fig. 1

La flexoextensión

La posición de referencia (Fig. 2) es aquélla en la que la planta del pie es *perpendicular* al eje de la pierna A. A partir de esta posición, la **flexión del tobillo** B se define como *el movimiento que aproxima el dorso del pie a la cara anterior de la pierna*; también se denomina flexión dorsal o dorsiflexión, pero se trata de una redundancia.

Por el contrario, **la extensión de la articulación talocrural** C aleja el dorso del pie de la cara anterior de la pierna, mientras que el pie tiende a situarse en la *prolongación de la pierna*. Este movimiento también se denomina flexión plantar, aunque **no es la denominación más adecuada**, puesto que la flexión siempre corresponde a un movimiento que aproxima los segmentos de los miembros al tronco. Además, no sería lógico que los músculos extensores realizasen una flexión......El término de flexión plantar no debería pues emplearse.

En esta figura se puede comprobar que la amplitud *de la extensión es mucho mayor que la de la flexión*. Para medir estos ángulos es mejor valorar **el ángulo entre la planta del pie y el eje de la pierna** (Fig. 3) que tomar como referencia el centro de la articulación talocrural:

- cuando este *ángulo es agudo* **b**, se trata de una **flexión.** Su amplitud es de 20 a 30°. La zona sombreada indica el margen de variaciones individuales de amplitud, es decir 10°;
- cuando este *ángulo es obtuso* **c**, se puede afirmar entonces que se trata de una **extensión.** Su amplitud es de 30 a 50°. El margen de variaciones individuales **(zona azulada)** es mayor (20°) que el de la flexión.

En los movimientos extremos no sólo interviene la articulación talocrural sino que se añade la **amplitud propia de las articulaciones del tarso**, que no por ser menos importante debe despreciarse.

- En la **máxima flexión** (Fig. 4) las articulaciones del tarso añaden algunos grados + mientras que la bóveda se aplana.
- A la inversa, en la máxima extensión (Fig. 5), la amplitud adicional + se debe a un hundimiento de la bóveda.

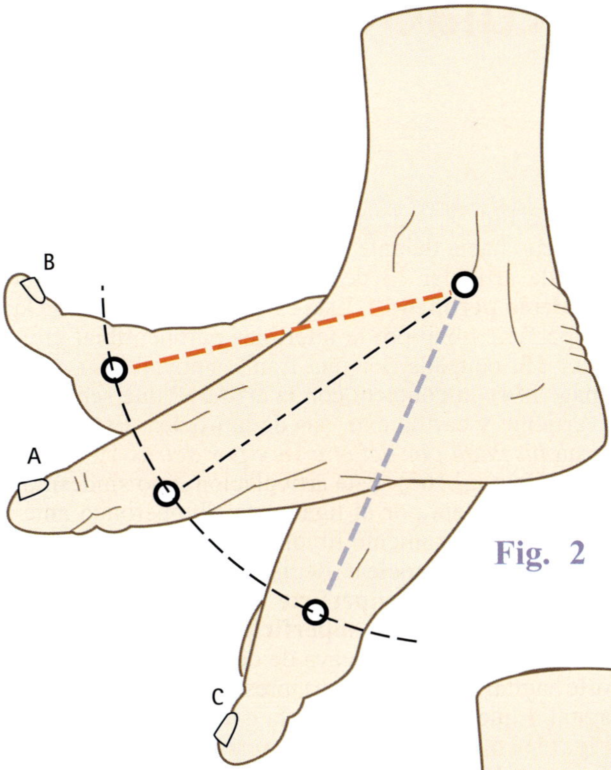

Fig. 2

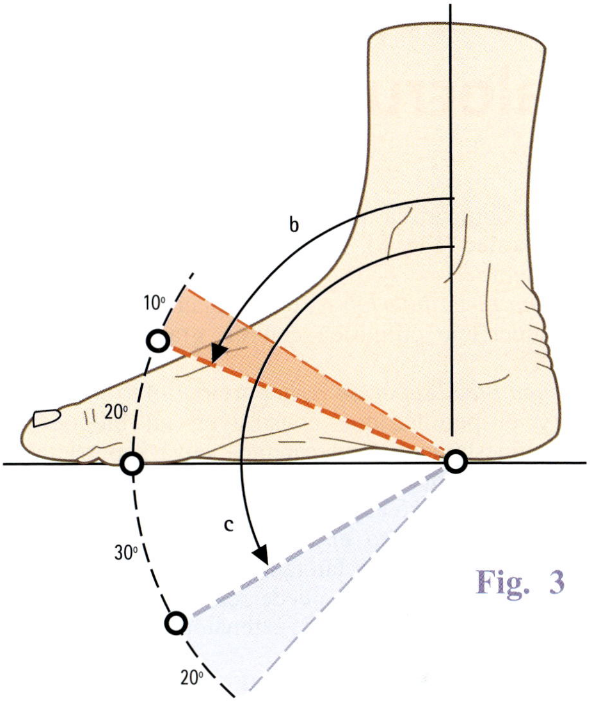

Fig. 3

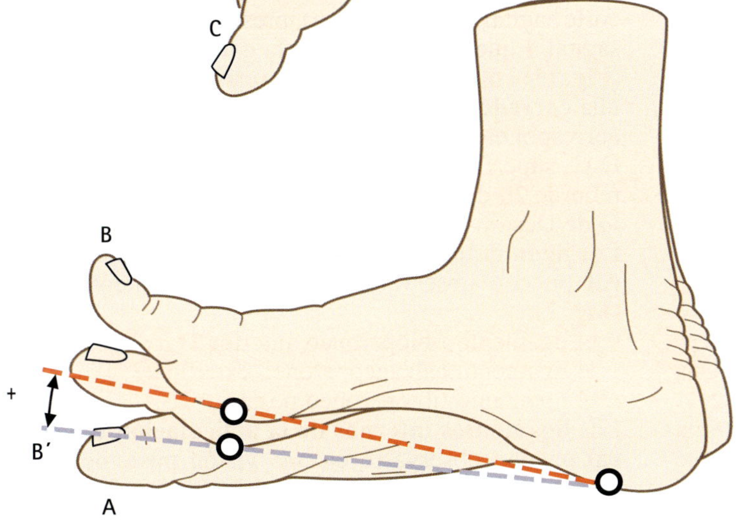

Fig. 4

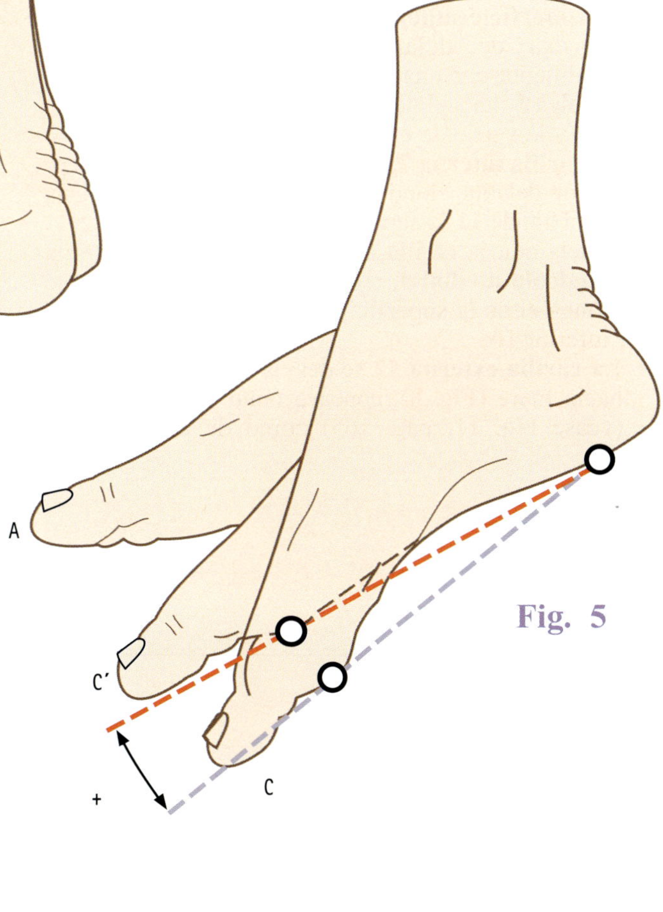

Fig. 5

Las superficies de la articulación talocrural

Si se compara la articulación talocrural a un **modelo mecánico** (Fig. 6), se puede describir de la siguiente manera:

- *una pieza inferior* A, el astrágalo, que soporta una superficie cilíndrica con un gran eje transversal XX';
- *una pieza superior* B, la porción inferior de la tibia y el peroné, que constituyen un bloque –aquí supuestamente transparente– cuya superficie inferior presenta un agujero en forma de segmento cilíndrico idéntico al anterior.

El *cilindro macizo, encajado en el segmento de cilindro hueco*, y sujeto lateralmente entre ambos flancos de la pieza superior, puede realizar movimientos de flexión **(flecha azul)** y de extensión **(flecha roja)** alrededor del eje común **XX**.

En la **realidad anatómica (Fig. 7: visión anterointerna de la articulación talocrural "desmontada" y Fig. 8: *ídem*, visión posteroexterna)**, el cilindro macizo corresponde a la **tróclea astragalina** compuesta de tres partes: una *superficie superior* y dos *superficies laterales*, las carillas.

- La **superficie superior,** la polea propiamente dicha, convexa de delante atrás, marcada longitudinalmente por una depresión axial, la garganta de la polea **1**, hacia la que convergen la vertiente interna **2** y la vertiente externa **3** de la tróclea.
- **La carilla interna** 7, es prácticamente plana –excepto por delante, donde se desvía hacia dentro. Una arista aguda **11** la separa de la vertiente interna **2**.

Contacta con la carilla articular **8** de la cara externa del **maléolo medial 9**, recubierta de un cartílago que prolonga el de la superficie inferior de la cara articular inferior **10**.

- **La carilla externa** 12 se desvía considerablemente hacia fuera **(Fig. 8)**, cóncava tanto de arriba abajo (véase Fig. 11, pág. 165) como de delante atrás (véase Fig. 9, pág, 165); su "plano" es ligeramente oblicuo hacia delante y hacia fuera. Contacta con la carilla articular **13** de la cara interna **(Fig. 7)** del **maléolo peroneo 14**. Esta carilla está separada de la superficie tibial por la interlínea peroneotibial inferior **15**, ocupada por una franja sinovial **16** (véase pág. 174) en contacto con la arista **17** que separa la vertiente y carilla externas de la tróclea. Esta arista está *biselada por delante* **18** y *por detrás* **19** (véase Fig. 12, pág. 165). Esta articulación, tipo sindesmosis, está sujeta por el ligamento tibioperoneo anterior **27** y el ligamento tibioperoneo posterior **28**.

Esta superficie troclear de la tróclea del astrágalo corresponde a **una superficie inversamente conformada, situada en la superficie inferior del pilón tibial (Figs. 7 y 8)**: cóncava de delante atrás (Fig. 12: corte sagital, visión externa), presenta una cresta roma sagital **4** que se introduce en la garganta de la tróclea **(Fig. 11: corte frontal, visión anterior)**. A cada lado, una **corredera interna 5** y otra **externa 6** reciben las correspondientes vertientes de la polea.

Esta superficie está delimitada por detrás por un reborde **20** denominado en ocasiones el *tercer maléolo* de Destot.

Los **ligamentos externos de la articulación talocrural** pueden observarse en una visión anterointerna **(Fig. 7)**:

- el ligamento tibioperoneo anterior **21**;
- el ligamento calcaneoperoneo externo **22**;
- el ligamento tibioperoneo posterior **23**.

Los **ligamentos internos de la articulación talocrural** pueden observarse en una visión posteroexterna **(Fig. 8)**, dispuestos en dos capas, la capa profunda y la capa superficial:

- el ligamento tibioperoneo posterior profundo **24**;
- el ligamento tibioperoneo anterior profundo **25**;
- la capa superficial del ligamento deltoideo **26**.

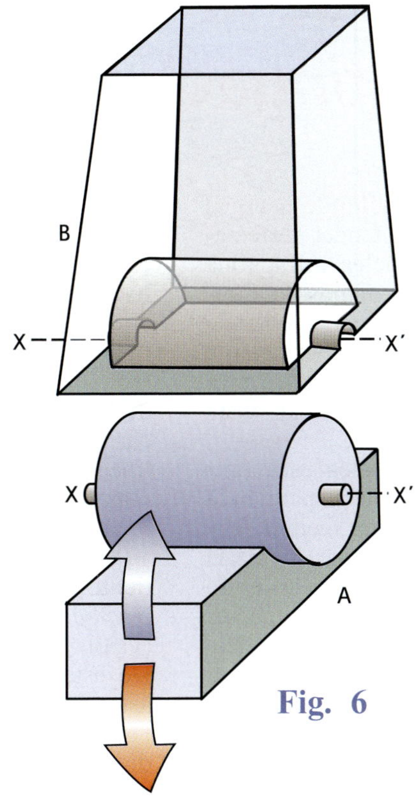

Fig. 6

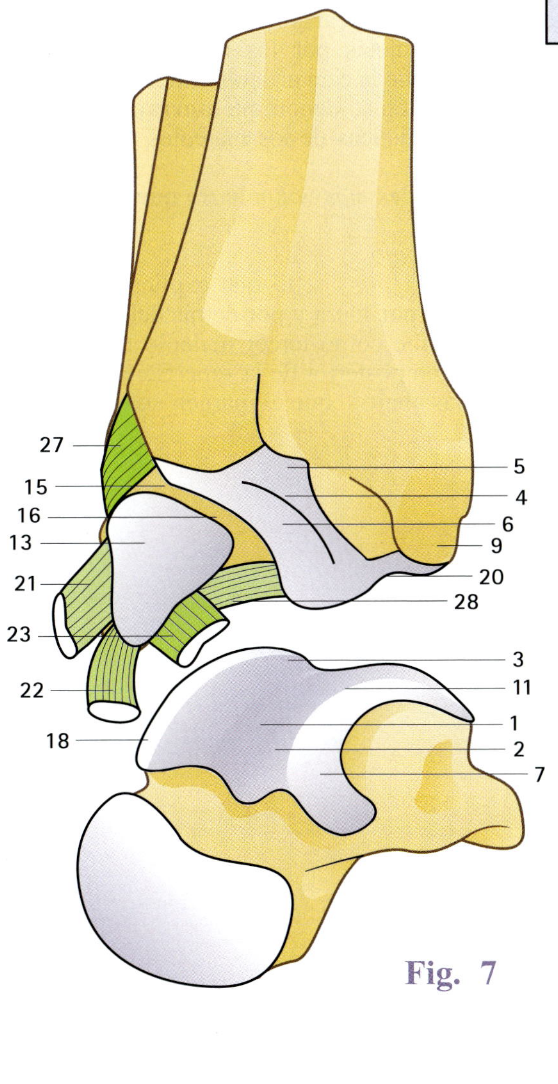

Fig. 7

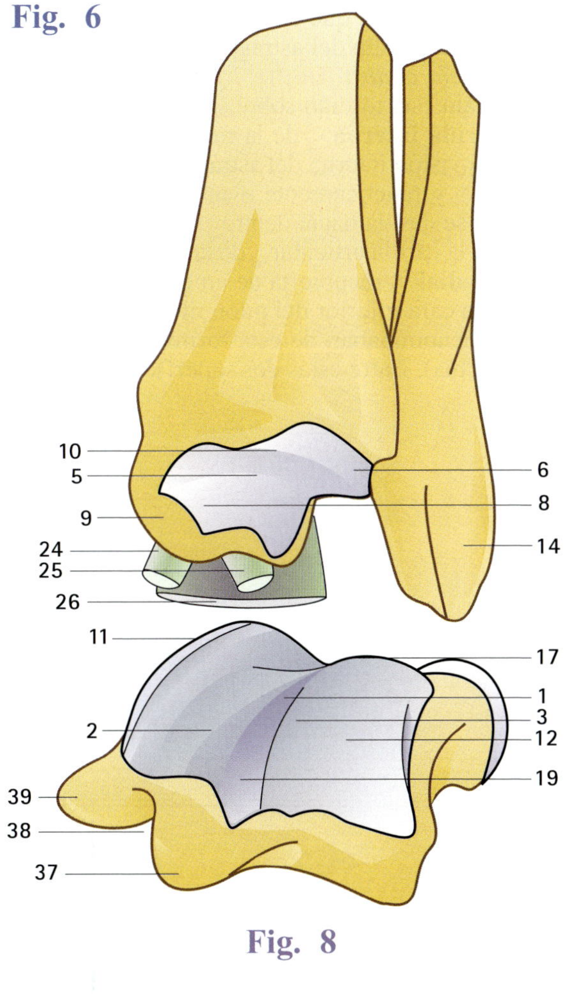

Fig. 8

Las superficies de la articulación talocrural *(continuación)*

Una **visión superior (Fig. 9: articulación talocrural en cortes de los maléolos)** permite entender perfectamente el **encajonamiento** de la tróclea astragalina entre los dos maléolos, lo que los cirujanos denominan pinza bimaleolar. Se distingue la cara superior de la tróclea astragalina, que es más ancha L por delante y por detrás 1. Esto es, como podrá apreciarse más adelante, muy importante desde el punto de vista mecánico.

Esta cara superior, que tiene forma de polea, está compuesta por una **carilla interna** 2, que participará en la constitución de la interlínea astragalina medial 5, y una **carilla externa** 3, que, simétricamente, forma la interlínea astragalina lateral 6. Éstas dos carillas están separadas por una garganta poco profunda 1, que no es estrictamente sagital, pero que está ligeramente desplazada *hacia adelante y hacia fuera* **(flecha Z)**, en la misma dirección que el eje longitudinal del pie, mientras que el cuello del astrágalo se dirige *hacia adelante y hacia dentro* **(flecha T)**: lo que significa que el astrágalo está torcido sobre sí mismo.

La **carilla interna** 7 de la tróclea astragalina, visible en una visión interna del astrágalo **(Fig. 10)**, es sagital **(Fig. 9)** y prácticamente plana –excepto por delante, donde se desvía hacia dentro **(Fig. 7)**–. Contacta **(Fig. 9)** con la carilla articular **8** de la cara externa del **maléolo medial** 9, recubierta de un cartílago que prolonga el de la cara inferior del pilón tibial **4** (los autores clásicos denominaban de esta forma el extremo inferior de la tibia). Entre estas dos superficies, el **ángulo diedro** 10 recibe la **arista aguda** 11 que separa vertiente y carilla internas de la tróclea astragalina.

La **carilla externa** 12 se desvía considerablemente hacia fuera **(Fig. 8)**, cóncava tanto de arriba abajo **(Fig. 11)** como de delante atrás **(Fig. 9)**; su "plano" es ligeramente oblicuo hacia adelante y hacia fuera **(línea a trazos)**. Contacta con la **carilla articular** 13 de la cara interna **(Fig. 7)** del maléolo lateral **14**. Esta carilla está separada de la superficie tibial por la interlínea peroneotibial inferior **15**. Esta **sindesmosis** la mantienen los ligamentos tibioperoneos inferiores **40**. Está ocupada por una franja sinovial **14** (véase pág. 174), en contacto con la arista **17** que separa la vertiente y carilla externas de la tróclea. Esta arista está biselada* **(Fig. 12)** por delante **18** y por detrás **19** (véase pág. 172).

De este modo, las dos caras laterales de la tróclea astragalina están sujetas por los maléolos **(flechas rojas)**. El conjunto de la cara articular inferior y de los dos maléolos también se denomina **mortaja tibioperonea**. Las características de los maléolos se oponen punto por punto:

- el maléolo lateral es *más voluminoso* que el maléolo medial;
- desciende *más abajo* **m (Fig. 11)**;
- es más *posterior* **(Fig. 9)**, lo que explica la ligera oblicuidad (20°) por fuera y por detrás del eje **XX**.

También se describe como tercer maléolo de Destot **(Fig. 12)** el margen posterior de la superficie tibial **20** de desciende más abajo **p** que el margen anterior.

* *Este término significa que la arista, aguda en su parte central, tiene una forma plana, más ancha que gruesa, en sus extremos.*

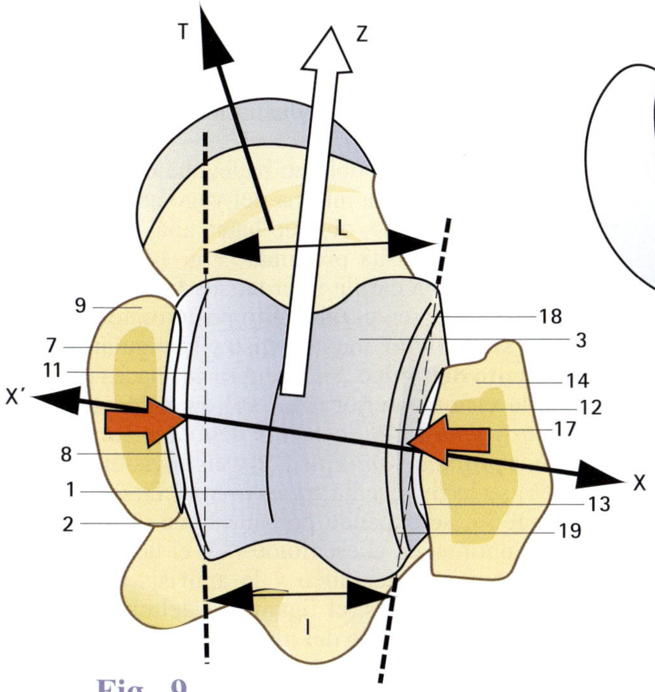

Fig. 9

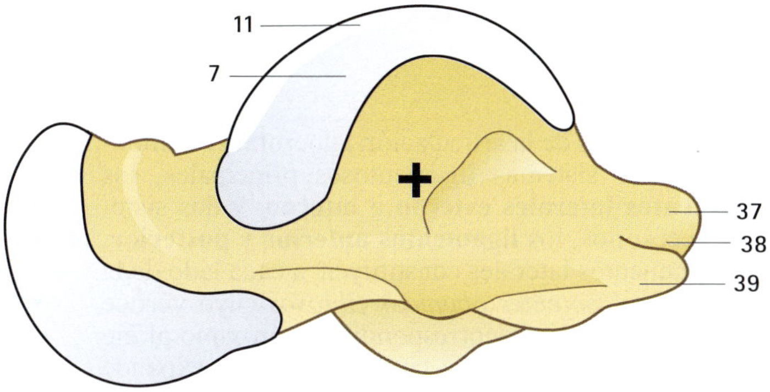

Fig. 10

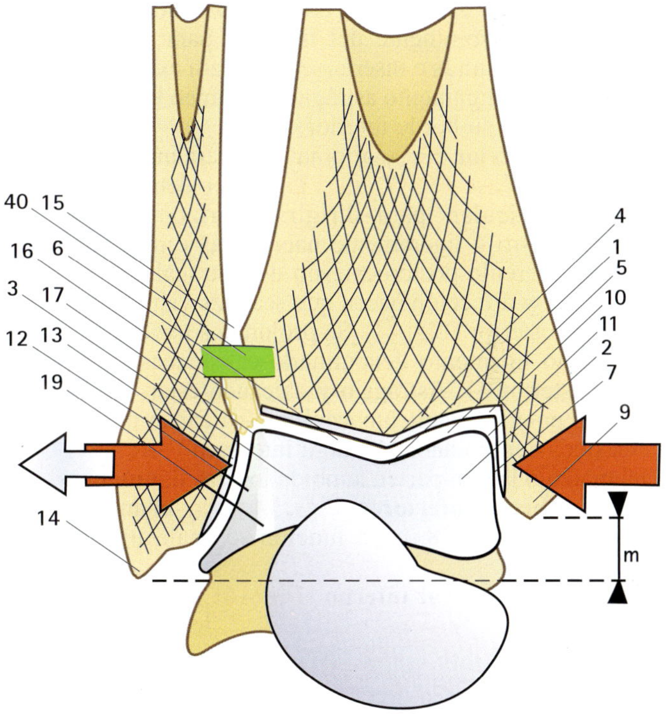

Fig. 11

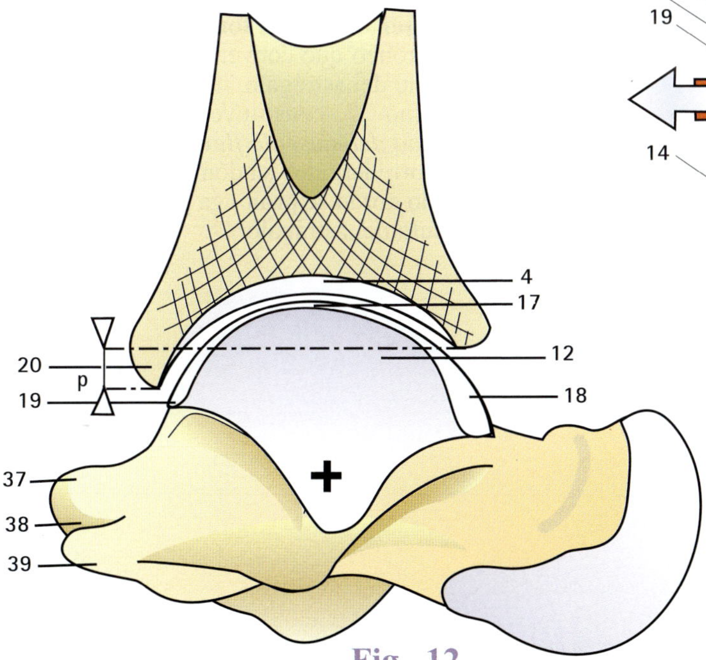

Fig. 12

Los ligamentos de la articulación talocrural

Los ligamentos de la articulación talocrural se componen de dos sistemas ligamentosos principales, los **ligamentos laterales externo e interno**, y dos sistemas accesorios, los **ligamentos anterior y posterior**. Los ligamentos laterales constituyen, a cada lado de la articulación, *potentes abanicos fibrosos* cuyo vértice se fija en el maléolo correspondiente, próximo al eje de flexoextensión **XX'**, y cuya periferia se expande por los dos huesos del tarso posterior:

El ligamento lateral externo (Fig. 13: visión externa) está formado por tres haces, dos de ellos se dirigen al astrágalo y el otro restante al calcáneo:

- **el haz anterior** 21, adherido al borde anterior del maléolo peroneo 14, se dirige oblicuamente hacia abajo y adelante para insertarse en el astrágalo, entre la carilla externa y la apertura del seno del tarso;
- **el haz medio** 22 se inicia en las proximidades del punto más prominente del maléolo para dirigirse hacia abajo y atrás e insertarse en la cara externa del calcáneo. El ligamento astrágalo-calcáneo lateral 32 recorre todo su borde inferior;
- **el haz posterior** 23, se origina en la cara interna del maléolo (véase Fig. 7, pág. 163), por detrás de la carilla articular, para dirigirse horizontalmente hacia dentro y ligeramente hacia atrás e insertarse en el tubérculo posteroexterno del astrágalo 37. Su posición y dirección hacen que sea más visible en el plano posterior (Fig. 14). Se prolonga a través de un pequeño ligamento denominado calcaneoastragalino posterior 31. Astrágalo y calcáneo están unidos por el potente ligamento astrágalo-calcáneo que los clásicos denominaban "Hilera interósea" **h**.

Del maléolo lateral parten también los **dos ligamentos peroneotibiales inferiores** (Figs. 14 y 15): el anterior 27 y el posterior 28, cuya función se analizará más adelante.

El ligamento lateral interno (Fig. 16: visión interna) se divide en dos planos, superficial y profundo.

El **plano profundo** está constituido por dos haces tibioastragalinos:

- **el haz anterior** 25, oblicuo hacia abajo y adelante, se inserta en la rama interna del yugo astragalino;
- **el haz posterior** 24, oblicuo hacia abajo y atrás, se inserta en una fosita profunda (Fig. 10) localizada por debajo de la carilla interna; sus fibras más posteriores se fijan en el tubérculo posterointerno 39.

El **plano superficial**, muy extenso y triangular, forma el **ligamento deltoideo** 26. Al cubrir los haces profundos, en la visión anterior (Fig. 15), ha sido necesario *seccionar y apartar el ligamento deltoideo para poder ver el haz profundo anterior* 25; y en la visión interna (Fig. 16) se le representa *transparente*. Desde su origen tibial 36, se expande por una línea de inserción inferior continua en el escafoides 33, el borde interno 34 del ligamento glenoideo y la apófisis menor del calcáneo 35. Así pues, el ligamento deltoideo, como es el caso del haz medio del ligamento lateral externo, no tiene ninguna inserción en el astrágalo, motivo por el cual los clásicos lo han denominado "tibio-escafo-gleno-sustentacular transastragalino".

Los ligamentos anterior (Fig. 15: visión anterior) y **posterior** (Fig. 14: visión posterior) de la articulación talocrural son simples engrosarnientos capsulares.

El ligamento anterior 29 une oblicuamente el margen anterior de la superficie tibial y la rama de la bifurcación posterior del yugo astragalino* (Fig. 13).

El ligamento posterior 30 está formado por fibras de origen tibial y peroneo que convergen hacia el tubérculo posterointerno del astrágalo 39, que con el tubérculo posteroexterno 37, constituye los límites de la *corredera profunda del músculo flexor corto del dedo gordo* 38. Esta corredera del tendón del músculo flexor corto del dedo gordo se prolonga por la cara interna del sustentáculo del astrágalo 41.

** El yugo astragalito es una cresta en forma de Y, expandida transversalmente en la cara superior del cuello del astrágalo, cuya rama única es interna. Puede observarse en la Fig. 19, pág. 189.*

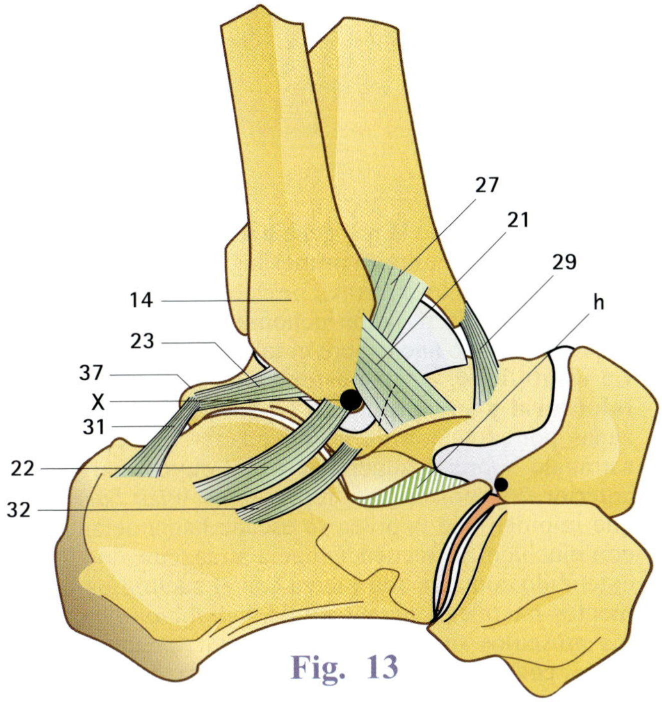

Fig. 13

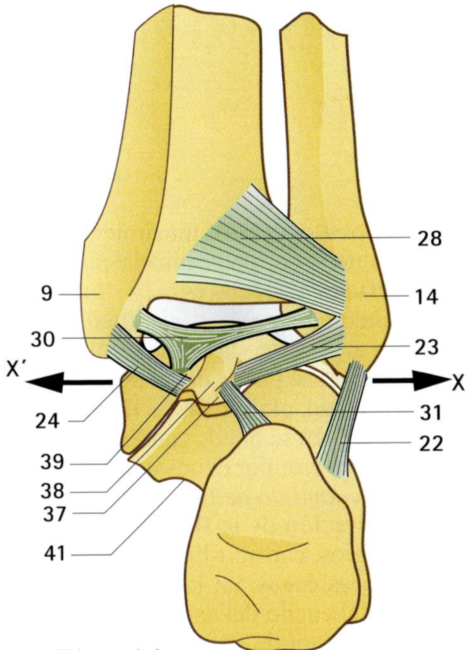

Fig. 14

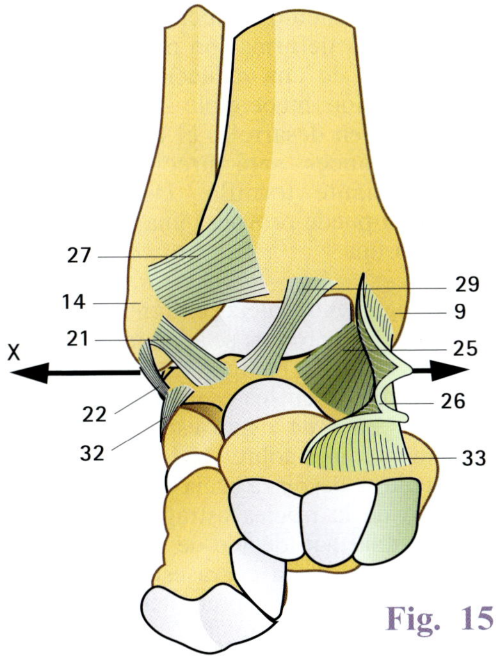

Fig. 15

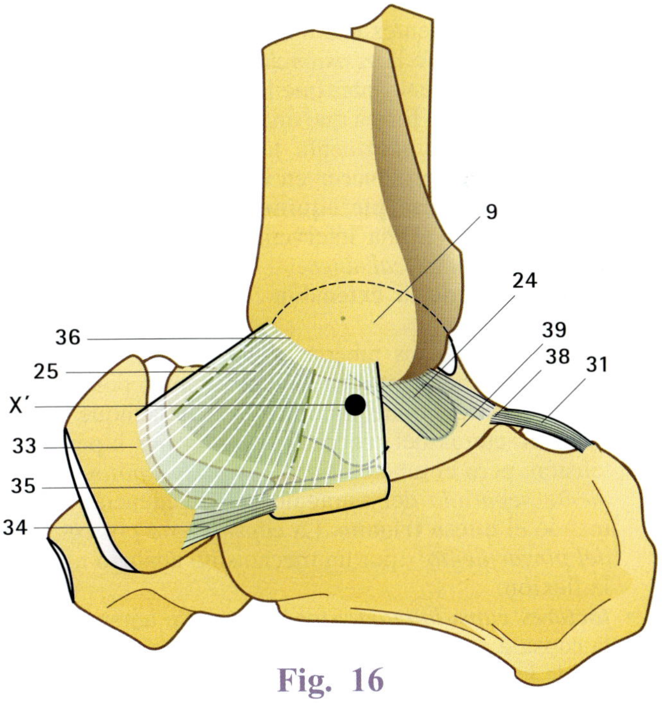

Fig. 16

Estas cuatro figuras están inspiradas en Rouvière. Las leyendas son comunes a todas las figuras de esta página y de la página anterior.

Estabilidad anteroposterior del tobillo y factores limitantes de la flexoextensión

La amplitud de los movimientos de flexoextensión está, ante todo, determinada por el desarrollo de las **superficies articulares** (**Fig. 17: diagrama de perfil**). Sabiendo que la superficie tibial tiene un desarrollo de 70^0 de arco y que la tróclea astragalina se extiende de 140 a 150^0, se puede deducir, por una simple resta, que la **amplitud global de la flexoextensión** es de **70 a 80^0**. También se puede constatar que el desarrollo de la polea es mayor por detrás que por delante, lo que explica el *predominio de la extensión sobre la flexión.*

La limitación de la flexión (Fig. 18) depende *de* factores óseos, capsulo-ligamentosos y musculares:

- **factores óseos:** en la flexión máxima, la cara superior del cuello del astrágalo impacta **1** contra el margen anterior de la superficie tibial. Si el movimiento resulta ser demasiado forzado, el cuello puede incluso fracturarse. La parte anterior de la cápsula se ve protegida del pinzarniento, al ser desplazada **2** por la tensión de los flexores **(flecha)**, merced a las adherencias que establece con las vainas de los mismos;
- ***factores capsuloligamentosos:*** la parte posterior de la cápsula se tensa **3**, al igual que los haces posteriores de los ligamentos laterales **4**;
- ***factor muscular:*** la *resistencia tónica* del músculo tríceps **5** interviene antes que los factores precedentes descritos. De forma que una *retracción muscular* puede limitar precozmente la flexión; incluso el tobillo puede permanecer en extensión en la posición denominada "**pie equino***"; en este caso, se puede recurrir a una intervención quirúrgica para *alargar el tendón calcáneo*.

La limitación de la extensión (Fig. 19) obedece a factores idénticos:

- ***factores óseos:*** los tubérculos del astrágalo, sobre todo el externo, contactan **1** con el margen posterior de la superficie tibial. También existen, aunque son raras, fracturas del tubérculo externo por hiperextensión, pero el tubérculo externo se ve *anatómicamente separado* del astrágalo con frecuencia, formando el **hueso trígono**. La *cápsula está protegida del pinzarniento* **2** por un mecanismo análogo al de la flexión;
- ***factores capsuloligamentosos:*** la parte anterior de la cápsula se tensa **3** al igual que los haces anteriores de los ligamentos laterales **4**.
- ***factor muscular:*** la resistencia tónica de los músculos flexores **5** limita en primer lugar la extensión. La hipertonía de los flexores provoca una flexión permanente en la posición denominada "**pie talo**" ya que el pie talo anda sobre el talón,

La estabilidad anteroposterior de la articulación talocrural y su coaptación (Fig. 20) están garantizadas por la acción de la gravedad **1** que ejerce el astrágalo sobre la superficie tibial cuyos márgenes anterior **2** y posterior **3** representan unas *barreras* que impiden que la polea se escape hacia delante o, con mucha más frecuencia hacia atrás, cuando el pie extendido contacta con fuerza con el suelo. Los ligamentos laterales **4** garantizan la *coaptación pasiva* y los músculos (no representados aquí) actúan todos como **coaptadores activos** sobre una articulación intacta.

Cuando los movimientos de flexoextensión sobrepasan la amplitud permitida, uno de los elementos debe ceder necesariamente. De esta forma, **la hiperextensión** puede provocar una **luxación posterior** (Fig. 21) con una ruptura capsuloligamentosa más o menos completa, o una **fractura del margen posterior** (Fig. 22), o tercer maléolo, induciendo así una subluxación posterior. La deformación puede reproducirse incluso después de una reducción correcta –denominada deformación incoercible– si el fragmento marginal supera en desarrollo el tercio de la superficie tibial, entonces será preciso fijarlo quirúrgicamente mediante tornillo. Del mismo modo, **la hiperflexión** puede provocar una **luxación anterior** (Fig. 23), o una fractura del margen anterior (**Fig. 24**).

En el esguince del ligamento lateral externo, el haz anterior (Fig. 25) es el primero que se solicita: en primer lugar, en caso de esguince benigno estará simplemente "estirado", se rompe en los esguinces graves. Entonces es posible poner de manifiesto un **cajón anterior,** clínicamente o, sobre todo, radiológicamente: el astrágalo se desplaza hacia delante y los dos arcos de círculo de la tróclea astragalina y del techo de la mortaja tibial han dejado de ser concéntricos; cuando los centros de la curva están desplazados más de 4-5 mm, existe una ruptura del haz anterior del **ligamento lateral externo**.

* *El término "equino" proviene de equus que, en latín, significa "caballo": el pie equino anda con los dedos, como el caballo.*

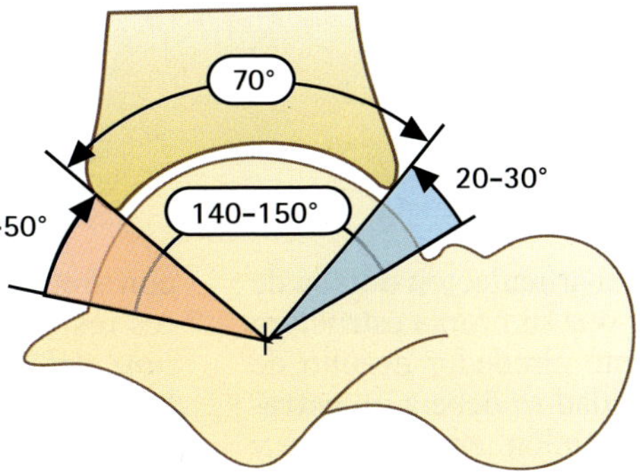

Fig. 17

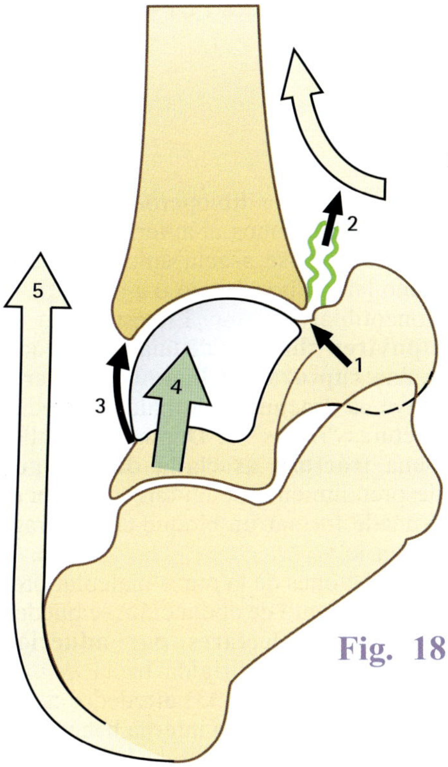

Fig. 18

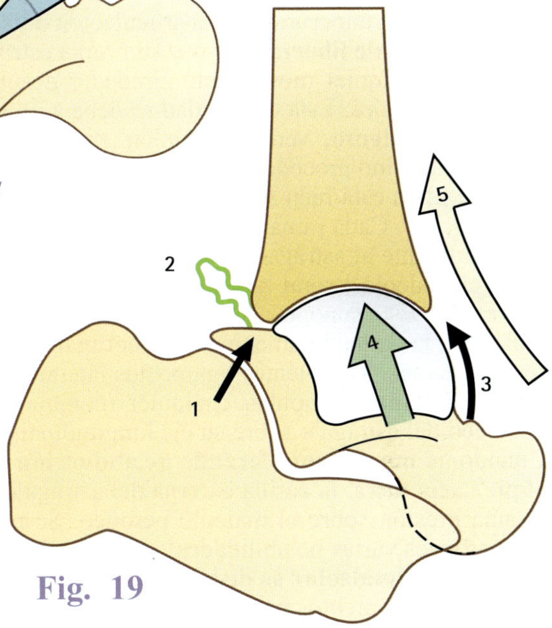

Fig. 19

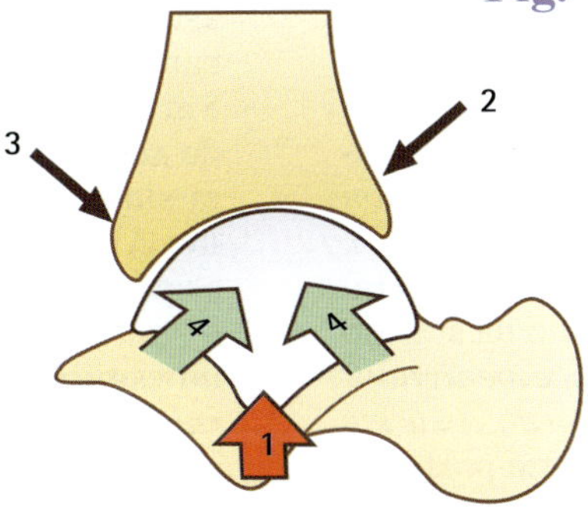

Fig. 20

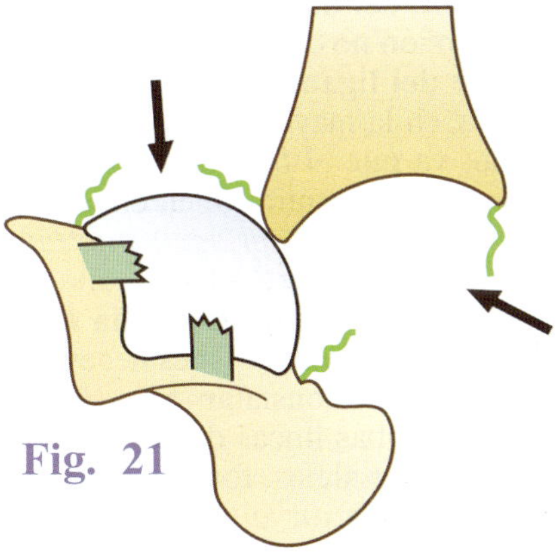
Fig. 21

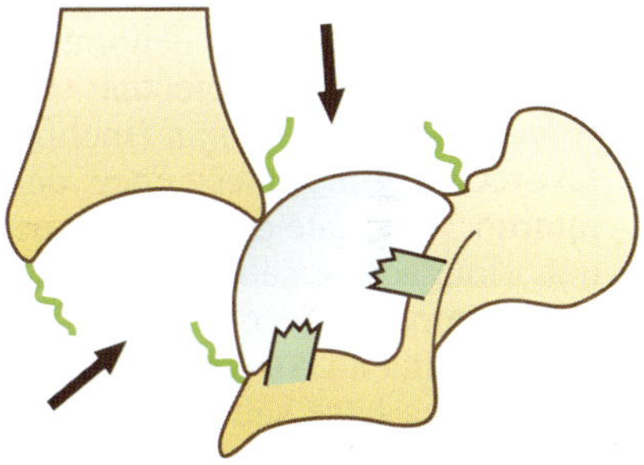
Fig. 23

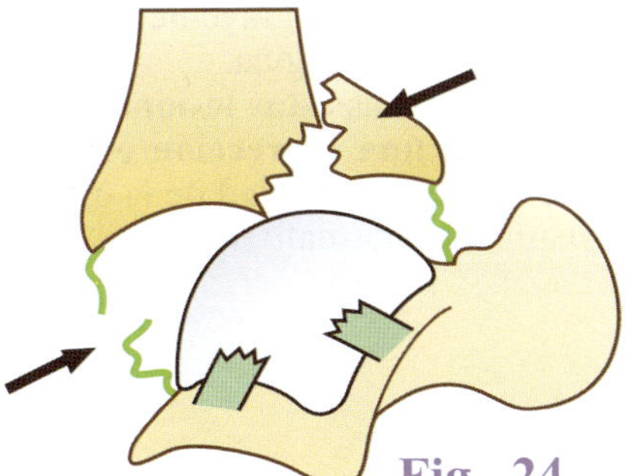
Fig. 24

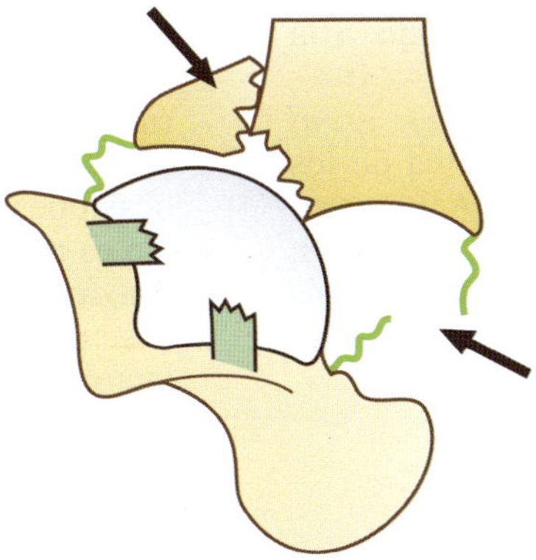
Fig. 22

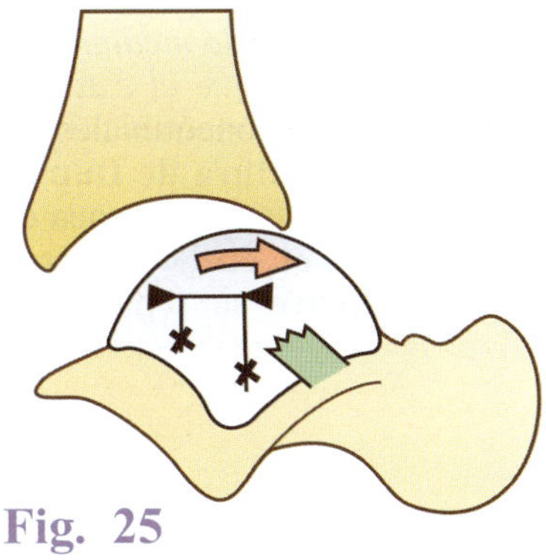
Fig. 25

Estabilidad transversal de la articulación talocrural

La articulación talocrural es una articulación dotada de un **solo grado de libertad**, ya que su propia estructura le impide cualquier movimiento alrededor de uno de sus otros dos ejes. Esta estabilidad se debe a un **estrecho acoplamiento,** verdadera unión entre espiga y mortaja (término procedente de la carpintería): la espiga astragalina está bien sujeta en la mortaja tibioperonea (Fig. 26). Cada rama de la **pinza bimaleolar** sujeta lateralmente al astrágalo, siempre que la separación entre el maléolo lateral A y el medial B permanezca inalterable. Esto supone, además de la integridad de los maléolos, la de los ligamentos peroneotibiales inferiores 1. Además, los potentes ligamentos laterales externo 2 e interno 3 impiden cualquier movimiento de balanceo del astrágalo sobre su eje longitudinal.

Cuando un **movimiento forzado de abducción** dirige el pie hacia fuera, la carilla externa del astrágalo ejerce una presión sobre el maléolo peroneo. Se pueden dar entonces varias posibilidades:

- **la pinza bimaleolar se disloca** (Fig. 27) por ruptura de los ligamentos peroneotibiales inferiores 1: de este modo aparece la *diastasis intertibioperonea***.** El astrágalo ya no está sujeto y puede realizar *movimientos de lateralidad* denominados vaivén astragalino. También puede efectuar (Fig. 28) una *rotación sobre su eje longitudinal* (inclinación o "bandazo"), favorecida por un esguince del ligamento lateral interno 3 –en este caso, el ligamento sólo ha sufrido una elongación: se trata de un *esguince benigno–;* por último, puede girar (Fig. 33) *en torno a su eje vertical* (flecha Ab), mientras que la parte posterior de la polea hace saltar el *margen posterior* (flecha 2),
- si el movimiento va más allá (Fig. 32), el ligamento lateral interno se rompe 3: se trata del *esguince grave* del ligamento lateral interno asociado a la *diástasis intertibioperonea* 1;
- bien es el *maléolo medial* B el que *cede* (Fig. 30) *al mismo tiempo que el externo* A por encima de los ligamentos peroneotibiales inferiores 1. Así se provoca una **fractura de Dupuytren "alta".** A veces, la línea de fractura peronea está situada mucho más arriba, en el cuello: se trata de la **fractura de Maisonneuve**, sin representar aquí; con frecuencia, los ligamentos tibioperoneos inferiores resisten (Fig. 29), o al menos el anterior. La *fractura del maléolo medial* B se asocia entonces a una fractura del maléolo lateral por debajo o a través de la articulación peroneotibial inferior. En este caso se habla de **una Dupuytren "baja"** o de una de sus equivalentes cuando una **ruptura del ligamento lateral interno** 3 sustituye la fractura del maléolo medial (Fig. 31). Las fracturas "**bajas**" de Dupuytren conllevan a menudo una **fractura asociada del margen posterior** con desprendimiento de un tercer fragmento posterior que puede formar un bloque con el fragmento maleolar interno.
- Junto a estas dislocaciones de la pinza maleolar producidas por un movimiento de abducción, se pueden observar **fracturas bimaleolares por aducción** (Fig. 34): la punta del pie, dirigida hacia *dentro*, hace que el astrágalo gire (Fig. 33) alrededor de su eje vertical (flecha Ad), la carilla interna hace saltar (flecha 3) el maléolo medial B y la báscula del astrágalo *rompe el maléolo lateral* A a la altura de la cara articular inferior.
- Sin embargo, la mayoría del tiempo, el movimiento de aducción o de inversión no conduce a una fractura sino a un **esguince del ligamento lateral externo.** Afortunadamente, en la mayoría de los casos, el esguince es benigno, ya que *el ligamento está distendido pero no roto*. Por el contrario, en el caso de un **esguince grave**, con *ruptura del ligamento lateral externo*, la estabilidad de la articulación talocrural se ve comprometida. En una **radiografía anterior** del tobillo en *inversión forzada* (si es necesario, tras anestesia local) se puede constatar (Fig. 35) *una báscula del astrágalo***:** ambas líneas de la interlínea superior, en vez de estar paralelas, forman *un ángulo abierto hacia fuera superior a los 10-12°*. De hecho, algunos tobillos son hiperlaxos y es necesario realizar una placa comparativa del tobillo supuestamente sano. Un esguince grave necesita en ocasiones una intervención quirúrgica.
- No es necesario decir que todas **estas lesiones de la pinza bimaleolar exigen una corrección estricta** si se pretende restablecer la estabilidad de la articulación y su funcionamiento normal.

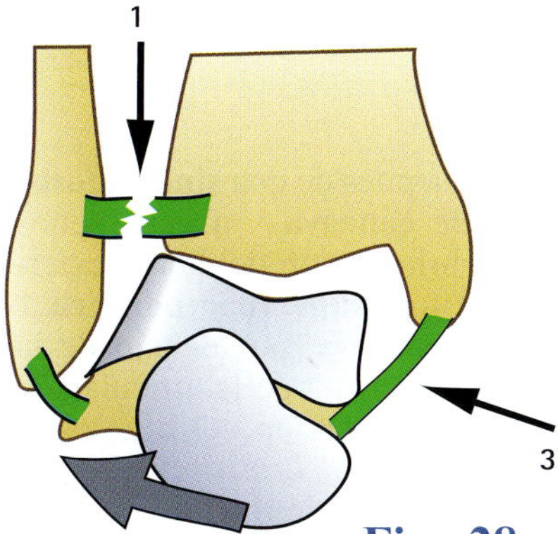

Fig. 28

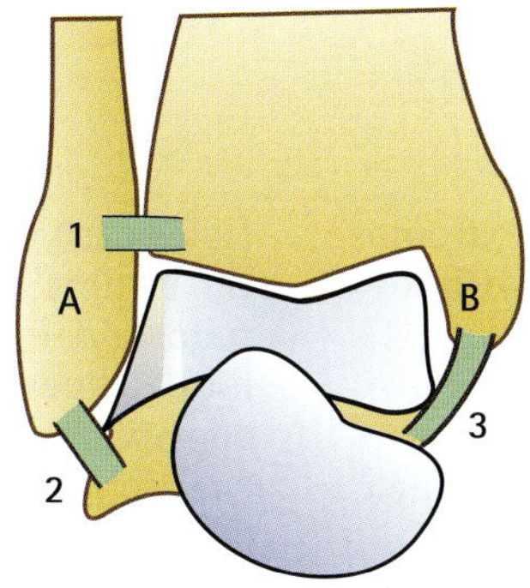

Fig. 26

Fig. 27

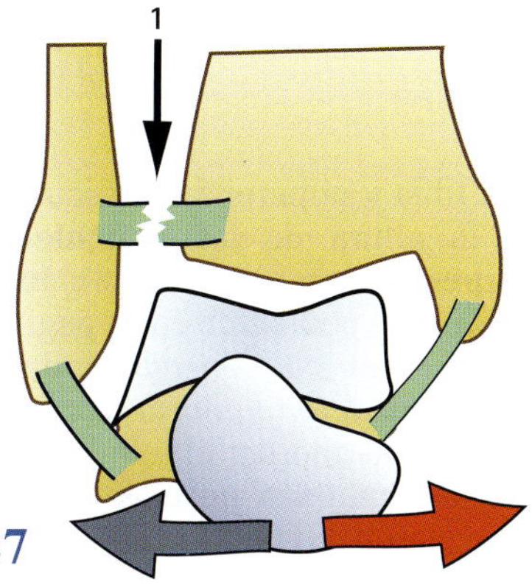

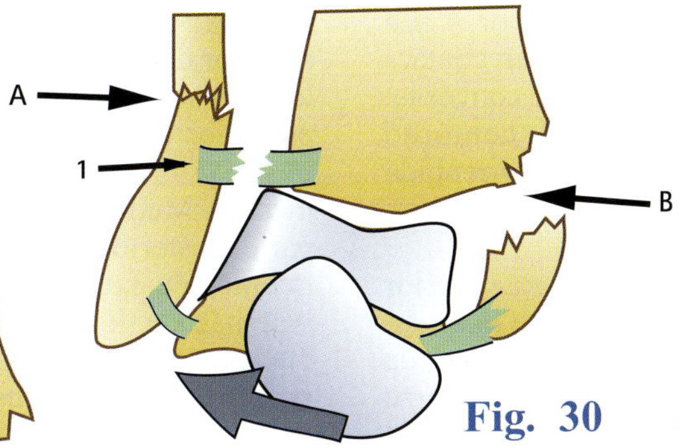

Fig. 30

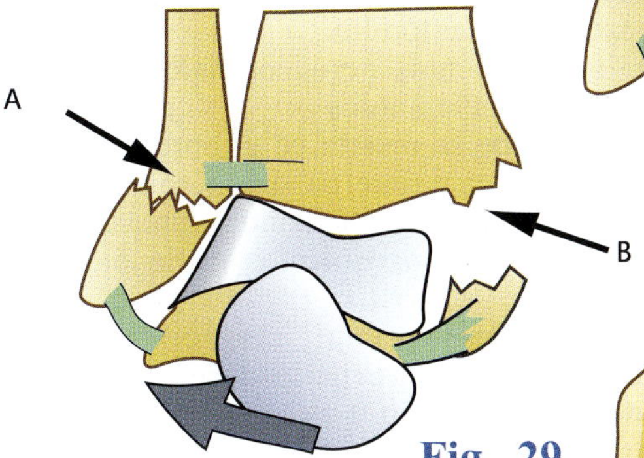

Fig. 29

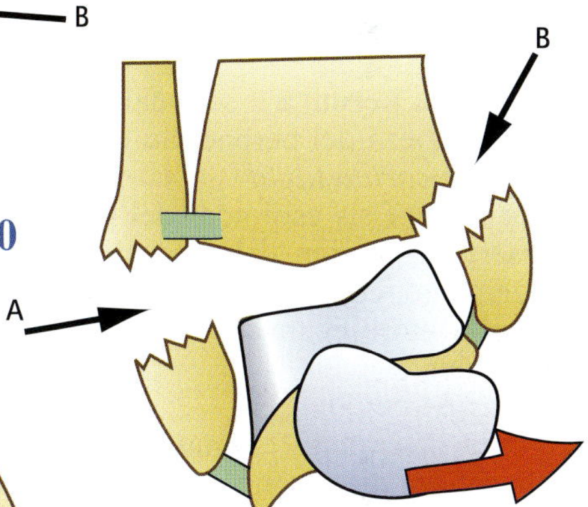

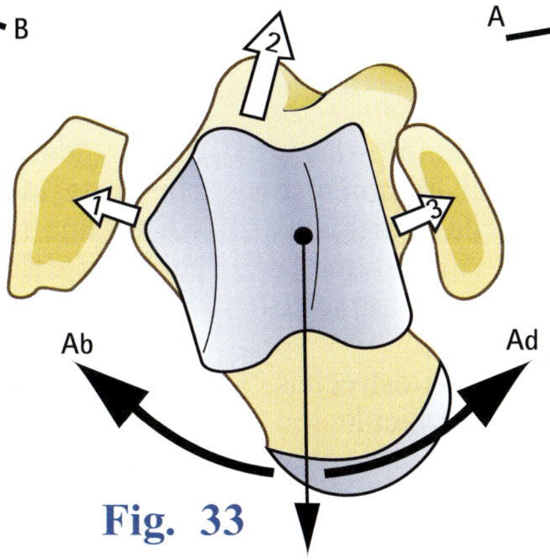

Fig. 33

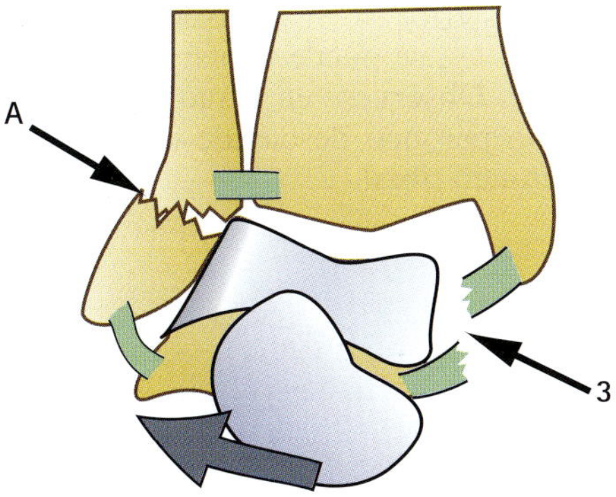

Fig. 31

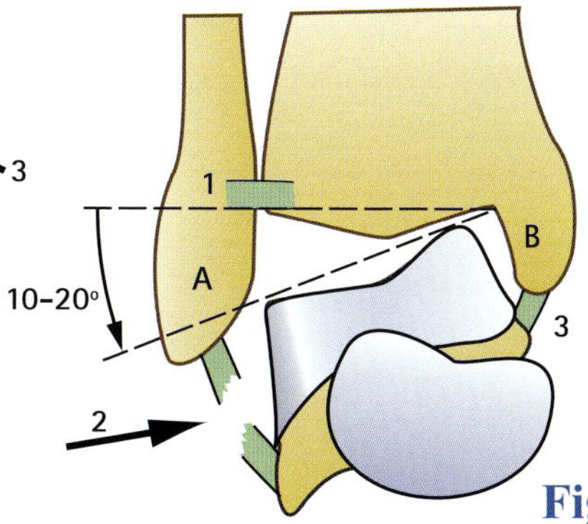

Fig. 35

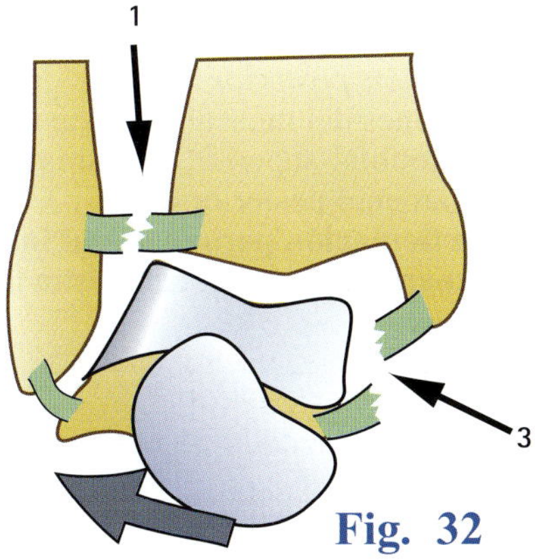

Fig. 32

Las articulaciones peroneotibiales

La tibia y el peroné se articulan por sus dos extremos a la altura de las **articulaciones peroneotibiales superior** (**Figs. 36 a 38**) e **inferior** (**Figs. 39 a 41**). Como se podrá ver en la página siguiente, *estas articulaciones están mecánicamente comprometidas con la articulación talocrural:* por lo tanto, es lógico analizarlas al abordar el tobillo.

La articulación peroneotibial superior se puede ver con claridad (**Fig. 36: visión externa**) cuando se desplaza el peroné una vez seccionados su ligamento anterior **1** y la expansión anterior **2** del tendón del bíceps **3**. Es entonces, cuando la articulación se abre alrededor de la charnela constituida por el ligamento posterior **4**. La citada articulación es una **artrodia** que pone en contacto dos superficies ovales planas o ligeramente convexas:

- la **carilla tibial** **5** se localiza en el contorno posteroextemo de la meseta tibial; está orientada *oblicuamente hacia atrás, abajo y afuera* (**flecha blanca**);
- la **carilla peronea** **6** se localiza en la cara superior de la cabeza del peroné. Su orientación se *opone a la de la carilla tibial* (**flecha blanca**). Está rebasada por la apófisis estiloides del peroné **7** en la que se inserta el tendón del músculo bíceps crural **3**. El ligamento colalateral peroneo de la rodilla **8** se inserta entre el músculo bíceps crural y la carilla articular.

Una *visión externa* (**Fig. 37: la articulación tibioperonea no está abierta**) muestra la posición posterior de la cabeza del peroné en la articulación. También se puede observar el ligamento anterior **1** de la articulación peroneotibial, corto y rectangular, al igual que la gruesa expansión del músculo bíceps crural **2**, que se inserta en la tuberosidad externa de la tibia.

Una *visión posterior* (**Fig. 38**) muestra las estrechas conexiones del músculo poplíteo **9** con la articulación peroneotibial superior, mientras que se desliza sobre su ligamento posterior **4**.

La articulación peroneotibial inferior (**Fig. 39**), con una apertura parecida, demuestra la ausencia de superficies cartilaginosas: se trata pues de una **sindesmosis**. En la tibia, una **superficie cóncava** **1** más o menos rugosa, delimitada por la bifurcación del borde externo del hueso, se opone a una **superficie peronea** **2** convexa, plana o incluso cóncava, por debajo de la cual se localiza la carilla peronea **3** de la articulación talocrural, flanqueada por la inserción del haz posterior **4** del ligamento lateral externo.

El **ligamento anterior de la articulación peroneotibial inferior** **5**, grueso y nacarado, se dirige oblicuamente hacia bajo y afuera (**Fig. 40: visión anterior**); su borde inferior ocupa el ángulo externo de la mortaja; de forma que *bisela* (**doble flecha**) la parte anterior de la arista externa de la tróclea astragalina en los movimientos de flexión del tobillo. El ligamento posterior **6**, más grueso y más ancho (**Fig. 41: visión posterior**), se expande, muy lejos, hacia el maléolo medial. Mediante el mismo mecanismo, achaflana la parte posterior de la misma arista durante los movimientos de extensión del tobillo.

Además de los ligamentos peroneotibiales, los dos huesos de la pierna están unidos (**Fig. 39**) por el **ligamento interóseo,** que se inserta en el borde externo de la tibia y en la cara interna del peroné (**trazo punteado verde**). Se puede encontrar nuevamente a propósito de los "compartimentos de la pierna", pág. 210.

La articulación peroneotibial inferior no une directamente los dos huesos: permanecen separados por un **tejido celuloadiposo** y este espacio se puede ver en una radiografía anterior frontal correctamente centrada del tobillo (**Fig. 42**). Normalmente, la proyección del peroné **c** penetra más –de 8 mm– en el tubérculo tibial anterior **a** de lo que está separada –2 mm– del tubérculo posterior **b**. Si la distancia **cb** es mayor que la distancia **ac**, se puede hablar de *diastasis inter-tibio-peronea.* Obsérvese en la radiografía de frente que el maléolo peroneo desciende claramente más abajo que el peroneo tibial.

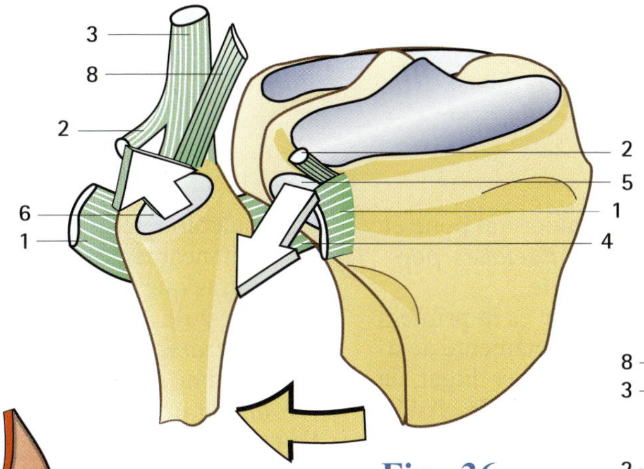

Fig. 36

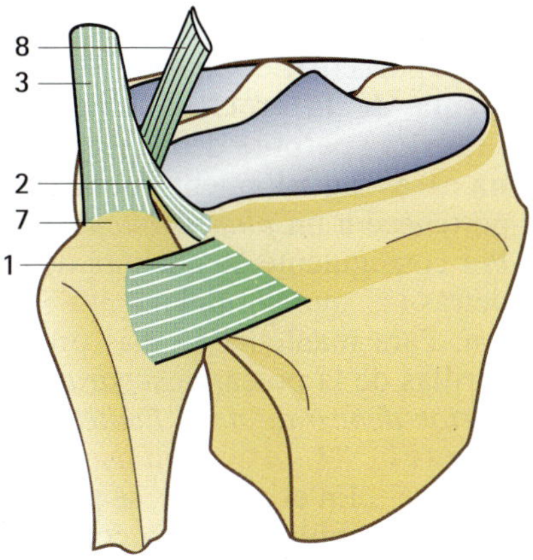

Fig. 37

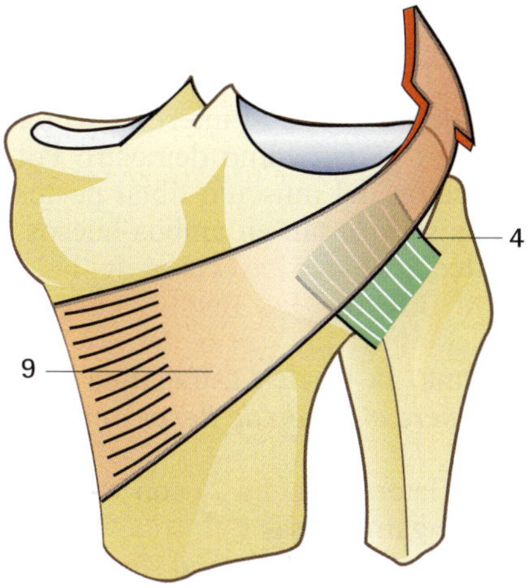

Fig. 38

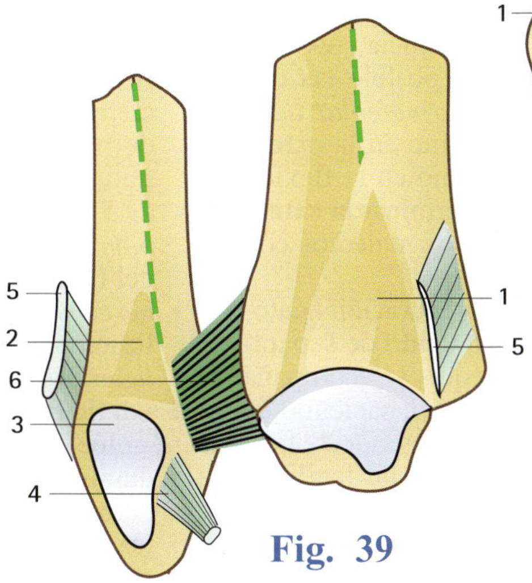

Fig. 39

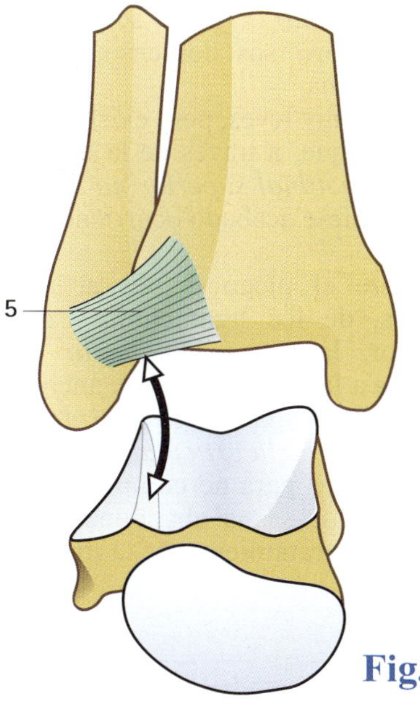

Fig. 40

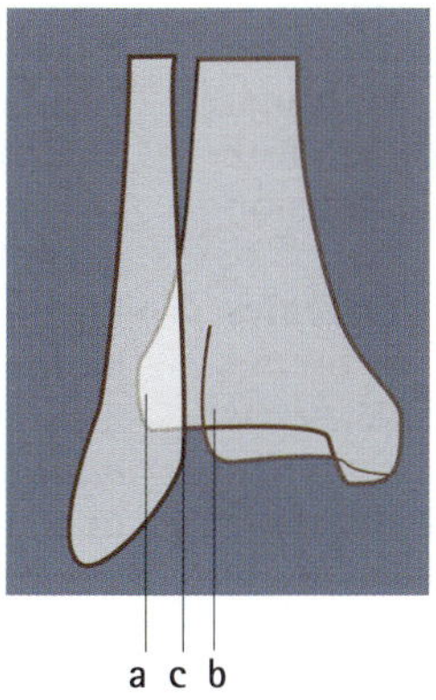

Fig. 42

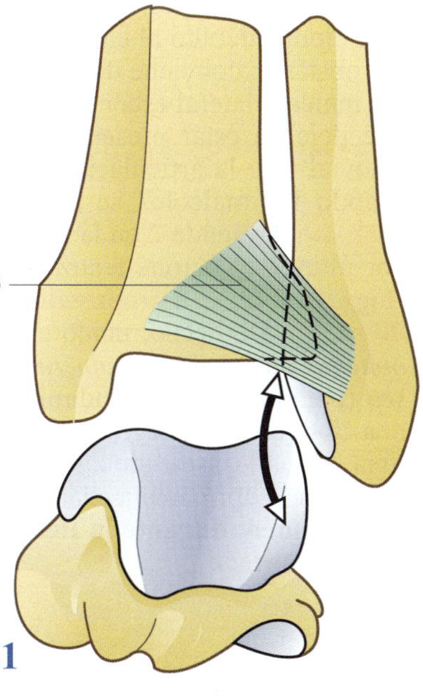

Fig. 41

Fisiología de las articulaciones peroneotibiales

La flexoextensión de la articulación talocrural pone en juego *automáticamente las dos articulaciones peroneotibiales*: están *unidas mecánicamente*.

La articulación peroneotibial inferior es la primera implicada. Su funcionamiento fue perfectamente aclarado por Pol Le Coeur (1938). En primer lugar, la **forma de la tróclea astragalina** **(Fig. 43: visión superior)** permite deducir que la **carilla tibial interna cT** es sagital, mientras que la **externa, peronea cP**, pertenece a un *plano oblicuo hacia delante y afuera*. Por consiguiente, la anchura de la polea es menor por detrás **aa'** que por delante **bb'**: la diferencia **e** es de 5 cm. Para mantener lo más próximas posible las dos carillas de la polea, la *separación intermaleolar debe variar dentro de unos límites* **e:** mínimo en la extensión **(Fig. 44: visión inferior)**, máximo en la flexión **(Fig. 45)**. En el cadáver, se puede determinar la extensión del tobillo con sólo comprimir los maléolos con fuerza y en sentido transversal.

Además, se puede constatar en una preparación anatómica **(Figs. 44 y 45)** que este movimiento de separación y de aproximación de los maléolos se acompaña de una *rotación axial del maléolo lateral*, haciendo de *charnela* el ligamento peroneotibial posterior **2**. Esta rotación se puede poner de manifiesto con facilidad mediante una varilla que atraviese en sentido horizontal el maléolo lateral: entre su posición **mm'** en la flexión **(Fig. 44)** y su posición **nn'** en la extensión **(Fig. 45)** existe una diferencia de 30° en rotación interna. Simultáneamente, el ligamento peroneotibial anterior **1** se elonga debido al cambio de oblicuidad **(Fig. 50)**. No obstante, conviene destacar que esta rotación axial del maléolo lateral está más limitada en el ser vivo, sin que deje de estar presente. Por otra parte, la franja sinovial **f** de la articulación se desplaza: desciende **1** cuando los maléolos se aproximan en la extensión **(Fig. 46)**, asciende **2** en la flexión **(Fig. 47)**.

Por último, el peroné realiza **movimientos verticales** **(Figs. 48 y 49: se ha representado el peroné en forma de regla)**. De hecho, unido a la tibia mediante *fibras oblicuas hacia abajo y afuera de la membrana interósea* (para un mejor entendimiento sólo se ha dibujado una fibra en color negro), el peroné, separándose de la tibia **(Fig. 49)**, asciende ligeramente, mientras que desciende si se aproxima a ella **(Fig. 48)**. Para concluir:

En resumen, durante la flexión de tobillo (Fig. 50: visión frontal):

- el maléolo lateral *se aleja del interno* **(flecha 1)**
- simultáneamente, *asciende ligeramente* **(flecha 3)**, mientras que las fibras de los ligamentos peroneotibiales y de la membrana interósea tienden a *horizontalizarse* **xx'**;
- por último, *gira sobre sí mismo* en el sentido de la *rotación externa* **(flecha 2)**.

Durante la extensión de tobillo (Fig. 51: visión frontal), sucede lo contrario.

- *aproximación* del maléolo lateral al interno **(flecha 1)**. Este movimiento *es activo* como demostró Pol Le Coeur*:* la contracción del músculo tibial posterior **TP**, cuyas fibras se insertan en ambos huesos, cierra la pinza bimaleolar **(Fig. 52: sección del lado derecho, fragmento inferior, las flechas corresponden a la contracción de las fibras del músculo TP)**. De esta forma, la tróclea astragalina está *bien sujeta sea cual fuere el grado de flexoextensión* del tobillo;
- *descenso* del maléolo lateral **(flecha 2)** con verticalización de las fibras ligamentosas **yy'**;
- *ligera rotación interna* del maléolo lateral **(flecha 3)**.

La articulación peroneotibial superior acusa el contragolpe de los movimientos del maléolo externo:

- durante la *flexión del tobillo* **(Fig. 49)** la carilla peronea se desliza hacia arriba **h** y la interlínea bosteza hacia abajo –debido a la separación de los maléolos **(flecha roja)**– y hacia atrás debido a la rotación externa **(flecha rosa)**;
- durante la *extensión del tobillo* **(Fig. 48)** se pueden observar los movimientos inversos: descenso, cierre del ángulo y rotación interna.

Estos desplazamientos son muy leves, pero existentes: la mejor prueba de ello es que, a través de la evolución, la *articulación peroneotibial superior no se ha soldado todavía,* lo que hubiese acabado ocurriendo si no funcionase...

De esta forma, mediante el juego de las articulaciones peroneotibiales, de los ligamentos y del músculo tibial posterior, la *pinza bimaleolar se adapta permanentemente* a las variaciones de anchura y de curva de la tróclea astragalina, *garantizando así la* ***estabilidad transversal*** *de la articulación talocrural*. Entre otras razones, es para no comprometer esta adaptabilidad por lo que se ha abandonado la **colocación de pernos** en el tratamiento de la diastasis tibioperonea.

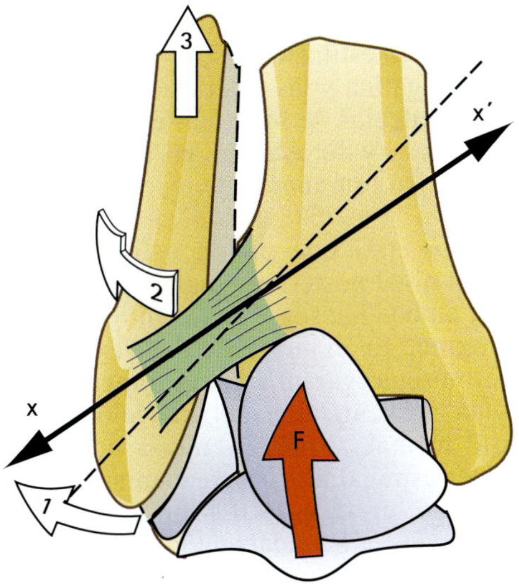

Fig. 50

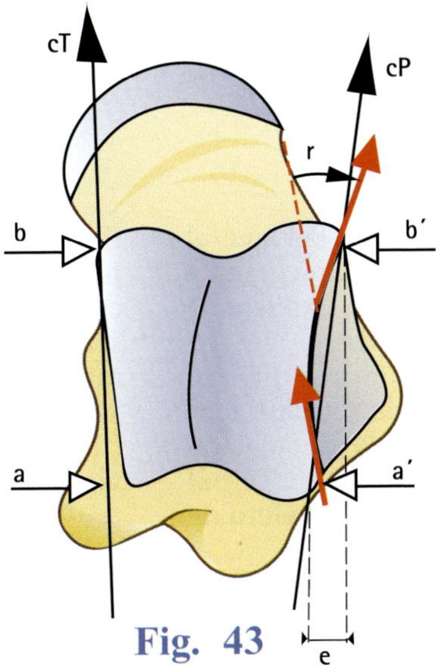

Fig. 43

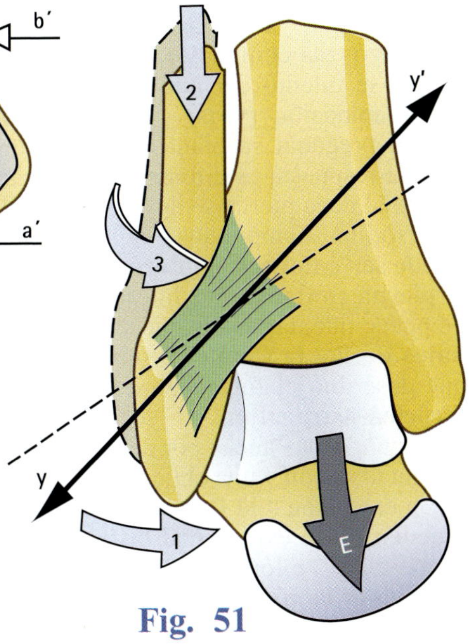

Fig. 51

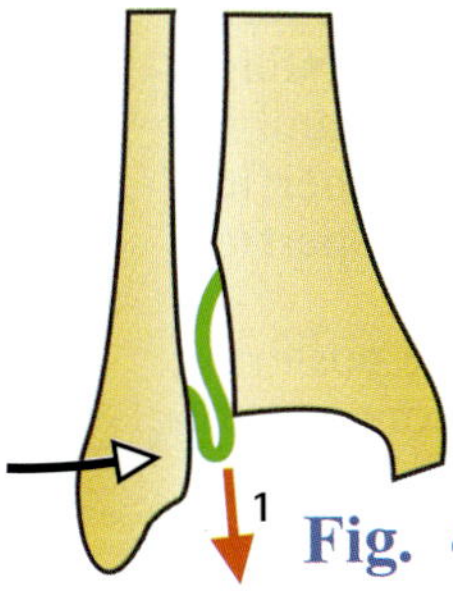

Fig. 46

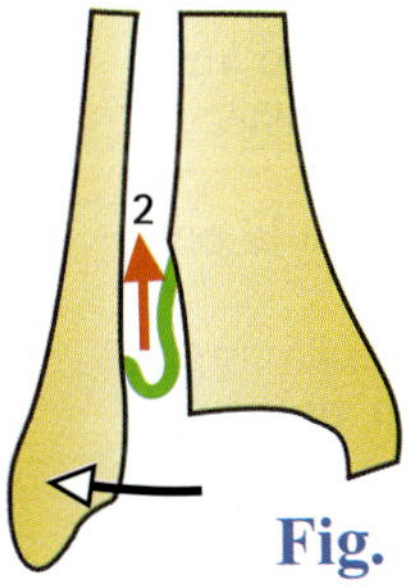

Fig. 47

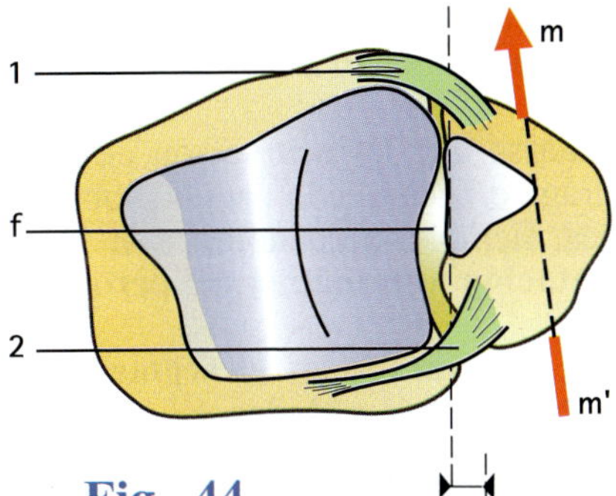

Fig. 44

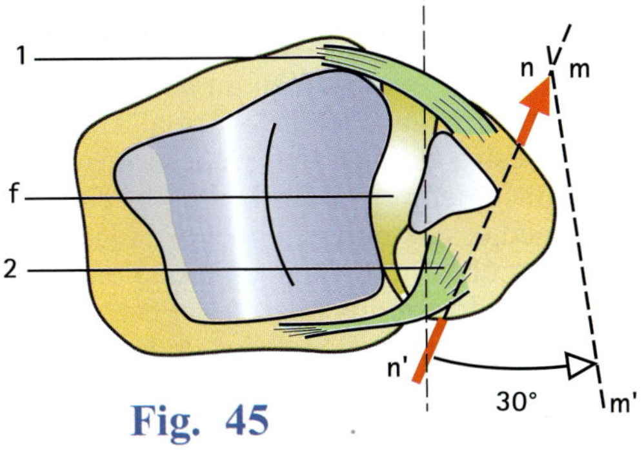

Fig. 45

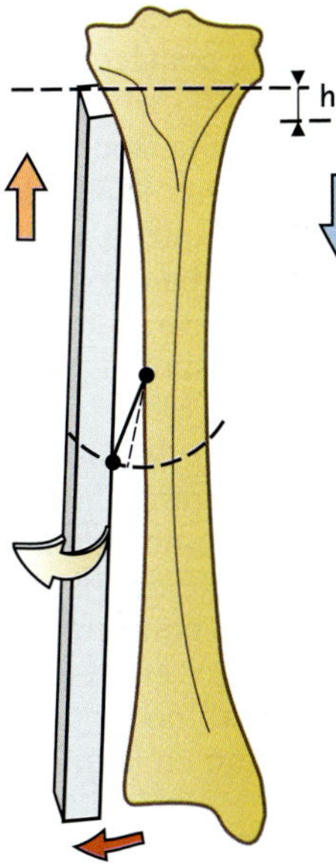

Fig. 49

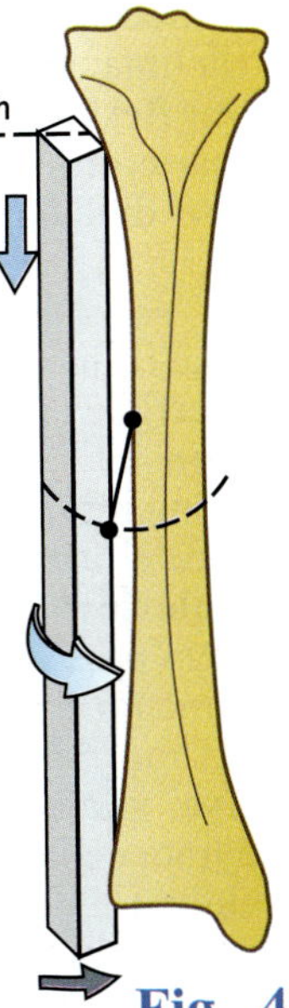

Fig. 48

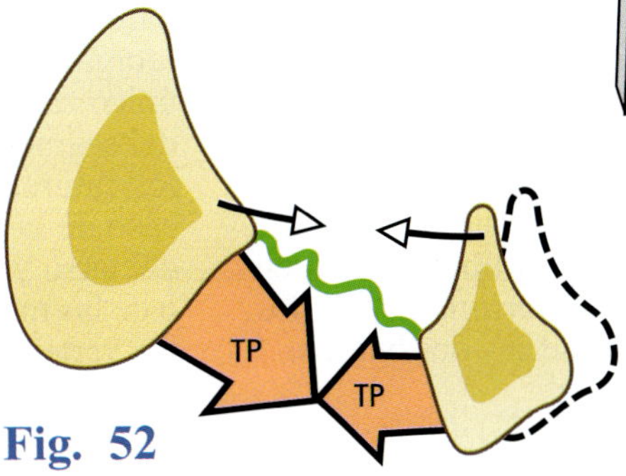

Fig. 52

¿Por qué la pierna está compuesta por dos huesos?

En el tomo I, ya se planteó la pregunta ¿Por qué el antebrazo está compuesto de dos huesos?, pregunta a la que se intentó dar una respuesta para explicar la pronosupinación (véase el Tomo I, pág. 136). La misma pregunta se plantea en relación a la pierna, pero la respuesta es diferente, ya que la rotación longitudinal de la pierna se lleva a cabo en la articulación de la rodilla, siempre que ésta esté flexionada... **¿Cuál puede ser entonces el interés de que el esqueleto de la pierna contenga dos huesos**?

Se puede intentar una explicación derivada de los **trabajos de Pol le Coeur** (descritos en su Tesis, 1938), que describió el funcionamiento tan particular de la **"tróclea astragalina"** **(Fig. 53: visión superior del astrágalo)**: más ancha por delante que por detrás, con una incurvación y una oblicuidad de su carilla externa. De la extensión a la flexión completa, la cara inferior articular de la extremidad distal de la tibia, también denominada "pilón tibial", contacta con la superficie superior de la tróclea mediante dos áreas de superficie claramente diferenciadas (Fig. 54):

- en **extensión** **(contorno azul)**, es la parte posterior, estrecha de la tróclea astragalina la que contacta con la tibia: el área de contacto es mínima;
- en **flexión** **(contorno rojo)**, la tibia contacta con la parte más ancha de la tróclea.

Si se dibujan de forma separada las dos superficies (Fig. 55), se constata que la superficie de apoyo anterior es claramente más extensa que la posterior. Todavía queda más claro si se superponen (Fig. 56): la superficie anterior desborda por todas partes a la posterior.

Lo interesante de esta disposición, es que las cargas sobre el astrágalo durante la marcha, **son máximas en flexión**, en el momento en el que la pierna de apoyo pasa por delante del paso en el suelo..... Es el momento en el que el contacto entre los dos huesos es máximo. Sin embargo, **en extensión la carga disminuye**, y la estabilidad no es tan necesaria por lo que se trata de la posición en la que el área de contacto es mínima.

Este cambio de ancho de la tróclea astragalina necesita **una adaptación permanente de la separación entre las dos superficies maleolares**, que se consigue gracias a la separación de la mortaja tibioperonea en dos partes, lo que lleva a que esté *constituida por dos huesos*. ¡Este es el motivo por el que hay dos huesos...!

Pero queda un problema por resolver: **la regulación permanente de la separación intermaleolar**, que como muestra el dibujo estilizado **(Fig. 57)** que representa la tróclea astragalina y las dos posiciones extremas de la pinza bimaleolar, se hace más ancha en flexión **F (flechas rojas)** y se estrecha en extensión **E (flechas azules)**. Es en este momento en el que interviene un dispositivo **(Fig. 58: visión posterior del esqueleto de la pierna)** que podría calificarse de *genial*: el músculo tibial posterior **1**, extensor de tobillo, se inserta en ambos huesos. Por lo tanto, su contracción los aproxima. En el momento de la extensión del tobillo, este músculo garantiza **simultáneamente** la extensión y la aproximación del maléolo lateral hacia el maléolo medial, y por lo tanto a un ancho menor de la tróclea astragalina. Ocurre lo mismo, aunque en menor grado, en el caso del músculo flexor corto del dedo gordo **2**. La adaptación de la pinza bimaleolar a la extensión es por lo tanto activa y de origen muscular.

Sin embargo, su adaptación a la flexión es pasiva: la separación de los dos maléolos es forzada debido a la elongación progresiva de la tróclea astragalina, frenada por los ligamentos, pero también por los músculos anteriormente citados, que se oponen a la flexión de la articulación astragalina.

También puede constatarse que la incurvación de la carilla externa del astrágalo hace que la presión sobre la carilla peronea sea siempre perpendicular a su superficie, de ahí la **rotación automática del peroné** sobre su eje longitudinal.

La aparición de estos **dos huesos en el segmento intermedio de las cuatro extremidades** **(Fig. 59: transformación de la aleta a, en pata b y c)** cuando, en la época del devónico medio, el antepasado lejano del hombre, el misterioso pez crosopterigio, el eusthenopteron **(Fig. 60)**, salió del mar *tras una conversión de las aletas en patas,* y se convirtió en un *tetrápodo*, parecido a un lagarto o a un cocodrilo actuales. La reorganización progresiva de sus aletas conservó un único radio **h** en el segmento proximal, y en el caso del segmento intermedio, dos radios, uno a cada lado, los futuros radio **r** y cúbito **c**, o tibia y peroné en el caso de la pierna, seguidos de los huesos del carpo o del tarso y de los cinco radios de los dedos de los pies o de las manos, constituyendo así el prototipo de todos los vertebrados.

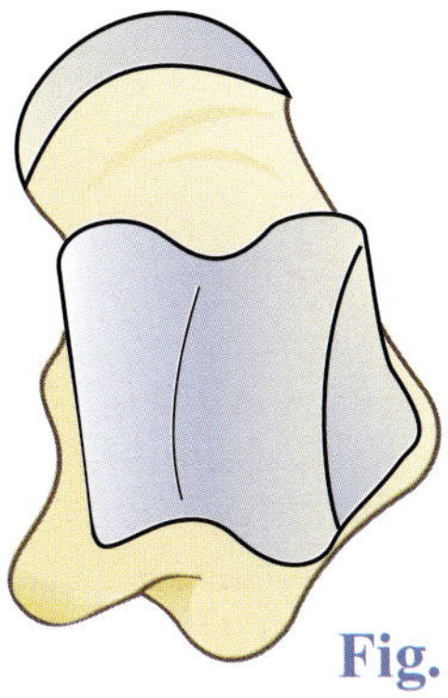

Fig. 53

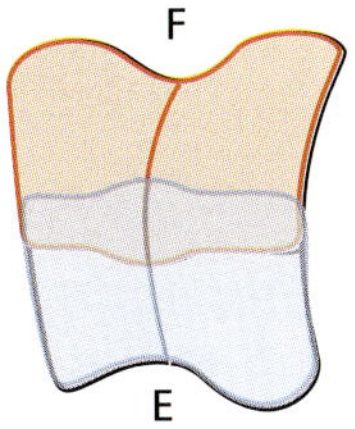

Fig. 54

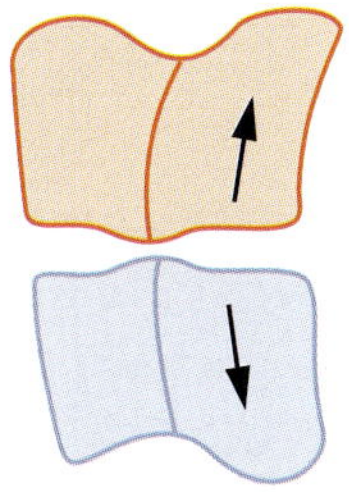

Fig. 55

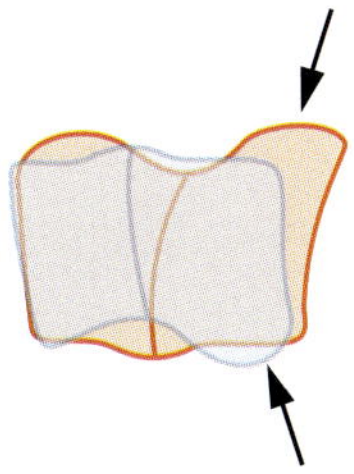

Fig. 56

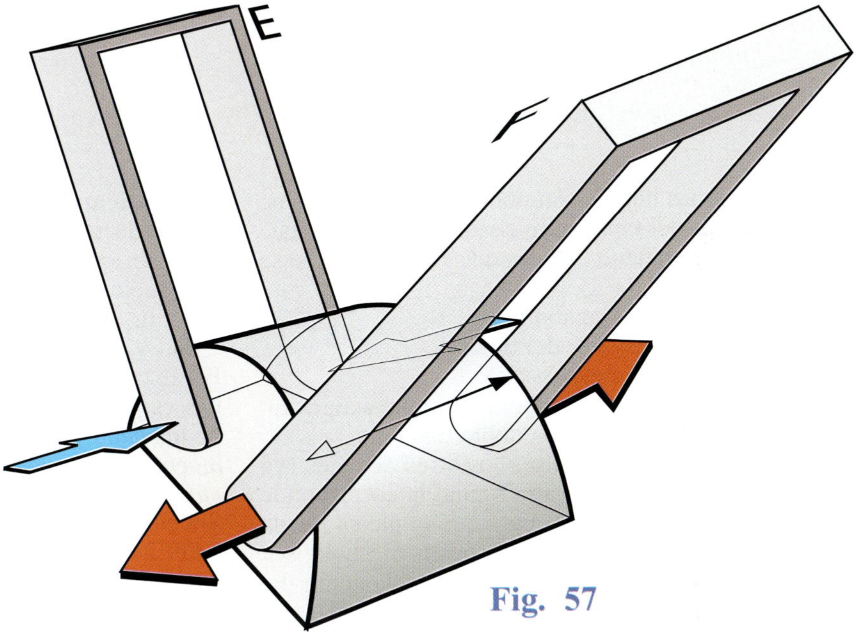

Fig. 57

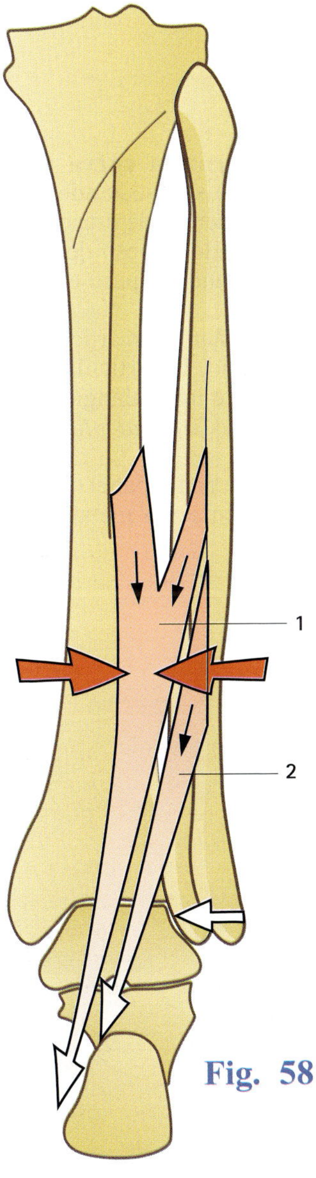

Fig. 58

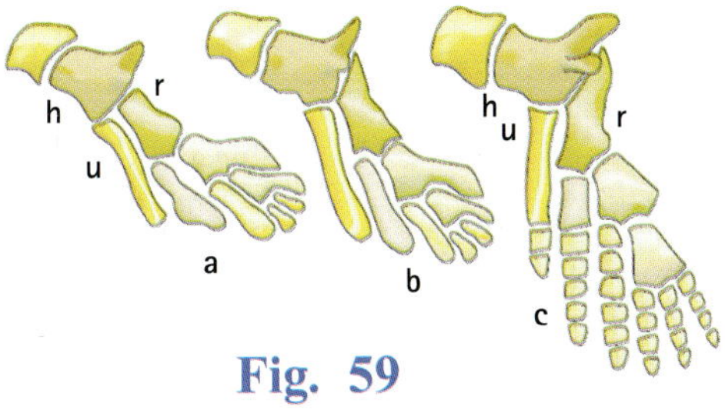

Fig. 59

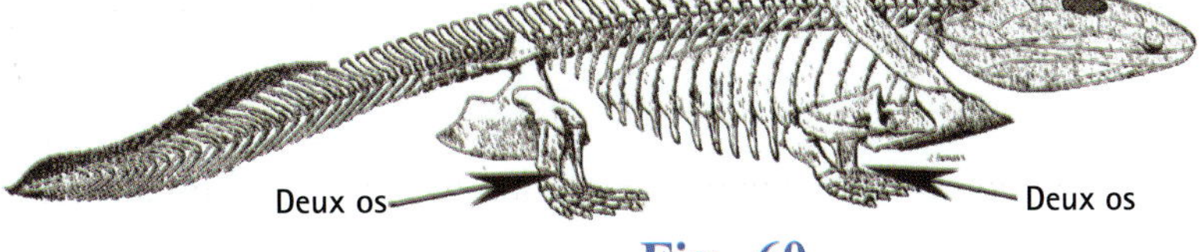

Fig. 60

Capítulo 4

EL PIE

Las articulaciones del pie son numerosas y complejas; unen los huesos del tarso entre sí además de conectarlos con los del metatarso. Son las que a continuación se exponen:

- la articulación subastragalina;
- la articulación transversa del tarso;
- la articulación tarsometatarsiana;
- y las articulaciones cuneocuboidea y cuneonavicular.

Estas articulaciones tienen una doble función:

- **orientar el pie** con respecto a los otros dos ejes (ya que la orientación en el plano sagital le corresponde a la articulación talocrural) para que el pie se pueda emplazar correctamente con respecto al suelo sea cual sea la posición de la pierna y la inclinación del terreno;
- **modificar tanto la forma corno la curva de la bóveda plantar** para que el pie se pueda adaptar a las desigualdades del terreno además de crear, entre el suelo y la pierna, transmitiendo el peso del cuerpo, un *sistema que amortigüe* dando al paso elasticidad y flexibilidad.

Por lo tanto, el papel que desempeñan estas articulaciones es *primordial*. Por el contrario, las articulaciones de los dedos metatarsofalángicas e interfalángicas son *mucho menos importantes que sus equivalentes en la mano*.

Sin embargo, una de ellas desempeña un papel esencial en el desarrollo del paso: la articulación metatarsofalángica del dedo gordo.

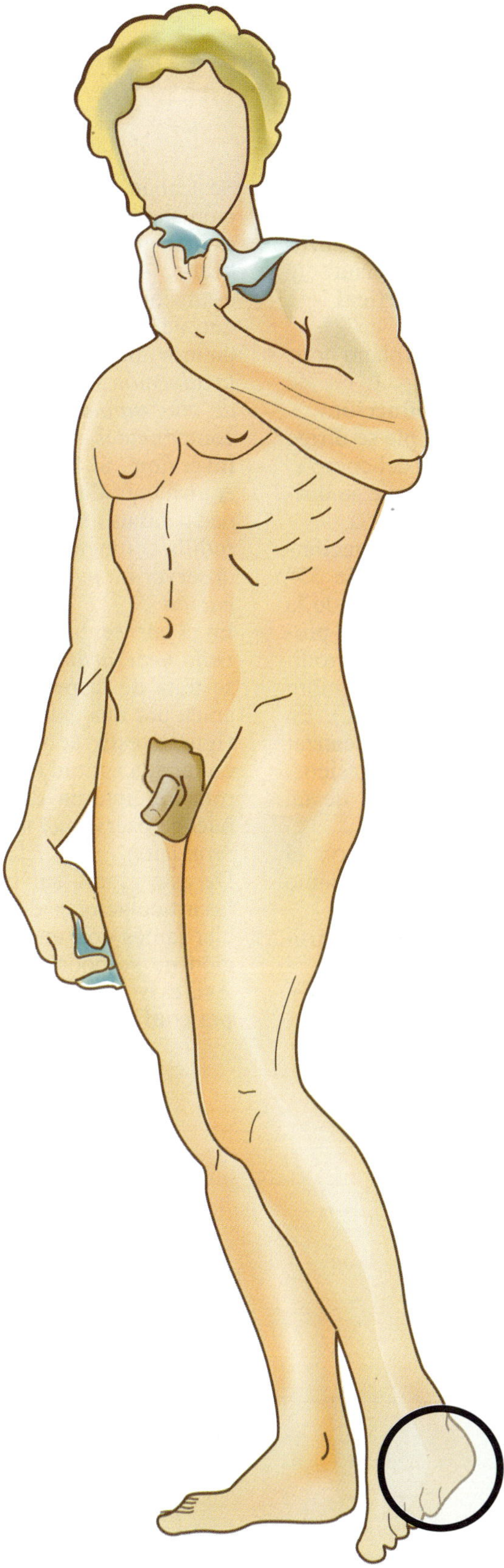

Los movimientos de rotación longitudinal y de lateralidad del pie

Además de los movimientos de flexoextensión, localizados, como se ha podido ver con anterioridad, en la articulación talocrural, el pie también puede realizar movimientos en torno al **eje vertical de la pierna** (eje Y, pág. 159) y de su **eje longitudinal y vertical** (eje Z).

En torno al **eje vertical** Y, se realizan, en el plano horizontal, a partir de la posición normal **(Fig. 1, pie de frente)**, los movimientos de **aducción-abducción:**

- **aducción** (Fig. 2): cuando la punta del pie se dirige hacia dentro, hacia el plano de simetría del cuerpo;
- **abducción** (Fig. 3): cuando la punta del pie se dirige hacia fuera y se aleja del plano de simetría.

La **amplitud total de los movimientos de aducción-abducción** realizados en el pie tan solo es de 35° (Roud) a 45°. Sin embargo, estos movimientos de la punta del pie en el plano horizontal pueden ser producto de la rotación externa-interna de la pierna (rodilla flexionada) o de la rotación de todo el miembro inferior a partir de la cadera (rodilla extendida). En este caso son mucho más amplios y pueden alcanzar los 90°, en cada sentido, en las bailarinas de clásico.

En torno al eje longitudinal Z, el pie gira de tal forma que la planta se orienta:

- bien hacia dentro (Fig. 4): por analogía con el miembro superior, se define este movimiento como una **supinación**;
- bien hacia fuera (Fig. 5), entonces se denomina **pronación**.

La amplitud de la **supinación** 52° (Biesalski y Mayer, 1916) es mayor que la de la **pronación** 25-30°.

Se acaban de definir por abducción-aducción y pronación-supinación movimientos que, en realidad, no existen en estado puro en las articulaciones del pie. De hecho, se podrá constatar que estas articulaciones están configuradas de tal forma que un movimiento en uno de los planos se acompaña obligatoriamente por un movimiento en los otros dos planos. De esta forma, *la aducción se acompaña necesariamente* **(Figs. 2 y 4)** *de una supinación y una ligera extensión*. Estas tres componentes caracterizan la **posición denominada inversión**. Si la extensión se anula por una flexión equivalente del tobillo, se obtiene la actitud denominada **varus**. Por último, si una rotación externa de rodilla compensa la aducción, entonces sólo se puede observar un *movimiento aparentemente puro de supinación.*

En el otro sentido **(Figs. 3 y 5)**, la *abducción se acompaña necesariamente de la pronación y de la flexión*: se trata de la **posición de eversión**. Si la flexión se anula por una extensión equivalente del tobillo (en las figuras está sobre-compensada en extensión), se obtiene la actitud denominada **valgus**. Además, si una rotación interna de rodilla oculta la abducción, se puede observar *un movimiento aparentemente puro de pronación.*

De este modo, salvo compensaciones a distancia de las articulaciones del pie, la aducción no se podrá asociar jamás con una pronación y, viceversa, la abducción no se podrá asociar jamás con una supinación. **Así, existen combinaciones prohibidas por la propia configuración de las articulaciones del pie.**

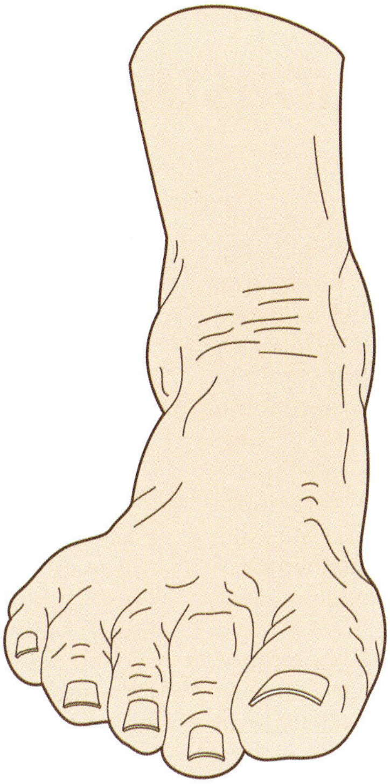

Fig. 1

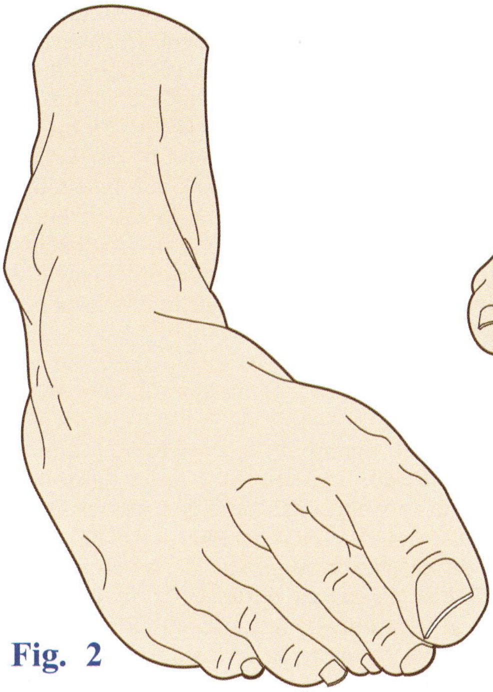

Fig. 2

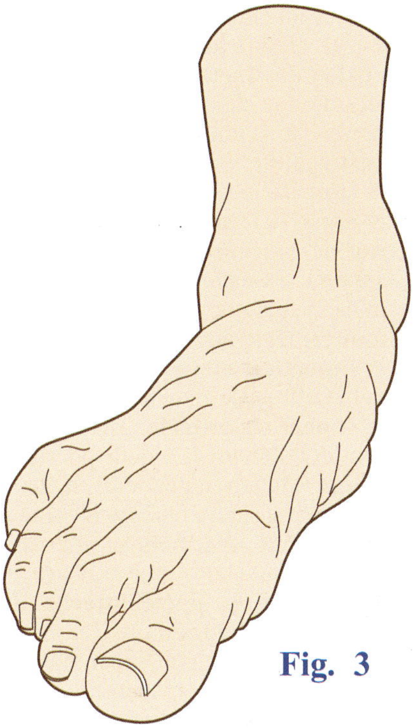

Fig. 3

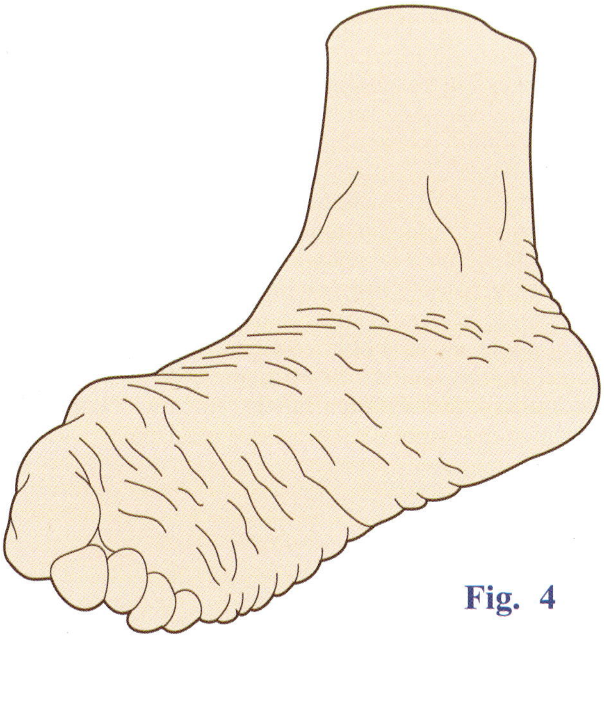

Fig. 4

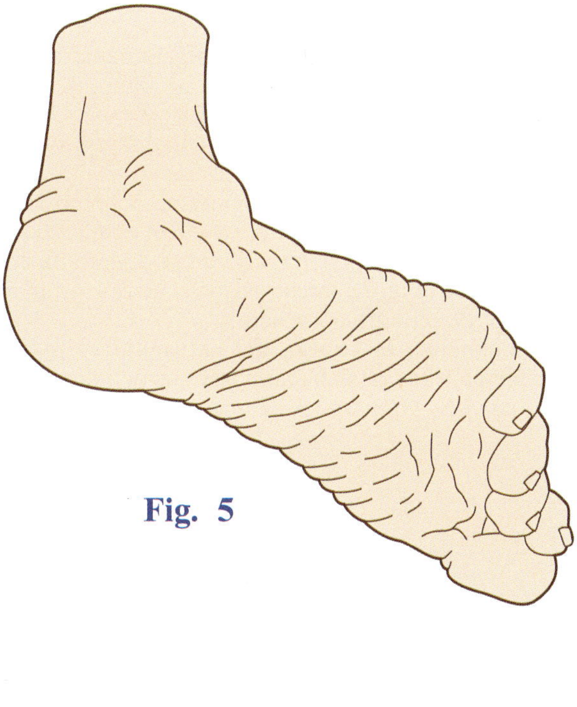

Fig. 5

Las superficies articulares de la articulación subastragalina

El astrágalo se articula por su cara inferior A (**Fig. 6: se han separado los dos huesos y el astrágalo ha sido desplazado en torno al eje XX' de modo que hace de charnela**) con la cara superior del calcáneo B. Estos dos huesos contactan, cada uno de ellos, a través de dos superficies articulares, constituyendo lo que se ha venido a denominar la articulación subastragalina:

- la **superficie posterior del astrágalo** a se adapta a la **superficie mayor** a' localizada en la cara superior del calcáneo: es el tálamo de Destot. Estas dos superficies están unidas entre sí por ligamentos y una cápsula que hacen de ellas una articulación anatómicamente autónoma;
- la **superficie menor** b, localizada en la cara inferior del cuello y de la cabeza del astrágalo, descansa en la **superficie anterior del calcáneo** b' alargada en sentido oblicuo y sujeta por las apófisis mayor y menor. Dichas superficies, la astragalina y la calcánea, pertenecen anatómicamente a una articulación más amplia que incluye, además, la cara posterior del escafoides d' y que constituye con la cabeza del astrágalo d **la parte interna de la articulación transversa del tarso**.

Antes de introducir el funcionamiento de las citadas articulaciones, es indispensable comprender la forma de sus superficies. Se trata de **artrodias.**

- El **tálamo** a' es una superficie ovalada, con un gran eje oblicuo hacia delante y afuera, *convexa* a lo largo de todo el eje (**Figs. 7: visión externa y 8: visión interna**) y *rectilínea* o ligeramente cóncava en sentido perpendicular. Por lo tanto, se puede comparar a un segmento cilíndrico f cuyo eje sería *oblicuo de atrás adelante, de fuera adentro y ligeramente de arriba abajo*.
- La superficie astragalina a opuesta a la anterior también posee esta forma cilíndrica, con el mismo radio y mismo eje, pero se trata de un segmento de cilindro hueco (Fig. 7), mientras que el tálamo es un segmento de cilindro compacto;
- globalmente, **la cabeza del astrágalo es pseudoesférica** y los planos que posee pueden considerarse *carillas talladas sobre una esfera* (**línea trazos rojos**) de centro g (Fig. 6B). De hecho, la superficie anterior del calcáneo b' *es cóncava en ambos sentidos*, mientras que la superficie astragalina b que se le opone *es convexa en sus dos sentidos* con los mismos radios de curva. Con frecuencia, la superficie calcánea se ve pinzada en su parte central, como si se tratara de una plantilla (**Fig. 6B**) e incluso, a veces, se subdivide en dos carillas (**Figs. 7 y 8**), una e sujeta por la apófisis menor y otra b' por la apófisis mayor. Se ha podido constatar que la estabilidad del calcáneo es proporcional a la superficie de esta última carilla. En el astrágalo se puede observar esta subdivisión b y e. La cara anterior del calcáneo está ocupada por la superficie articular h con el cuboides.

La **superficie calcánea** b' + e forma parte de una superficie esférica hueca más amplia que incluye asimismo la superficie posterior d' del escafoides y la parte superior del ligamento glenoideo c', que se extiende entre las dos superficies. Con el **ligamento deltoideo** 5 y la cápsula, estas superficies forman una *cavidad de recepción esférica* para la cabeza del astrágalo. En la cabeza del astrágalo se hallan las carillas correspondientes: la mayor parte de la superficie d corresponde al escafoides; entre esta superficie d y la carilla calcánea b se intercala un campo triangular c de base interna que corresponde al **ligamento glenoideo** c'.

La asociación en una misma articulación de *dos tipos de superficie de naturaleza distinta* (**Fig. 6C**), en este caso una esfera y un cilindro, es un ejemplo de la especial naturaleza de la biomecánica, ya que este tipo de articulación no puede obtener más que una *única posición de congruencia de las superficies articulares*, la posición de apoyo, en la que *las presiones se transmiten en su totalidad*. En aquellos casos en los que no se trata de posiciones de apoyo, se da un **juego mecánico muy importante e imprescindible,** por falta de coincidencia de las superficies, lo que no tiene demasiada importancia en el ámbito mecánico, ya que *no hay transmisión de fuerzas*. Es un ejemplo de lo que podría denominarse la **mecánica burda**, en comparación a la mecánica industrial muy precisa y ajustada.

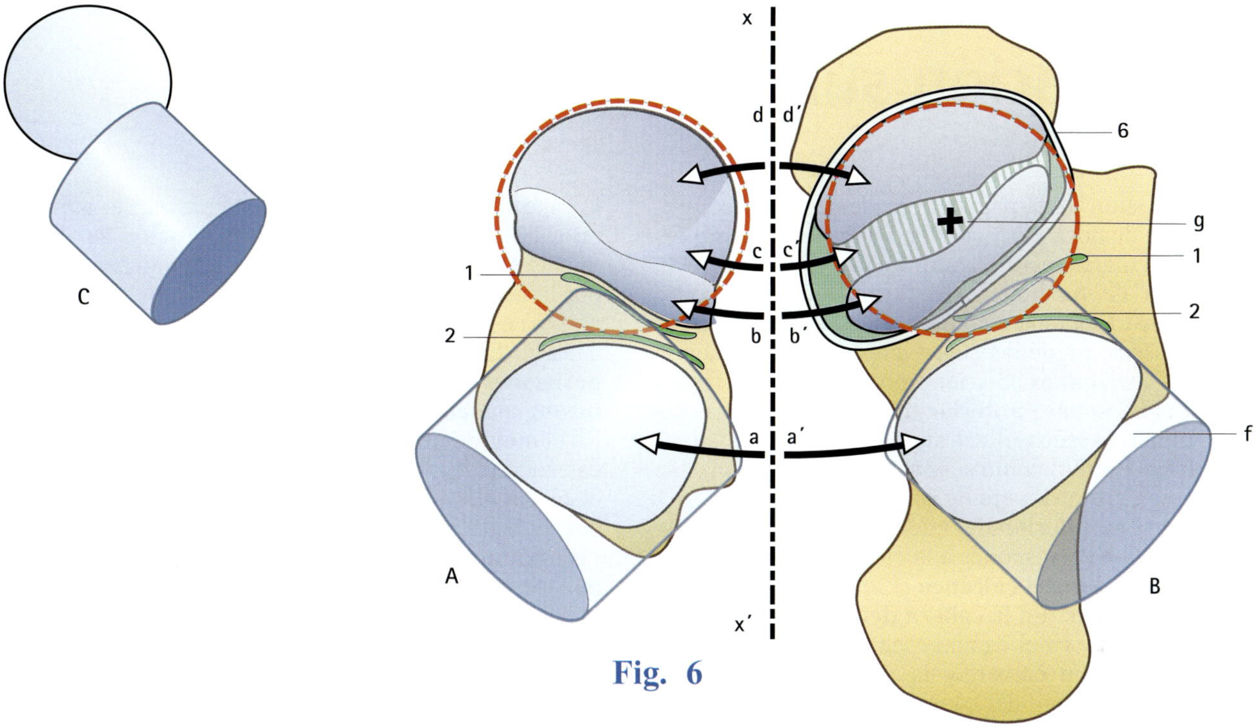

Fig. 6

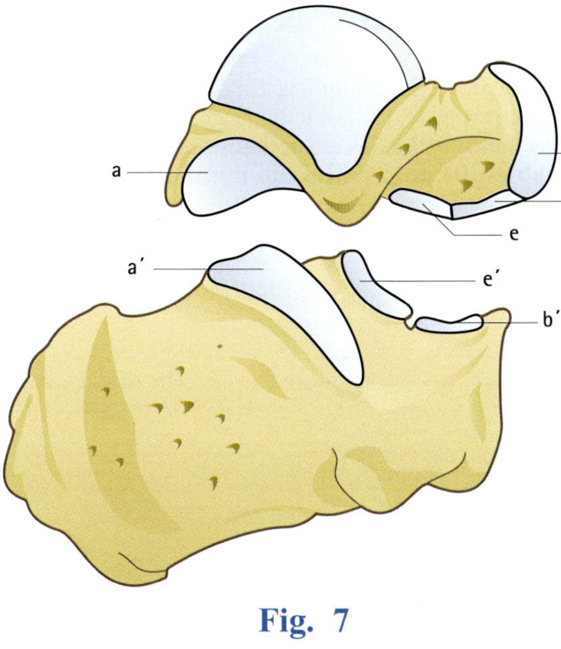

Fig. 7

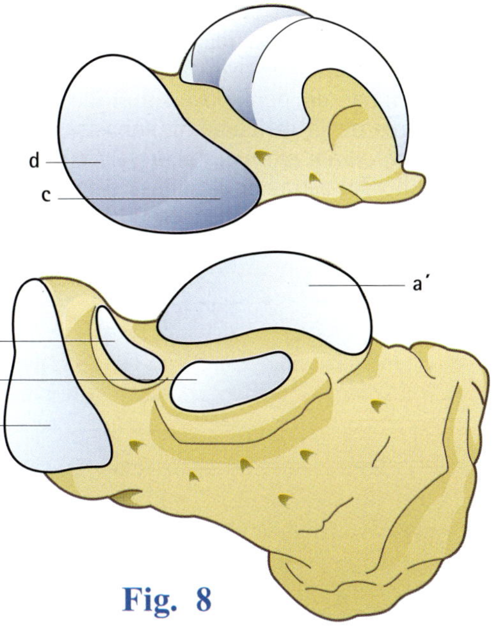

Fig. 8

Congruencia e incongruencia de la articulación subastragalina

La descripción de la página precedente permite comprender la disposición y correspondencia de las superficies articulares, pero no permite captar su forma tan específica de funcionar. De forma que para poder entender su funcionamiento es necesario profundizar en la descripción de las superficies de la articulación calcáneo-astragalina anterior representada en la figura abierta (**Fig. 9: cara anterior del astrágalo**), el astrágalo, girado al lado del calcáneo (**Fig. 10: cara superior del calcáneo**) como si se tratara de las páginas de un libro abierto (**xx : eje de rotación**).

Sobre **la cara inferior del cuello del astrágalo** (**Fig. 9**), la carilla **b** corresponde a la carilla **b'** localizada en la **cara superior del calcáneo** (**Fig. 10**), a la altura de la apófisis menor. En la **cabeza del astrágalo** (**Fig. 9**) se hallan de nuevo el campo escafoideo **e** y el campo glenoideo **g**. Sin embargo, la porción cartilaginosa localizada por fuera del campo glenoideo está subdividida en **tres carillas:** de dentro afuera **c1, c2** y **c3**, que corresponden globalmente a la carilla situada en la cara superior de la apófisis mayor del calcáneo (**Fig. 10**), a la vez subdividida en **dos carillas:** de fuera adentro **c 1** y **c 2**. Por detrás, se hallan las dos superficies de la articulación calcáneo-astragalina posterior: el **tálamo a'** y la **superficie inferior del cuerpo del astrágalo a**.

Sólo existe **una posición de congruencia de la articulación subastragalina: la posición media.** El pie está alineado con el astrágalo, es decir, sin inversión ni eversión, ésta es la posición que adopta un *pie normal* (ni plano, ni cavo) en ortostatismo sobre un plano horizontal, en parado, con apoyo simétrico. Las superficies articulares de la articulación subastragalina posterior se *corresponden entonces a la perfección*, la carilla **b** del cuello del astrágalo descansa sobre la carilla **b'** de la apófisis menor del calcáneo y la carilla media **c2** de la cabeza del astrágalo descansa en la carilla horizontal **c'1** de la apófisis mayor. Esta posición de alineamiento en la que las superficies se adaptan unas a otras por la acción de la gravedad y no por los ligamentos, no sólo es **estable**, sino que se puede mantener durante largo tiempo merced a la congruencia. **Todas las posiciones restantes son inestables y conllevan una incongruencia más o menos acentuada**.

En el **movimiento de eversión,** el extremo anterior del calcáneo (**Fig. 11. visión superior del lado derecho, el astrágalo –en azul– se supone transparente**) se desplaza hacia fuera y tiende a "acostarse" (**Fig. 12: visión anterior**) sobre su cara interna. En este movimiento, **las dos carillas b** y **b'** permanecen en contacto entre sí, de forma que constituyen un **pivote**, mientras que la superficie subastragalina **a** se desliza hacia bajo y adelante sobre el tálamo **a'** impactando con el suelo del seno del tarso; la parte posterosuperior del tálamo queda "al descubierto". Por delante, la pequeña carilla astragalina **c3** se desliza hasta contactar (**Fig. 12**) con la carilla oblicua **c'2** del calcáneo. Por este motivo, estas dos carillas **c2** y **c'2** pueden denominarse **"carillas de eversión".**

En el **movimiento de inversión,** el calcáneo se desplaza a la inversa: el extremo anterior *hacia dentro* (**Fig. 13**) y tiende a *"acostarse"* sobre su cara externa (**Fig. 14**). Las dos **carillas-pivote** permanecen en contacto entre sí; la gran superficie subastragalina **a** *se desplaza* sobre el tálamo **a'** dejando al descubierto su parte anteroinferior; por delante, la **carilla de inversión c1** del astrágalo reposa sobre la carilla horizontal **c 1** de la apófisis mayor del calcáneo (**Fig. 14**).

Por lo tanto, estas dos posiciones son evidentemente **inestables**, **incongruentes**, de forma que solicitan al máximo los ligamentos. **No pueden ser más que transitorias.**

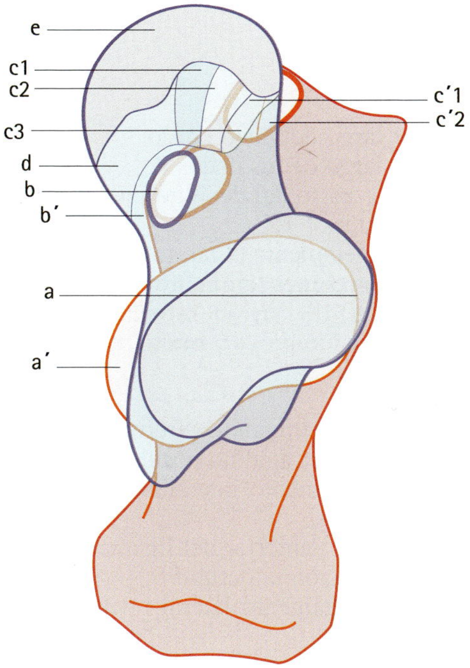

Fig. 11

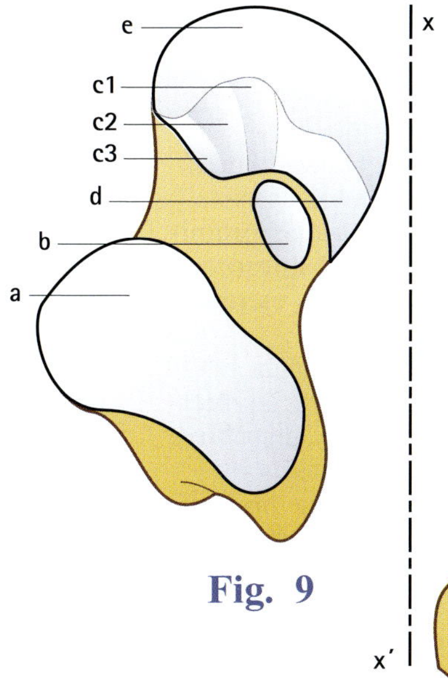

Fig. 9

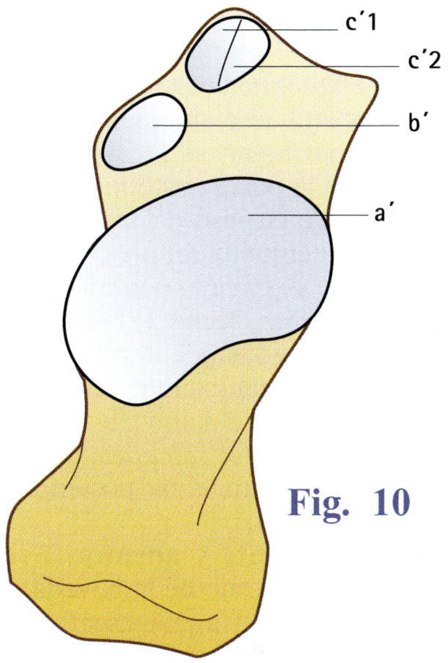

Fig. 10

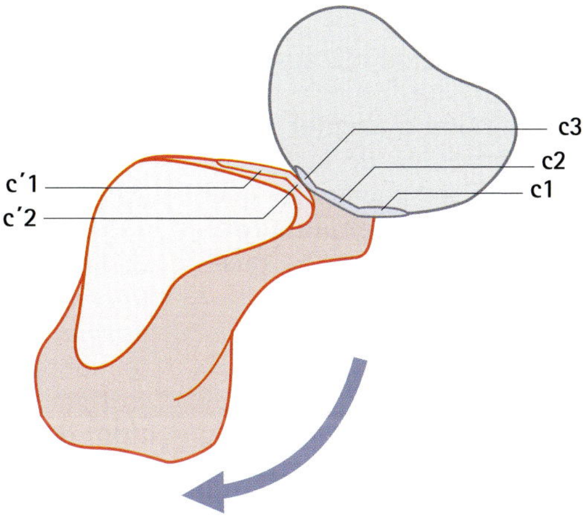

Fig. 12

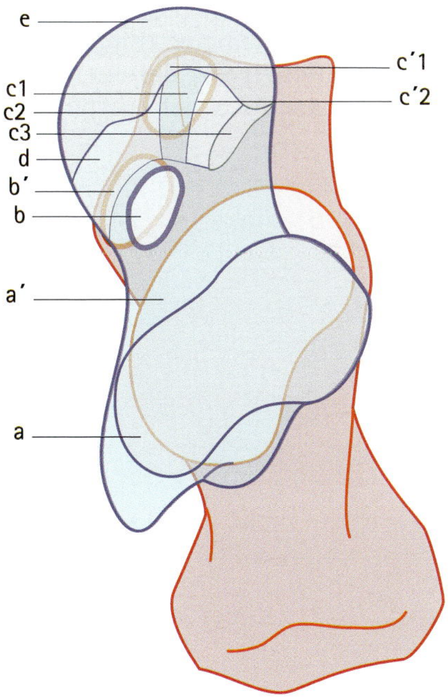

Fig. 13

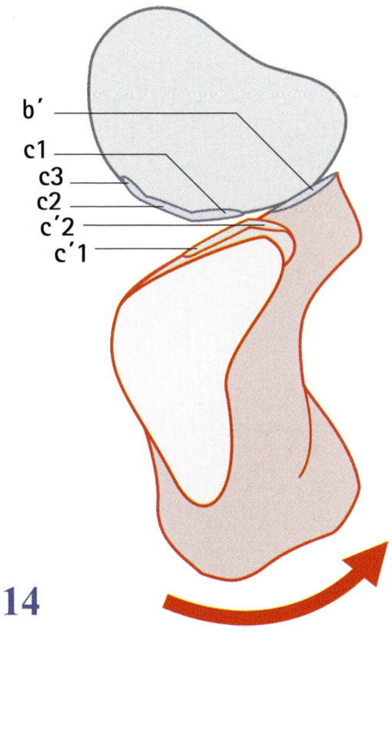

Fig. 14

El astrágalo, un hueso singular

En la estructura de la parte posterior del tarso, el astrágalo es un hueso singular desde tres puntos de vista.
En primer lugar, se localiza en el *punto* más prominente de la parte posterior del tarso, es el **hueso** que **distribuye el peso** del cuerpo y las fuerzas ejercidas sobre el conjunto del pie (**Fig. 15**).
Mediante su **cara articular superior**, *la* tróclea astragalina recibe (**flecha 1**) el peso del cuerpo y las fuerzas transmitidas por la pinza bimaleolar y distribuye todas estas solicitaciones en tres direcciones;

- **hacia atrás**, el talón (**flecha 2**), es decir la *tuberosidad mayor del calcáneo,* a través de la articulación calcáneo-astragalina posterior (superficie talámica del astrágalo),
- **hacia delante y adentro** (**flecha 3**), en dirección del arco interno de la bóveda plantar, a través de la articulación astragaloescafoidea,
- **hacia delante y afuera** (**flecha 4**), en dirección del arco externo de la bóveda plantar, a través de la articulación calcáneo-astragalina anterior.

"Trabaja" en compresión, y su función mecánica es ciertamente importante.
Además, no tiene **ninguna inserción muscular** (**Fig. 16**): todos los músculos que proceden de la pierna pasan alrededor de él formando un puente, lo que puede valerle el sobrenombre de **hueso "enjaulado",** es decir encerrado en una jaula de tendones. Se pueden distinguir trece:

- el músculo extensor largo de los dedos **1**,
- el músculo tercer peroneo (inconstante) **2**,
- el músculo peroneo corto **3**,
- el músculo peroneo largo **4**,
- el tendón calcáneo, terminación del músculo tríceps sural **5**,
- el músculo tibial posterior **6**,
- el músculo flexor largo del dedo gordo **7**,
- el músculo flexor largo de los dedos **8**,
- el músculo extensor corto del dedo gordo **9**,
- el músculo tibial anterior **10**.

Por último, está completamente cubierto por **superficies articulares** e **inserciones ligamentosas** (**Fig. 17: visión externa y Fig. 18: visión interna**), lo que puede valerle el sobrenombre de **hueso relevo.** Se pueden distinguir:

- el ligamento interóseo **1**,
- el ligamento calcáneo-astragalino externo **2**,
- el ligamento calcáneo-astragalino posterior **3**,
- el haz anterior del ligamento lateral externo de la articulación talocrural **4**,

el plano profundo del haz anterior del ligamento lateral interno de la articulación talocrural **5**,

- el haz posterior del ligamento lateral interno de la articulación talocrural **6**,
- el haz posterior del ligamento lateral externo de la articulación talocrural **7**,
- la cápsula anterior de la articulación talocrural con su refuerzo **8**,
- el refuerzo posterior de la cápsula talocrural **9**,
- el ligamento astragaloescafoideo **10**.

Al no poseer ninguna inserción muscular, el astrágalo se "nutre" únicamente por los vasos que le llegan de las inserciones ligamentosas, lo que constituye *un aporte arterial suficiente pero justo en condiciones normales.* En caso de fractura del cuello del astrágalo, sobre todo con luxación del cuerpo del hueso, su trofismo se puede ver irremediablemente comprometido, derivando en **una seudoartrosis del cuello** o, todavía peor, una **necrosis aséptica** del cuerpo del hueso.

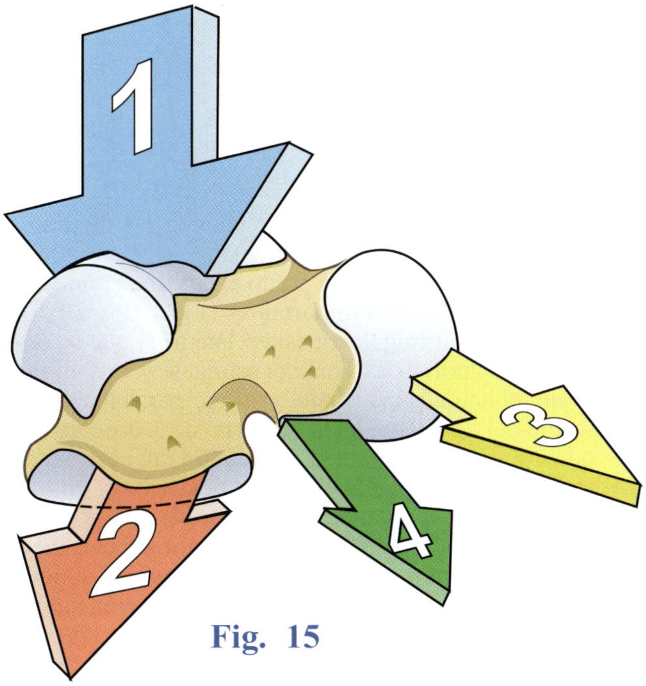

Fig. 15

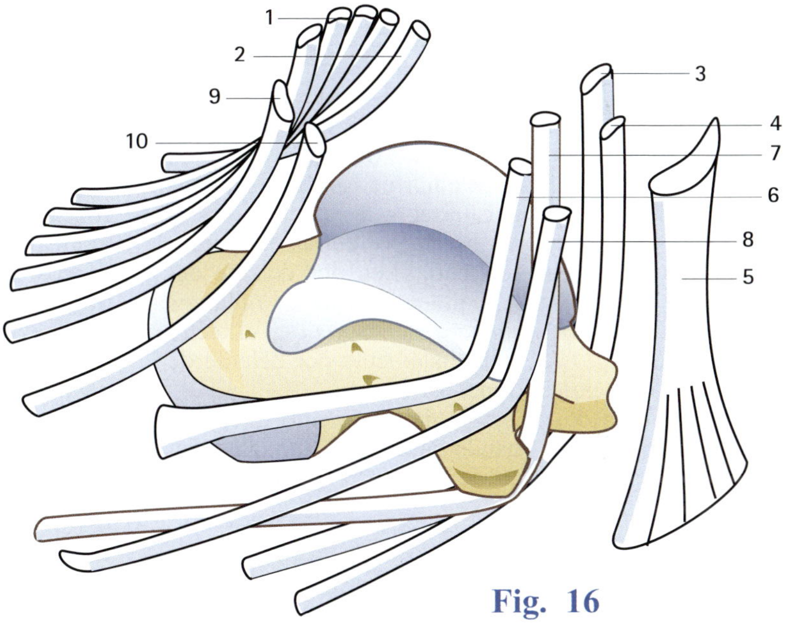

Fig. 16

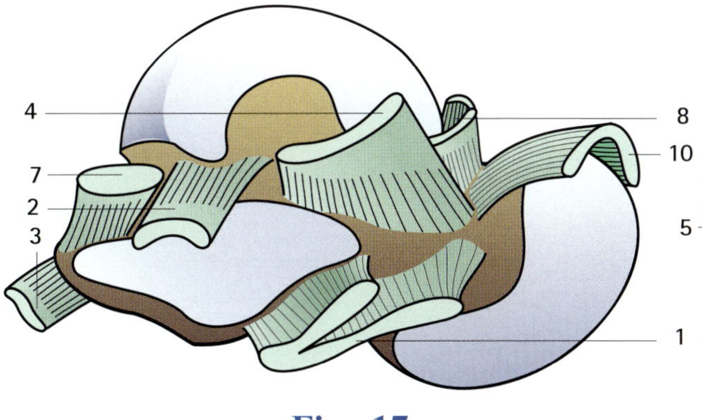

Fig. 17

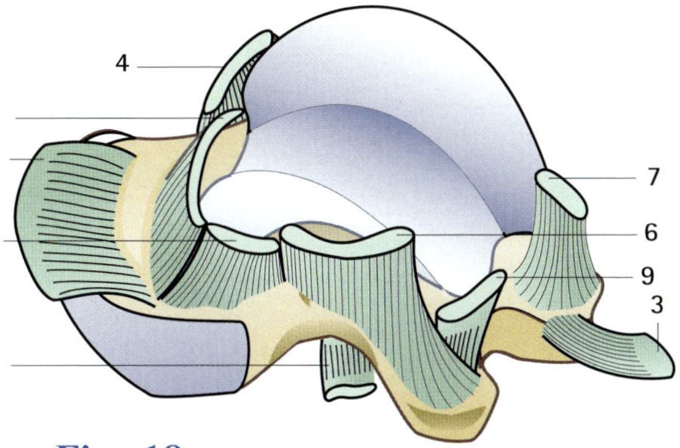

Fig. 18

Los ligamentos de la articulación subastragalina

El calcáneo y el astrágalo están unidos por *potentes ligamentos cortos*, ya que deben soportar fuerzas importantes durante la marcha, la carrera y el salto.

El sistema principal está constituido por el **ligamento calcaneoastragalino interóseo** **(Fig. 19: visión antero-externa)**, también denominado "valla interósea", formada por **dos láminas fibrosas** fuertes y rectangulares, que ocupan el seno del tarso. Se denomina de esta forma un amplio espacio situado en la cara infero-interna del cuello del tarso y la cara superior de la mitad anterior del calcáneo.

- **El haz anterior** 1 se inserta en la ranura calcánea, que constituye el suelo del seno del tarso, justo por debajo de la superficie anterior. Sus fibras, gruesas y nacaradas, se dirigen *oblicuamente hacia arriba, adelante y afuera* para insertarse en la ranura astragalina, situada en la cara inferior del cuello del astrágalo y formando el techo del seno del tarso (Fig. 6A), inmediatamente por detrás de la superficie cartilaginosa de la cabeza;
- **El haz posterior** 2 se inserta por detrás del precedente, en el suelo del seno, justo por delante del tálamo. Sus fibras, igualmente gruesas, *oblicuas hacia arriba, atrás y afuera*, se insertan en el techo del seno (Fig. 6A), inmediatamente por delante de la superficie posterior del astrágalo.

La disposición de los haces del ligamento interóseo surgen con claridad cuando se aleja el astrágalo del calcáneo *suponiendo que los ligamentos fuesen elásticos* (**Fig. 20: visión antero-externa con los ligamentos exageradamente extensibles**).

Asimismo el astrágalo está unido al calcáneo por otros dos ligamentos menos importantes (**Figs. 19 y 20**):

- el ligamento astrágalo-calcáneo lateral 3, que se origina en la apófisis externa del astrágalo y, tras un trayecto oblicuo hacia abajo y atrás, paralelo al haz medio del ligamento lateral externo de la articulación talocrural, se inserta en la cara externa del calcáneo;
- el ligamento astrágalo-calcáneo posterior 4, cintilla delgada que se expande desde el tubérculo posteroexterno del astrágalo a la cara superior del calcáneo.

El ligamento interóseo desempeña **un papel esencial en la estática y la dinámica** de la articulación subastragalina, ya que, como muestra la figura (**Fig. 21: visión superior de los cuatro huesos del tarso**) en el que se ha colocado una tróclea astragalina, supuestamente transparente, en las superficies calcáneas, ocupa una posición central. De este modo, se puede constatar que el peso del cuerpo, que se transmite a la tróclea astragalina a través del esqueleto de la pierna, se reparte sobre el tálamo y sobre las superficies anteriores del calcáneo: la superficie anterointerna **b 1** y la anteroexterna **b 2**. También se puede observar transparente (dos líneas verdes), que el ligamento calcaneoastragalino interóseo está exactamente situado en la prolongación del eje de la pierna (círculo con la cruz), lo que explica **el trabajo que realiza tanto en torsión como en elongación** (véase pág. 198).

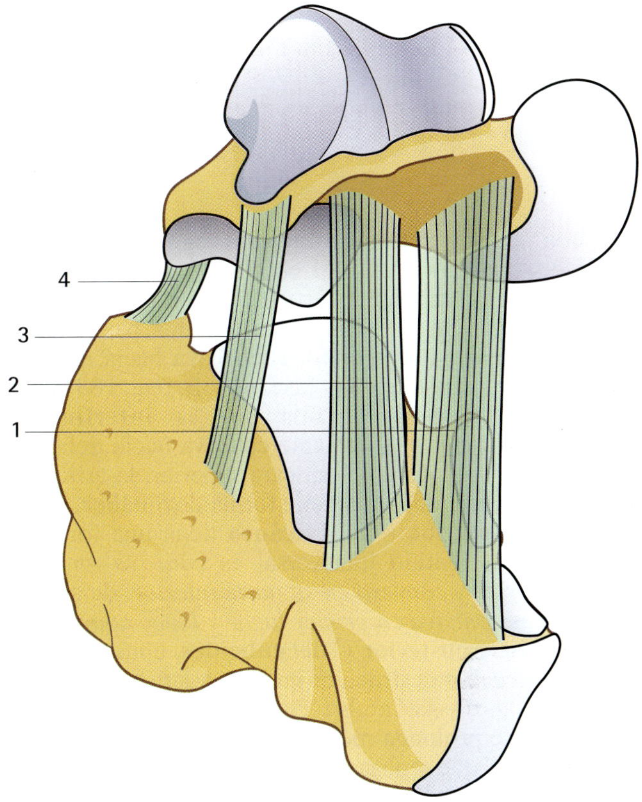

Fig. 20

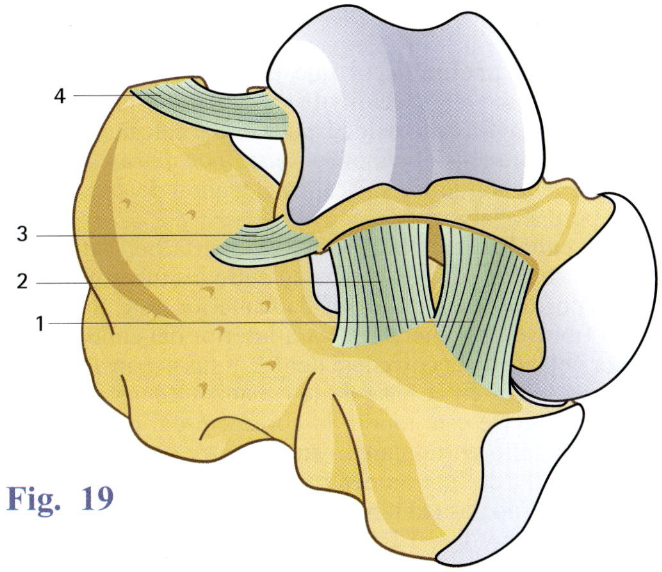

Fig. 19

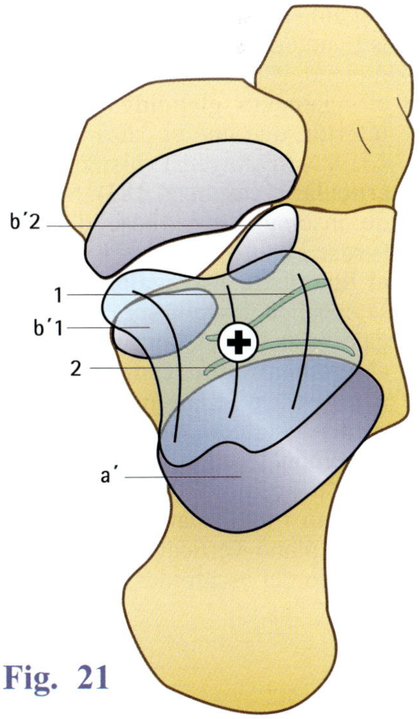

Fig. 21

Las leyendas son comunes a las de las figuras de la página anterior.

La articulación transversa del tarso y sus ligamentos

En una visión anterior abierta (**Fig. 22, según Rouvière**), el cuboides y el escafoides se han visto desplazados hacia abajo, la articulación transversa del tarso derecha aparece compuesta por dos partes: la **interlínea astragaloescafoidea**, cóncava hacia atrás, constituye la parte interna (véase Fig. 6B, pág. 183), la parte externa está formada por la **interlínea calcaneocuboidea**, ligeramente cóncava hacia delante, de modo que, vista por su cara superior, la articulación transversa del tarso tiene forma de *S* itálica. **La superficie anterior e del calcáneo** tiene una forma compleja: en sentido transversal es *cóncava en su parte superior y convexa en su parte inferior*; de arriba abajo es *cóncava en primer lugar y luego convexa*. **La superficie posterior e' del cuboides**, opuesta a la anterior, tiene una estructura inversa, aunque con frecuencia (**Fig. 27 visión posterior del escafoides y del cuboides**) se prolonga mediante una carilla **e'2** hacia el escafoides, que reposa a través de su extremo externo sobre el cuboides. El contacto se lleva a cabo por **dos carillas planas h** y **h'** y los dos huesos están fuertemente unidos por **tres ligamentos**, un dorsal externo **5**, un plantar interno **6** y un interóseo **7** corto y muy grueso (aquí **ambos huesos** han sido separados artificialmente). También puede observarse la inserción del músculo tibial posterior **TP** sobre el sustentáculo del astrágalo (**Figs. 22, 23, 24 y 27**).

Los ligamentos de la articulación transversa del tarso son cinco:

- el ligamento **glenoideo c '** o calcaneonavicular inferior, que une el calcáneo y el escafoides (**Fig. 23**) y constituye al mismo tiempo una superficie articular (véase pág. 183). Su borde interno **8** sirve de inserción a la base del ligamento deltoideo (véase Fig. 16, pág. 167);
- **el ligamento astragalonavicular superior 9**, que se expande desde la cara dorsal del cuello del astrágalo hasta la cara dorsal del escafoides (**Fig. 26**);
- **el ligamento bifurcado** (**Figs. 23 y 26**), que constituye la clave de la articulación gracias a su posición media. Está compuesto por **dos haces** cuyo origen es común **10** en la cara dorsal de la apófisis mayor del calcáneo, próximo a su borde anterior. El **haz interno 11** o calcaneonavicular externo se extiende en el plano vertical para insertarse en el extremo externo del escafoides, mientras que su borde inferior se une, a veces, al ligamento calcaneonavicular inferior, de modo que divide la articulación transversa del tarso en dos cavidades sinoviales distintas. El **haz externo 12** o calcaneocuboideo interno, menos grueso que el anterior, forma una lámina horizontal que se fija en la cara dorsal del cuboides. Los dos haces del ligamento bifurcado constituyen así (**Fig. 25: visión anterior esquematizada**) un ángulo recto diedro, abierto hacia arriba y afuera;
- **el ligamento calcaneocuboideo dorsal 13** es una cintilla delgada (**Figs. 23 y 26**) que se expande hacia la cara superoexterna de la articulación calcaneocuboidea;
- **el ligamento calcaneocuboideo plantar,** grueso y nacarado, se extiende sobre la cara inferior de los huesos del tarso. Está constituido por dos capas distintas:
  - **una capa profunda 14** que une (**Fig. 24: visión inferior, se ha seccionado y retirado la capa superficial**) la tuberosidad anterior del calcáneo con la cara inferior del cuboides, *justo por detrás de la corredera* por donde se desliza el tendón del músculo peroneo largo **PL**;
  - **una capa superficial 15** que se inserta por detrás, en la cara inferior del calcáneo entre las tuberosidades posteriores y la tuberosidad anterior; este abanico fibroso se adhiere a la cara inferior del cuboides por delante de la corredera del **PL** y sus expansiones **16** terminan en la base de los cuatro últimos metatarsianos. De este modo, la corredera del cuboides se convierte en un canal osteofibroso **17** recorrido por el **PL**, de fuera a dentro (**Figs. 24 y 26**). Por el lado interno pasa el tendón del músculo flexor largo del dedo gordo **FLDG**, por debajo de la apófisis menor del calcáneo y por debajo del ligamento glenoideo. Realizando en el tarso posterior dos cortes paramedios (**Fig. 28: dirección de los dos planos de sección**), la visión interna (**Fig. 29: parte externa del corte**) muestra el tendón del **PL** cuando se desprende del cuboides y los dos haces del ligamento astragalocalcaneo, el haz anterior **1** y el haz posterior **2**.

El gran ligamento calcaneocuboideo plantar, con sus dos capas fibrosas, la profunda **14** y la superficial **15**, es uno de los principales elementos de sostén de la bóveda plantar (véase Fig. 100, pág. 219).

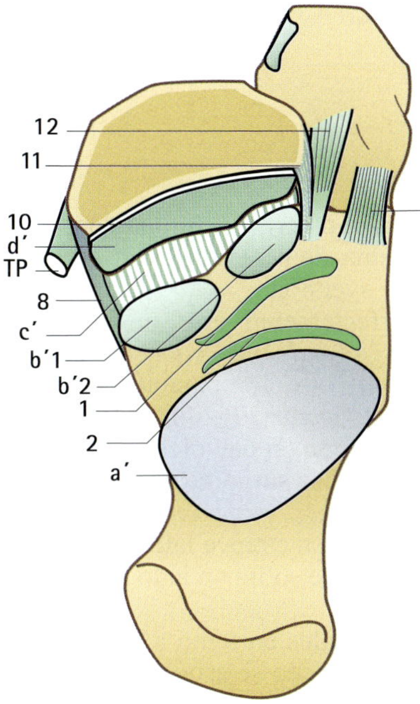

Fig. 23

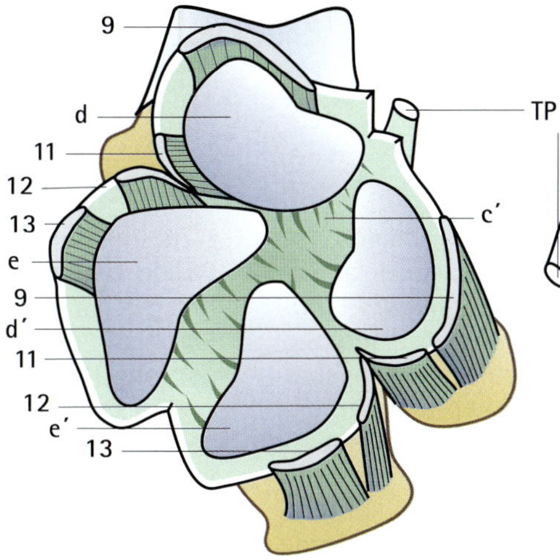

Fig. 22

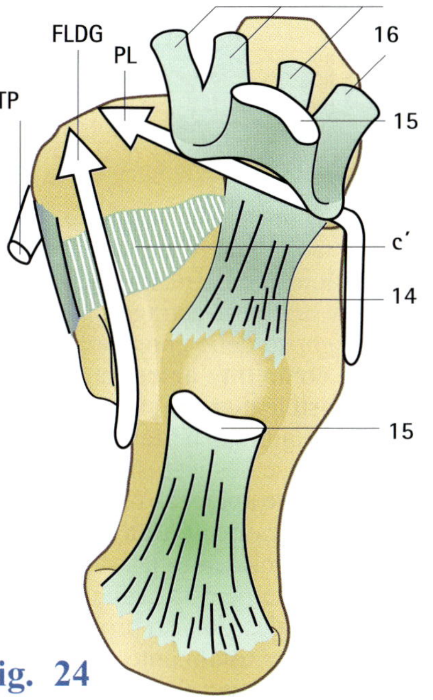

Fig. 24

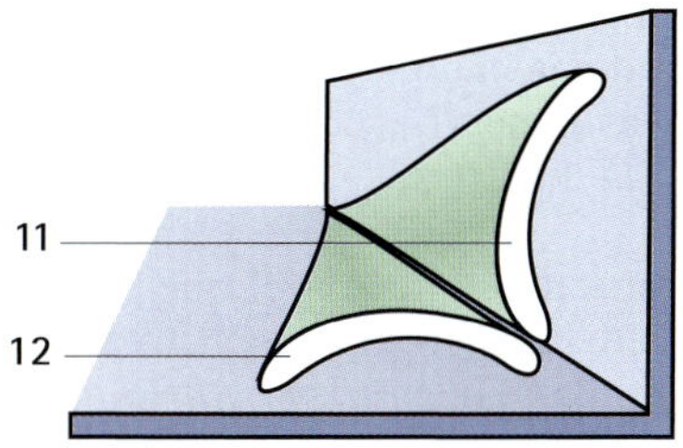

Fig. 25

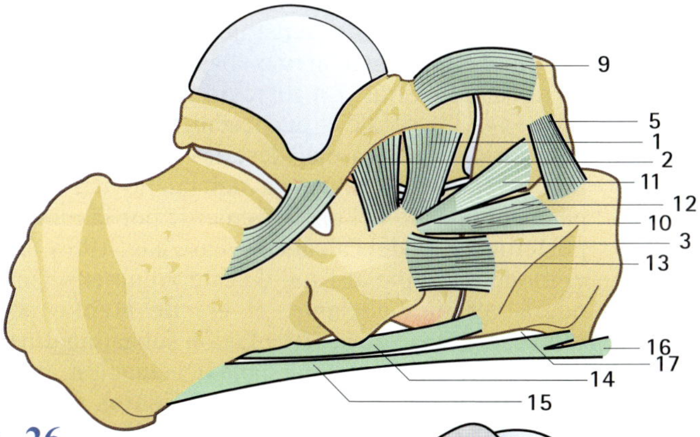

Fig. 26

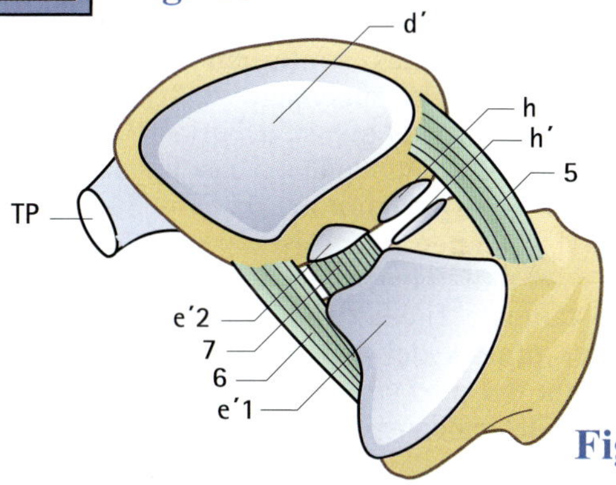

Fig. 27

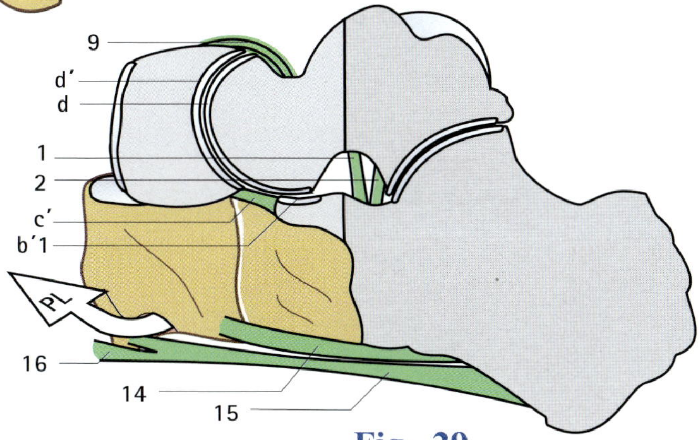

Fig. 29

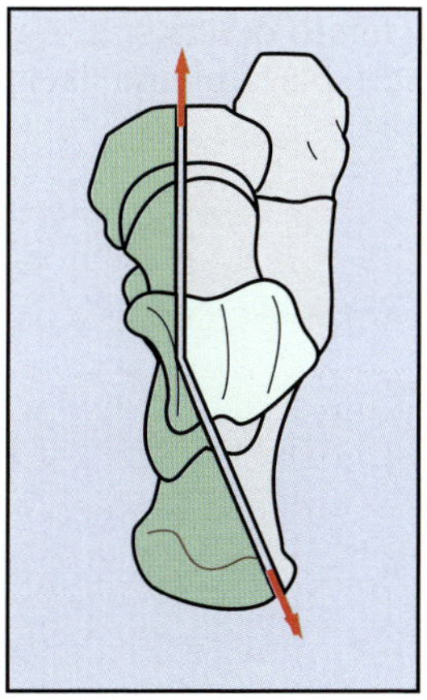

Fig. 28

Los movimientos en la articulación subastragalina

Consideradas por separado, a grandes rasgos, se puede comparar cada una de sus superficies a una superficie geométrica: el tálamo es un *segmento cilíndrico* y la cabeza astragalina un *segmento esférico*. Sin embargo, se debe considerar la articulación subastragalina como **una artrodia,** ya que es geométricamente imposible que dos superficies esféricas y dos superficies cilíndricas pertenecientes a un mismo conjunto mecánico se deslicen simultáneamente la una sobre la otra, sin que aparezca un bostezo en, al menos, uno de los pares, es decir **una pérdida de contacto** más o menos extensa entre las superficies encaradas. El funcionamiento de esta articulación implica determinada "holgura" debido a su propia estructura. En este sentido se opone totalmente a una articulación demasiado cerrada como es el caso de la cadera, cuyas superficies son geométricas y concordantes, y la holgura queda reducida al máximo.

Sin embargo, si las superficies de la articulación subastragalina concuerdan con exactitud en la posición media, posición que necesita la mayor superficie de contacto para transmitir el peso del cuerpo, en las posiciones extremas se tornan muy discordantes, reduciendo así la superficie de contacto, aunque entonces las fuerzas que se deberían transmitir serían mucho menos contundentes o casi nulas.

Partiendo de la **posición media** **(Fig. 30: visión anterior del calcáneo y del astrágalo, ambos transparentes)**, el movimiento del calcáneo sobre el astrágalo supuestamente fijo se **realiza simultáneamente en los tres planos del espacio.** En el **movimiento de inversión del pie** (véase Fig. 2, pág. 181), la porción anterior del calcáneo efectúa **tres desplazamientos elementales** **(Fig. 31: posición inicial en línea discontinua azul)**:

- ligero descenso **t**: ligera extensión del pie;
- desplazamiento hacia dentro **v**: aducción;
- inclinación sobre su cara externa **r**: supinación.

Puede realizarse la misma demostración, en sentido inverso, en el caso de la eversión.

Farabeuf describió perfectamente este movimiento complejo diciendo que *"el calcáneo cabecea, vira y rueda sobre el astrágalo"*. La comparación con un barco está totalmente justificada **(Fig. 34)**. A partir de la posición estable **a** del barco, si hay oleaje:

- el barco **cabecea**: su proa se sumerge en las olas **b**, esto se denomina **cabeceo**;
- el barco **vira** desplazando su estrave lateralmente **c**;
- el barco **rueda** inclinándose sobre un lado **d**, se trata del **balanceo**.

Estos movimientos elementales en tomo a los ejes de cabeceo, de viraje y de balanceo se asocian de manera automática cuando el barco "desciende" oblicuamente a las olas **e**.

En geometría se puede demostrar que un movimiento del que se conocen las componentes elementales con respecto a tres ejes *puede reducirse a un simple movimiento en torno a un solo eje oblicuo en relación a los tres restantes*. En el caso del calcáneo, esquematizado en el dibujo en forma de paralelepípedo **(Fig. 32)**, este eje **mn** es oblicuo de arriba abajo, de dentro a fuera y de adelante a atrás. La rotación alrededor de este eje **mn (Fig. 33)** conlleva desplazamientos descritos con anterioridad. Dicho eje, descrito por Henke, penetra por la parte superointerna del cuello del astrágalo, pasa por el seno del tarso y emerge por la tuberosidad posteroexterna del calcáneo (véase pág. 198 y también el modelo del pie al final de este volumen). Como se podrá ver más adelante, el **eje de Henke** no sólo representa el eje de la articulación subastragalina, sino también el de la mediotarsiana articulación: **de modo que condiciona todos los movimientos de la parte posterior del pie en relación al tobillo.**

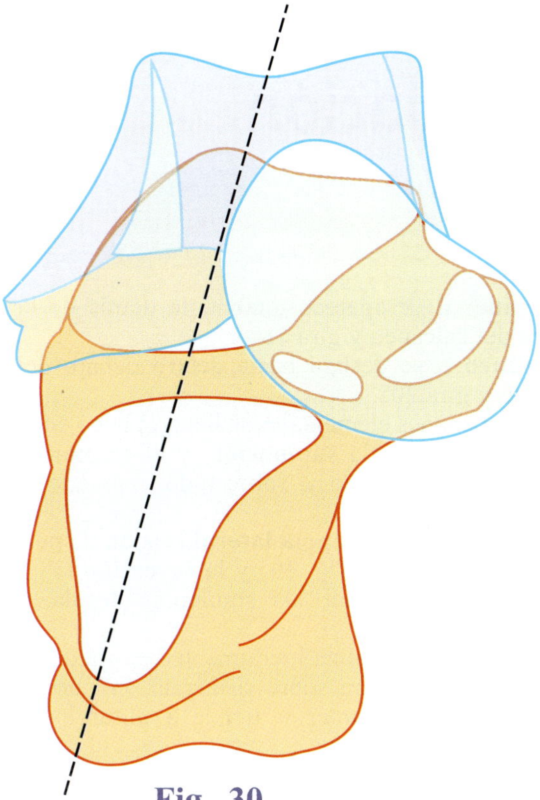

Fig. 30

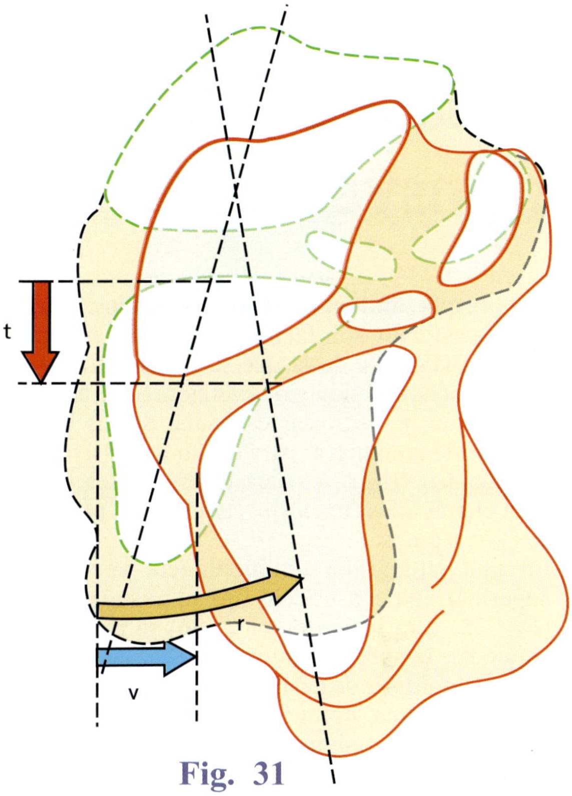

Fig. 31

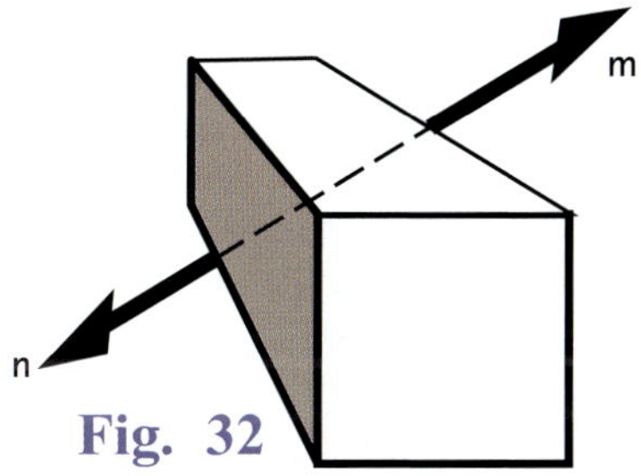

Fig. 32

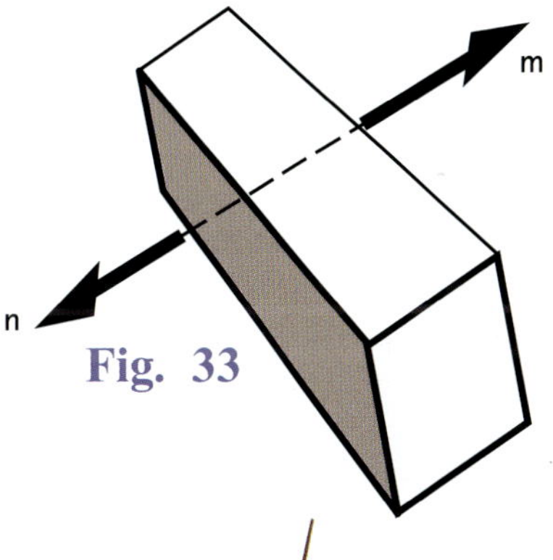

Fig. 33

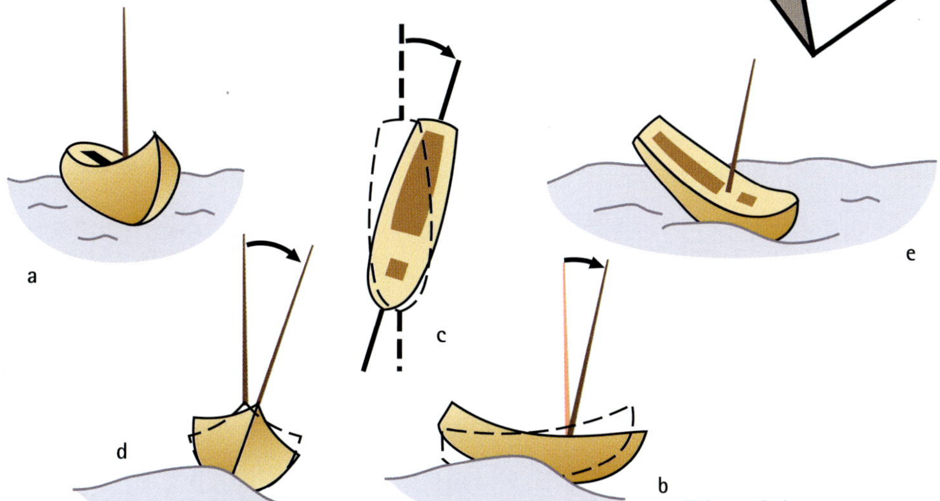

Fig. 34

Los movimientos en la articulación subastragalina y en la articulación transversa del tarso

Los **desplazamientos relativos de los huesos del tarso posterior** son fáciles de analizar en una preparación anatómica de la que se tornan radiografías en posición de inversión y de eversión. Si se ha tomado la precaución de atravesar cada uno de los huesos con una varilla metálica **a**: para el astrágalo **(azul)**, **b**: para el calcáneo **(rojo)**, **c**: para el escafoides **(verde)**, **d**: para el cuboides **(naranja)**, también se pueden observar los ángulos.

En una radiografía de **incidencia vertical** (visión superior), con el astrágalo fijo, el **paso de la eversión** (Fig. 35) **a la inversión** (Fig. 36) se produce por los siguientes desplazamientos:

- el **escafoides** c se desliza hacia dentro sobre la cabeza astragalina y gira 5°,
- el **cuboides** d sigue el movimiento, gira el mismo ángulo y se desliza hacia dentro en relación al calcáneo y al escafoides;
- el **calcáneo** b avanza ligeramente y gira también 5° sobre el astrágalo.

Estas tres rotaciones elementales se llevan a cabo en el *mismo sentido*, el de la **aducción**.

Una **incidencia frontal** (visión anteroposterior), con el astrágalo siempre fijo, muestra los siguientes desplazamientos al **pasar de la eversión** (Fig. 37) **a la inversión** (Fig. 38):

- el **escafoides** c gira 25° y apenas sobrepasa el astrágalo hacia dentro;
- el **cuboides** d desaparece totalmente detrás de la sombra del calcáneo y gira 18°;
- el **calcáneo** b se desliza hacia dentro debajo del astrágalo y gira 20°.

Estas tres rotaciones elementales se llevan a cabo en el mismo sentido, el de la **supinación**, y el escafoides gira más que el calcáneo y, sobre todo, más que el cuboides.

Por último, en una **incidencia lateral** (visión de perfil), entre la **eversión** (Fig. 39) y **la inversión** (Fig. 40), se pueden constatar los siguientes desplazamientos:

- el **escafoides** c se desliza literalmente bajo la cabeza del astrágalo y gira sobre sí mismo 45°, de tal forma que su cara anterior tiende a mirar hacia abajo;
- el **cuboides** d también se desliza hacia abajo, en relación al astrágalo y al calcáneo a la vez. El descenso en relación al astrágalo es mucho más importante que el del escafoides en relación al astrágalo. Simultáneamente, el cuboides gira 12°;
- por último, el **calcáneo** b avanza en relación al astrágalo, cuyo borde posterior gravita claramente sobre la superficie retrotalámica. Al mismo tiempo, gira 10° hacia la extensión, como el escafoides.

Estos tres movimientos elementales se llevan a cabo en el mismo sentido, el de la **extensión**.

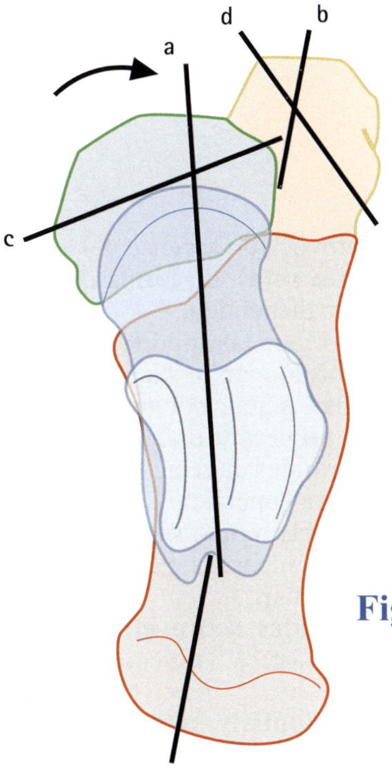

Fig. 35

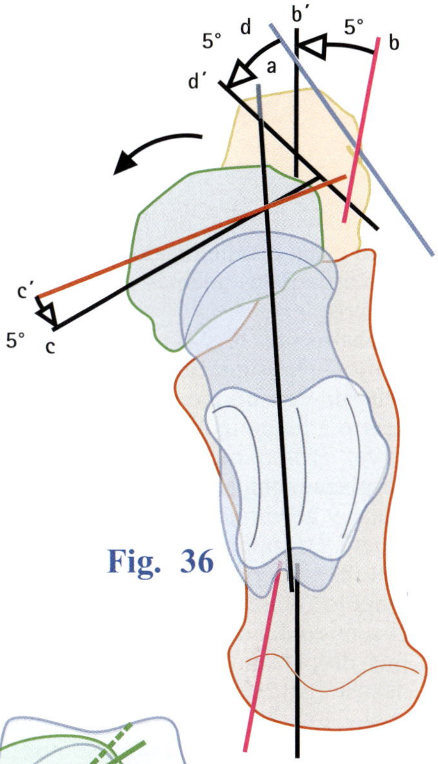

Fig. 36

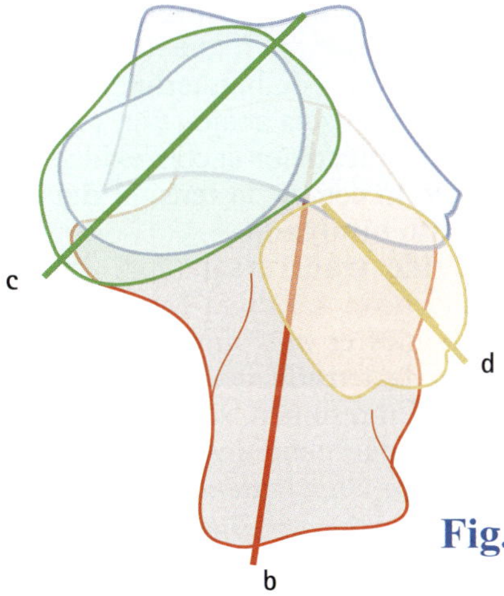

Fig. 37

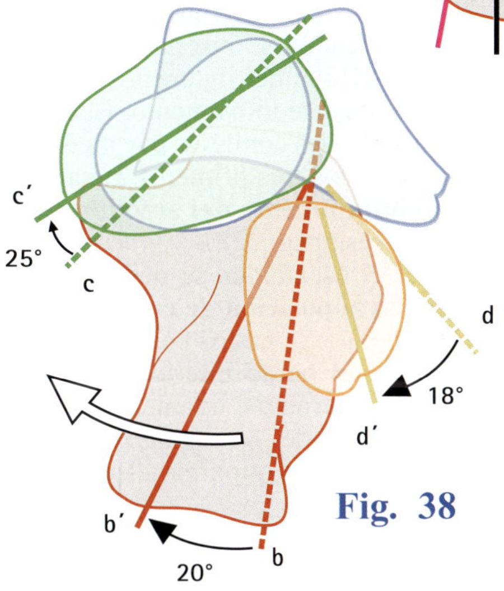

Fig. 38

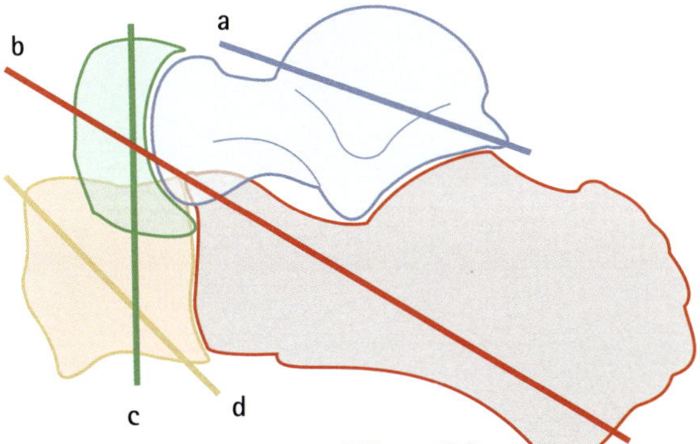

Fig. 39

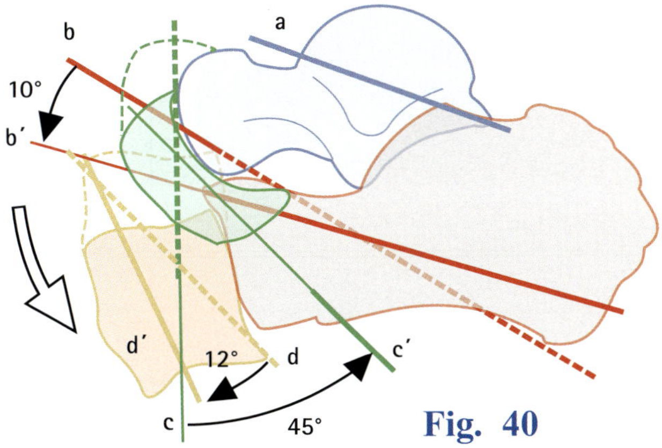

Fig. 40

Los movimientos en la articulación transversa del tarso

Los movimientos en la articulación transversa del tarso están condicionados por la forma de las superficies articulares además de la disposición de los ligamentos.

Globalmente **(Fig. 41: astrágalo y calcáneo en visión frontal)**, las superficies articulares están dispuestas de acuerdo con un eje **xx'** oblicuo de arriba abajo y de dentro a fuera, inclinado 45° sobre la horizontal y que sirve, grosso modo, de **charnela**, permitiendo los desplazamientos del escafoides y del cuboides hacia abajo y adentro **(flechas Esc y Cub)** o hacia arriba y afuera. La superficie de la cabeza astragalina, ovalada, con un gran eje **yy'** inclinado 45° sobre la horizontal (ángulo "de rotación" del astrágalo), está elongada en el sentido del movimiento.

Los desplazamientos del escafoides sobre la cabeza del astrágalo se efectúan hacia dentro **(Fig. 42)** y hacia abajo **(Fig. 43)**, debido a la tracción del músculo tibial posterior **TP**, cuyo tendón se inserta en el tubérculo del escafoides. La tensión del ligamento astragalonavicular dorsal **a** limita este movimiento. El cambio de orientación del escafoides conlleva, por mediación de los cuneiformes y de los tres primeros metatarsianos, **la aducción y el hundimiento del arco interno de la bóveda plantar** (véase pág. 228).

Simultáneamente, el escafoides se desplaza en relación al calcáneo: en la **posición de eversión (Fig. 44: visión superior, se ha extirpado el astrágalo)** el ligamento glenoideo **b**, el borde inferior del ligamento deltoideo **c** y el haz interno del ligamento bifurcado **d** se tensan; la contracción del **TP** durante el **movimiento de inversión (Fig. 45)** aproxima el escafoides al calcáneo **(flecha azul)** y provoca un ascenso del astrágalo sobre el tálamo **(flecha roja)**, de forma que los ligamentos arriba citados se distienden.

Ahora se puede entender por qué las superficies anteriores del calcáneo no se prolongan hasta el escafoides: una superficie articular, sujeta por una consola ósea, y por lo tanto rígida, no permitiría estos desplazamientos relativos del escafoides en relación al calcáneo. Por el contrario, la ligera superficie del ligamento glenoideo **b** es indispensable, como se podrá comprobar más adelante (pág. 230), para la elasticidad del arco interno de la bóveda plantar.

Los **movimientos del cuboides sobre el calcáneo** están muy limitados hacia arriba **(Fig. 46: visión interna)** por dos factores:

- la **prominencia de la apófisis mayor (flecha negra)** del calcáneo, verdadero espolón constituyendo un tope en la parte superior de la interlínea;
- la **tensión del potente ligamento calcaneocuboideo plantar** **f**, que limita de inmediato el bostezo inferior **a** de la interlínea;

Sin embargo, hacia abajo **(Fig. 47)** el cuboides se desliza con facilidad por la convexidad de la carilla calcánea. Sólo lo detiene la **tensión del haz externo e del ligamento bifurcado**.

En **sentido transversal (Fig. 48: corte horizontal según el nivel AB de la figura 41)**, el deslizamiento del cuboides es *más fácil hacia dentro*, limitado tan sólo por la tensión del ligamento calcaneocuboideo dorsal **g**. En resumen, se puede afirmar que el desplazamiento del cuboides se realiza *preferentemente hacia abajo y hacia dentro.*

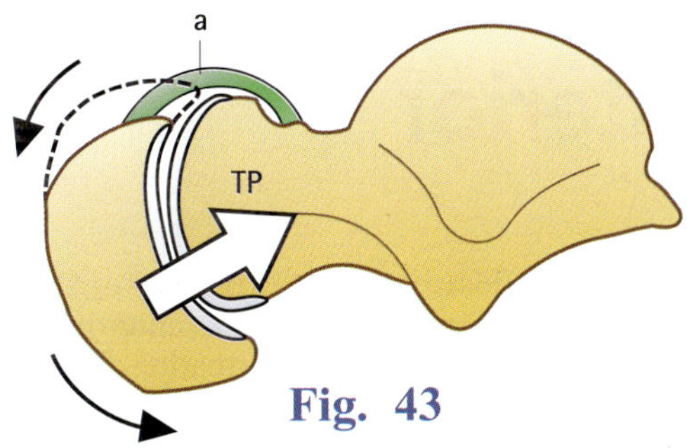

Fig. 43

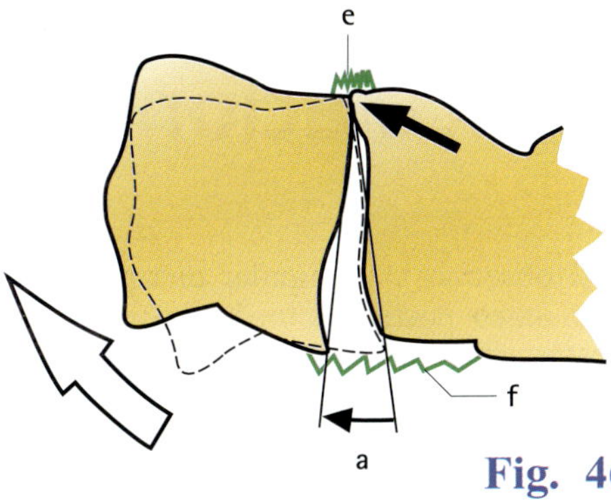

Fig. 46

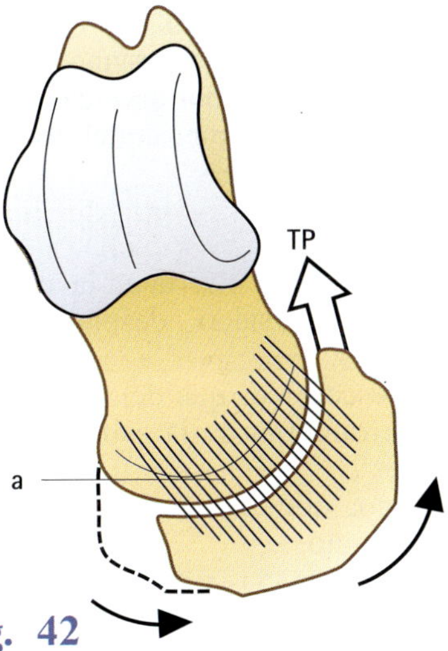

Fig. 42

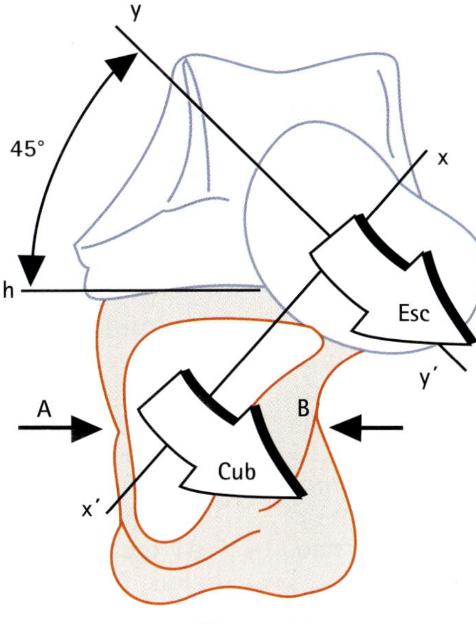

Fig. 41

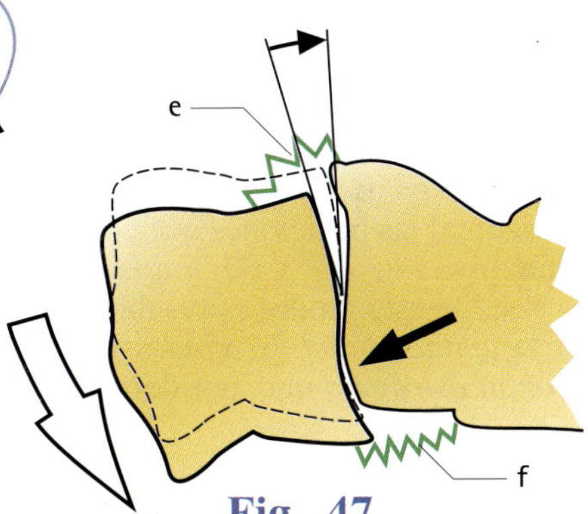

Fig. 47

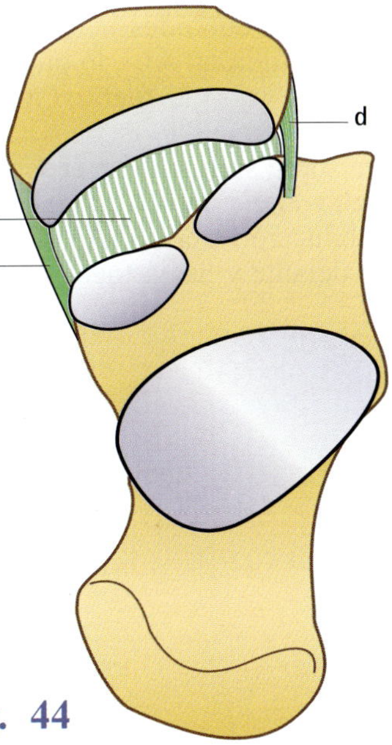

Fig. 44

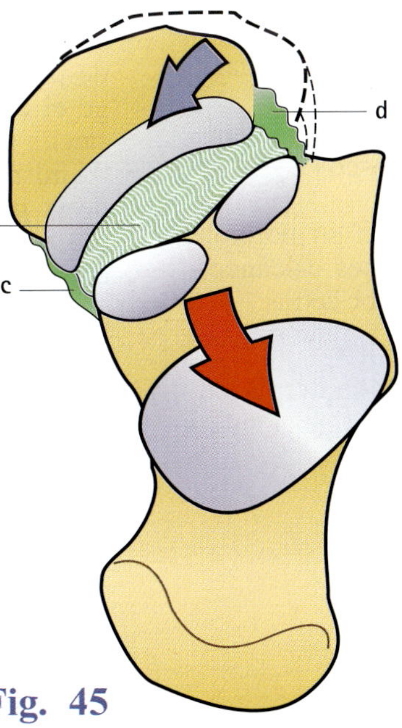

Fig. 45

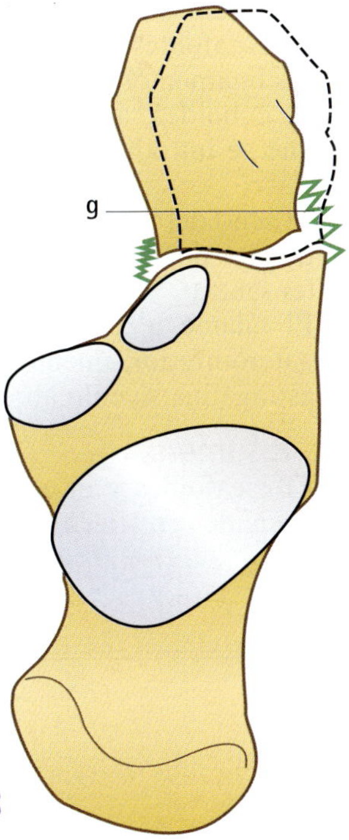

Fig. 48

Funcionamiento global de las articulaciones del tarso posterior

Al observar y manipular una preparación anatómica del tarso posterior, un hecho resulta evidente: todas estas articulaciones constituyen un *conjunto funcional indisociable,* **el complejo articular del retropié,** cuyo papel es el de adaptar la orientación y la forma de la totalidad de la bóveda plantar.

Las articulaciones subastragalina y mediotarsiana están mecánicamente unidas y equivalen, todas juntas, **a una sola articulación**, con **un grado de libertad** en tomo al eje de Henke **mn** (véase también el modelo del pie al final de este volumen).

Los esquemas de esta página muestran los cuatro huesos del tarso posterior desde dos puntos de vista diferentes: **visiones anteroexternas** (**Figs. 49 y 51**) y **visiones anteriores** (**Figs. 50 y 52**). En cada uno de estos puntos de vista se han yuxtapuesto en el sentido horizontal las posiciones que corresponden a **la inversión Inv** (**Figs. 49 y 50**) y a la **eversión Ev** (**Figs. 51 y 52**). De este modo, es posible observar los *cambios de orientación del escafoides y del cuboides en relación al astrágalo* que, por definición, permanece fijo.

Movimiento de inversión (Figs. 49 y 50):

- El músculo tibial posterior desplaza el escafoides **Esc**, que deja al decubierto la parte superoexterna de la cabeza del astrágalo **d**;
- El escafoides desplaza el cuboides **Cub** mediante los ligamentos cuboideonaviculares;
- El cuboides, a su vez, desplaza al calcáneo **Calc**, que se introduce, por delante, debajo del astrágalo **Astr**;
- El seno del tarso se abre al máximo (**Fig. 49**), mientras los dos haces del ligamento interóseo (**1 y 2**) se tensan;
- El tálamo **a** queda al descubierto en su porción anteroinferior, mientras que la interlínea calcáneo-astragalina se entreabre por arriba y por detrás.

En resumen:

- El escafoides y el cuboides (**Fig. 50**) se desplazan hacia dentro (**flecha roja Ad**), lo que dirige el antepié hacia delante y adentro (**Fig. 49: flecha roja**).
- Al mismo tiempo, gira en torno a un eje anteroposterior que pasa por el ligamento bifurcado, que de este modo trabaja en elongación-torsión. Esta rotación, consecuencia del ascenso del escafoides y del descenso del cuboides, realiza una supinación (**flecha roja**): la planta del pie "mira" hacia dentro debido al **descenso del arco externo** –la carilla cuboidea que corresponde al 5° metatarsiano **Vm** mira hacia abajo y hacia delante– y por **ascenso del arco interno** –la carilla para el primer cuneiforme **Ic** del escafoides mira hacia delante.

Movimiento de eversión (Figs. 51 y 52):

- El músculo peroneo corto, que se inserta en la apófisis estiloides del 5° metatarsiano, desplaza el cuboides hacia fuera y atrás.
- El cuboides desplaza el escafoides que deja al descubierto la porción superointerna de la cabeza del astrágalo **d**.
- Al igual que el calcáneo, que se desplaza hacia atrás, por debajo del astrágalo.
- El seno del tarso se cierra (**Fig. 51**) y el movimiento se detiene por el impacto del astrágalo contra el suelo del seno del tarso.
- La parte posterosuperior del tálamo queda al descubierto.

En resumen:

- Tanto el escafoides como el cuboides (**Fig. 52**) se desplazan hacia fuera (**flecha azul Ab**), lo que dirige el antepié hacia delante y hacia fuera (**Fig. 51, flecha azul**).
- Al mismo tiempo, gira sobre sí mismo en el sentido de la **pronación** (**flecha azul**) debido al descenso del escafoides y la abducción del cuboides, cuya carilla **Vm** mira hacia delante y hacia fuera.

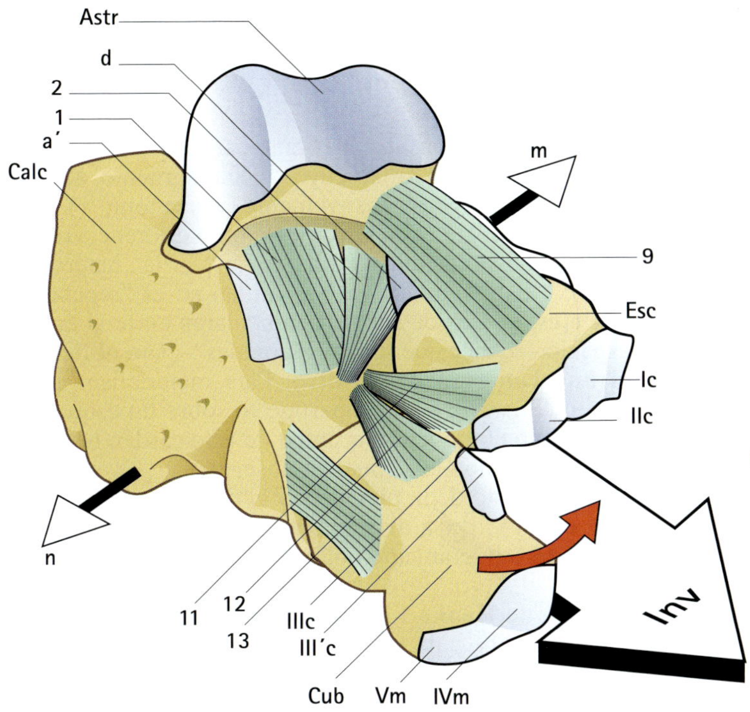

Fig. 49

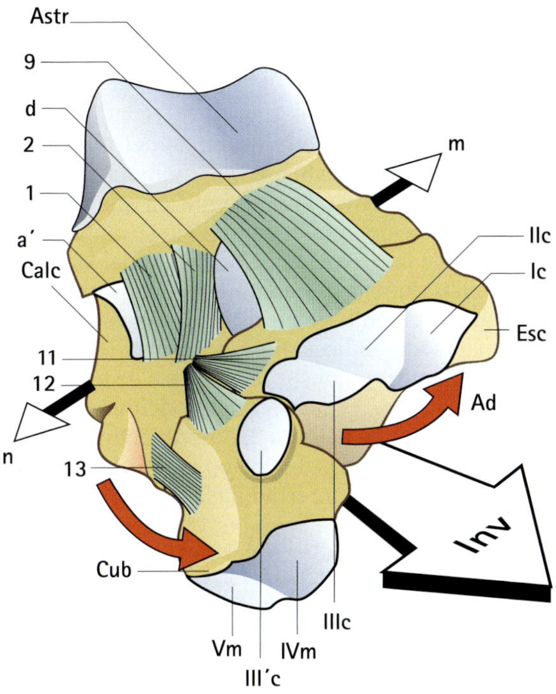

Fig. 50

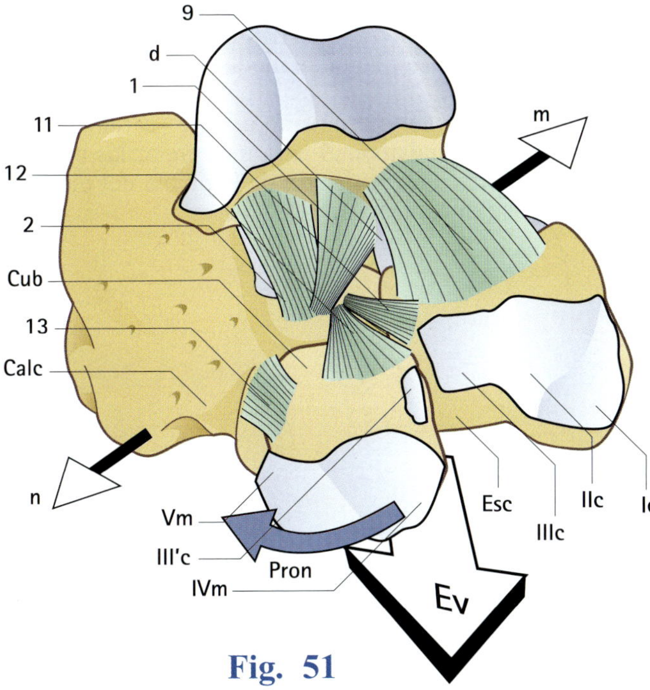

Fig. 51

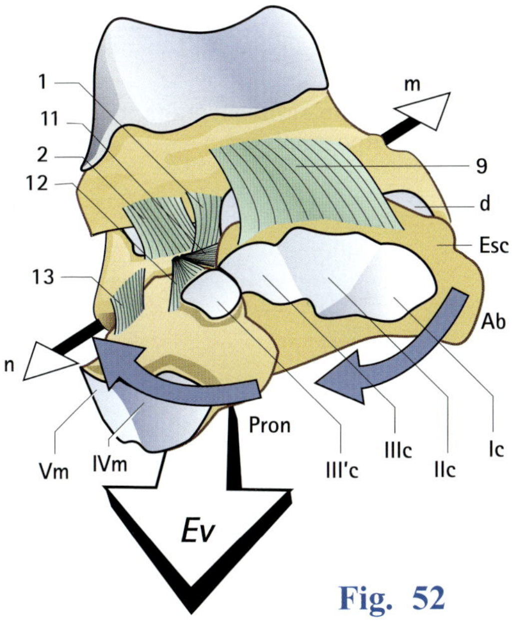

Fig. 52

El cardán heterocinético del retropié

El **eje de Henke** que se acaba de definir, no es, como se podría imaginar, un eje fijo e inmutable; en realidad, es un **eje evolutivo,** lo que significa que se desplaza en el transcurso del movimiento. Esto se puede deducir del examen de las sucesivas radiografías del tarso posterior, obtenidas durante el movimiento de inversión-eversión: cuando se crean los centros instantáneos de rotación en los pares de radiografías, no coinciden entre sí. Se puede plantear entonces la hipótesis de un eje de Henke evolutivo (Fig. 53) entre **una posición de partida** 1 y **una posición de llegada** 2, describiendo entre estas dos posiciones extremas un "plano inclinado" que contenga sus posiciones intermedias. Resta por hacer la demostración matemática por ordenador.

Por lo tanto, a la altura del retropié existen **dos ejes sucesivos, no paralelos,** el eje de la **articulación talocrural** y el **eje de Henke**, representando, como se acaba de ver, el eje global de las articulaciones subastragalina y la mediotarsiana. Se puede, pues, considerar el cardán como un modelo mecánico del complejo articular del retropié.

En **mecánica industrial,** el cardán se define como una articulación con dos ejes perpendiculares entre sí, comprendida entre dos árboles (Fig. 54). Tales articulaciones transmiten el movimiento de rotación de un árbol al otro, sea cual fuere el ángulo formado entre ellos; en los automóviles existe una "tracción delantera" entre el árbol motor de cada una de las ruedas delanteras y su eje. Se las denomina "articulación homocinética", puesto que el par motor permanece igual a sí mismo independientemente de las posiciones relativas.

En **biomecánica** se conocen tres articulaciones de este tipo:

- la articulación **esternocostoclavicular**, articulación "en silla";
- la articulación **radiocarpiana**, que es un complejo articular tipo condílea;
- la articulación trapezometacarpiana, segunda articulación en silla, cuyo funcionamiento se ha analizado muy exhaustivamente (véase tomo 1).

En lo que concierne al retropié, la gran diferencia reside en el hecho de que se trata de un "cardán heterocinético". Esto significa que el cardán no es "regular": **sus ejes**, en vez de ser perpendiculares entre sí en el espacio –se dice que son "ortogonales"–, **son oblicuos el uno con respecto al otro**. Para materializar este hecho (Fig. 55), se ha superpuesto sobre un esquema del tobillo el modelo mecánico de este cardán heterocinético, en donde se pueden observar:

- el esqueleto de la **pierna** A y el del **antepié** B;
- el **eje** XX' de la **articulación talocrural**, transversal, pero ligeramente oblicuo hacia delante y a dentro;
- el **eje de Henke** YY , oblicuo de atrás adelante, de abajo arriba y de fuera adentro;
- una **pieza intermedia** C, que no tiene ningún equivalente óseo, tetraedro deformado, cuyas dos aristas opuestas están ocupadas por los dos ejes del cardán.

La no "ortogonalidad" de estos ejes crea direcciones preferenciales en los movimientos del complejo articular del retropié, los músculos, que se organizan en relación a estos dos ejes (véase pág. 220), sólo pueden realizar dos tipos de movimientos, quedando los restantes mecánicamente "prohibidos":

- la **inversión** (Fig. 56), que dirige el pie hacia la extensión y orienta la planta hacia dentro;
- la **eversión** (Fig. 57), que flexiona el pie sobre la pierna y dirige su planta de modo que queda mirando hacia fuera.

La comprensión del mecanismo de este "cardán heterocinético" es fundamental para interpretar las acciones musculares, la orientación de la planta del pie, su estática y su dinámica.

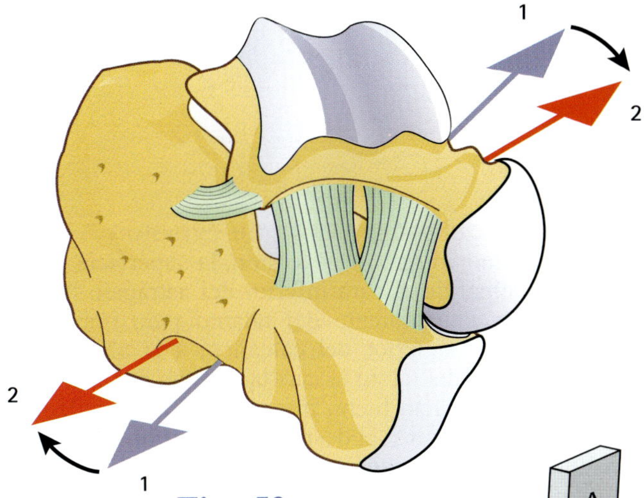

Fig. 53

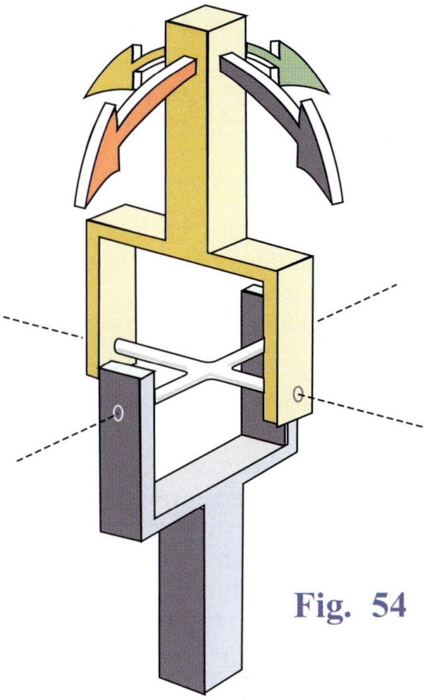
Fig. 54

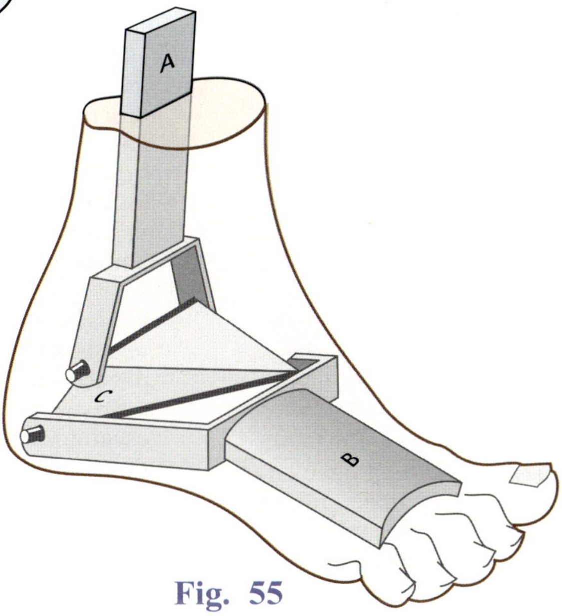

Fig. 55

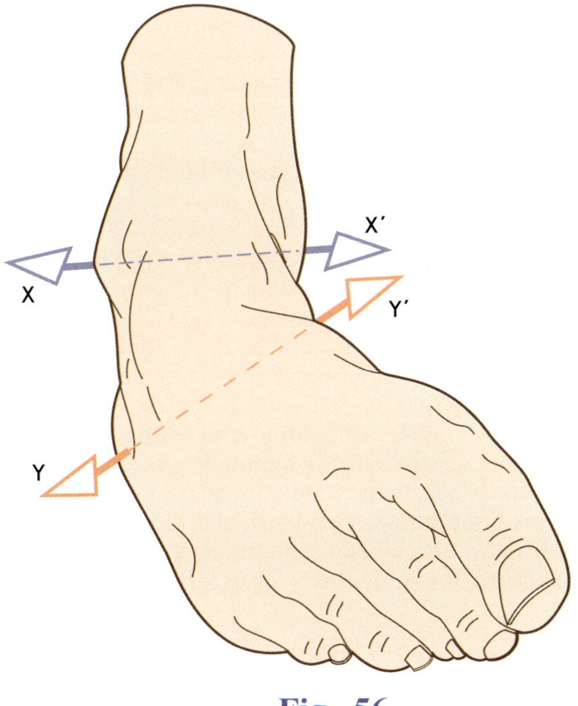

Fig. 56

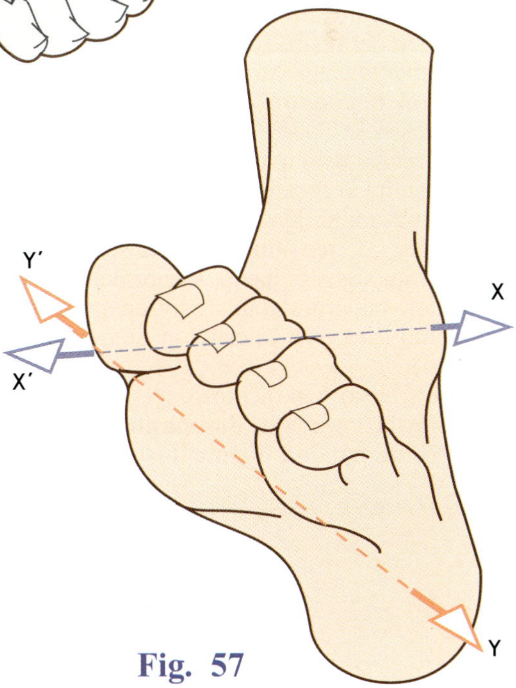

Fig. 57

Las cadenas ligamentosas de inversión y eversión

Los movimientos de inversión y de eversión del pie están limitados por dos tipos de resistencias:

- los topes óseos,
- las cadenas ligamentosas del retropié.

Limitación del movimiento de inversión

Como se ha podido comprobar con anterioridad, durante la inversión, el desplazamiento del calcáneo hacia abajo y adentro provoca un ascenso del astrágalo hacia la parte superior de la superficie talámica donde no encuentra ningún tope óseo, mientras que la parte anteroinferior del tálamo permanece al descubierto; simultáneamente, la cabeza del astrágalo queda al descubierto por el escafoides que se desliza hacia abajo y adentro sin ser detenido por ningún tope óseo. **Por lo tanto, ningún tope óseo limita el movimiento de inversión, excepto el maléolo medial que mantiene hacia dentro la tróclea astragalina.**

La **cadena ligamentosa de inversión** es, pues, el único factor que limita este movimiento en el transcurso del cual se puede observar cómo se tensa **(Fig. 58)**, siguiendo dos líneas de tensión:

- La línea de tensión principal que parte del maléolo lateral, después sigue el haz anterior **1** del ligamento colateral peroneo de la articulación talocrural, se desdobla hacia el calcáneo y el cuboides pasando por el ligamento interóseo **2** y **3**, el ***haz*** calcaneocuboideo del ligamento bifurcado **7** (rama externa), el ligamento calcaneocuboideo superoexterno **6** o dorsal, **el ligamento calcaneocuboideo plantar** (sin representar aquí), el haz navicular del ligamento bifurcado **8**, a partir del astrágalo, la tensión se transmite al escafoides mediante el ligamento astragalonavicular dorsal **5**.
- La línea de **tensión accesoria** se inicia en el malélo interno, sigue el haz posterior del **LLI** de la articulación talocrural (sin representar aquí), y el ligamento astrágalo-calcáneo posterior (sin representar aquí).

Como relevo ligamentoso, el astrágalo constituye, durante la inversión, **dos puntos de llegada y tres puntos de partida ligamentosos.**

Limitación del movimiento de eversión

Durante el movimiento de eversión, la superficie posterior principal de la cara inferior del astrágalo "desciende" por la pendiente del tálamo para impactar contra la cara superior del calcáneo, a la altura del suelo del seno del tarso; la carilla externa del astrágalo, desplazada hacia fuera, impacta contra el maléolo lateral, y lo fractura si el desplazamiento continúa. Por lo tanto, **los topes óseos son preponderantes.**

La cadena ligamentosa de eversión también incluye dos líneas:

- La **línea de tensión principal** se inicia en el maléolo medial, utilizando los dos planos del haz anterior del **LLI** de la articulación talocrural:
  - el plano superficial, el ligamento deltoideo **9**, la une directamente con el escafoides y el calcáneo, ambos unidos entre sí por el ligamento glenoideo **11**;
  - el plano profundo **10** la une al astrágalo mediante el haz tibioastragalino (sin representar aquí), y al calcáneo a través del ligamento interóseo **12**,
  - a su vez, el calcáneo está unido al cuboides y al escafoides por el ligamento bifurcado, desdoblado en dos haces, el cuboideo **7** y el navicular **8**; se puede constatar que este ligamento garantiza la cohesión entre los tres huesos en el transcurso tanto de la inversión como de la eversión;
  - la unión plantar está asegurada por el gran ligamento calcaneocuboideo plantar (sin representar aquí).
- La **línea de tensión accesoria** se origina en el maléolo lateral,
  - por un lado, el haz posterior del **LLE** de la articulación talocrural (sin representar aquí) hacia el astrágalo y, desde aquí, hacia el calcáneo merced al ligamento astrágalo-calcáneo lateral **13**;
  - por otro lado, a través del haz medio del **LLE** de la articulación talocrural **4** directamente hacia el calcáneo.

En resumen, el relevo astragalino recibe **dos llegadas** y es el origen de **dos salidas ligamentosas**.

Globalmente, se puede deducir que la **inversión rompe los ligamentos**, y en particular el haz anterior del **LLE** de la articulación talocrural, y que **la eversión fractura los maléolos y el externo en primer lugar.**

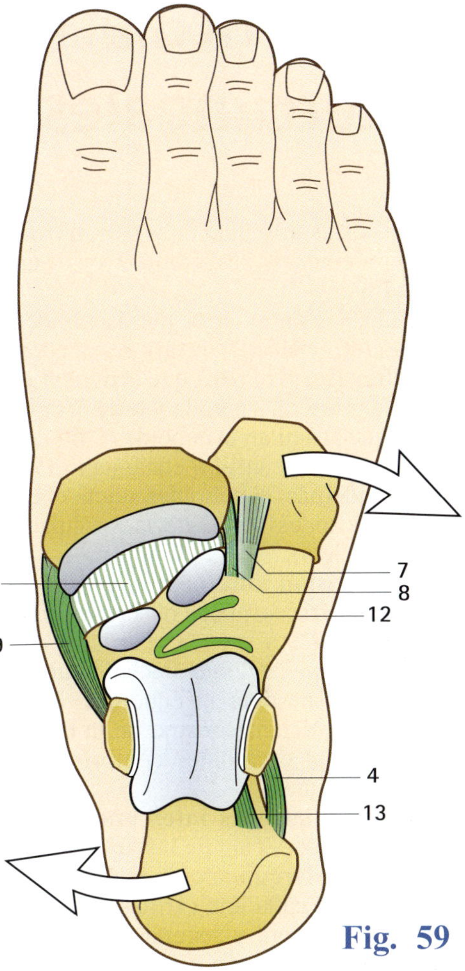

Fig. 59

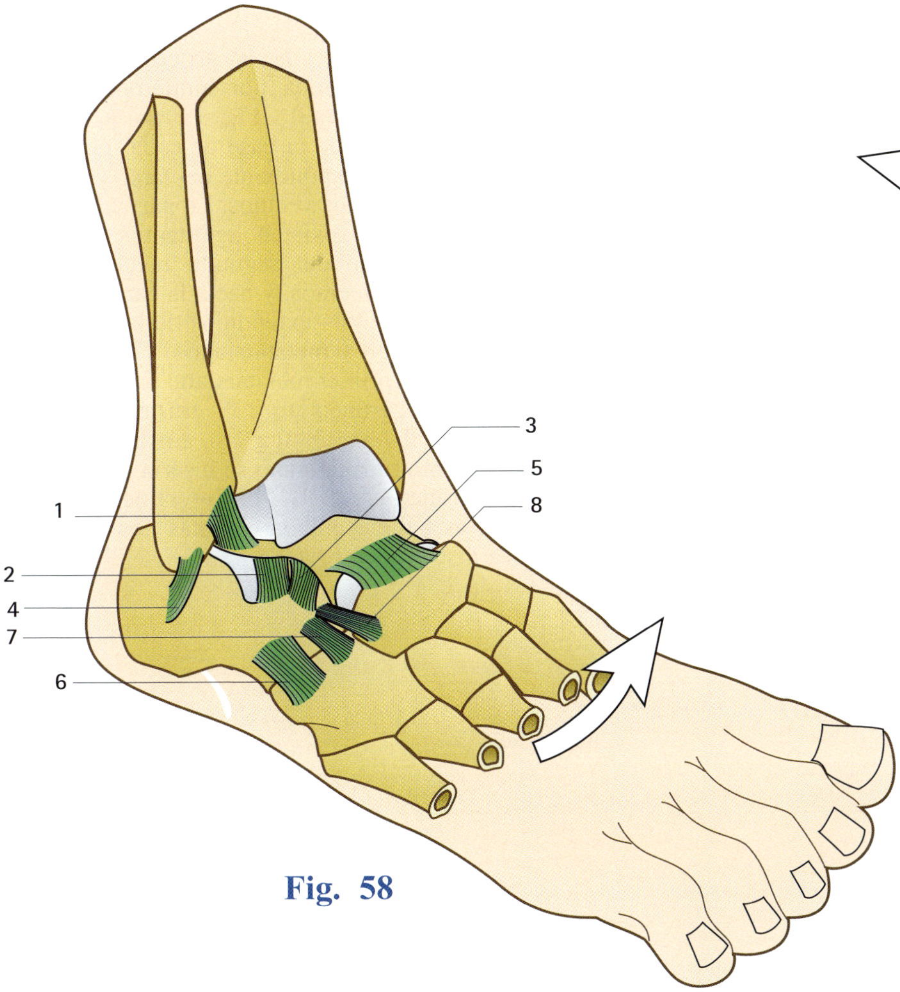

Fig. 58

Las articulaciones cuneonaviculares, intercuneales y tarsometatarsianas

Todas estas articulaciones son **artrodias** que realizan movimientos de deslizamiento y de apertura de escasa amplitud.

En una visión anterior del escafoides y del cuboides (**Fig. 60: visión frontal**) se pueden distinguir **tres carillas** (**Ie, IIc, IIIc**) que articulan el escafoides **Esc** con la primera, segunda y tercera cuñas, y tres carillas más que articulan el cuboides **Cub** con el quinto metatarsiano **Vm**, cuarto metatarsiano **IVm** y tercera cuña **III'c**; además, el cuboides sujeta el extremo izquierdo del escafoides mediante la articulación escafocuboidea (**flechas**).

En una **visión anteroexterna** (**Figura 61: representada abierta**) se puede observar cómo el bloque de las tres cuñas **C1**, **C2** y **C3** se articula con el escafoides y el cuboides: la doble flecha indica cómo la tercera cuña reposa sobre el cuboides, en una carilla **III'c** localizada delante mismo de la carilla de la articulación con el escafoides conformando la articulación cuboideocuneal.

Las articulaciones intercuneales comprenden (**Fig. 62: visión superior de las articulaciones cuneonaviculares, intercuneales y la tarsometatarsiana parcialmente**) cada una carillas y ligamentos interóseos: entre la primera y segunda cuña se ha seccionado el ligamento interóseo **19**; entre la segunda y tercera cuña, este ligamento **20** se ha dejado intacto.

La articulación tarsometatarsiana, permite observar (**Fig. 64: visión superior**), por un lado, las tres cuñas **C1**, **C2** y **C3** por dentro y el **Cub** por fuera; por otro lado, la base de los cinco metatarsianos **M1, M2, M3, M4** y **M5**. Está compuesta por una *sucesión de artrodias íntimamente imbricadas*. En una visión dorsal de la articulación abierta (**Fig. 63 según Rouvière**) se pueden distinguir las distintas carillas del tarso y las carillas que corresponden a la base de los metatarsianos.

La base del segundo meta **M2** se encaja en la mortaja de las tres cuñas compuesta por: la carilla interna **IImC3** de la tercera cuña **C3**, la carilla anterior **IImC2** de la segunda cuña **C2** y la carilla externa **IImC1** de la primera cuña **C1**. Además, está sujeta por **potentes ligamentos**, fáciles de distinguir (**Fig. 62**) cuando se abre la articulación por arriba, se hace girar sobre su eje al primer metatarsiano (**flecha 1**) y se desplaza hacia fuera al tercer metatarsiano (**flecha 2**). Entonces se puede observar:

- por dentro, **el potente ligamento bifurcado 18**, que se extiende desde la cara externa de la primera cuña a la cara interna de la base del segundo metatarsiano. Es *la clave de la desarticulación*;
- por fuera, **un sistema ligamentoso** que incluye fibras directas **21** entre **C2** y **M2** y **22** entre **C3** y **M3** y fibras cruzadas **23** entre **C3** y **M2** y **24** entre **C2** y **M3**.

Por otra parte, la solidez de la articulación tarsometatarsiana está asegurada por numerosos ligamentos (**Fig. 64: visión dorsal y Fig. 65: visión plantar**) que se expanden desde la base de cada metatarsiano hasta el hueso correspondiente del tarso y hacia la base de los metatarsianos vecinos. En particular, en la cara dorsal (**Fig. 64**) existen ligamentos que se expanden desde la base del segundo metatarsiano hacia todos los huesos vecinos, y hacia la cara plantar (**Fig. 65**) de los ligamentos extendidos de la primera cuña a los tres primeros metatarsianos. En el lado plantar de la base del primer metatarsiano se inserta el tendón del músculo peroneo largo **PL** tras recorrer su corredera plantar (**flecha blanca 25**). En la apófisis estiloides del quinto metatarsiano se inserta el tendón del músculo peroneo corto **PC**. La **interlínea tarsometatarsiana** está representada en estas dos figuras por una línea discontinua roja.

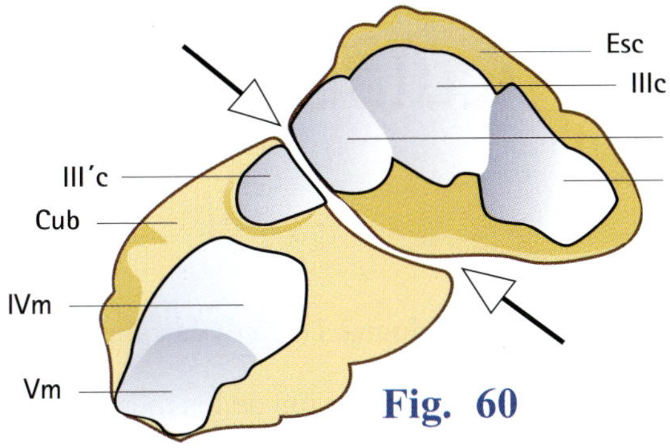

Fig. 60

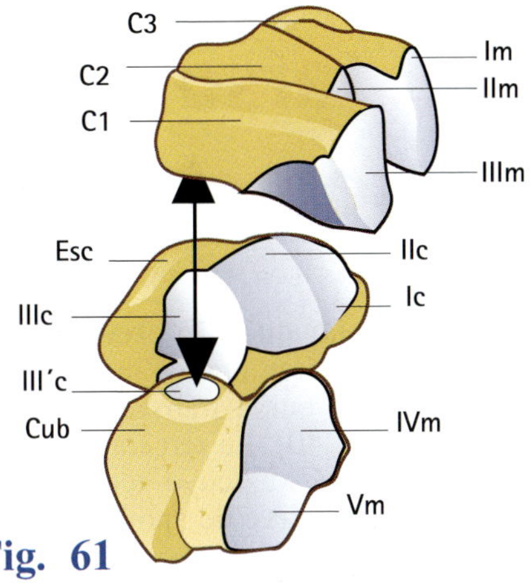

Fig. 61

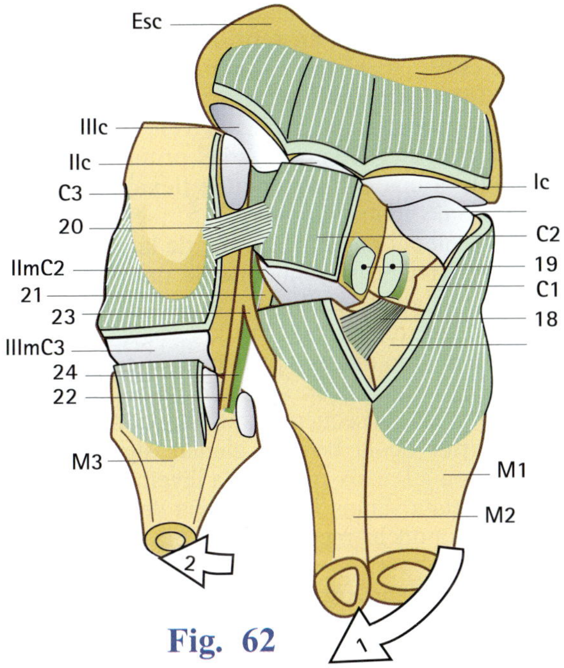

Fig. 62

M5

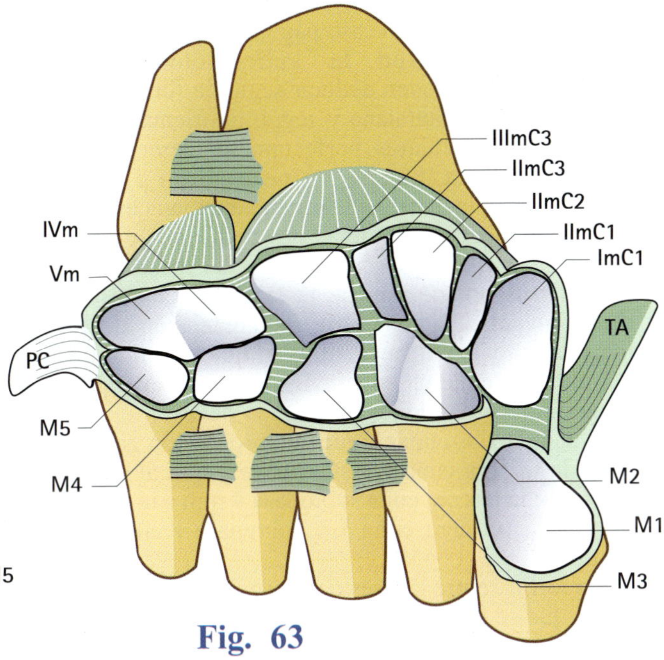

Fig. 63

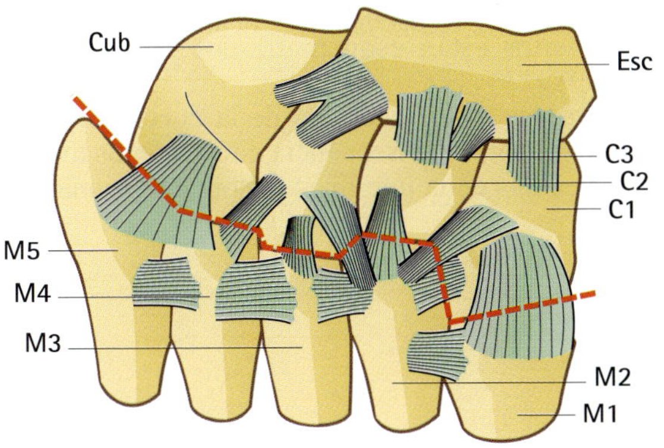

Fig. 64

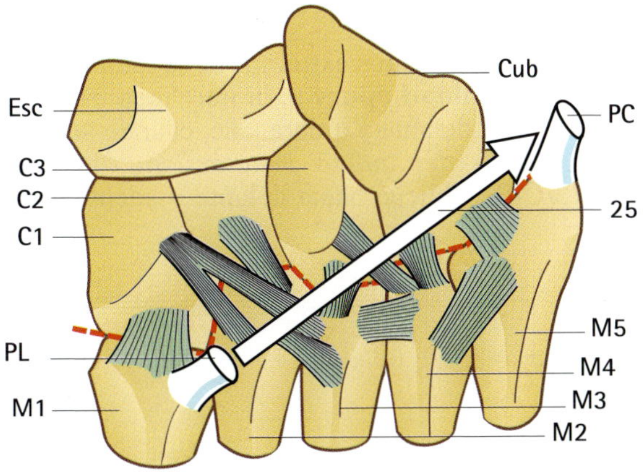

Fig. 65

Movimientos en las articulaciones del tarso anterior y en la articulación tarsometatarsiana

Las articulaciones intercuneales **(Fig. 66: corte frontal)** permiten ligeros movimientos verticales que modifican la curva transversal de la bóveda plantar (véase pág. 240). La tercera cuña **C3** descansa sobre el cuboides **Cub**, cuyo tercio interno al completo **(sombreado)** sirve de apoyo al arco formado por los cuneiformes.

En **sentido longitudinal** **(Fig. 67: corte sagital)**, los ligeros desplazamientos de las cuñas con respecto al escafoides **Esc** contribuyen a *la modificación de la curva del arco interno* (véase pág. 236).

Los movimientos en la articulación tarsometatarsiana se pueden deducir según la forma de la interlínea tarsometatarsiana y según la orientación de las superficies articulares, perfectamente descritas por la anatomía clásica **(Fig. 68: visión superior)**:

- **En conjunto**, la interlínea tarsometatarsiana es oblicua hacia dentro y afuera, de arriba abajo y de delante a atrás: su porción interna se localiza dos centímetros por delante de la externa. La **oblicuidad general** de este eje de flexoextensión de los metatarsianos contribuye, al igual que la oblicuidad del eje de Henke, a los **movimientos de eversión-inversión** (véase modelo mecánico del pie).
- El avance de las cuñas sigue una progresión geométrica: la tercera cuña **C3** sobrepasa 2 mm al cuboides **Cub**; la tercera cuña sobrepasa 4 mm a la segunda **C2**; la primera cuña **C1** sobrepasa 8 mm a la segunda.

De esta forma, entre las tres cuñas se dibuja la **mortaja** en la que se encaja la base del segundo metatarsiano. Por lo tanto, éste es el menos móvil de todos, y **constituye la parte superior de la bóveda plantar** (véase pág. 240).

- Los dos segmentos extremos de la interlínea poseen una **oblicuidad opuesta**: la interlínea **M1/C1**, oblicua hacia delante y afuera, cae, cuando se prolonga, *en medio del quinto metatarsiano*; la interlínea **M5/Cub**, oblicua hacia delante y adentro, finaliza, tras una prolongación idónea, cerca de la cabeza del primer metatarsiano.

Por lo tanto, el eje de flexoextensión de los metatarsianos localizados en los extremos, los más móviles, no es perpendicular al eje longitudinal de estos metatarsianos, sino **oblicuo**. En consecuencia, **dichos metatarsianos no se desplazan en un plano sagital**, sino en una superficie cónica; cuando se flexionan, **se desplazan al mismo tiempo en sentido lateral hacia el eje del pie** **(Fig. 70: visión esquemática superoexterna de la interlínea tarsometatarsiana con los dos metatarsianos localizados en los extremos)**.

- El movimiento **aa'** de la cabeza del primer metatarsiano conlleva una componente de flexión **F** y una componente de abducción **Ab** de 15° (según Fick);
- simétricamente, el movimiento **bb'** de la cabeza del quinto metatarsiano se compone de una flexión **F** asociada a una aducción **Ad**.

De este modo, no sólo las cabezas de estos metatarsianos descienden, sino que se aproximan al eje del pie, lo que provoca **(Fig. 70)** un aumento de la curva del arco anterior y, en consecuencia, un ahondamiento de la parte anterior de la bóveda plantar siguiendo la curva **a b (línea a trazos roja)**. A la inversa, la extensión de los metatarsianos se acompaña de su aplanamiento (véase modelo mecánico del pie al final del volumen).

El movimiento de aproximación de los metatarsianos localizados en los extremos también se ve favorecido **(Fig. 69: visión anterior de las superficies cuboideas y cuneales)** por la oblicuidad de los ejes transversales **xx'** y **yy'** de sus superficies articulares: el movimiento sigue la flecha gruesa en los dos sentidos. Estos movimientos de ahondamiento y aplanamiento del arco interior están esquematizados en un corte reducido **(Fig. 71)**.

En definitiva, las modificaciones de la curva del arco interno anterior son la consecuencia directa de los movimientos acaecidos en la interlínea tarsometatarsiana.

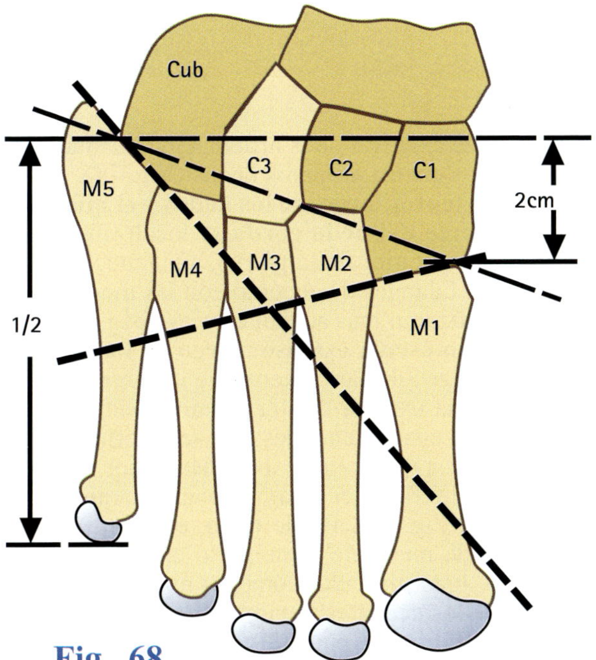

Fig. 68

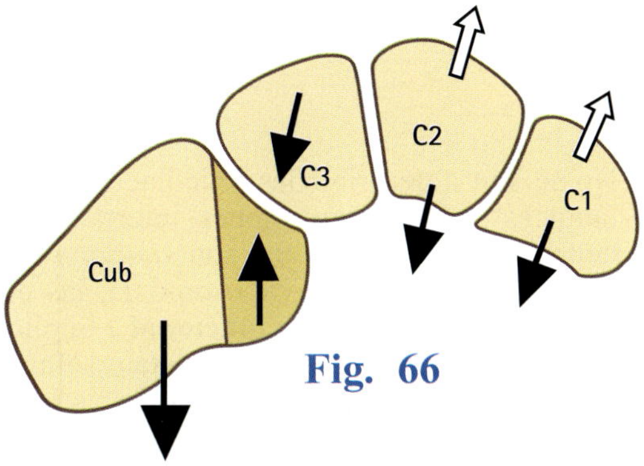

Fig. 66

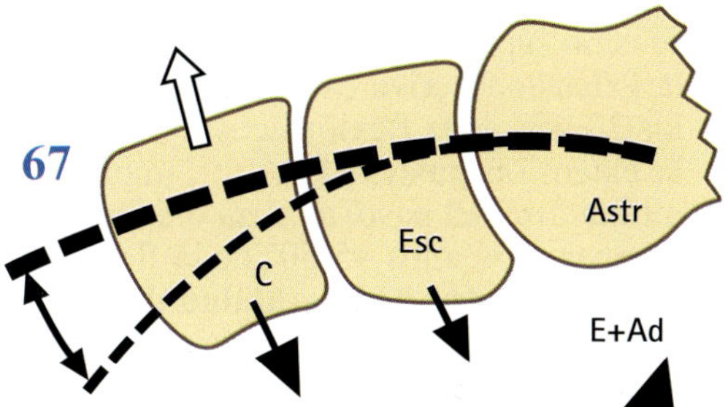

Fig. 67

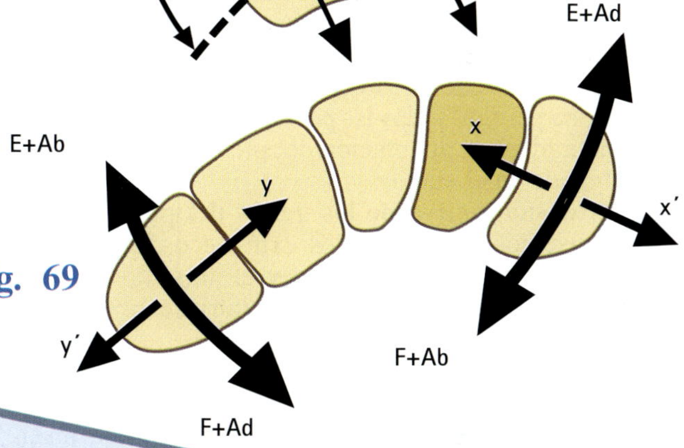

Fig. 69

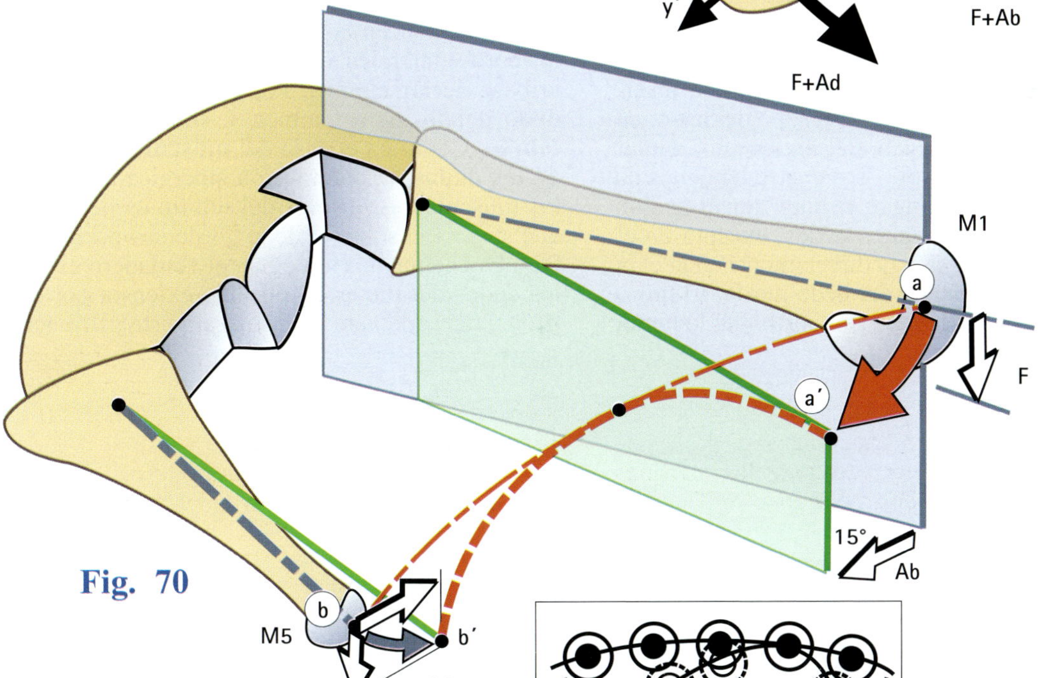

Fig. 70

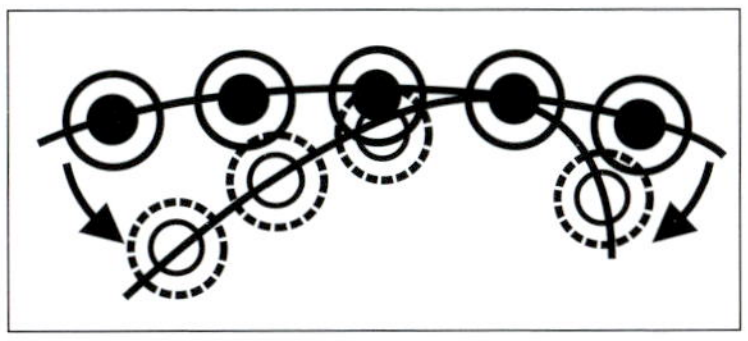

Fig. 71

La extensión de los dedos

No se van a describir las articulaciones metatarsofalángicas y las articulaciones interfalángicas de los dedos de los pies, ya que son *similares a las de los dedos de las manos* (véase tomo 1); las únicas **diferencias son de carácter funcional** e implican, principalmente a las articulaciónes metatarsofalángicas. De hecho, mientras que en el caso de las articulaciones metacarpofalángicas la flexión supera la extensión, en el caso de las articulaciones metatarsofalángicas la extensión supera la flexión**:**

- la extensión **activa** es de 50-60° en comparación a los 30-40° de la flexión activa;
- la extensión **pasiva (Fig. 72),** imprescindible en la última fase del paso, alcanza o sobrepasa los 90° en comparación a los 45-50° de la flexión pasiva.

Los movimientos de lateralidad de los dedos del pie en las articulaciones metatarsofalángicas son de menor amplitud que los de los dedos de la mano. En particular, el dedo gordo del hombre, a diferencia del mono, ha perdido todas las posibilidades de oposición, lo que traduce la adaptación del pie humano a la marcha bípeda en el suelo.

La extensión activa de los dedos del pie se debe a tres músculos: dos músculos extrínsecos, el músculo extensor corto del dedo gordo y el músculo extensor largo de los dedos, y un músculo intrínseco, el extensor corto de los dedos.

El músculo extensor corto de los dedos (Fig. 73) se localiza enteramente en el dorso del pie. Los cuatro cuerpos carnosos que lo componen tienen una inserción común en el suelo calcáneo del seno del tarso, en el desdoblamiento de origen del ligamento anular anterior de la garganta del pie. Los cuatro tendones de poco espesor que los prolongan se unen con el tendón extensor de los cuatro primeros dedos, excepto en el caso del primero que se inserta directamente en la cara dorsal de la primera falange del dedo gordo. El quinto dedo carece de músculo extensor corto. Por lo tanto, este músculo es extensor de la articulación metatarsofalángica de los cuatro primeros dedos **(Fig. 74)**.

El músculo extensor largo de los dedos y el músculo extensor corto del dedo gordo se localizan en el compartimento anterior de la pierna, sus tendones se insertan en las falanges de acuerdo con las modalidades que se analizarán más adelante (véase pág. 214).

El tendón del músculo extensor largo de los dedos (Fig. 75) se dirige a la cara anterior de la garganta del pie por la fronda externa del ligamento frondiforme, se subdivide en cuatro tendones que se insertarán en los cuatro últimos dedos tras haber pasado por debajo de la lámina inferior del ligamento anular anterior (véase también Fig. 98). Por lo tanto, el quinto dedo sólo se extiende mediante el músculo extensor largo de los dedos. Este músculo, como su nombre indica, es extensor de los dedos, pero también es**, sobre todo, flexor del tobillo** (véase pág. 220). Para que su acción en los dedos sea pura, se debe asociar la **contracción sinérgica-antagonista** de los músculos extensores del tobillo, principalmente el músculo tríceps sural, representado aquí por una flecha blanca.

El tendón del músculo extensor corto del dedo gordo (Fig. 76) pasa por debajo de la lámina superior del ligamento anular anterior, en la fronda interna del ligamento frondiforme, para, a continuación, pasar por debajo de la lámina inferior (véase también Fig. 98) y terminar en las dos falanges del dedo gordo: en los bordes laterales de la primera y en la cara dorsal de la base de la segunda. Por lo tanto, **es extensor del dedo gordo,** pero también y, **sobre todo, flexor de tobillo**. Como en el caso del **músculo extensor largo de los dedos**, la contracción sinérgica-antagonista de los músculos extensores del tobillo es necesaria para que su acción sobre el dedo gordo sea pura.

Para Duchenne de Boulogne, el verdadero extensor de los dedos del pie es el músculo extensor corto de los dedos, más adelante se justificará esta afirmación.

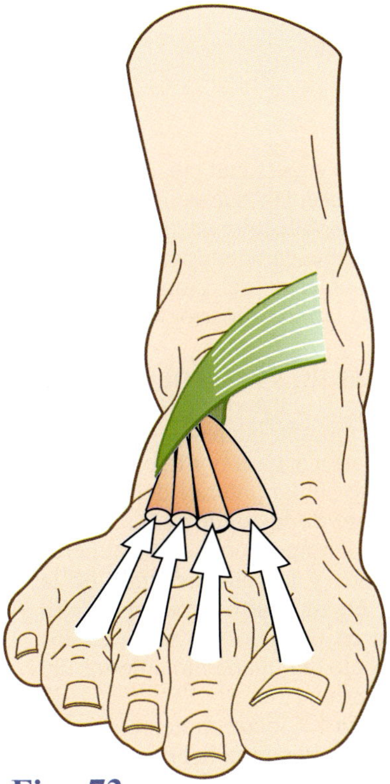

Fig. 73

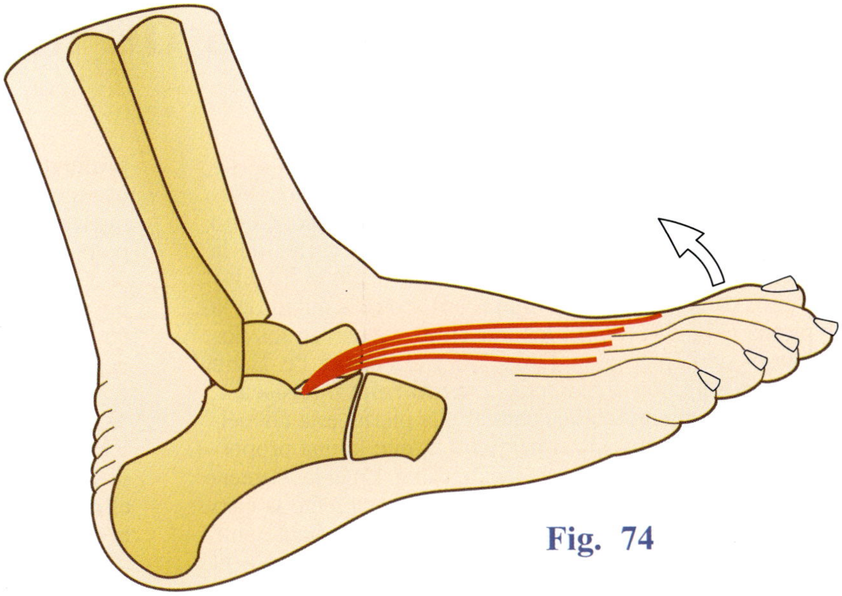

Fig. 74

Fig. 72

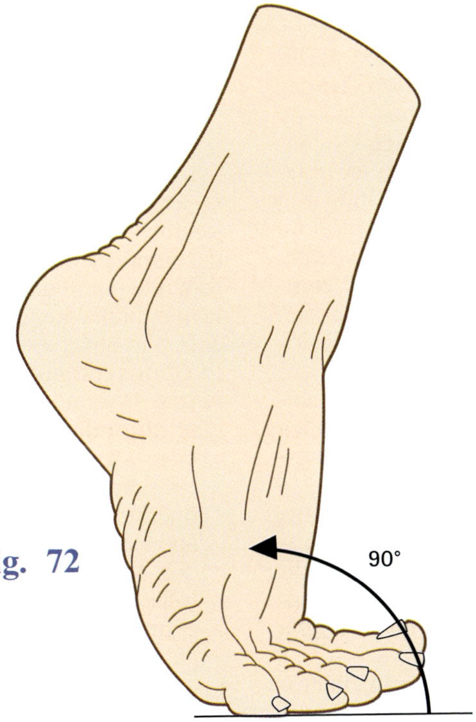

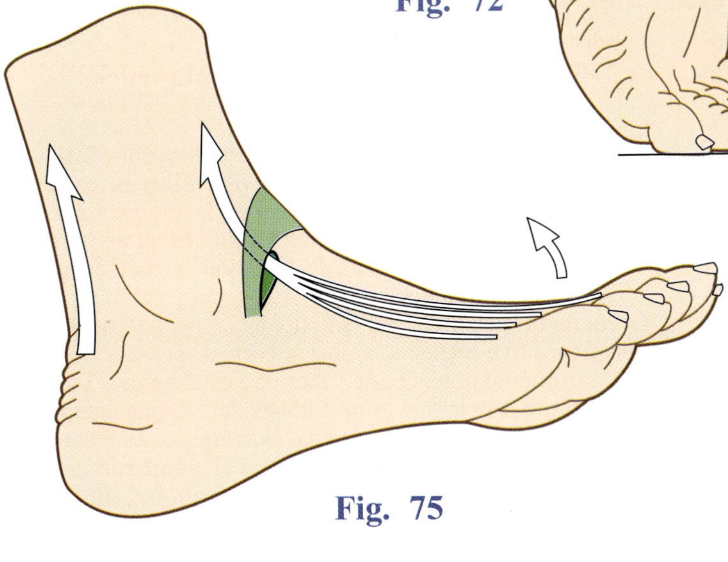

Fig. 75

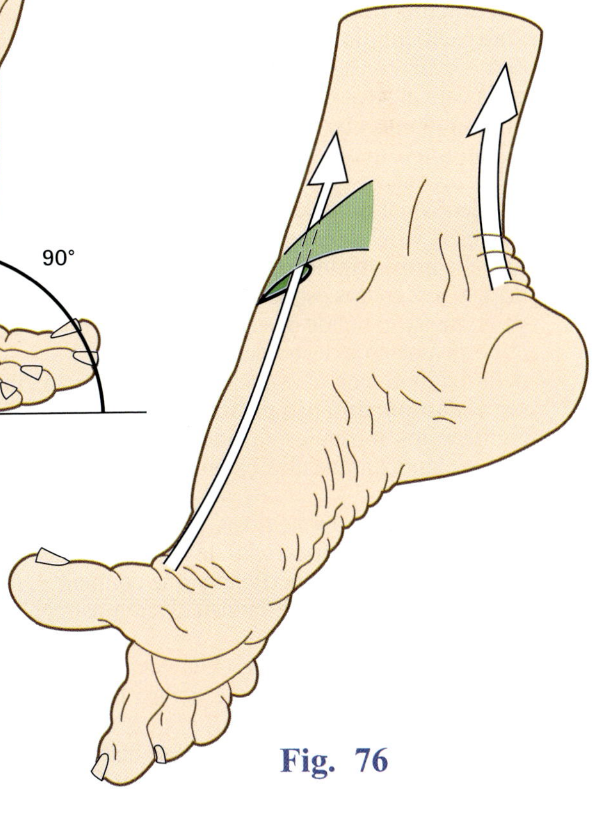

Fig. 76

Los compartimentos de la pierna

Al igual que el antebrazo contiene los músculos extrínsecos de la mano y de los dedos, la pierna alberga los músculos extrínsecos del pie y de los dedos del pie. Como puede apreciarse de forma sencilla en dos cortes de la pierna, uno en el tercio anterior **(Fig.77: parte inferior de un corte de la pierna derecha)** y otro a mitad de la pierna **(Fig. 79: ídem)**, los músculos envuelven los dos huesos de la pierna, la **Tibia** **Tib** y el **Peroné** **Pe**. Entre estos dos huesos se extiende la **membrana interósea** **1**, que conforma un tabique central y la pierna está envuelta por la **aponeurosis superficial** **2**, que le una proporciona una funda continua e inextensible. En el lado interno la aponeurosis superficial cubre directamente la cara interna de la tibia, que se localiza así inmediatamente debajo de la piel; sin embargo, en el lado externo, el peroné se localiza en profundidad y queda unida a la aponeurosis superficial por **dos tabiques fibrosos:** el **tabique intermuscular externo** **3** y el **tabique anteroexterno** **4**. También puede observarse en estos dos cortes **(Figs. 77 y 79)**, en el tejido celular subcutáneo, las dos venas safenas, la mayor **Sma** y la menor **Sme**.

De esta forma se hallan constituidos **tres espacios y cuatro compartimentos** **(Fig. 78: visión externa en perspectiva, la tibia se ha seccionado a un nivel más alto que el peroné)**:

- en el esqueleto de la pierna, a la altura del tabique interóseo y del tabique anteroextreno se localiza el **compartimento anterior** **1**, que contiene los músculos flexores del tobillo y los músculos extensores de los dedos de los pies;
- en la cara anteroexterna del peroné, entre los dos tabiques intramuscular externo y anterointerno se localiza el **compartimento anterior** **2**, ocupado por los músculos peroneos;
- por detrás del esqueleto de la pierna, de la membrana interósea y del tabique intramuscular externo se localiza el **compartimento posterior**, éste está subdividido a su vez en dos espacios por la aponeurosis profunda **5**, que se extiende desde el borde interno de la tibia al borde posteroexterno del peroné;
- delimita junto con el esqueleto y la membrana interósea el **compartimento profundo de la pierna** **3**, que contiene los músculos flexiores de los dedos de los pies y algunos músculos extensores de la articulación talocrural;
- por detrás de la aponeurosis profunda se localiza el **compartimento superficial** de la pierna **4**, delimitado por la aponeurosis superficial y que contiene el potente músculo extensor de la articulación astragalina, el músculo tríceps sural.

El **compartimento anterior** **(Fig. 80: visión anterior de la pierna)** está ocupado, de dentro hacia fuera, por cuatro músculos:

- el **músculo tibial anterior** 6, que se inserta en la tibia, la mitad interna de la membrana interósea **1**, la cara profunda de la aponeurosis superficial en su cuadrante superior **7**. El vientre muscular, que ocupa la mitad interna del compartimento, se prolonga mediante un potente tendón **TA**, sujeto a la cara anterior del tobillo por el ligamento anular anterior del empeine, compuesto por dos láminas, la lámina superior **8** y la lámina inferior **9**;
- el **músculo extensor largo del dedo gordo** **10**, situado más abajo que el primero, se inserta en la cara interna del peroné y en la membrana interósea. Su tendón **ELDG** es paralelo al anterior y pasa por debajo de las dos láminas del ligamento anular anterior del pie;
- el **músculo extensor largo de los dedos** **11**, se inserta por arriba y por fuera del precedente sobre el peroné, la membrana interósea y la cara profunda de la aponeurosis superficial en su cuarto superior **12**. Su tendón **ELD** desciende en paralelo por fuera de los anteriores y pasa por debajo del ligamento anterior del empeine, por su lado externo;
- el **músculo tercer peroneo** **13**, inconstante, se origina en la mitad inferior de la cara externa del peroné, y su tendón **3P** bastante delgado pasa por debajo del ligamento anterior del empeine, sobre su borde externo.

La **arteria tibial anterior** **14** desciende junto a sus venas satélites, pegada al tabique interóseo, en la profundidad del compartimento en el que penetra por un orificio conformado por la ojiva de dos huesos y el borde superior de la membrana interósea. Esta arteria está acompañada por el nervio tibial anterior **15** (representados en los cortes).

El **compartimento anterior** **(Fig. 81: visión externa de la pierna)** contiene los dos músculos peroneos:

- el **músculo peroneo largo** **16**, que se inserta **17**, en cuanto a sus inserciones más altas, en la cara externa del peroné, el tabique intramuscular externo **3**, el tabique intramuscular anterior **4** y la cara profunda de la aponeurosis superficial en su cuarto superior. Su tendón **18** se extiende hacia el borde posterior del maléolo lateral;
- el **músculo peroneo corto** **19** se inserta por debajo del anterior en una zona **20** que se extiende sobre la cara externa del peroné y los dos tabiques. Su tendón **21** desciende paralelo por delante del anterior, para deslizarse con él por una **corredera osteofibrosa** en el borde posterior del maléolo lateral, en la que permanecen sea cual sea la posición del tobillo. En el extremo de esta corredera, cambian de dirección, hacia el borde externo del cuboides.

La **arteria peronea** **22**, acompañada por el **nervio peroneo** **23** (representado en los cortes), penetra en el compartimento por su parte superior atravesando el tabique externo. Envía una rama a través del tabique anteroexterno **24** que se anastomosa hacia la arteria tibial anterior. A continuación, se expande hacia el compartimento anteroexterno y, a mitad de la pierna, perfora el tabique anteroexterno **25** para unirse a la arteria tibial anterior.

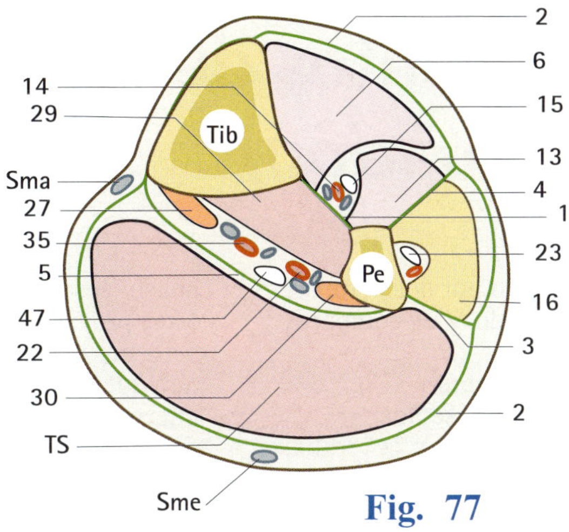

Fig. 77

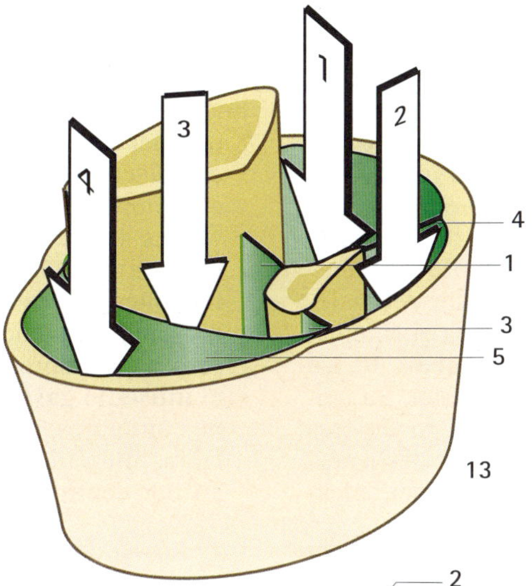

Fig. 78

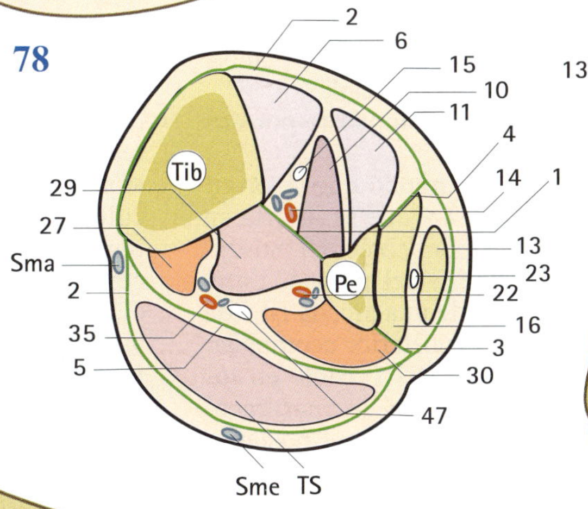

Fig. 79

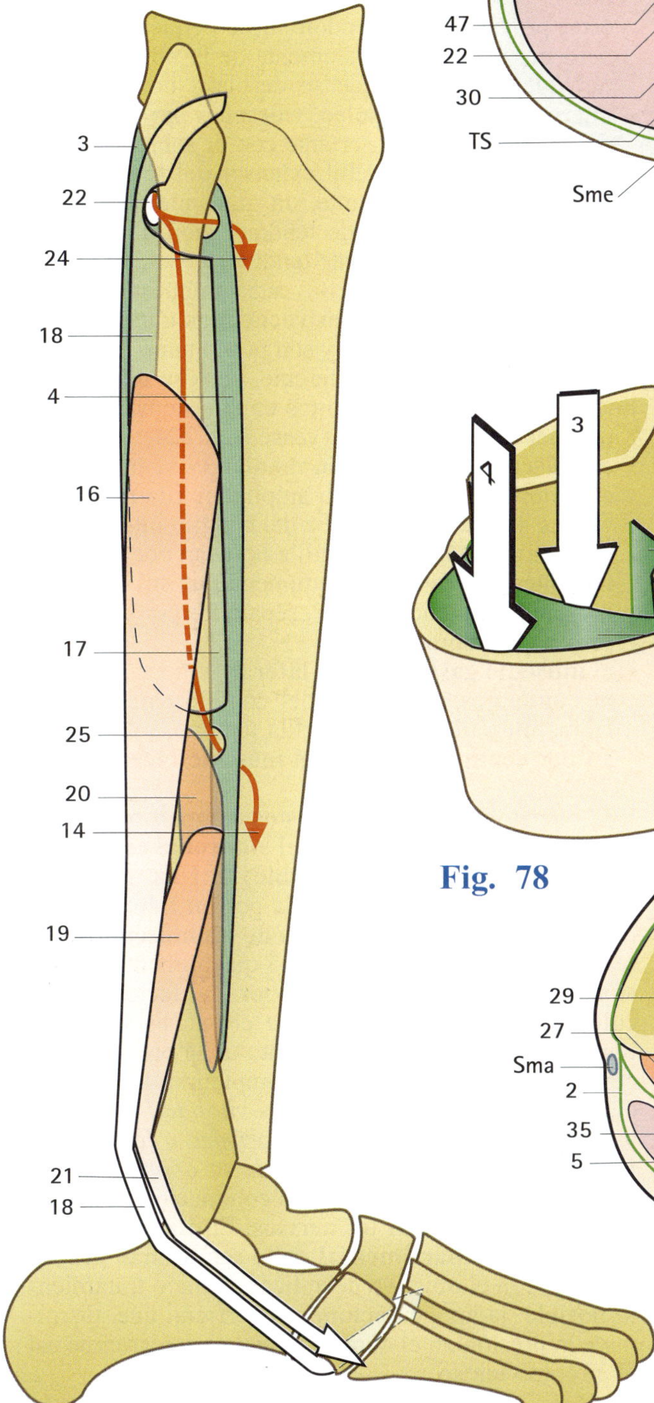

Fig. 81

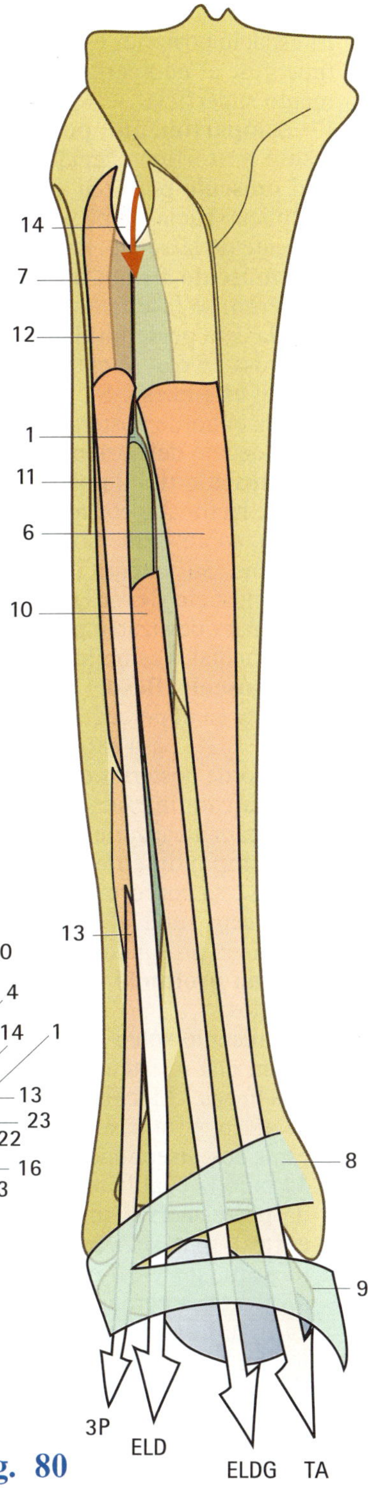

Fig. 80

Las leyendas son comunes a todas las figuras de esta página y de las páginas siguientes.

Los compartimentos de la pierna *(continuación)*

El espacio posterior está conformado por dos compartimentos, el compartimento profundo y el compartimento superficial.

El **compartimento posterior profundo** (Fig. 82: visión posterior) cuenta con cuatro músculos:

- el **músculo poplíteo** 26, que pertenece a la rodilla. Oblicuo hacia arriba y hacia fuera, abandona rápidamente de la zona;
- el **músculo flexor largo de los dedos** 27, el más interno, se inserta ampliamente en la mitad interna de la cara posterior de la tibia. Merced a una arcada fibrosa 28 que se extiende hasta el peroné, se inserta en este hueso. Su tendón FLD desciende y atraviesa el borde posterior del astrágalo, antes de pasar por debajo del sustentáculo talo del calcáneo;
- el **músculo tibial posterior** 29 que se inserta, como ya se ha tratado con anterioridad (véase Fig. 58, pág. 177), sobre la membrana interósea y sobre los dos huesos. Su tendón TP pasa por debajo del arcada del músculo flexor largo de los dedos (flecha blanca), para deslizarse por el borde posterior del maléolo medial y cambiar de dirección, hacia el antepié;
- el **músculo flexor largo del dedo gordo** 30, se inserta en el peroné, por debajo del anterior. Su tendón FLDG pasa entre los dos tubérculos posteriores del borde posterior del astrágalo, antes de deslizarse por la cara inferior del sustentáculo talo del calcáneo para alcanzar el antepié.
- El **compartimento posterior superficial** (Figs. 83 y 84) está conformado esencialmente por el músculo tríceps sural TS que se estructura en dos planos: un plano profundo y un plano superficial.

El **plano profundo** (Fig. 83) está compuesto por dos músculos:

- el **músculo sóleo** 31, músculo amplio que se origina en una resistente apófisis 32 y que se inserta en dos líneas 33 localizadas, una por debajo del músculo sóleo, y otra sobre la cabeza del peroné. Entre estas dos inserciones se expande una arcada fibrosa 34 bajo la cual la arteria tibial posterior acompañada por el nervio tibial posterior 37 (visible en los cortes), se desliza para penetrar en el compartimento profundo y bifurcarse en arteria tibial posterior 35 y arteria peronea 22. El vientre muscular finaliza en una amplia apófisis que participa en la constitución del tendón calcáneo 36 (véase pág. 224);
- el **músculo plantar** 37 dotado de un pequeño vientre muscular que se inserta en el cóndilo externo y hueso sesamoideo, presenta la particularidad de estar provisto de un tendón 38 de pequeño calibre, pero muy largo –prácticamente de la misma longitud que la pierna– que se desplaza por el borde interno del músculo sóleo, y después por el del tendón calcáneo para insertarse con él sobre el calcáneo. Este músculo, débil extensor del tobillo, presenta, aunque inconstante, un gran interés, ya que representa un "banco de tendón" fácil de extirpar para realizar un trasplante tendinoso;

El **plano superficial** (Fig. 84) está compuesto por dos músculos, los músculos **gastrocnemios** que se insertan por arriba de la rodilla y son por lo tanto bi articulares. Tienen un origen diferente, pero se unen en la línea media para acabar juntos en el sistema aponeurótico del tendón calcáneo (véase pág. 224):

- el **músculo gastrocnemio medial** 39 se origina en el cóndilo interno y en la amplia cintilla tendinosa 40 que se inserta por arriba del cóndilo interno. Las fibras musculares y la cintilla bordean por fuera los tendones del músculo semimembranoso 41 y del músculo semitendinoso 42, separados por una bolsa serosa (sin representar);
- el **músculo gastrocnemio lateral** 43 tiene inserciones similares, por arriba del cóndilo externo. Las fibras musculares y la cintilla tendinosa 44 bordean por dentro el tendón del músculo bíceps crural 45.

Una buena visualización de estos compartimentos es esencial para poder entender el **síndrome compartimental**, frecuente en traumatología. Una alteración en el retorno venoso, originada por un traumatismo, puede ser la causa de un **edema de los músculos** contenidos en el compartimento, lo que aumenta la presión en el compartimento, que por un efecto de "círculo vicioso" agravará a su vez el éxtasis venoso y por lo tanto el edema. El aumento de la presión en el compartimento acabará interrumpiendo la circulación arterial, *comprometiendo la vitalidad del extremo del miembro*, y sobre todo, *privará a los nervios incluidos en el compartimento de su aporte sanguíneo*, con el riesgo de destruir la conducción nerviosa, y finalmente, destruir los nervios. El **diagnóstico de síndrome compartimental debe ser lo más precoz posible**, con el objetivo de aplicar el único tratamiento posible: la aponeurectomía superficial que, disminuye la presión en el compartimento e interrumpe así el círculo vicioso.

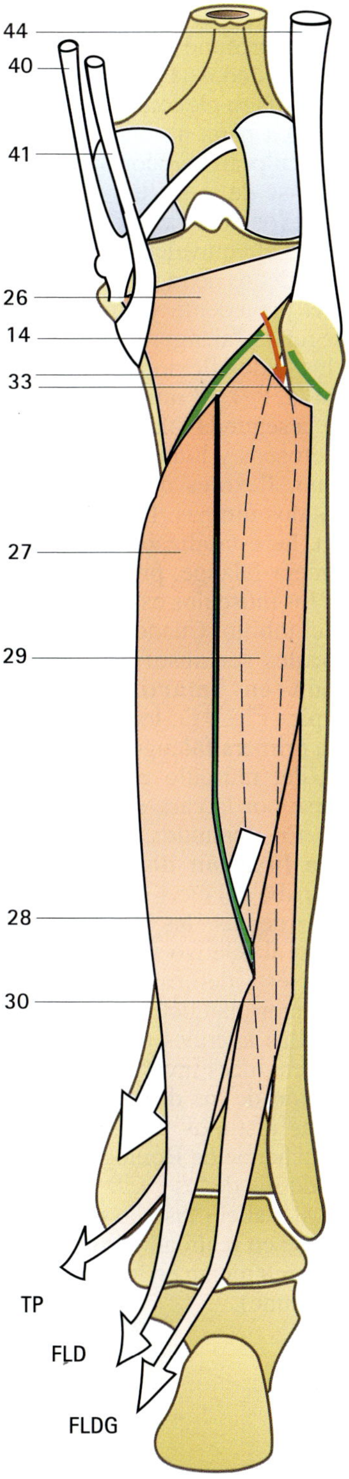

Fig. 82

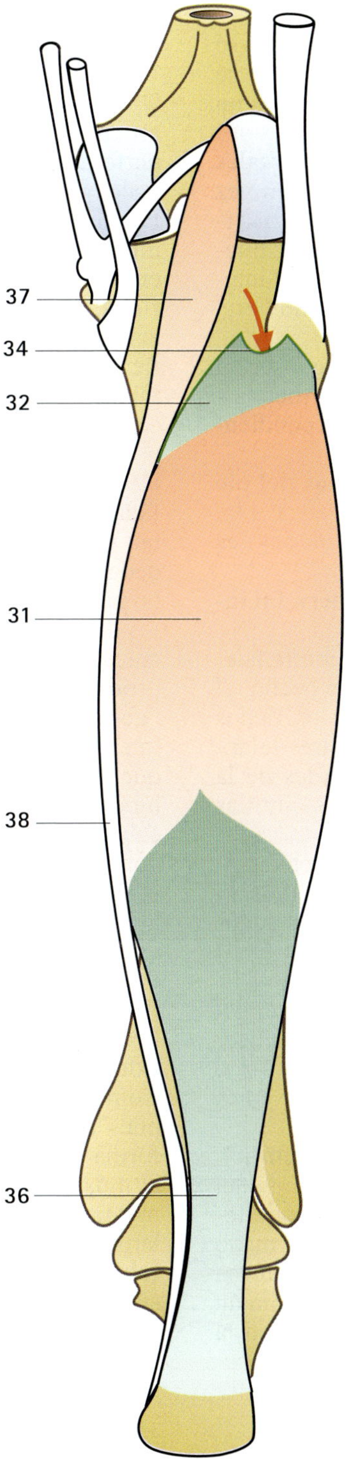

Fig. 83

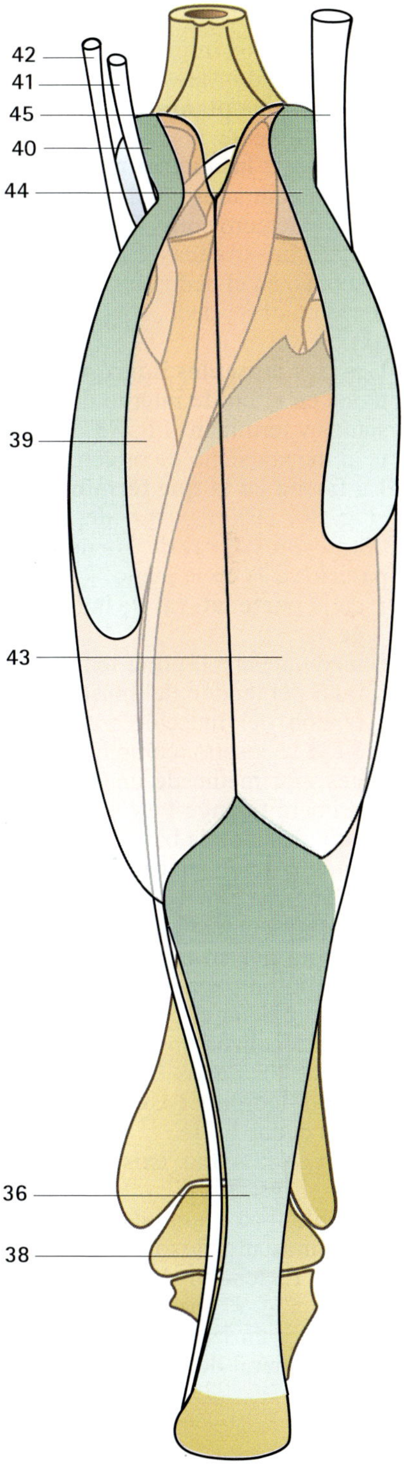

Fig. 84

Músculos interóseos y lumbricales

Los **músculos interóseos**, al igual que en la mano, se dividen en **dorsales** y palmares (en el caso del pie se les denomina **plantares**), aunque su disposición es un tanto diferente **(Fig. 85: corte frontal, fragmento posterior)**: **los cuatro músculos interóseos dorsales** 1 están centrados en el segundo metatarsiano (en vez de en el tercero como es el caso de la mano) y se insertan **(flechas blancas)** en el segundo dedo (1er y 2º interóseos) o en el dedo más próximo al segundo: 3er interóseo en el 3er dedo, 4° interóseo en el 4° dedo **(Fig. 92)**.

Los tres músculos interóseos plantares 2 se insertan todos en el borde interno de los tres últimos metatarsianos y terminan **(Fig. 93)** en el dedo correspondiente al metatarsiano de origen.

La forma en la que terminan los interóseos del pie (Fig. 86: visión dorsal del aparato extensor y Fig. 88: visión lateral de los músculos de los dedos) es parecida a la de la mano:

- en la **parte lateral de la base de la primera falange 3;**
- mediante una **lámina tendinosa** 4 en la cintilla lateral 5 del tendón del músculo extensor. De hecho, el tendón del músculo extensor largo de los dedos **ELD** se inserta, como en la mano, en las tres falanges, por medio de unas fibras en los bordes de la primera falange 6 (y no en la base); y dos cintillas laterales 5 en la base de la tercera falange;
- en la porción superior de la articulación metatarsofalángica **(Fig. 87: visión dorsal)**, el tendón músculo extensor de los segundo, tercer y cuarto dedos recibe, por su borde externo, el fino tendón **ECD** del músculo extensor corto de los dedos.

Para completar el corte **(Fig. 85)**, en la cara dorsal del pie se localizan los tendones del músculo extensor largo de los dedos **ELD**, del músculo extensor largo del dedo gordo **ELDG**, y del músculo extensor corto de los dedos **ECD.**

Como en la mano, existen **cuatro músculos lumbricales (Figs. 85, 87 y 90)** anejos a los tendones del músculo flexor largo de los dedos del pie **19** (homólogo al músculo flexor largo de los dedos de la mano **FLD**). El tendón de cada lumbrical se dirige hacia dentro **(Fig. 97)** para finalizar **(Figs. 87 y 88)** como un interóseo: en la base de la primera falange **8** y en la cintilla lateral del músculo extensor **9**.

El tendón del músculo flexor profundo de los dedos **19** actúa como el **FPD** de los dedos **(Fig. 88 y Fig. 97)**: pasa próximo al fibrocartílago glenoideo **10** de la articulación metatarsofalángica para, a continuación, perforar el tendón del músculo flexor corto de los dedos **24** y finalizar en la base de la tercera falange. Por lo tanto, el músculo flexor corto de los dedos, músculo intrínseco del pie, es el equivalente del músculo flexor superficial de los dedos de la mano: superficial, está perforado por el precedente y finaliza en las caras laterales de la segunda falange. El músculo flexor largo profundo de los dedos flexiona la tercera falange sobre la segunda **(Fig. 90)**. El músculo flexor corto de los dedos flexiona la segunda falange sobre la primera. Los músculos interóseos y lumbricales **(Fig. 89)**, son, como en la mano, flexores de la primera falange y extensores de las dos últimas. Desempeñan un papel fundamental en la estabilización de los dedos. Flexionando la primera falange, proporcionan un punto de apoyo sólido a los músculos extensores de los dedos como flexores del tobillo. Cuando los músculos interóseos y lumbricales son insuficientes, se produce una **deformación en "martillo" o en "garra"** de los dedos del pie **(Fig. 91)**: los músculos interóseos no estabilizan la primera falange, de forma que, debido a la tracción del músculo extensor, se hiperextiende para deslizarse por la cara dorsal de la cabeza del metatarsiano. En segundo plano, esta deformación se fija por la **luxación dorsal de los músculos interóseos,** por arriba del eje + de la articulación metatarsofalángica. Además, las dos últimas falanges se flexionan debido al relativo acortamiento de los músculos flexores, y esta deformación queda fija cuando la articulación interfalángica proximal se luxa (**flecha**) entre las cintillas laterales del músculo extensor, cuya acción se ve entonces invertida.

Como en la mano, la posición de los dedos depende pues del equilibrio entre los distintos músculos. De forma que, como afirma Duchenne de Boulogne, sólo el músculo extensor corto de los dedos **ECD** es realmente extensor de los dedos, y si el músculo extensor largo de los dedos **ELD** fuese en realidad **flexores de tobillo** se hubieran fijado directamente en los metatarsianos (siempre según Duchenne).

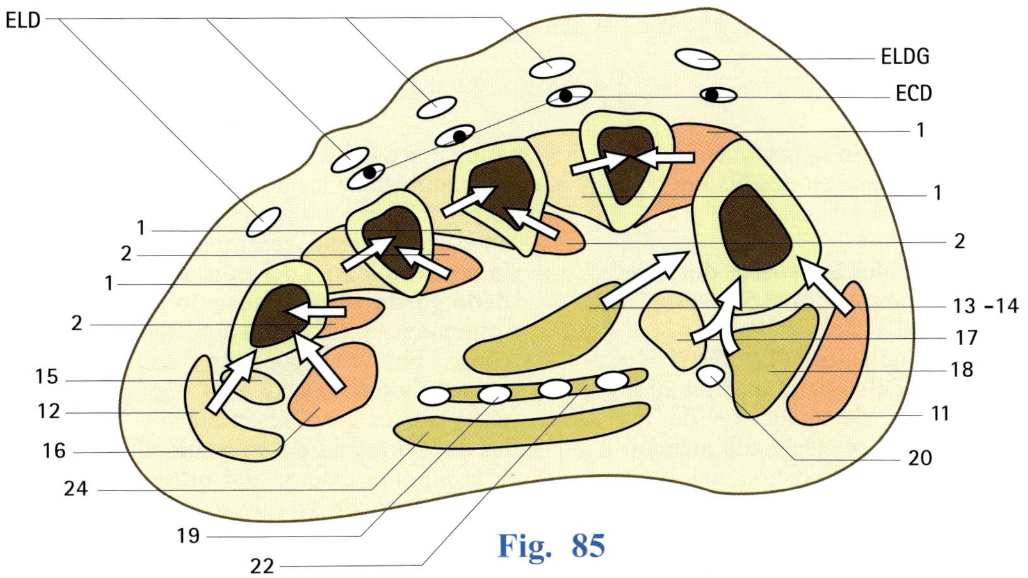

Fig. 85

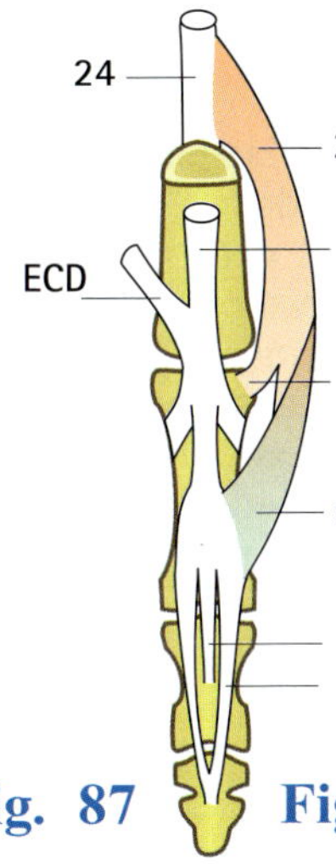

Fig. 87

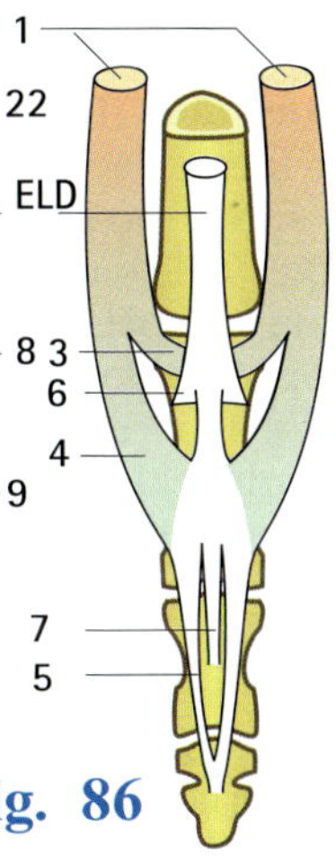

Fig. 86

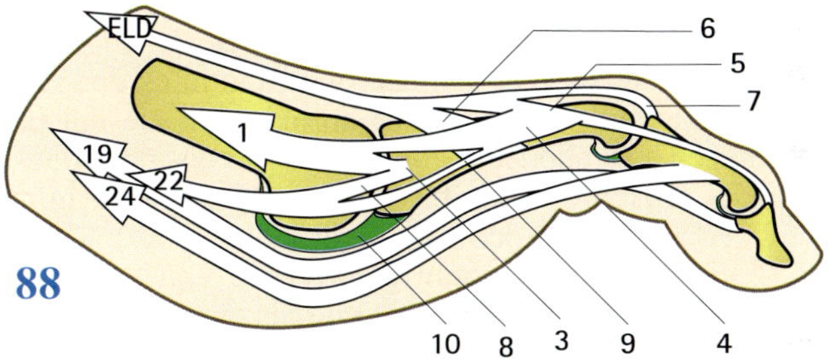

Fig. 88

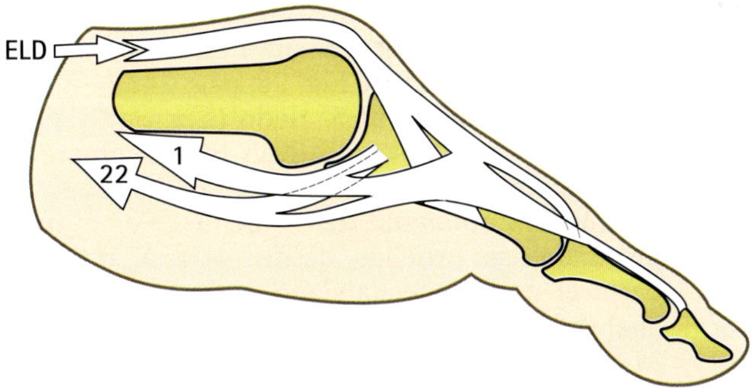

Fig. 89

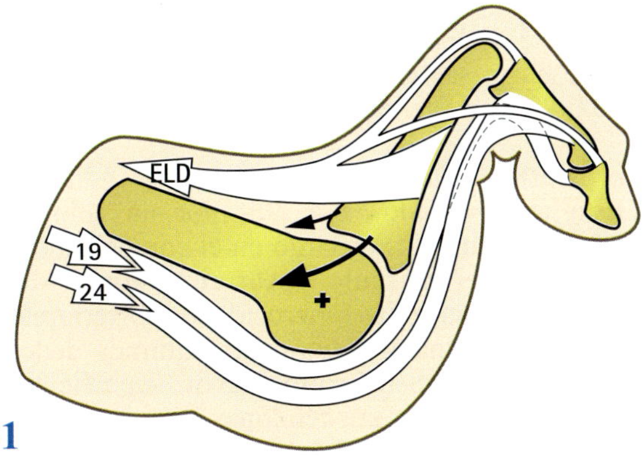

Fig. 91

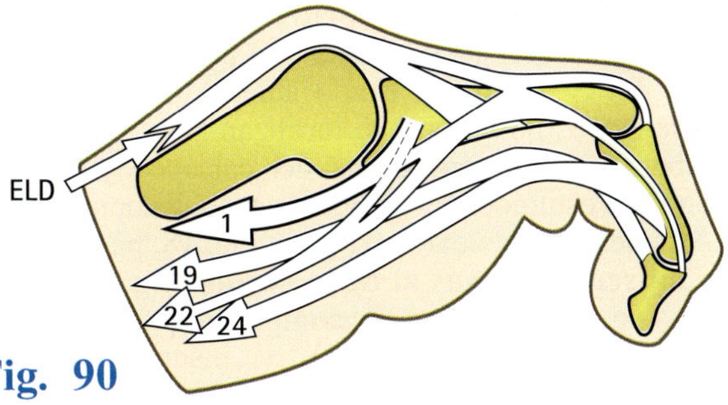

Fig. 90

Músculos de la planta del pie

Los músculos de la planta del pie se disponen, desde la profundidad hasta la superficie, en tres planos.

El plano profundo

Está compuesto por los **músculos interóseos dorsales** 1 y **plantares** 2 y los músculos anexos al 5° dedo y al dedo gordo.

- Los músculos interóseos dorsales (Fig. 92: visión inferior) poseen, además de su participación en la flexoextensión, una acción de abducción de los dedos con respecto al eje del pie (segundo metatarsiano y segundo dedo). La separación del dedo gordo la realiza el músculo **abductor del dedo gordo** 11 –cuyas inserciones posteriores se localizan en la tuberosidad posterointerna del calcáneo– y la abducción del quinto dedo la efectúa el **músculo abductor del quinto dedo** 12. Estos dos músculos son los equivalentes de los interóseos dorsales.
- Los **músculos interóseos plantares** 2 (Fig. 93: visión inferior) aproximan los tres últimos dedos al segundo. El dedo gordo se aproxima al eje del pie merced a su abductor, constituido por dos porciones:
  - el **músculo abductor oblicuo** 13 que se origina en los huesos del tarso anterior;
  - el **músculo abductor transverso** 14 que se adhiere al ligamento glenoideo de las tercera, cuarta y quinta articulaciones metatarsofalángicas y al ligamento intermetatarsiano profundo. Desplaza directamente hacia fuera la primera falange del dedo gordo y desempeña una función de sostén del arco anterior (véase Fig. 28, pág. 241).
- Los **músculos anexos al 5º dedo** (Fig. 94: visión inferior) son tres y se localizan en el compartimento plantar externo:
  - el **músculo oponente del 5º dedo** 15 es el más profundo; se extiende desde el tarso anterior hasta el quinto metatarsiano, tiene una función análoga, aunque en menor grado, a la del músculo oponente de 5º dedo: ahonda la bóveda y el arco anterior;
  - los otros dos músculos se insertan ambos en el tubérculo externo de la base de la primera falange. Son: **el músculo flexor corto del 5º dedo** 16, que se origina en el tarso anterior y el **músculo abductor del 5º dedo** 12, citado anteriormente, cuyas inserciones posteriores se localizan (Fig. 95) en la tuberosidad posteroexterna del calcáneo y en la apófisis estiloides del 5º metatarsiano. Es uno de los sostenes del arco externo (véase Fig. 18, pág. 239).
- Los **músculos anexos al dedo gordo** (Fig. 94) son tres y se localizan en el compartimento plantar interno (excepto el abductor). Se insertan en los tubérculos laterales de la base de la primera falange y en los dos huesos sesamoideos anexos a la metatarsofalángica del dedo gordo. Éste es el motivo por el cual también se les denomina músculos sesamoideos:
  - en el lado interno, sesamoideo y falange reciben la porción interna del **músculo flexor corto del dedo gordo** 17 y el **músculo aductor** 11 que se origina en la tuberosidad posterointerna del calcáneo (Fig. 95) y constituye uno de los sostenes del arco interno (véase Fig. 7, pág. 237);
  - en el lado externo, sesamoideo y falange reciben las dos porciones **del músculo abductor** 13 y 14 y la porción externa del **músculo flexor corto del dedo gordo** 18 que se origina en los huesos del tarso anterior.

Los músculos sesamoideos son **potentes flexores del dedo gordo**: desempeñan un papel importante en la estabilización del dedo gordo. Su insuficiencia induce la garra del dedo gordo bajo la acción del músculo extensor corto. También son muy activos en la última fase del paso (véase Fig. 50, pág. 247).

El plano medio

Está formado por los **músculos flexores largos** (Fig. 96). El **músculo flexor largo de los dedos** 19 cruza por debajo al **músculo flexor largo del dedo gordo** 20 en la salida del canal calcáneo. Posteriormente, cambian entre sí una **anastomosis tendinosa** 21 tras lo cual el músculo flexor largo de los dedos se divide en cuatro tendones destinados a los cuatro últimos dedos. Los **músculos lumbricales** 22 nacen (Fig. 97) de dos tendones vecinos excepto el primero 22 . Cada tendón perfora para acabar en la tercera falange. La tracción oblicua de estos tendones se compensa por un músculo aplanado expandido por el eje de la planta del pie (Fig. 97) entre las tuberosidades posteriores del calcáneo y el borde externo del tendón del 5º metatarsiano: se trata del **músculo cuadrado plantar** 23. Su contracción simultánea corrige las desviaciones axiales de los tendones.

El **músculo flexor largo del dedo gordo** 20 (Figs. 94 y 96) se desliza entre los dos sesamoideos para insertarse en la segunda falange del dedo gordo a la que flexiona con fuerza.

El plano superficial

Está representado (Fig. 95) por un solo músculo, incluido como flexor largo en el compartimento plantar medio, el **músculo flexor corto de los dedos** 24, fijo por detrás en las tuberosidades posteriores del calcáneo y destinado a los cuatro últimos dedos. Es el equivalente del músculo flexor superficial de los dedos de la mano: sus tendones están perforados (Fig. 97) y se insertan en la segunda falange, a la que flexionan.

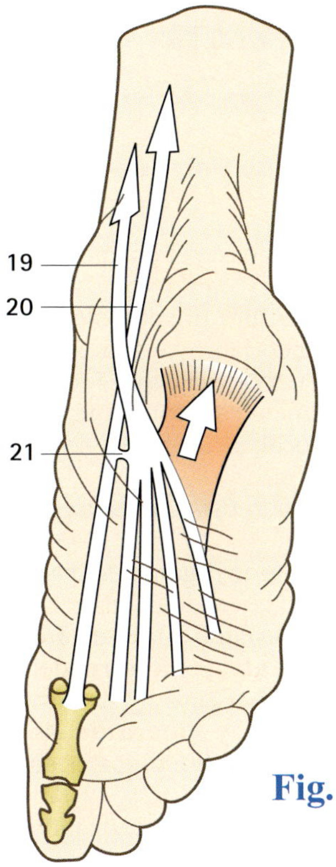

Fig. 96

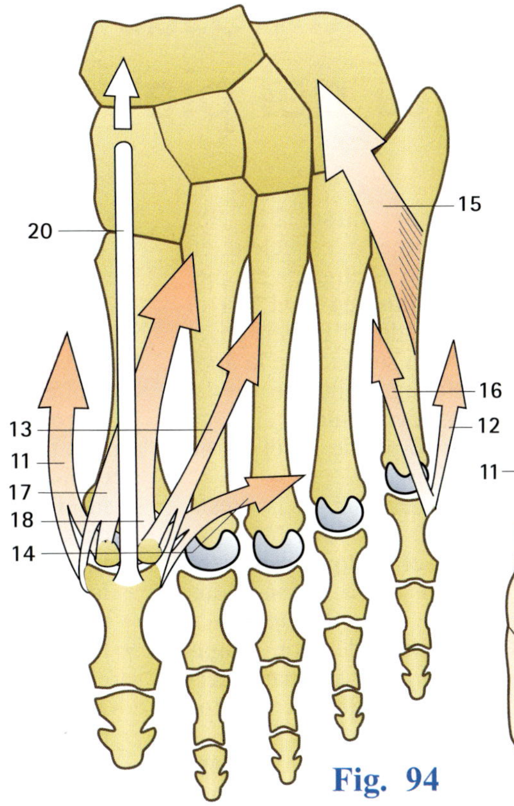

Fig. 94

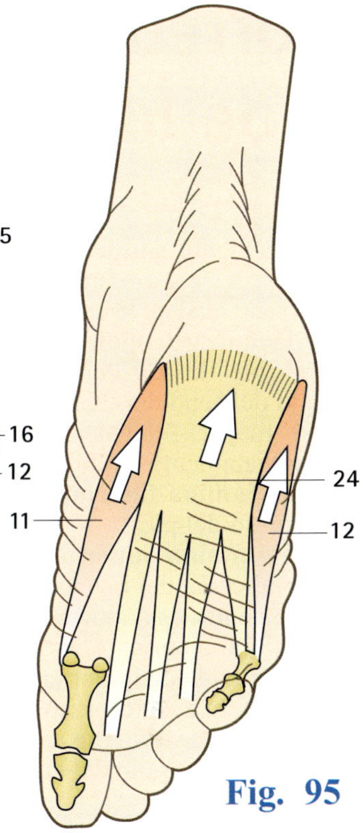

Fig. 95

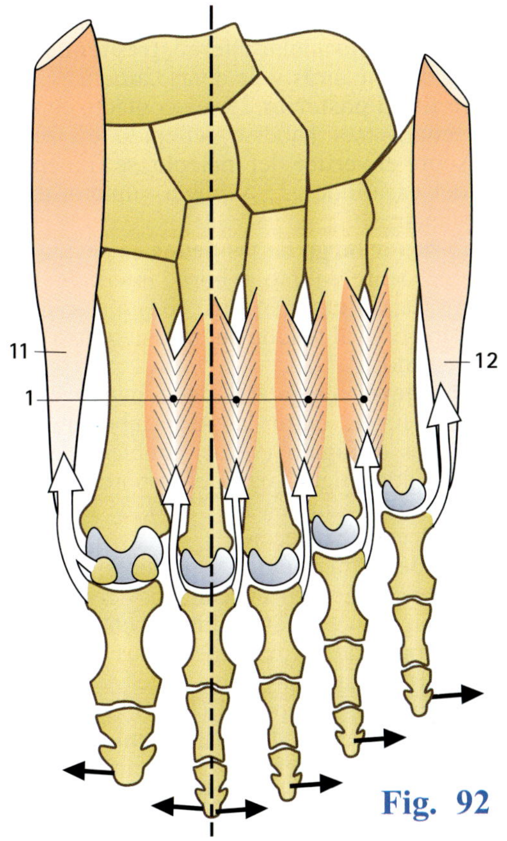

Fig. 92

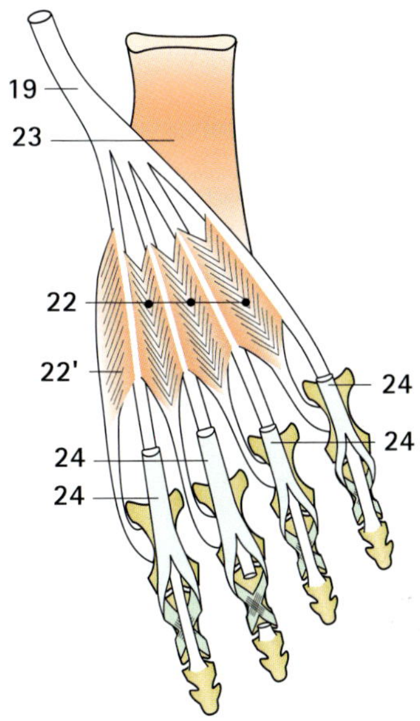

Fig. 97

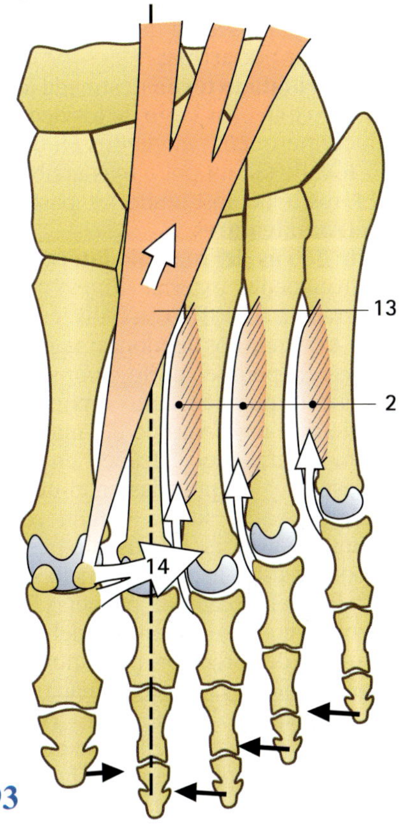

Fig. 93

Las leyendas son comunes a todas las figuras de la página anterior

Correderas tendinosas de la garganta y de la planta del pie

El ligamento **anular anterior del tarso** (**Fig. 98**) adhiere los cuatro tendones anteriores al esqueleto, en la concavidad de la cara anterior de la garganta del pie, sirviéndoles de **polea de reflexión** sea cual sea el grado de flexión del tobillo. Desde su origen en el suelo del seno del tarso, en la cara superior de la apófisis mayor del calcáneo, este ligamento se divide inmediatamente en dos láminas divergentes:

- **una lámina inferior** a, que se pierde en el borde interno del pie;
- **una lámina superior** b, que termina en la cresta tibial cerca del maléolo medial:
- por dentro está atravesada por el tendón del músculo tibial anterior **1**, cuya vaina serosa asciende dos traveses de dedo por encima de su borde superior **s**,
- por fuera está reforzada en profundidad por el **ligamento frondiforme,** cuyas fibras se originan y terminan en el seno del tarso, de modo que forman **dos bucles**:
- **la fronda interna,** que contiene el tendón del **músculo extensor corto del dedo gordo** **2**, envuelta por una vaina serosa que apenas sobrepasa el ligamento anular por arriba;
- **la fronda externa** destinada a los tendones del músculo extensor largo de los dedos **3** y del músculo tercer peroneo **4** envueltos en una vaina serosa común localizada un poco más arriba que la anterior.

El resto de los tendones pasan por las **correderas retromaleolares**.

Por detrás del maléolo lateral se localiza la corredera retromaleolar externa (**Fig. 99: visión externa**): en una corredera osteofibrosa **5** que emana del ligamento anular externo, dos tendones se deslizan paralelos, el del músculo peroneo corto **6** por arriba y por delante, y del músculo peroneo largo **7** por detrás y por abajo. Tras reflejarse en el vértice del maléolo quedan sujetos a la cara externa del calcáneo en dos correderas osteofibrosas **8** y **9**, apoyadas en el tubérculo de los peroneos **10**. Su vaina serosa común se desdobla desde este punto. Entonces, el músculo peroneo corto se fija en la apófisis estiloides del 5º metatarsiano **11** y la base del 4º. Se ha resecado un pequeño fragmento **12** para comprobar cuándo el tendón del músculo peroneo largo cambia de dirección para introducirse en la corredera del cuboides **13**. A continuación, vuelve a aparecer **14** en la planta del pie (**Fig. 100: visión inferior del esqueleto del pie**), envuelto en una nueva vaina serosa, dirigiéndose oblicuamente hacia delante y adentro en una corredera osteofibrosa formada, por arriba, por el esqueleto y, por abajo, por las fibras del haz superficial del ligamento calcaneocuboideo plantar (haz profundo **15**) extendidas desde el calcáneo **16** hasta el cuboides y la base de todos los metatarsianos + y por las expansiones terminales del tendón del músculo tibial posterior **17**. El tendón del músculo peroneo largo se fija en la base del 1er metatarsiano **18** y envía expansiones al 2º metatarsiano y la 1ª cuña. De manera casi constante, en su entrada en la corredera, se localiza un hueso sesamoideo **32** que facilita su reflexión.

Por lo tanto, la cara plantar del tarso está cubierta por **tres sistemas fibrosos** (**Fig. 100**):

- las **fibras longitudinales** del gran ligamento calcaneocuboideo plantar dispuestas en dos capas; en la figura sólo puede observarse la capa profunda **15**;
- las **fibras oblicuas hacia delante y adentro** del tendón del músculo peroneo largo **14**;
- las **fibras oblicuas hacia delante y afuera de** las expansiones del tendón del músculo tibial posterior **21**, destinadas a todos los huesos del tarso y del metatarso excepto los dos metatarsianos localizados en los extremos.

Por detrás del maléolo medial (**Fig. 101: visión externa**) se deslizan, por correderas y vainas distintas, emanaciones del ligamento anular interno, **tres tendones** dispuestos de delante atrás y de dentro afuera:

- **el del músculo tibial posterior** **19**, en contacto con el maléolo medial: tras haberse reflejado en su corredera **20** sobre el vértice del maléolo, se fija en el tubérculo del escafoides **21** y envía numerosas expansiones plantares **17**;
- **el del músculo flexor largo de los dedos** **22** se desliza junto al precedente y junto al borde interno del sustentáculo **23** (véase también Fig. 103) antes de atravesar por debajo **24** al tendón del músculo flexor largo del dedo gordo;
- **el del músculo flexor largo del dedo gordo** **25** pasa, en primer lugar, entre los dos tubérculos posteriores **26** del astrágalo (véase también pág. 166), y en segundo lugar, bajo el reborde del sustentáculo **27** (véase también Fig. 103), de modo que cambia dos veces de dirección.

Dos cortes frontales (fragmentos anteriores, lado derecho), cuyo nivel viene especificado por las flechas **A** y **B** en las figuras **99** y **101**, ilustran correctamente las disposiciones de los tendones y sus vainas en las correderas retromaleolares: el corte **A** (**Fig. 102**) afecta a los maléolos; el corte **B** (**Fig. 103**), más anterior, se localiza a la altura del sustentáculo y del tubérculo de los músculos peroneos. De nuevo se observan los músculos aductor del dedo gordo **28**, abductor del 5º dedo **31**, cuadrado plantar **29** y músculo flexor corto de los dedos **30**.

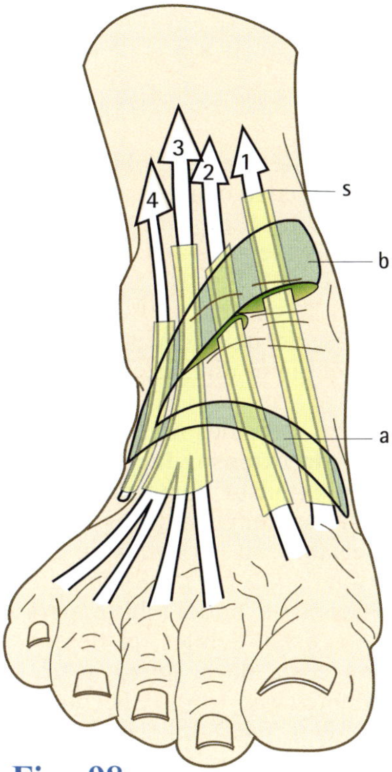

Fig. 98

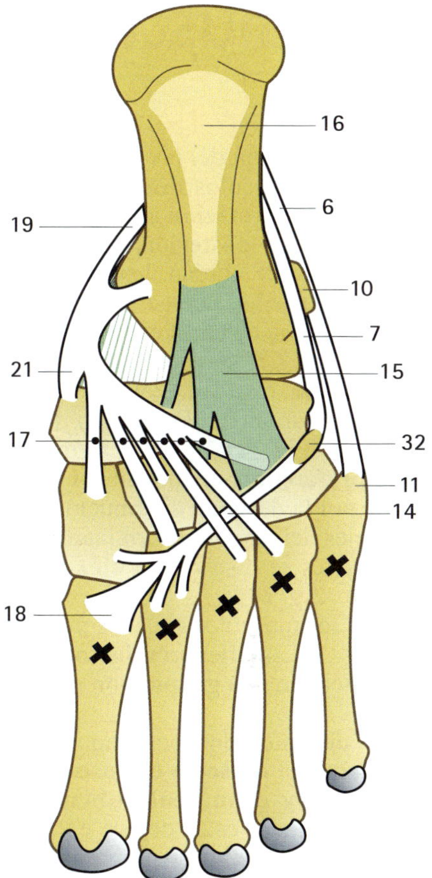

Fig. 100

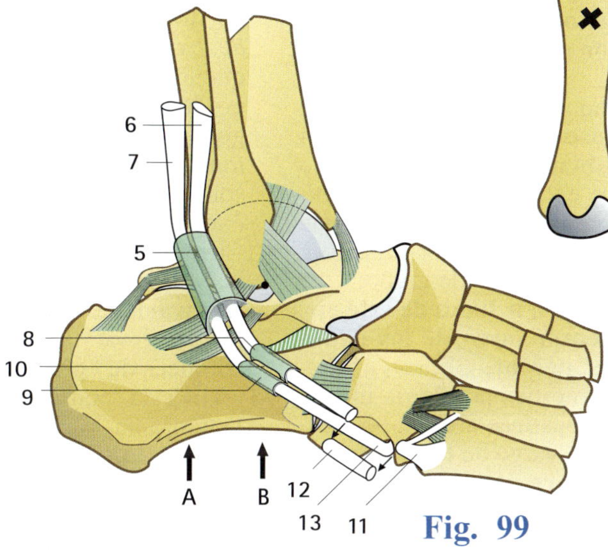

Fig. 99

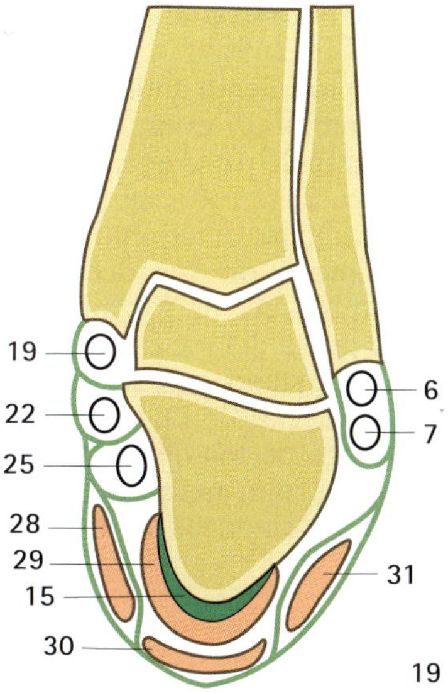

Fig. 102

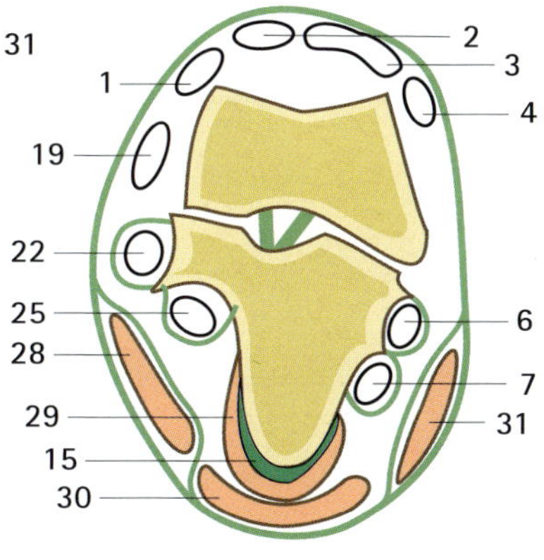

Fig. 103

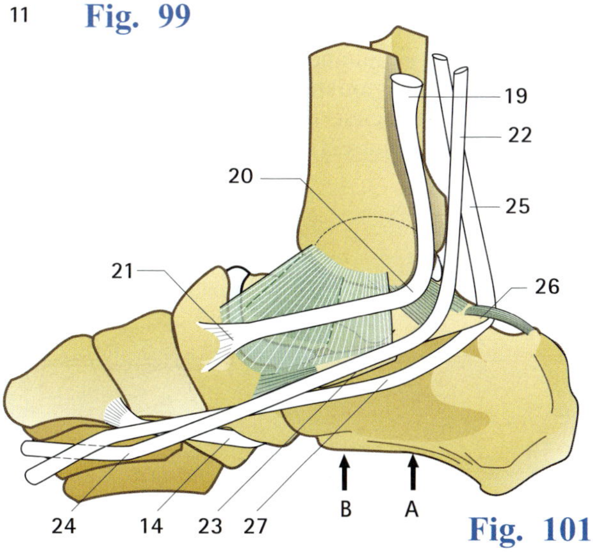

Fig. 101

Los músculos flexores de tobillo

La movilización del pie y del retropié se efectúa merced a los músculos flexores y extensores del tobillo, **actuando en relación a los ejes del complejo articular del tarso posterior**, tal como se han definido a propósito del cardán heterocinético (Fig. 55, pág. 201). De hecho, parece preferible abandonar el antiguo esquema de Ombrédanne (**Fig. 105**) en el cual los ejes **XX'** y **ZZ'** son perpendiculares, ya que no corresponde a la realidad. Por definición, los ejes **XX'** y **UU'** del cardán heterocinético no son perpendiculares entre sí (**Figs. 104 y 105**), lo que introduce **direcciones preferentes** de movimientos, característica reforzada por la desigual distribución de los músculos. Los dos ejes del cardán determinan **cuatro cuadrantes** en los cuales se distribuyen **diez músculos y trece tendones** (**Fig. 104**).

Todos los músculos situados **por** delante del eje transversal **XX'** son **flexores del tobillo**, aunque se pueden clasificar en **dos grupos** con respecto al eje de Henke **UU'**:

- los dos músculos localizados *por dentro de este eje*, a saber, el **músculo extensor corto del dedo gordo ECDG** y el **músculo tibial anterior TA**, cuanto más alejados estén de este eje más *aductores y supinadores* serán al mismo tiempo: esto significa que el músculo tibial anterior es más aductor-supinador que el músculo extensor largo del dedo gordo;
- los dos músculos localizados **por fuera de este eje**, a saber, el **músculo extensor largo de los dedos ELD y el músculo tercer peroneo 3P**, son *abductores y pronadores* al mismo tiempo. Por la misma razón, el músculo peroneo es más abductor-pronador que el músculo extensor largo de los dedos.

Para conseguir **una flexión pura de tobillo**, sin componente de aducción-supinación o de abducción-pronación, es necesario que estos dos grupos musculares actúen simultánea y equilibradamente; son, por lo tanto, **antagonistas-sinergistas** (estas acciones pueden reproducirse en el modelo mecánico del pie del final del volumen).

De entre los cuatro músculos flexores del tobillo, dos se insertan directamente en el tarso o en el metatarso:

- el **músculo tibial anterior TA (Fig. 106)** se inserta en la primera cuña y primer metatarsiano;
- el **músculo tercer peroneo 3P (Fig. 107)**, músculo inconstante, aunque con frecuencia (90% de los casos), se inserta en la base del quinto metatarsiano.

Por lo tanto, su acción en el pie es directa sin necesidad de ningún auxiliar.

No sucede lo mismo con los otros dos músculos flexores del tobillo: el **músculo extensor largo de los dedos ELD** y el **músculo extensor corto del dedo gordo ECDG**, que actúan mediante los dedos: si los músculos interóseos **Is** estabilizan los dedos en alineación normal o flexión (**Fig. 107**), el músculo extensor largo de los dedos es flexor del tobillo, pero si los músculos interóseos están débiles, la flexión del tobillo se realizará a costa de la *garra de los dedos* (**Fig. 111**). Igualmente (**Fig. 106**), el hecho de que los músculos sesamoideos **Ss** estabilicen el dedo gordo permite al músculo extensor largo del dedo gordo flexionar el tobillo. Cuando los músculos sesamoideos están débiles, la acción del músculo extensor largo del dedo gordo sobre el tobillo se acompañará de dedo *gordo en garra* (**Fig. 109**).

Cuando los músculos del compartimento anterior de la pierna se paralizan o se debilitan, eventualidad relativamente frecuente en el caso de patología, no se puede elevar la punta del pie (**Fig. 108**): se habla entonces de "**pie equino**" (el caballo, *equus* en latín, realiza la marcha sobre la punta de sus dedos). Durante la marcha, el individuo se ve forzado a levantar la pierna para que la punta del pie no arrastre por el suelo: es la marcha "en steppage", término originario de *step*, que significa "paso". En algunos casos, el músculo extensor largo de los dedos conserva cierta eficacia (**Fig. 109**): el pie, aunque caído, está desviado hacia fuera, se trata entonces de un pie "equinovalgo".

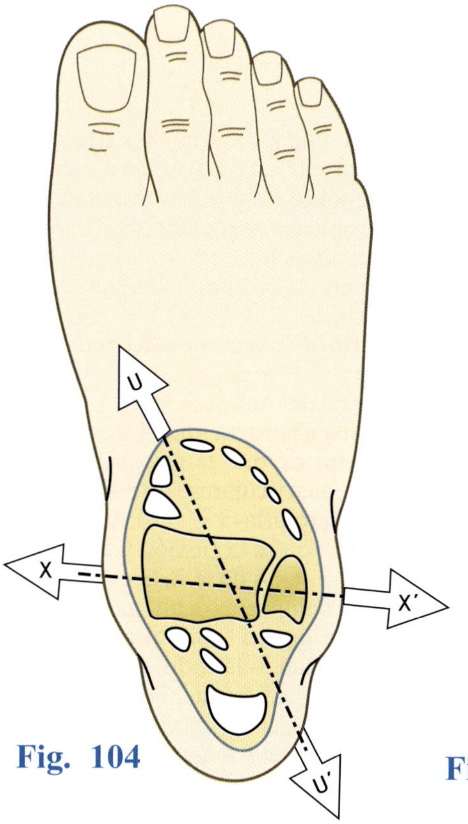

Fig. 104

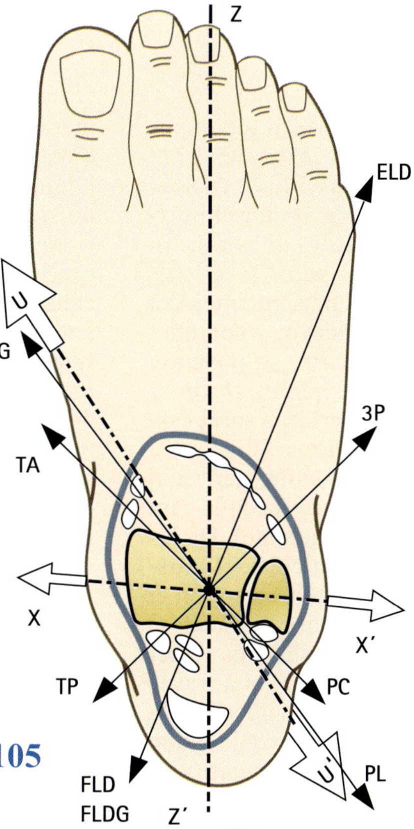

Fig. 105

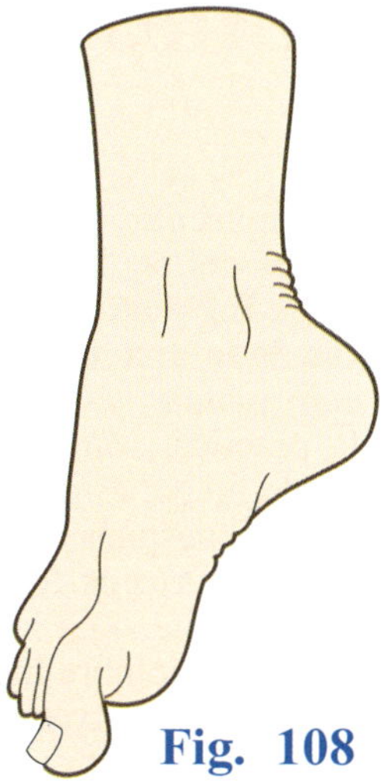
Fig. 108

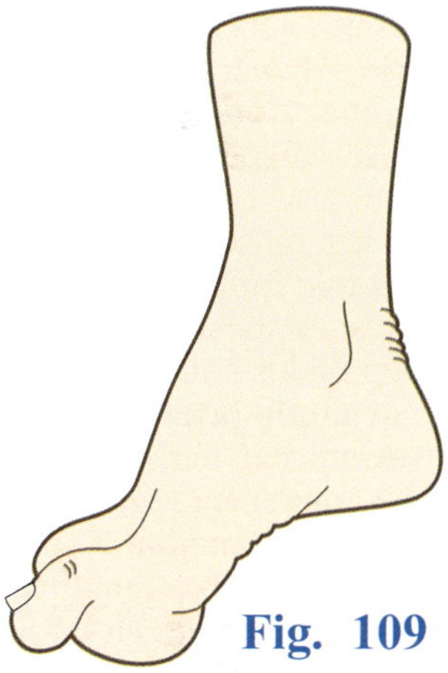
Fig. 109

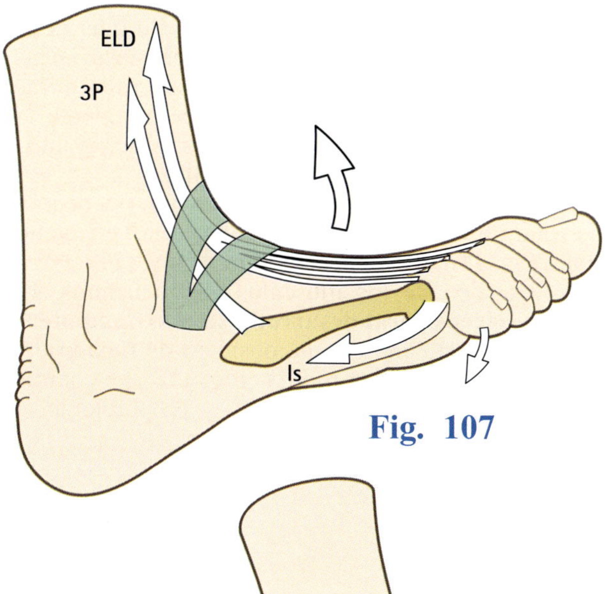

Fig. 107

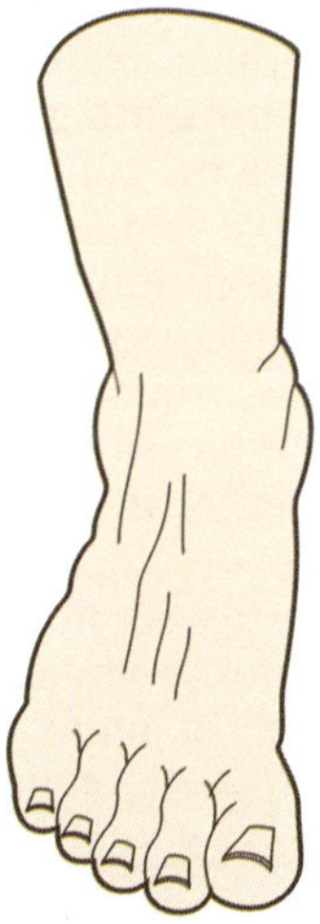
Fig. 110

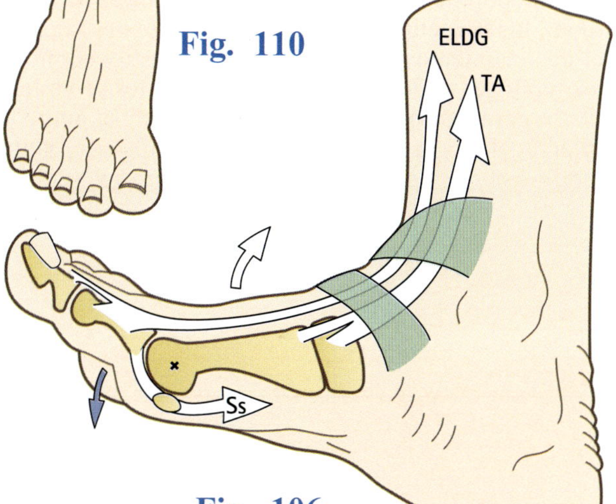

Fig. 106

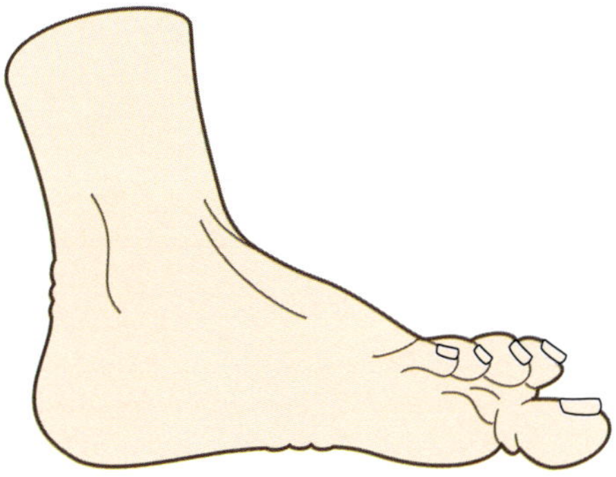
Fig. 111

El músculo tríceps sural

Los músculos extensores del tobillo pasan todos por detrás del eje XX' de flexoextensión (Fig. 105, pág. 221). En teoría, existen pues **seis músculos extensores de la articulación talocrural** (sin contar el músculo plantar, ya que se puede omitir totalmente). En la práctica, *sólo el músculo tríceps sural es eficaz*: desde luego, es uno de los músculos más potentes del cuerpo, después del músculo glúteo mayor y del músculo cuádriceps femoral. Por otra parte, su posición ligeramente axial lo convierte en todo *un extensor*.

Como su nombre indica, el músculo tríceps sural está formado por **tres cuerpos musculares** (Fig. 112: visión posterior) que poseen un tendón terminal común, el **tendón calcáneo** 1, que se inserta en la cara posterior del calcáneo (véase página siguiente). De las tres porciones, tan sólo una es mono articular, **el músculo sóleo** 2: que se inserta a la vez en la tibia y en el peroné y en la arcada fibrosa del músculo sóleo 3 (observable transparente) que unifica estas dos inserciones. Músculo profundo, representado aquí a través de los músculos gastrocnemios, sólo aparece en la parte inferior de la pierna, a un lado y otro del tendón calcáneo. Las otras dos porciones son biarticulares; se trata de los músculos gastrocnemios. **El músculo gastrocnemio lateral** 4 se inserta por arriba del cóndilo externo del fémur y en la cáscara condílea externa, que contiene a veces un sesamoideo. **El músculo gastrocnemio medial** 5 se inserta a la altura del cóndilo y de la cáscara condílea internos. Ambas porciones carnosas convergen en la línea media, constituyendo la V inferior del rombo poplíteo 1. Están sujetos lateralmente por los tendones de los músculos isquiotibiales, cuya divergencia forma la V superior invertida del **rombo** poplíteo: el **músculo bíceps femoral** 6 por fuera, los **músculos de la pata de ganso** 7 por dentro; el deslizamiento entre los músculos gastrocnemios y los tendones de los músculos isquiotibiales se ve facilitado por una **bolsa serosa** interpuesta en su punto de intersección: la bolsa serosa del músculo semitendinoso y del músculo gastrocnemio (cabeza medial) 8, constante, la bolsa externa del músculo bíceps femoral y del músculo gastrocnemio (cabeza lateral) 9, inconstante; bolsas donde se localizan los quistes poplíteos. Músculos gastrocnemios y sóleo finalizan en un sistema aponeurótico complejo, descrito en la página siguiente, que origina el tendón calcáneo propiamente dicho.

La longitud de las distintas porciones del músculo tríceps sural (Fig. 113: visión de perfil) es ligeramente desigual: la longitud del músculo sóleo Ls es de 44 mm, la de los músculos gastrocnemios Lg es de 39 mm. Esto explica el hecho de que la eficacia de los músculos gastrocnemios, biarticulares, esté supeditada al grado de flexión de la rodilla (Fig. 114: visión de perfil, rodilla flexionada): entre la flexión y la extensión máximas, el desplazamiento de la inserción superior de los gastrocnemios comporta un alargamiento o un acortamiento relativo e igual o superior a su longitud Lg. En consecuencia, cuando la rodilla está extendida (Fig. 117), los músculos gastrocnemios, estirados pasivamente, pueden desarrollar su máxima potencia; esta disposición permite transferir al tobillo parte de la potencia del músculo cuádriceps femoral. Sin embargo, cuando la rodilla está flexionada (Fig. 117), los músculos gastrocnemios totalmente distendidos –e mayor que Lg–, pierden toda eficacia, sólo interviene el músculo sóleo, aunque su potencia sería insuficiente para asumir la marcha, la carrera o el salto si las citadas actividades no implicaran necesariamente la extensión de la rodilla. Por lo tanto, los músculos gastrocnemios no son flexores de la rodilla.

Todos los movimientos en los que intervienen la extensión de la rodilla y la de tobillo a la vez, como trepar (Fig. 116) o la carrera (Figs. 118 y 119), favorecen la acción de los músculos gastrocnemios. **El músculo tríceps sural desarrolla su máxima potencia** cuando, partiendo de una posición de flexión del tobillo y extensión de la rodilla (Fig. 118), se contrae para extender el tobillo (Fig. 119) y proporcionar **el impulso motor** en la última fase del paso.

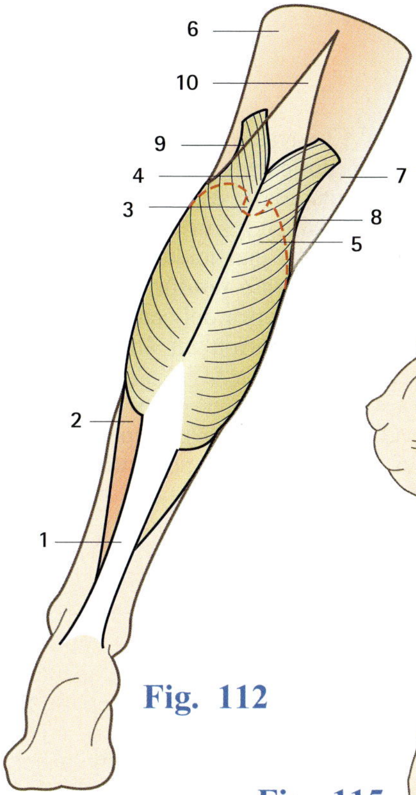

Fig. 112

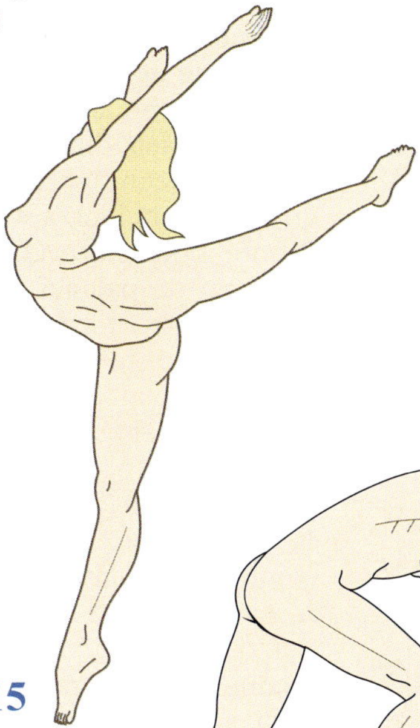

Fig. 115

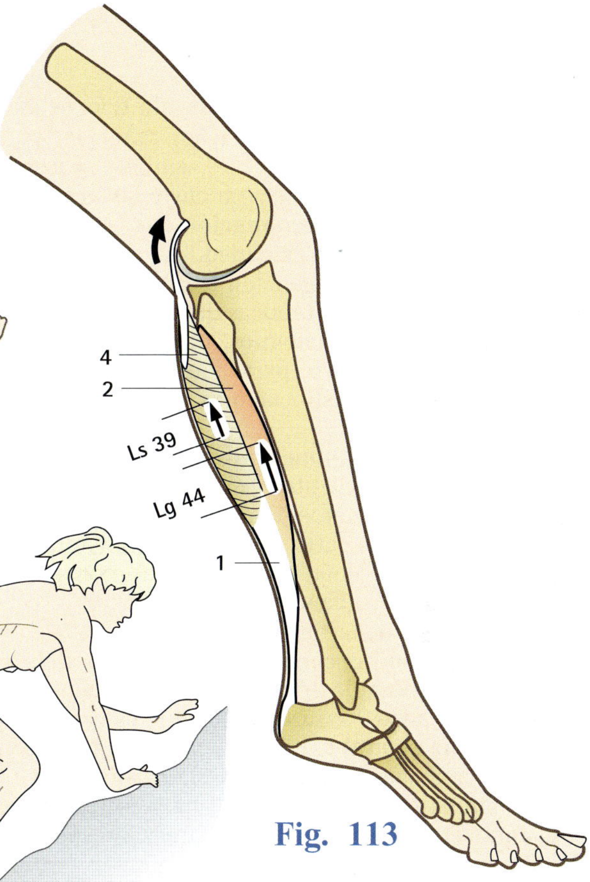

Fig. 113

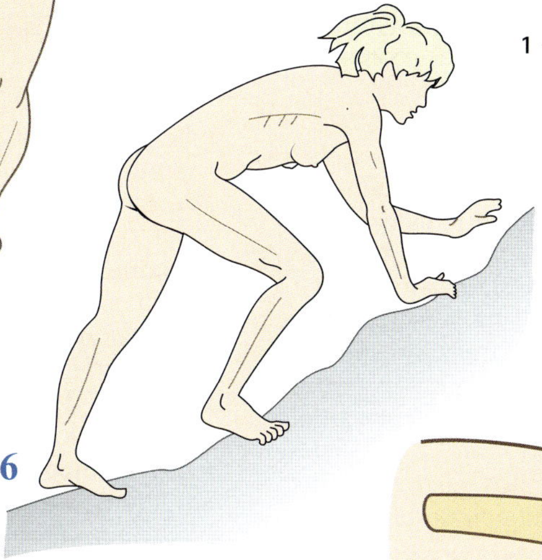

Fig. 116

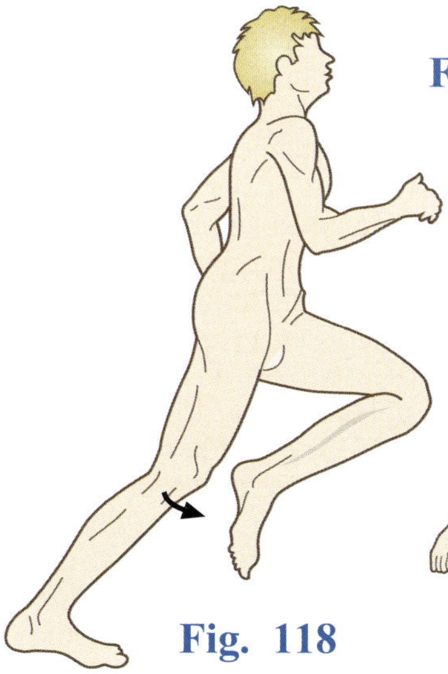

Fig. 118

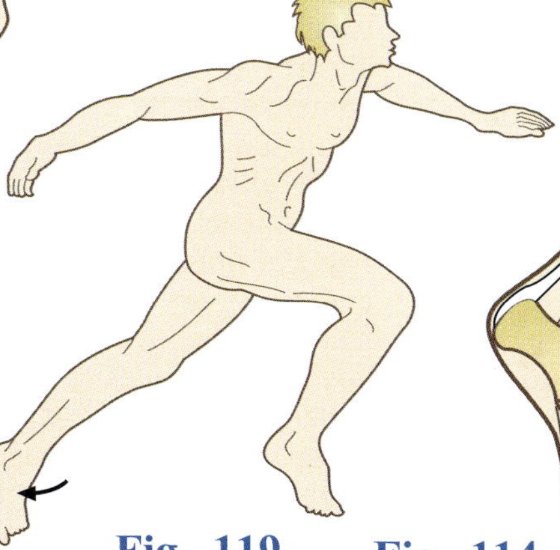

Fig. 119

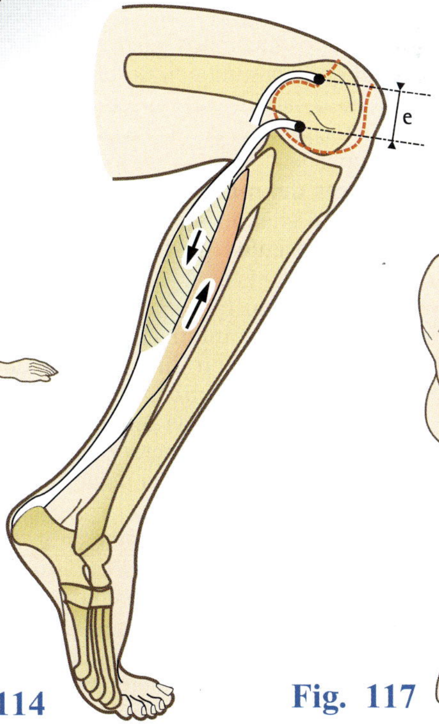

Fig. 114

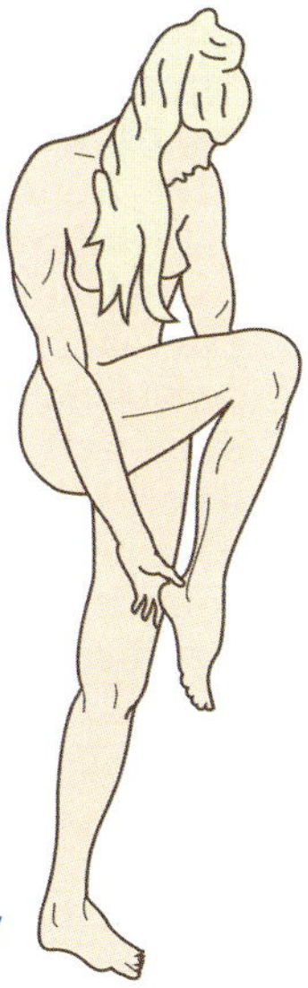

Fig. 117

El músculo tríceps sural *(continuación)*

El aparato aponeurótico del músculo tríceps sural es muy complejo **(Fig. 120: visión anterior: se ha extirpado la tibia de modo que se observa pues la capa profunda del músculo)**: incluye las **aponeurosis de origen** y las de **terminación** que componen, a continuación, el **tendón calcáneo.**

Las **aponeurosis de origen son tres**:

- las **dos** cintillas aponeuróticas de inserción proximal los **músculos gastrocnemios**, medial **1** y lateral **2**, que se localizan en la parte lateral de la zona de inserción de los gastrocnemios, por arriba de los cóndilos femorales;
- la **gruesa lámina aponeurótica del músculo sóleo** **3** que se origina en la tibia y el peroné, estando separados estos dos puntos de origen por la arcada del músculo sóleo; la parte inferior de esta lámina está profundamente escotada "en oriflama", con una lengüeta interna **4** y una externa **5**.

Las aponeurosis de terminación son dos:

- una **gruesa lámina común terminal** **6**, paralela a la lámina del músculo sóleo, que se continúa con el tendón calcáneo **7** insertándose en el calcáneo **8**;
- una **lámina sagital** **9**, perpendicular a la precedente a cuya cara anterior se adhiere; la particularidad de esta lámina sagital es que se afina y asciende hacia la cara anterior de la lámina del músculo sóleo, tras haber pasado por su escotadura.

De atrás adelante se encuentran pues, sucesivamente, **tres planos aponeuróticos**:

- el de las cintillas de los músculos gastrocnemios;
- a continuación, el de la lámina común terminal;
- y, por último, el de la lámina del músculo sóleo; en cuanto a la lámina sagital, está "a caballo" sobre el plano de esta última.

Las **fibras musculares del músculo tríceps sural** se organizan en relación al citado sistema aponeurótico:

- las **fibras de los músculos gastrocnemios** **(Fig. 121: figura en perspectiva antero-interna, habiéndose extirpado la mitad interna de la lámina del músculo sóleo)**: la interna **10 (roja)** y la externa **11 (verde)**, que parten directamente de la superficie en forma de acento circunflejo supracondíleo y de la cara anterior de cada una de las cintillas; se dirigen hacia abajo y adelante y hacia el eje de la pierna para insertarse en la cara posterior de la lámina terminal;
- las **fibras musculares del músculo sóleo** **(Fig. 122: misma perspectiva, esta vez la lámina del músculo sóleo permanece intacta)** se disponen en dos capas:
  - una **capa posterior** **12 (en rojo oscuro)**, cuyas fibras se expanden por la cara anterior de la lámina terminal (representadas únicamente por el lado interno) y también un poco sobre las caras laterales de la lámina sagital;
  - una **capa anterior** **13** cuyas fibras **(en azul oscuro)** se insertan en las dos caras de la lámina sagital.

Este esquema también recuerda la estructura en espiral y cruzada **14 (fibras rojas y azules)** del tendón calcáneo que le proporciona la elasticidad.

La **fuerza del tendón calcáneo o tendón de Aquiles** se ejerce sobre el extremo posterior del calcáneo **(Fig. 123)**, en una dirección que forma un ángulo muy acentuado con su brazo de palanca **AO**. La descomposición de esta fuerza **AT (vector verde)** demuestra que la componente eficaz **T1 (vector rojo)**, perpendicular al brazo de palanca **AO**, es más importante que la componente centrípeta **T2**. De modo que el músculo trabaja en excelentes condiciones mecánicas.

La componente eficaz **T1** predomina sobre **T2**, independientemente del grado de flexoextensión de la articulación del tobillo. Esto se debe al modo de inserción del tendón calcáneo **(Fig. 124)** que se lleva a cabo en la parte inferior de la cara posterior del calcáneo **(punto k)**, mientras que una bolsa serosa lo separa de la parte superior. La fuerza muscular se ejerce no en el punto de inserción **k**, sino en el punto tangente **a** del tendón con la cara posterior del calcáneo. En la flexión **I (Fig. 124)**, este punto **a** se localiza relativamente alto en la cara posterior del calcáneo. En la extensión **II (Fig. 124)**, el tendón se "desenrolla" y se despega de la cara posterior del calcáneo, y el punto de tangencia **a'** "desciende" en relación al hueso, aunque la dirección del brazo de palanca **A'O** permanece ligeramente horizontal, *formando un ángulo constante con la dirección del tendón*. Este modo de inserción del tendón de calcáneo permite pues que éste se **"desenrolle"** sobre el segmento de polea compuesto por la cara posterior del calcáneo de forma que aumenta la eficacia del músculo tríceps sural durante la extensión. Es idéntica a la *inserción en el olécranon del músculo tríceps braquial* (véase tomo 1).

Cuando la contracción del músculo tríceps sural alcanza su máximo **(Fig. 125)**, se puede comprobar cómo se asocia a la extensión un **movimiento de aducción-supinación** que dirige la planta del pie *hacia atrás y adentro* **(flecha roja Ad + Sup)**. Esta componente terminal de aducción-supinación se debe a que el músculo tríceps sural actúa sobre la articulación talocrural a través de la articulación subastragalina **(Fig. 126)**. Así pues, moviliza sucesivamente estas dos articulaciones **(Fig. 127)**: primero la articulación talocrural, a la que extiende 30° en tomo al eje transversal **XX'**, y a continuación la articulación subastragalina, provocando una basculación del calcáneo en tomo al eje de Renke **mn**, lo que determina una aducción **Ad** de 13° y una supinación **Sup** de 12° (Biesalski y Mayer, 1916).

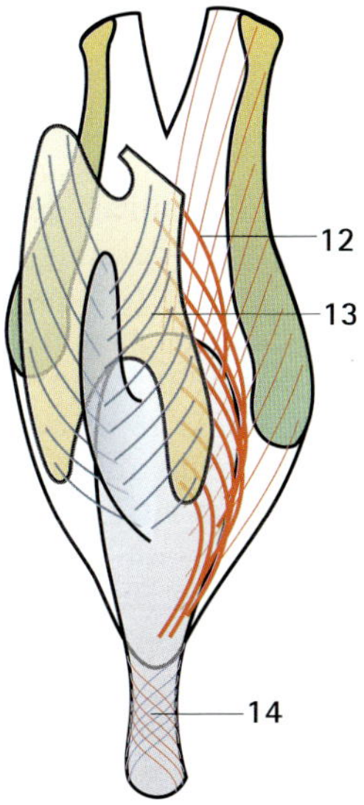

Fig. 122

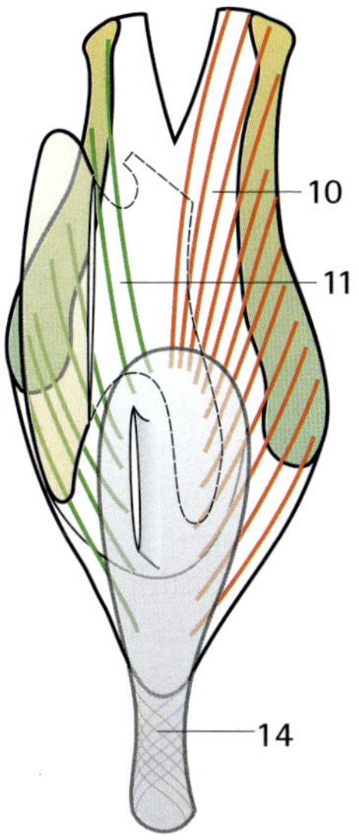

Fig. 121

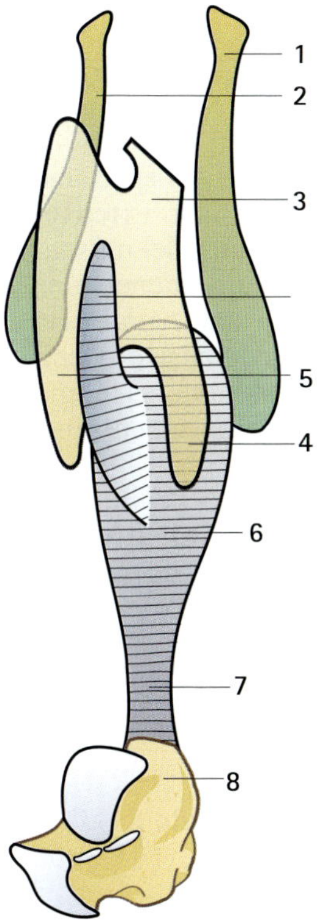

Fig. 120

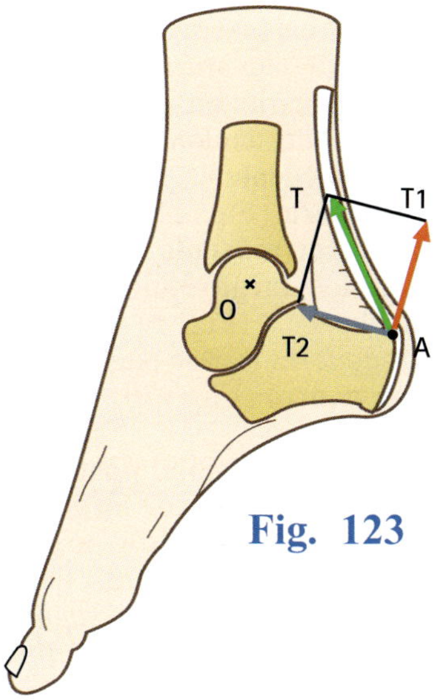

Fig. 123

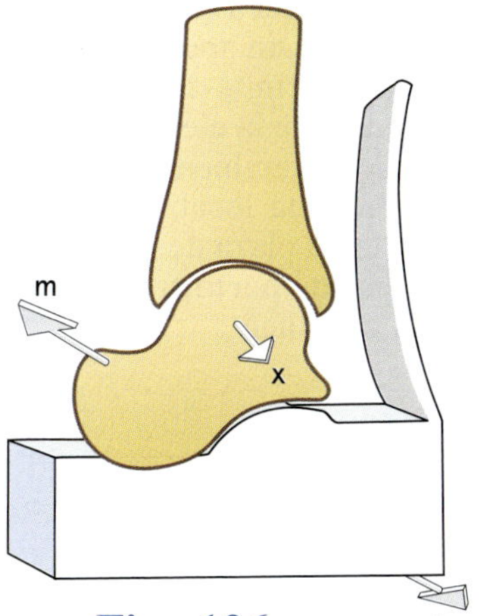

Fig. 126

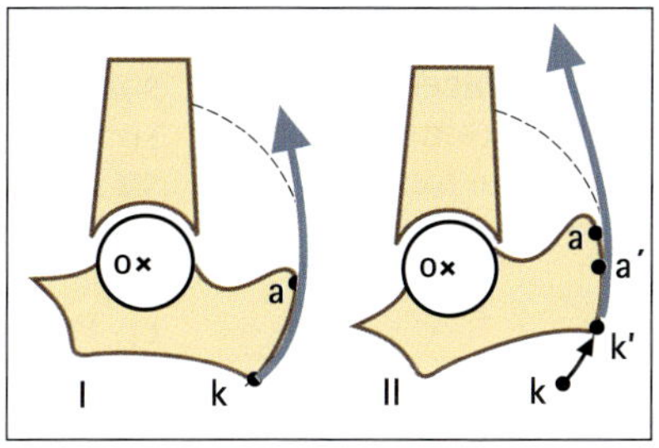

Fig. 124

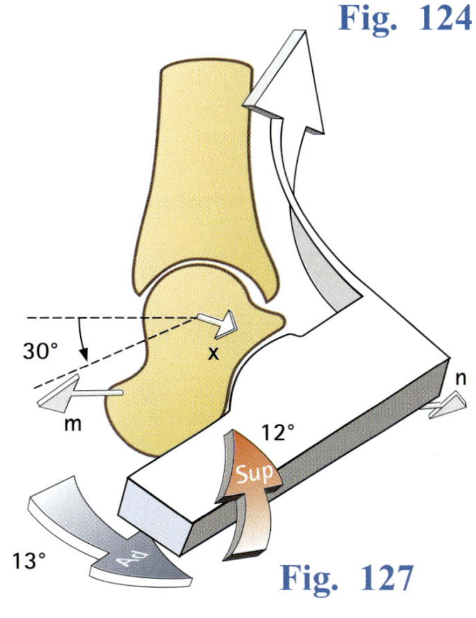

Fig. 127

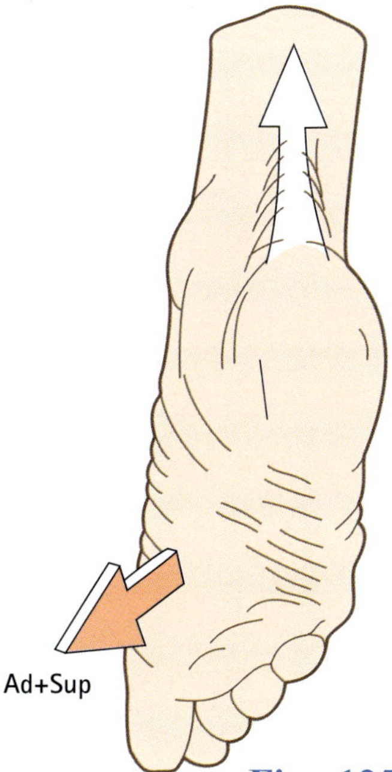

Fig. 125

Los otros extensores del tobillo

Todos los músculos que pasan por detrás del eje transversal **XX'** de flexoextensión **(Fig. 128)** son **extensores de la articulación del tobillo**. Además del músculo tríceps sural **1**, otros cinco músculos tienen una acción extensora en la articulación talocrural, –el músculo plantar (no descrito aquí) es demasiado débil para tomarlo en cuenta; sólo reviste interés como "banco de tendón"; desafortunadamente inconstante pero frecuente.

Por fuera (Fig. 129: visión externa del tobillo), se hallan el **músculo peroneo corto 2** y el **músculo peroneo largo 3**, localizados por fuera del eje de Henke **UU' (Fig. 104)**, son *abductores a la vez que pronadores* (véase página siguiente).

Por dentro (Fig. 130: visión interna del tobillo), se encuentran:

- el **músculo tibial posterior 4**;
- el **músculo flexor largo de los dedos 5**;
- y el **músculo flexor largo del dedo gordo 6**.

Se localizan por dentro del eje **UU' (Fig. 104)**, son *aductores a la vez que supinadores*.

Por lo tanto, la **extensión pura** proviene de la **acción sinérgica-antagonista** de los músculos del grupo externo y del grupo interno.

Sin embargo, la acción extensora de estos músculos, que se podrían denominar **"extensores accesorios"**, es muy modesta comparada con la del músculo tríceps sural **(Fig. 131: diagrama de potencia de los músculos extensores)**.

De hecho, la **potencia del músculo tríceps sural**, de 6,5 kgm (meseta de la izquierda) que suma la del músculo sóleo **Sol** y la de los músculos gastrocnemios **Gnm**, mientras que la potencia global de otros músculos extensores (meseta de la derecha) es de 0,5 kgm, es decir la *catorceava parte de la potencia total de extensión.* Como se sabe que la potencia de un músculo es proporcional a la superficie de sección fisiológica y a su longitud, se puede esquematizar en un volumen cuya base es la *superficie de sección* y la altura la *longitud.* El músculo sóleo **Sol**, cuya sección es de 20,2 cm^2 y la longitud de 44 rnm, tiene una potencia algo inferior (880) a la de los músculos gastrocnemios (897) **Gnm**, cuya sección global es de 23 cm^2 y la longitud de 39 rnm. Por otra parte, la potencia de los músculos peroneos **PR**: músculo peroneo largo **PL (volumen verde)** y músculo peroneo corto **PC (volumen naranja)** representa la mitad de la potencia global de los extensores accesorios, representados globalmente por el volumen azul **AE**. El músculo peroneo largo es dos veces más potente que el músculo peroneo corto.

Por lo tanto, cuando se rompe el tendón calcáneo, los músculos extensores accesorios pueden *extender activamente el tobillo*, con el pie libre sin apoyo. Aunque sólo el músculo tríceps sural permite la elevación sobre la punta del pie. La pérdida de la elevación activa sobre la punta del pie –posición también denominada "espíritu de la Bastilla" (estatua localizada en la cima de la columna de Julio, en la plaza de la Bastilla en París)– es, pues, la **prueba que permite diagnosticar la ruptura del tendón calcáneo**.

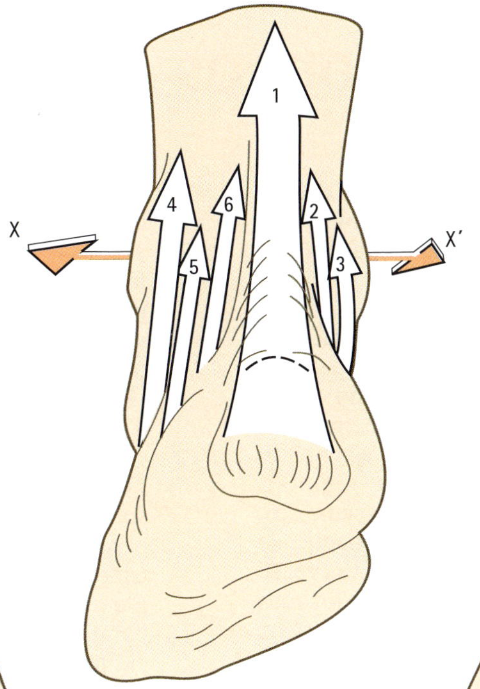

Fig. 128

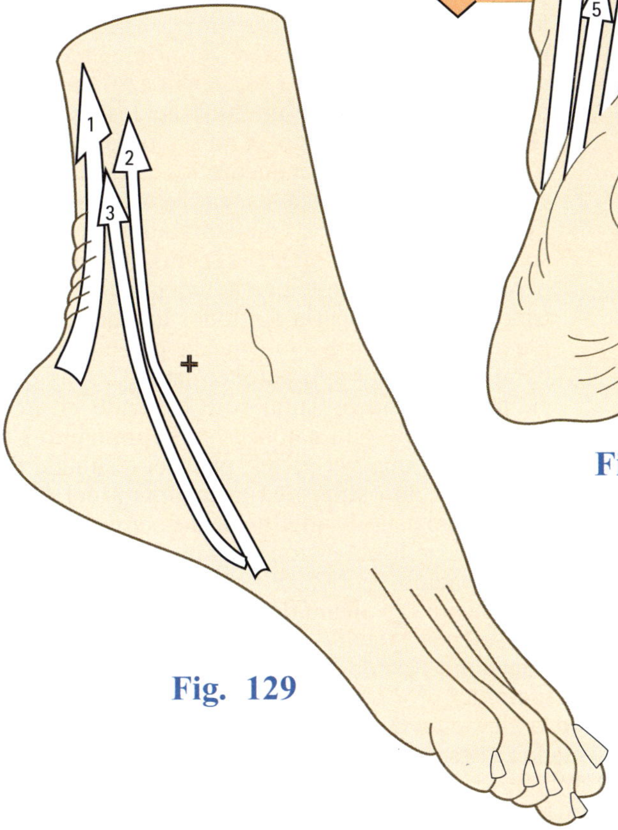

Fig. 129

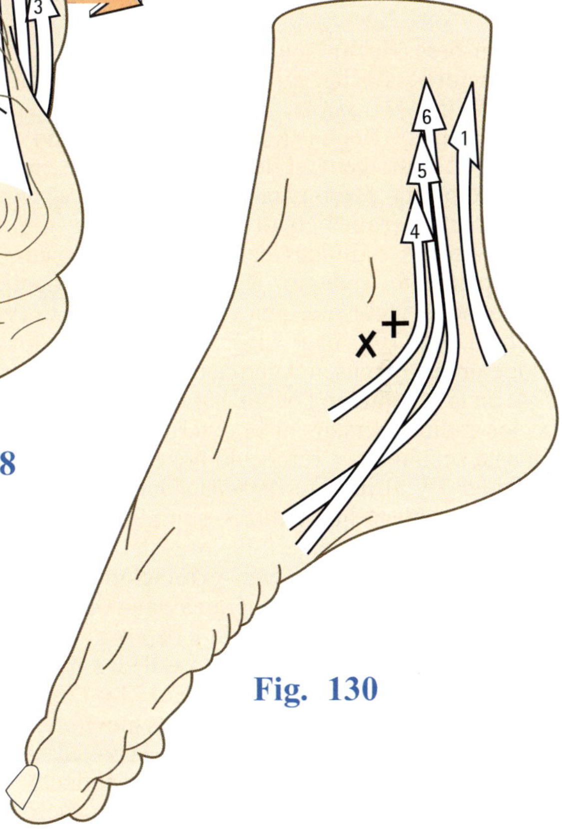

Fig. 130

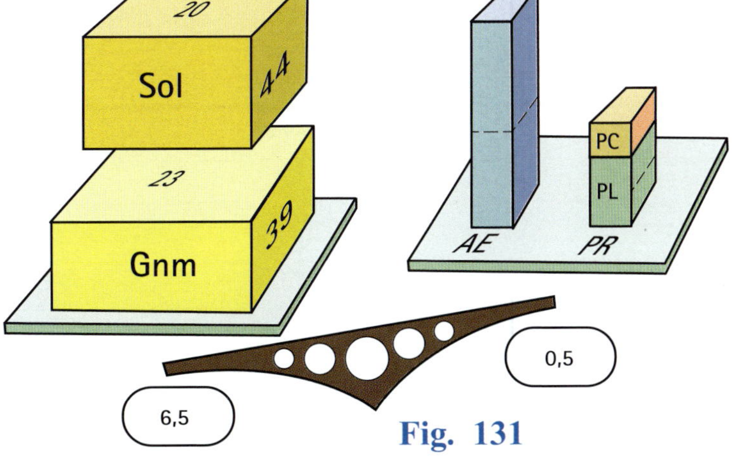

Fig. 131

Los músculos abductores-pronadores: los músculos peroneos

Los **músculos peroneos**, que pasan por detrás del eje transversal XX' y por fuera del eje de Henke UU' (véase Fig. 104, pág. 221), son simultáneamente (Fig. 132):

- extensores (flecha azul);
- abductores (flecha roja), desviando hacia fuera el eje ZZ';
- pronadores (flecha amarilla), orientando hacia fuera el plano general de la planta del pie, materializado por un plano naranja.

El **músculo peroneo corto** I, que se inserta (Fig. 133) en la apófisis estiloides del quinto metatarsiano, es, principalmente, abductor del pie: para Duchenne de Boulogne es incluso el único abductor directo (véase también Fig. 100, pág. 219). Es, en todo caso, más abductor que el músculo peroneo largo. Participa (Fig. 134) en la **pronación** (flecha roja) del antepié elevando los radios metatarsianos externos (flecha verde). En esta acción se ve reforzado por el **músculo tercer peroneo** 3 y el músculo extensor largo de los dedos (sin representar), que también son abductores-pronadores y, al mismo tiempo, flexores del tobillo. Por lo tanto, la acción **abducción-pronación pura** es el resultado de la acción sinérgica-antagonista de los músculos peroneos por un lado y de los músculos tercer peroneo y extensor largo de los dedos por el otro.

El **músculo peroneo largo** 2 (Figs. 133 y 135) desempeña un papel primordial tanto en los movimientos del pie como en la estática y dinámica de la bóveda plantar:

- como el **músculo** peroneo corto , es abductor, y su contracción desplaza el antepié hacia fuera (Fig. 137), en bayoneta, mientras que el maléolo medial se hace prominente;
- es **extensor** de forma directa e indirecta:
  - directamente, desciende (Figs. 134: flecha azul y 135: flecha verde) la cabeza del primer metatarsiano;
  - indirectamente: desplazando el primer metatarsiano hacia fuera (Fig. 135, flecha azul), aproxima los metatarsianos internos de los externos (Fig. 136). Sin embargo, el músculo tríceps sural 4 sólo extiende directamente los metatarsianos externos (esquematizados en forma de viga). "**Embragando**" los metatarsianos internos sobre los externos (flecha roja), el músculo peroneo largo permite que la fuerza del músculo tríceps sural se reparta por todos los radios de la planta. La confirmación queda patente en las parálisis del músculo peroneo largo, en las que el músculo tríceps sural sólo extiende el arco externo: el pie gira entonces en **supinación. La extensión pura del pie** es, pues, el resultado de la **contracción sinérgica-antagonista** del músculo tríceps sural y del músculo peroneo largo: sinérgica en la extensión y antagonista en la pronosupinación;
- efectivamente, es **pronador** (Fig. 134), de modo que desciende (flecha azul) la cabeza del primer metatarsiano cuando el antepié no está apoyado en el suelo. La pronación (flecha roja) es el resultado de la elevación del arco externo (flecha verde) asociado al descenso del interno (flecha azul).

También se verá (pág. 240) cómo el músculo peroneo largo acentúa la curva de los tres arcos de la bóveda plantar y constituye su **principal sostén muscular**.

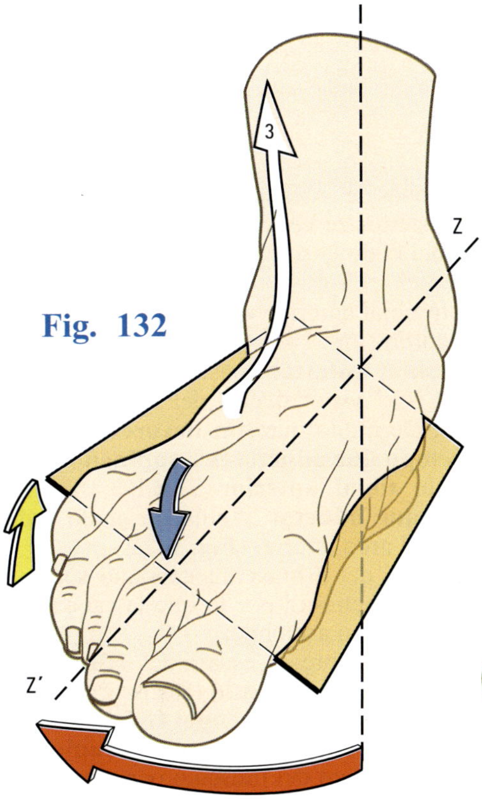

Fig. 132

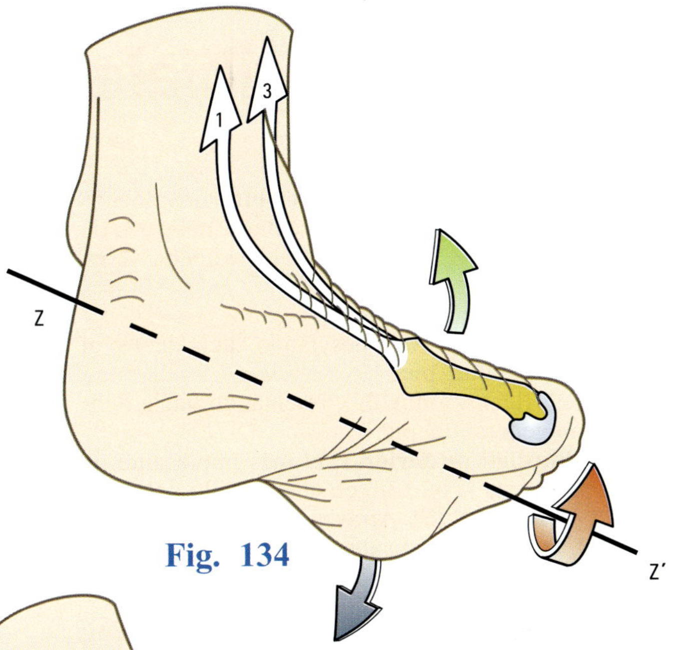

Fig. 134

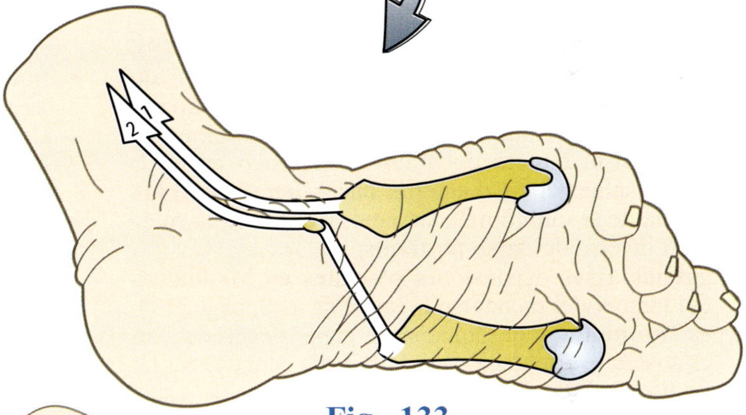

Fig. 133

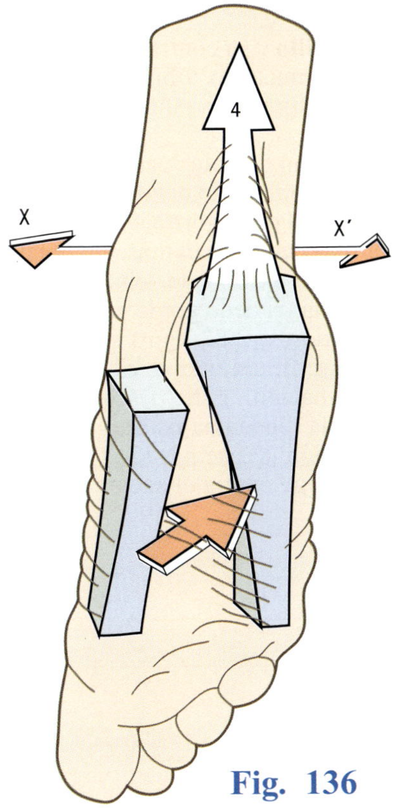

Fig. 136

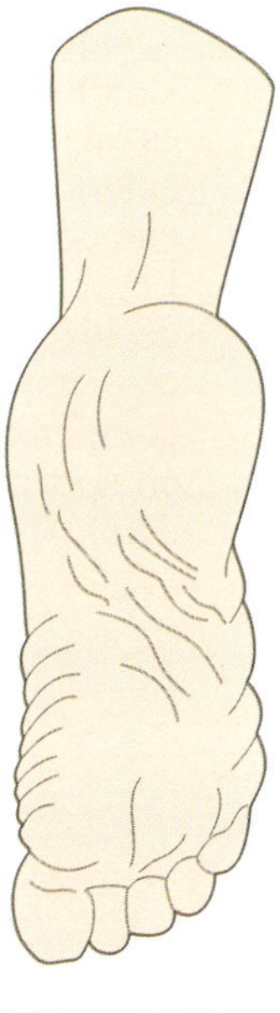

Fig. 137

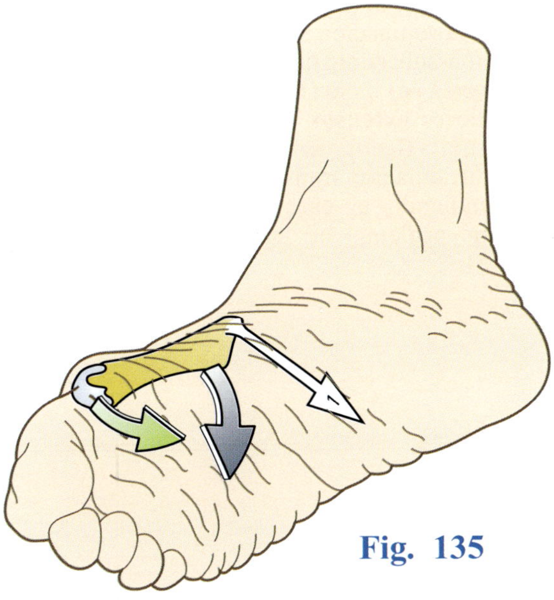

Fig. 135

Los músculos aductores-supinadores: los músculos tibiales

Los **tres músculos retromaleolares internos**, localizados por detrás del eje **XX'** y por delante del eje **UU'** (véase Fig. 104, pág. 221) son simultáneamente **(Fig. 138)**:

- extensores **(flecha azul)**;
- aductores **(flecha verde)**, desviando hacia dentro el
- eje longitudinal del pie;

supinadores **(flecha amarilla)**, orientando hacia dentro el plano general del pie.

El **músculo tibial posterior** **1**, el más importante de los tres, se inserta **(Fig. 139)** en el tubérculo del escafoides **(color amarillo)**. Atravesando la articulación talocrural, la articulación subastragalina y la articulación transversa del tarso, actúa simultáneamente en estas tres articulaciones:

- desplazando el escafoides hacia dentro **(Fig. 140)**, es **un potente aductor** y conlleva la rotación de todo el tarso posterior. Para Duchenne de Boulogne es más aductor que supinador. De esta forma, es un antagonista directo del músculo peroneo corto **2**, que desplaza el tarso anterior hacia fuera **(Fig. 141)** mediante el quinto metatarsiano, y conlleva la rotación inversa del tarso posterior;
- gracias a sus expansiones plantares en los huesos del tarso y del metatarso (véase Fig. 100, pág. 219), es **supinador** y desempeña un papel primordial en el sostén y orientación de la bóveda plantar. Se ha podido achacar a la ausencia congénita de estas expansiones del músculo tibial posterior en la determinación de un pie plano valgo. Los 52º de amplitud de la supinación se distribuyen en 34º en la articulación subastragalina y en 18º en la articulación transversa del tarso (Biesalski y Mayer);
- no sólo es **extensor** **(Fig. 142)** de la articulación talocrural **(flecha verde)**, sino que también extiende la articulación transversa del tarso **(flecha roja)** descendiendo el escafoides: el movimiento del antepié prolonga el del tobillo (véase pág. 161, Fig. 5).

En sus acciones de extensión y de aducción, el músculo tibial posterior se ve reforzado por el músculo flexor largo del dedo gordo y el músculo flexor largo de los dedos.

El músculo tibial anterior y el músculo extensor corto del dedo gordo **(Fig. 142: sólo se ha representado el músculo tibial anterior)** pasan por delante del eje transversal **XX'** y por dentro del eje de Henke **UU'** **(Fig. 104)**. De modo que **son flexores del tobillo al mismo tiempo que aductores y supinadores.**

El músculo tibial anterior **3** **(Fig. 138)** es **más supinador que aductor**. Actúa elevando todos los elementos del arco interno **(Fig. 142)**:

- eleva la base del primer metatarsiano sobre la primera cuña **(flecha a)**, por lo que la cabeza del primer metatarsiano asciende;
- eleva la cuña sobre el escafoides **(flecha b)** y el escafoides sobre el astrágalo **(flecha c)** antes de flexionar la articulación talocrural **(flecha d)**;
- al aplanar el arco interno durante la **supinación**, es antagonista directo del músculo peroneo largo;
- su acción **aductora** es más moderada que la del músculo tibial posterior;
- es músculo **flexor del tobillo** y su contracción sinérgica-antagonista con el músculo tibial posterior determina una aducción-supinación pura sin flexión ni extensión;
- su **contractura** comporta un pie talus varus con flexión de dedos **(Fig. 144)**, sobre todo del dedo gordo.

El **músculo extensor corto del dedo gordo** **4** **(Fig. 143)** es un aductor-supinador más débil que el músculo tibial anterior. Puede suplirle en la flexión de tobillo, pero entonces se da con frecuencia un dedo gordo en garra.

La potencia de los supinadores (2,82 kgm) supera la de los pronadores (1,16 kgm): sin apoyo, el pie gira espontáneamente en supinación. Este desequilibrio compensa por adelantado la tendencia natural del pie en apoyo a girar en pronación (véase pág. 242) cuando el peso del cuerpo lo dirige contra el suelo.

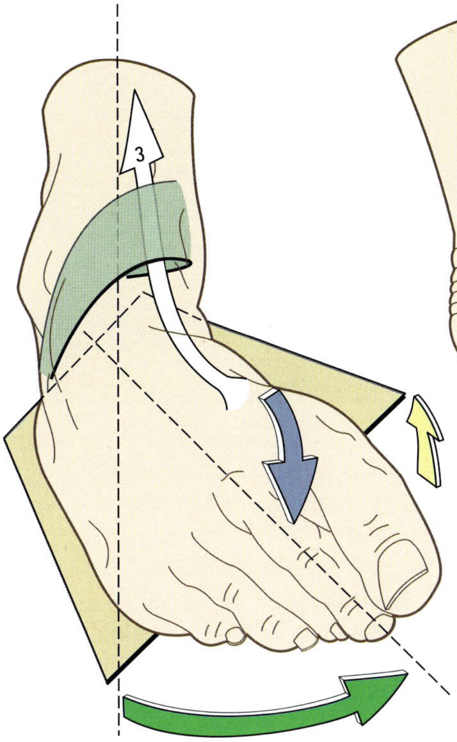

Fig. 138

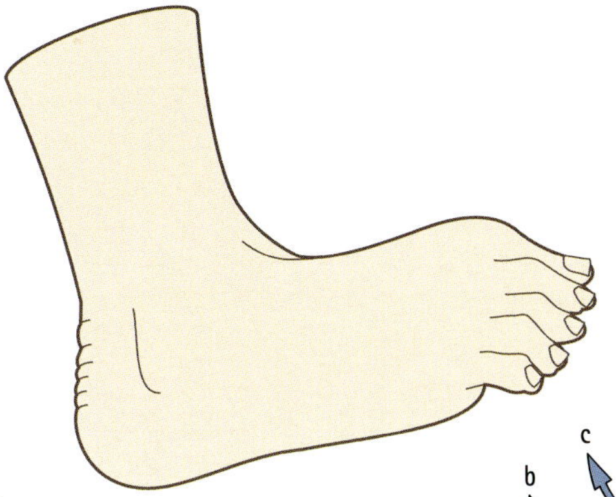

Fig. 144

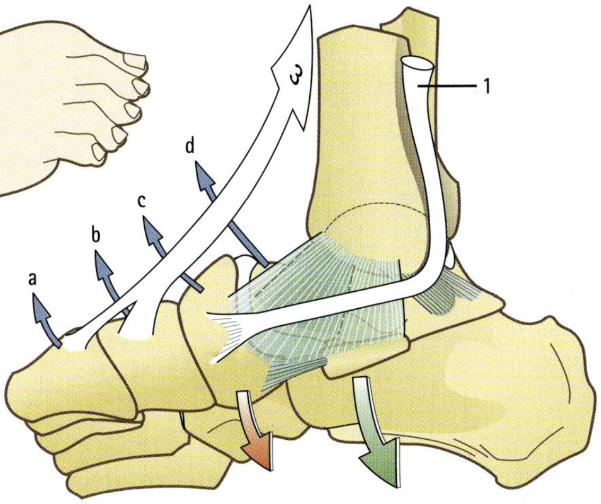

Fig. 142

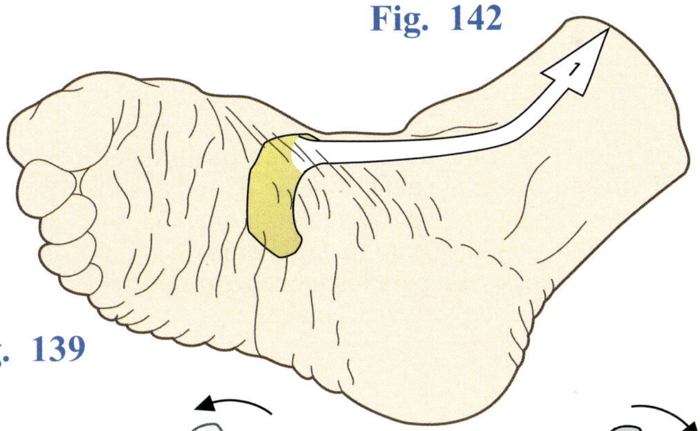

Fig. 139

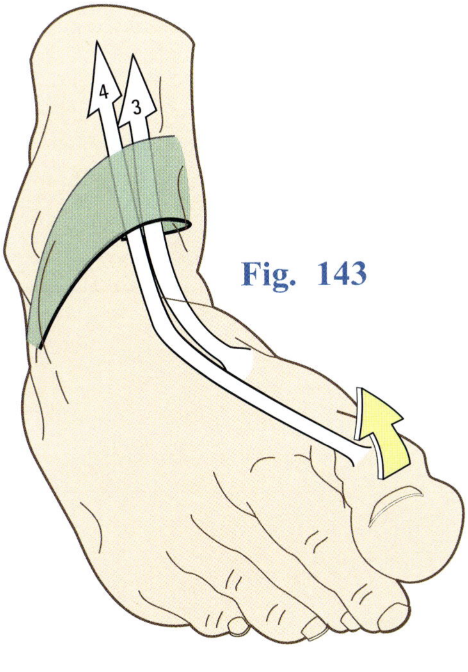

Fig. 143

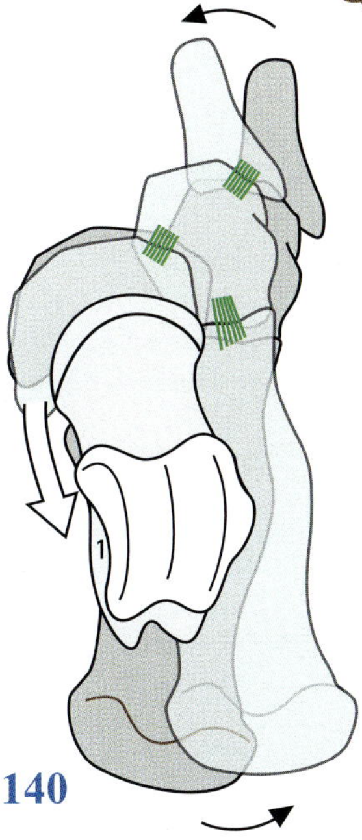

Fig. 140

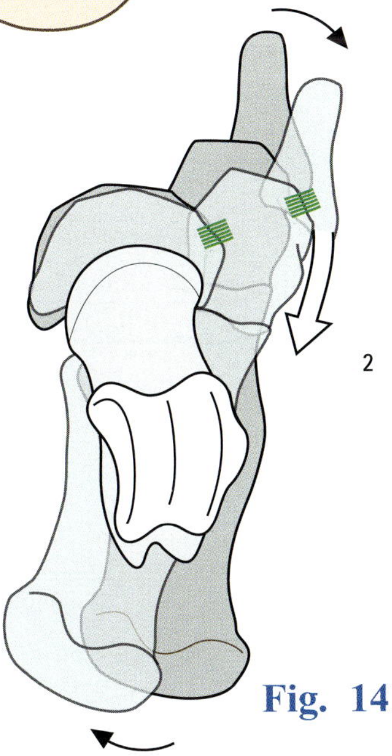

Fig. 141

Capítulo 5

LA BÓVEDA PLANTAR EN CONJUNTO

La bóveda plantar es un **conjunto arquitectónico** que asocia con armonía todos los elementos osteoarticulares, ligamentosos y musculares del pie.

Es el equivalente, en el pie, de la palma en la mano, pero a lo largo de la evolución, su adaptación le ha permitido adoptar una nueva función: en la bipedestación, la bóveda plantar es la **mejor transmisión posible del peso del cuerpo hacia el suelo**, a pesar de todas sus desigualdades, durante la bipedestación, la marcha, la carrera y el salto, en detrimento de la función de subir a los árboles, tan necesaria para los monos, primos del ser humano, que pueden ser cuadrúmanos.

Gracias a sus modificaciones de curva y a su elasticidad, la bóveda es capaz de adaptarse a cualquier irregularidad del terreno y transmitir al suelo las fuerzas y las agresiones debidas a la *gravedad terrestre* (podría plantearse la pregunta ¿cómo hubiese evolucionado la planta del pie en la gravedad de la Luna o de Júpiter?) en las mejores condiciones mecánicas y en las circunstancias más diversas. Desempeña el papel de **amortiguador indispensable para la flexibilidad de la marcha**. Las alteraciones que pueden acentuar o disminuir sus curvas repercuten gravemente en el apoyo en el suelo, de modo que alteran obligatoriamente la carrera, la marcha, el salto e incluso la simple bipedestación.

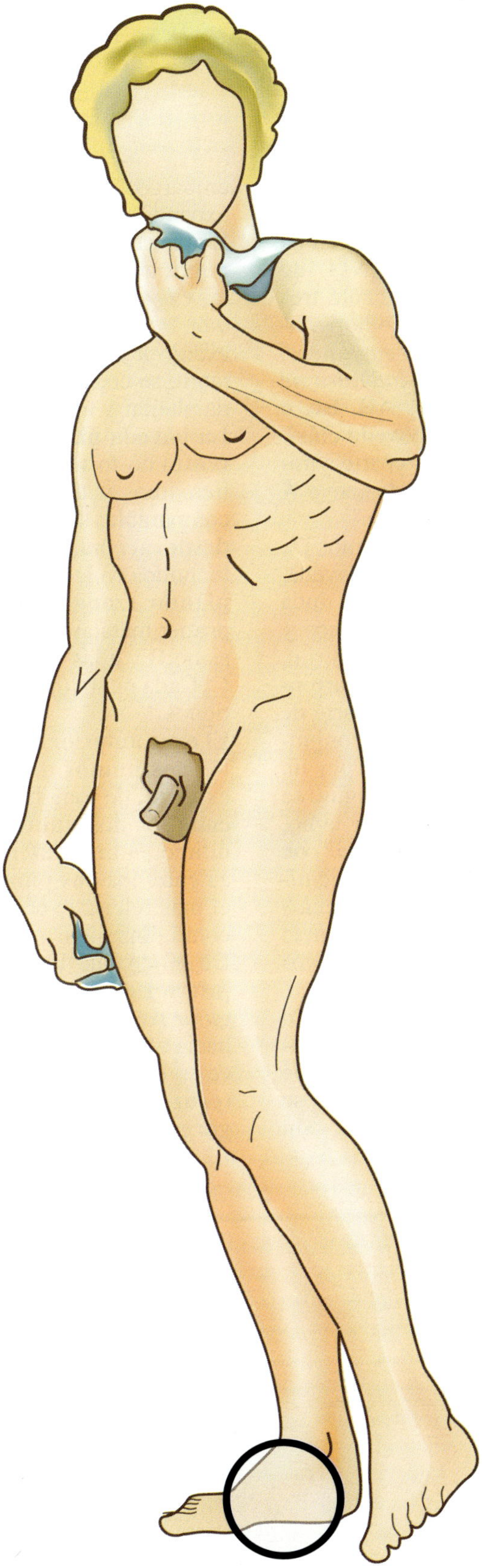

La bóveda plantar en conjunto

Considerada en conjunto, la estructura de la planta del pie puede definirse como **una bóveda sujeta por tres arcos.** Los arquitectos e ingenieros realizaron una bóveda parecida **(Fig. 1: pabellón del CNIT de Defensa en París)**: se fija en el suelo mediante tres puntos, **A, B** y **C**, dispuestos sobre un plano horizontal (**Fig. 2**), en los vértices de un *triángulo equilátero*. Se ha colocado un *arco que delimita los laterales de la bóveda* entre dos apoyos consecutivos **AB**, **BC** o **CA**. El peso de la bóveda recae **(Fig. 3: bóveda clásica)** en la **clave de la bóveda (flecha)** y se reparte a través de los dos arbotantes hacia los puntos de apoyo **A** y **B**, también denominados *"estribos del arco"*.

Algunos autores posteriores a Lapidus, como De Doncker y Kowalski, critican el concepto de bóveda, que consideran demasiado estático, y opinan, sin duda con ciertas justificaciones, que los arcos externos y anteriores no son más que construcciones del espíritu. Prefieren comparar el pie a una "armadura de carpintería" **(Fig. 4: "armadura" de carpintería)**, parte de armazón con **dos vigas SA** y **SB**, articuladas conjuntamente en el **remate S**, y sujetas en la base por un **tirante de cubierta AB** que impide que el triángulo se derrumbe bajo la carga sobre el remate. Por lo tanto, *el pie no tendría más que una sola bóveda axial con un tirante de cubierta principal compuesto esencialmente por potentes ligamentos plantares y músculos plantares y dos tirantes laterales secundarios,* a la altura de lo que se denominaba hasta entonces los arcos interno y externo.

Ciertamente, este concepto corresponde mejor a la realidad anatómica, y particularmente, en lo que concierne a los elementos ligamentosos y musculares que forman cuerdas de arcos y que, de hecho, también se les puede comparar con tirantes de cubierta. Sin embargo, los términos de bóveda y de arcos están tan expandidos y tan aceptados en el lenguaje, que es preferible seguir utilizándolos de forma paralela a los términos de armadura de carpintería y tirantes de cubierta. *Como es frecuente en biomecánica, dos nociones que a simple vista parecen contradictorias no se excluyen y participan en un concepto sintético*. Por lo tanto, se continuará empleando los términos de bóveda plantar y arcos.

La bóveda plantar (Fig. 5: visión interna, transparente) no forma un triángulo equilátero, pero al tener tres arcos y **tres puntos de apoyo**, su estructura es comparable: sus puntos de apoyo **(Fig. 6: el pie visto desde arriba, supuestamente transparente)** están incluidos en la zona de contacto con el suelo, o **huella plantar (zona verde)**. Corresponden a la cabeza del primer metatarsiano **A**, a la cabeza del quinto metatarsiano **B** y a las tuberosidades posteriores del calcáneo **C**. Cada punto de apoyo es común a los dos arcos contiguos.

El arco anterior, el más corto y bajo, se localiza entre los **dos puntos de apoyo anteriores A** y **B**. El **arco externo,** de longitud y altura intermedias, se localiza entre los dos **puntos de apoyo externos B** y **C**. Por último, el **arco interno,** el más largo y alto, se localiza entre los **dos puntos de apoyo internos C** y **A**. Es el más relevante de los tres, tanto en el plano estático como dinámico.

De modo que la forma de la bóveda plantar **(parte inferior de la Fig. 5)** se asemeja a la de una *vela triangular repleta por el viento*. Su vértice está desplazado hacia atrás y el peso del cuerpo **(flecha verde)** se ejerce en su vertiente posterior **(flecha roja)** en un punto **(cruz negra de la Fig. 6)** localizado en el **centro de la garganta del pie**.

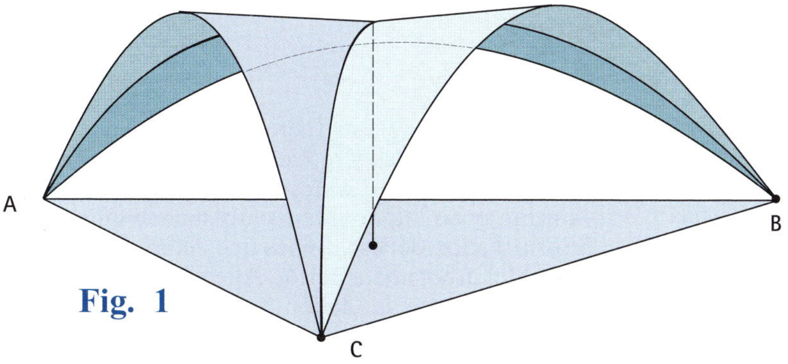

Fig. 1

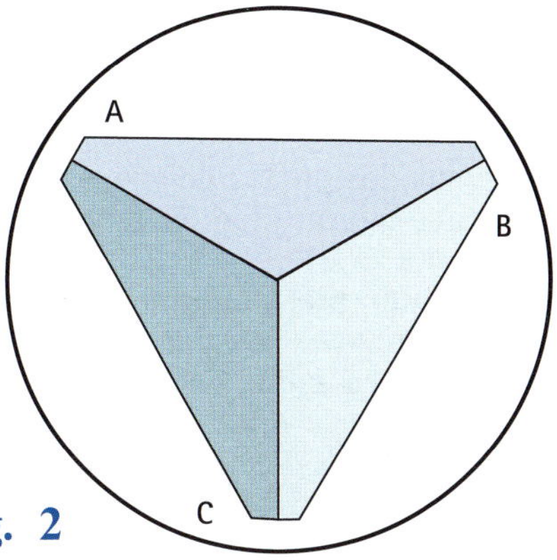

Fig. 2

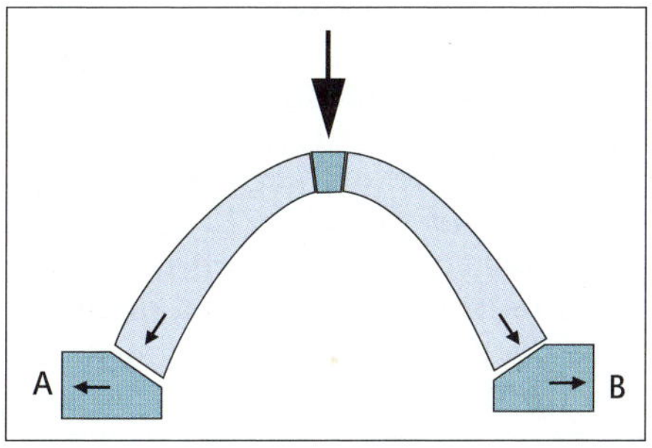

Fig. 3

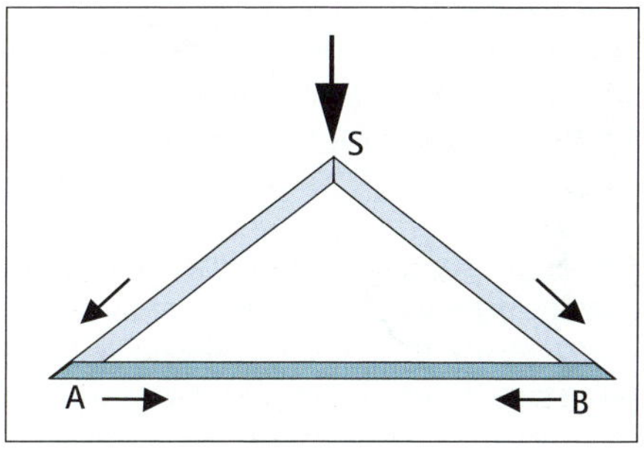

Fig. 4

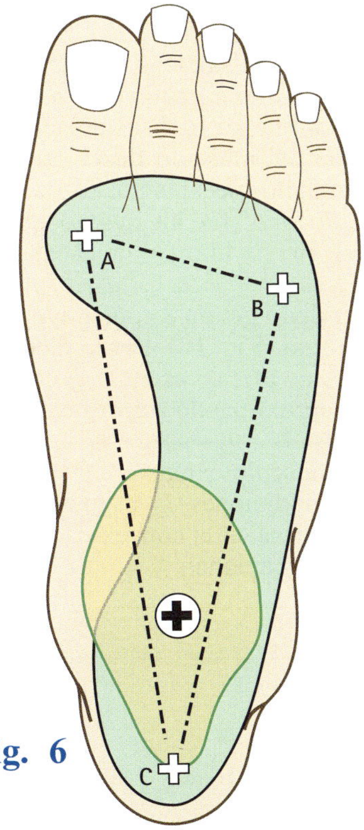

Fig. 6

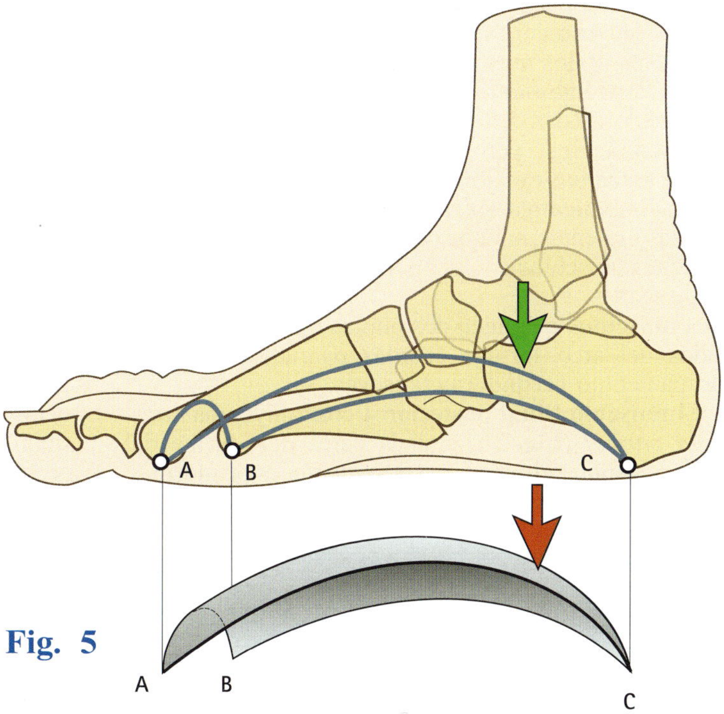

Fig. 5

El arco interno

Entre sus dos puntos de apoyo anterior **A** y posterior **C**, el arco interno **(Fig. 7)**, incluye **cinco piezas óseas**; de delante atrás:

- el **primer metatarsiano M1** cuyo único contacto con el suelo es su cabeza;
- la **primera cuña C1**, sin contacto alguno con el suelo;
- el **escafoides Esc**, clave de bóveda de este arco, localizado a 15-18 mm por arriba del suelo;
- el **astrágalo Astr**, que recibe las fuerzas transmitidas por la pierna y las reparte (véase Fig. 15, pág. 187) por la bóveda;
- el **calcáneo Calc**, cuyo único contacto con el suelo es mediante su extremo posterior.

La **transmisión de las fuerzas mecánicas** se puede constatar **(Fig. 8)** en la disposición de las trabéculas óseas:

- las trabéculas originadas en la cortical anterior de la tibia recorren, oblicuas hacia abajo y atrás, el *arbotante posterior*, atravesando el cuerpo del astrágalo para expanderse en el abanico subtalámico hacia el estribo posterior del arco, el punto de contacto con el suelo del calcáneo;
- las trabéculas originadas en la cortical posterior de la tibia se orientan hacia abajo y adelante en el cuello y la cabeza del astrágalo para atravesar el escafoides y el arbotante anterior, constituido por la cuña y el metatarsiano.

El arco interno conserva su **concavidad** merced a los ligamentos y los músculos **(Fig. 7)**.

Numerosos **ligamentos plantares** unen las cinco piezas óseas; se trata de los ligamentos cuneo-metatarsiano, escafocuneal, pero sobre todo el **ligamento interóseo calcáneo-escafoideo inferior 1** y el **ligamento interóseo calcáneo-astragalino 2**. Resisten todas las fuerzas violentas, aunque de corta duración, a la inversa de los músculos que se oponen a las deformaciones prolongadas.

Los **músculos** que unen dos puntos más o menos alejados del arco forman cuerdas parciales o totales. Actúan como **verdaderos tensores.**

- **El músculo tibial posterior 4** constituye una *cuerda parcial* **(Fig. 10)** situada cerca del vértice del arco, aunque el papel que desempeña es primordial. De hecho **(Fig. 9)**, su fuerte tendón **(flecha roja)** dirige el escafoides **Esc** hacia abajo y atrás, bajo la cabeza del astrágalo **Astr**; a un acortamiento relativamente poco importante **e** corresponde un cambio de orientación del escafoides que determina un descenso del arbotante anterior. Además, las expansiones plantares de su tendón **3 (Fig. 7)** se entremezclan con los ligamentos plantares de modo que inciden sobre los tres metatarsianos medios.
- **El músculo peroneo largo 5** influye también sobre el arco interno cuya cavidad aumenta **(Fig. 11)** flexionando el primer metatarsiano **M1** sobre la primera cuña **C1**, y éste a su vez sobre el escafoides **Esc** **(Fig. 9)** (véase también su acción sobre la curva transversal, pág. 241).
- **El músculo flexor largo del dedo gordo 6** forma una *curva subtotal* **(Fig. 12)** del arco interno; por lo tanto, actúa con potencia en su concavidad, ayudado por **el músculo flexor largo de los dedos 7** que lo cruza por debajo **(Fig. 13)**. El músculo flexor propio también desempeña el papel de *estabilizador del astrágalo* y del calcáneo: pasando entre sus dos tubérculos posteriores, se opone **(Fig. 14)** al retroceso del astrágalo **(flecha blanca)**. Bajo el empuje del escafoides **(flecha blanca)**, el ligamento interóseo calcáneo-astragalino **2** se tensa en primer lugar, de modo que el astrágalo se desplaza hacia delante mediante el tendón que lo propulsa como si se tratara de la *cuerda de una arco que lanza la flecha*. Al pasar por debajo de la prominencia del sustentáculo tálico **(Fig. 15)**, el tendón del músculo flexor largo del dedo gordo, por el mismo mecanismo, *eleva el extremo anterior del calcáneo* **(flecha negro)** que recibe el empuje vertical **(flecha blanca)** de la cabeza del astrágalo.
- **El músculo aductor del dedo gordo 8** constituye la *cuerda total* del arco interno **(Fig. 16)**. Por lo tanto, es un tensor particularmente eficaz: acentúa la concavidad del arco interno aproximando sus dos extremos.

Sin embargo **(Fig. 17)**, el músculo extensor corto del dedo gordo **9** –en ciertas condiciones– y el músculo tibial anterior **10**, ambos insertos en la convexidad del arco, disminuyen su curva y lo aplanan.

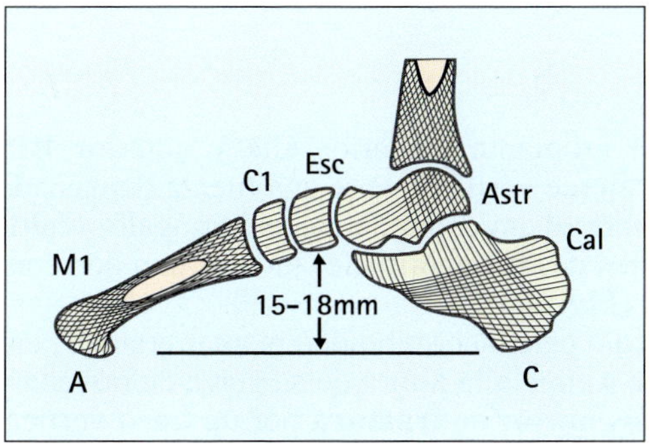

Fig. 8

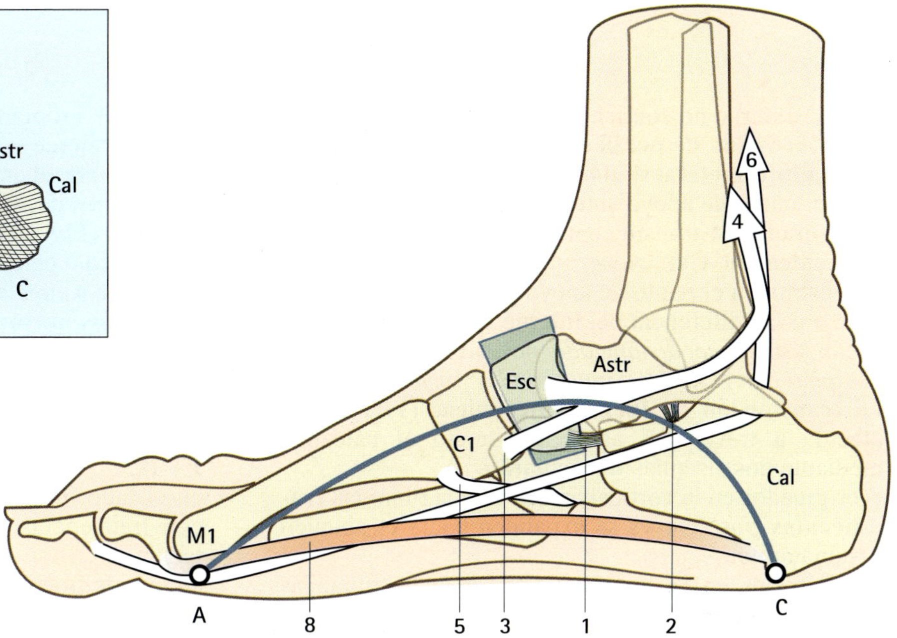

Fig. 7

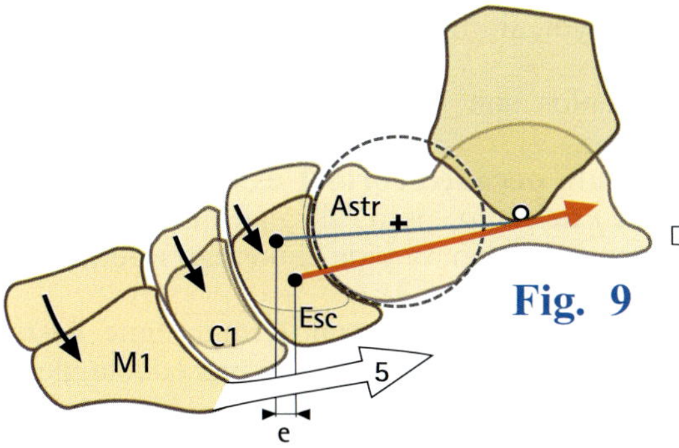

Fig. 9

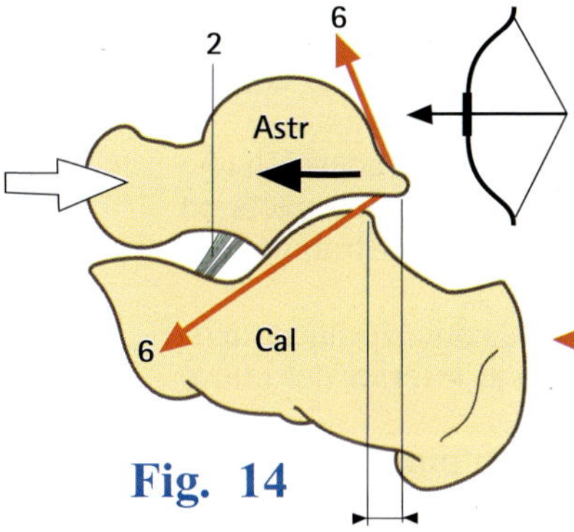

Fig. 14

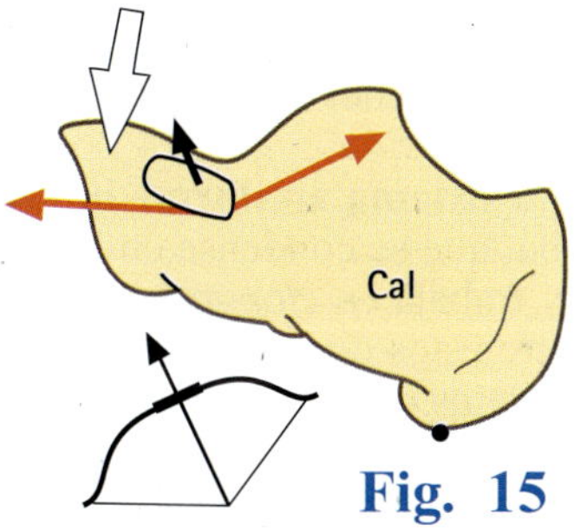

Fig. 15

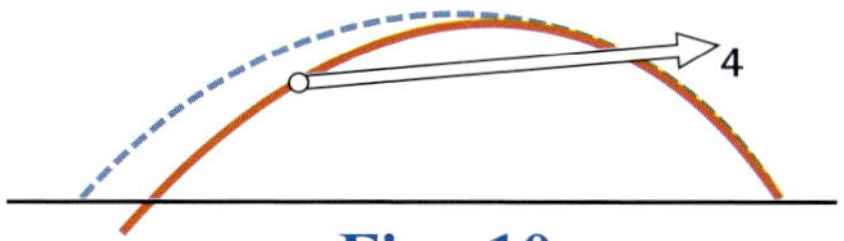

Fig. 10

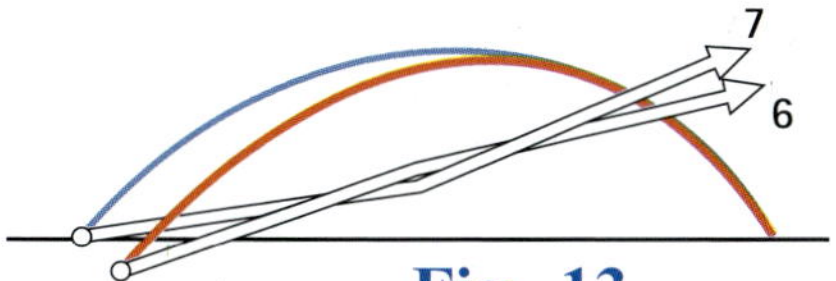

Fig. 13

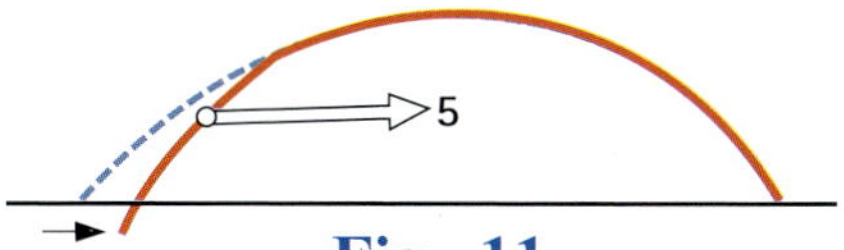

Fig. 11

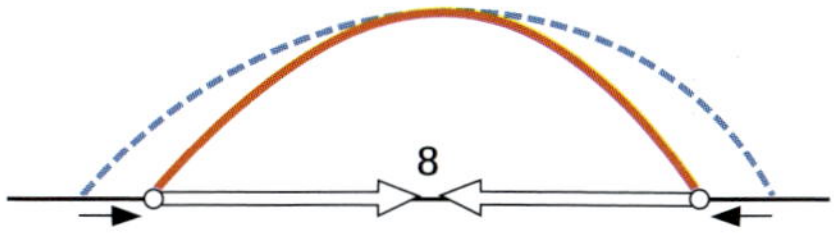

Fig. 16

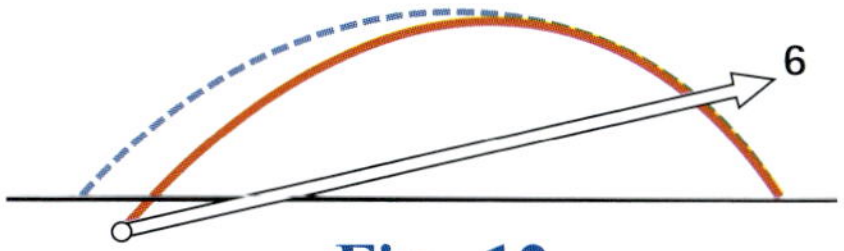

Fig. 12

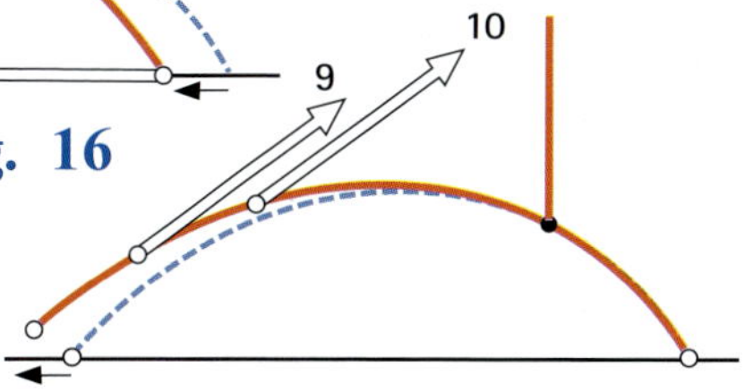

Fig. 17

El arco externo

El arco externo no contiene más que **tres piezas óseas** (**Fig. 18: visión de perfil del arco externo**):

- el **quinto metatarsiano** M5, cuya cabeza constituye el punto de apoyo anterior B del arco anterior;
- el **cuboides** Cub, sin contacto alguno con el suelo;
- el **calcáneo** Cal, cuyas tuberosidades posteriores constituyen el punto de apoyo posterior C del arco.

Este arco, a diferencia del interno que se despega del suelo, está *poco distanciado* del suelo (3-5 mm) y *contacta con el suelo a través de las partes blandas.*

La **transmisión de fuerzas mecánicas** (**Fig. 19**) se efectúa a través del astrágalo, sujeto al calcáneo mediante dos sistemas trabeculares:

- originados en la cortical anterior de la tibia, las **trabéculas posteriores** se expanden hacia el abanico subtalámico;
- originados en la cortical posterior de la tibia, las **trabéculas anteriores** atraviesan en primer lugar el astrágalo, cuya cabeza reposa en parte en la apófisis mayor del calcáneo y, en segundo lugar, el cuboides, a través del cual alcanzan el quinto metatarsiano y el apoyo anterior.

Además del abanico subtalámico, el calcáneo contiene **dos sistemas trabeculares principales**:

- un **sistema arciforme superior**, cóncavo hacia abajo, que se condensa en una lámina compacta en el suelo del seno del tarso, sus fibras trabajan en *compresión*;
- un **sistema arciforme inferior**, cóncavo hacia arriba, que se condensa en la cortical inferior del hueso y trabaja en *elongación.*

Entre estos dos sistemas se halla un **punto débil** +.

Mientras que el arco interno es todo flexibilidad gracias a la movilidad del astrágalo sobre el calcáneo, el arco externo es mucho más rígido para así poder **transmitir el impulso motor del músculo tríceps sural** (Fig. 127, pág. 225). Esta rigidez se debe a la potencia del **gran ligamento calcáneo-cuboideo-metatarso-plantar**, cuyos haces profundo **4** y superficial **5** impiden el bostezo inferior de las articulaciones calcáneo-cuboidea y cuboideo-metatarsiana (**Fig. 20**) bajo el peso del cuerpo (**flecha blanca**).

La clave de bóveda del arco está compuesta por la apófisis mayor del calcáneo **D** donde se oponen las fuerzas del arbotante posterior **CD** y anterior **BD**.

Cuando se ejerce verticalmente una fuerza demasiado violenta sobre el arco, mediante el astrágalo –caída sobre los pies desde un sitio elevado– se dan dos consecuencias (**Fig. 21**):

- el ligamento calcáneo-cuboideo plantar resiste, pero el arco se rompe a la altura de su clave de bóveda y **la apófisis mayor se fractura** por un trazo vertical que pasa por el punto débil;
- el **tálamo se hunde** en el cuerpo del calcáneo: el ángulo de Boehler **PTD** generalmente obtuso (**Fig. 20**) hacia abajo se ve anulado e incluso invertido en **PT D**;
- en el lado interno, la apófisis menor se desprende con frecuencia por un trazo sagital (sin representar).

Este tipo de fracturas del calcáneo son muy complicadas de reducir, ya que no sólo es necesario levantar el tálamo, sino que también se tiene que enderezar la apófisis mayor, sin lo cual el arco interno permanecería hundido.

Tres músculos son los **tensores activos** del citado arco:

- el **músculo peroneo corto** **1** es una cuerda parcial (**Fig. 22**) del arco, pero, al igual que el ligamento calcáneo-cuboideo, impide el bostezo inferior de las articulaciones (**Fig. 23**);
- el **músculo peroneo largo** **2**, que sigue hasta el cuboides un trayecto paralelo al precedente, desempeña el mismo papel; pero, además (**Fig. 24: calcáneo en suspensión**), enganchado al calcáneo mediante el tubérculo de los músculos peroneos **6**, sujeta elásticamente su extremo anterior como el músculo flexor largo del dedo gordo en el lado interno;
- el **músculo abductor del quinto dedo** **3** constituye la cuerda total del arco externo (**Fig. 25**) como su pareja el músculo aductor del dedo gordo: tiene una acción análoga.

El músculo tercer peroneo **7** y el músculo extensor largo de los dedos **8** –en ciertas condiciones– disminuyen la *curva del arco externo al actuar sobre su convexidad* (**Fig. 26**). Sucede lo mismo con el músculo tríceps sural **9**.

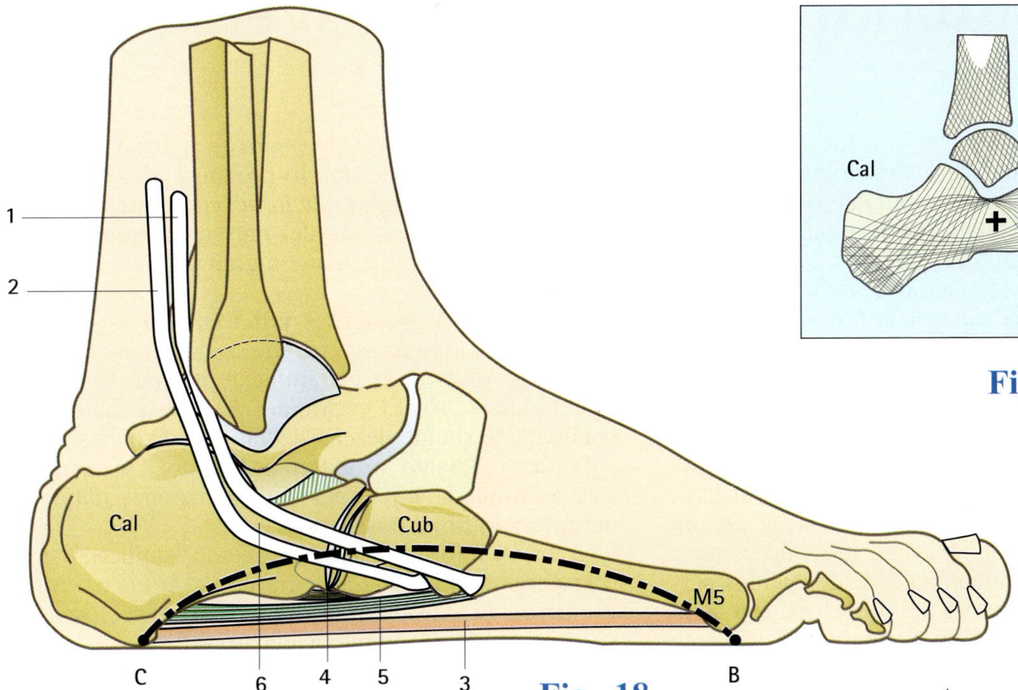

Fig. 18

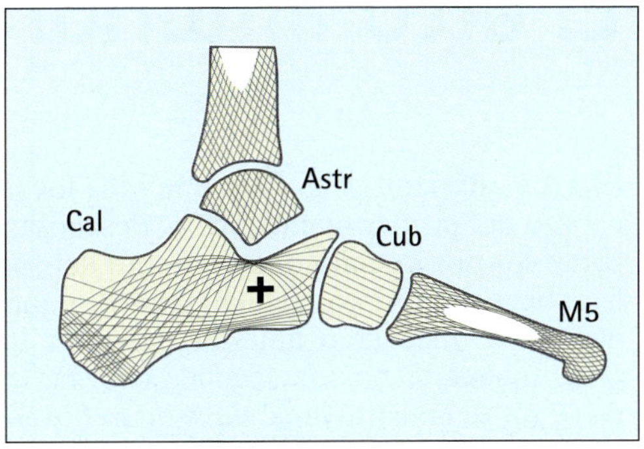

Fig. 19

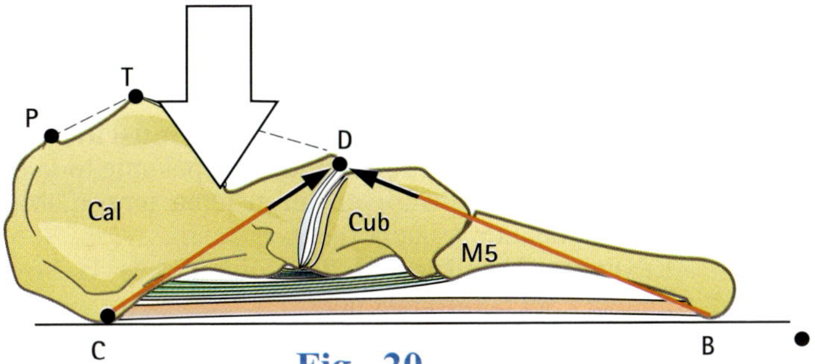

Fig. 20

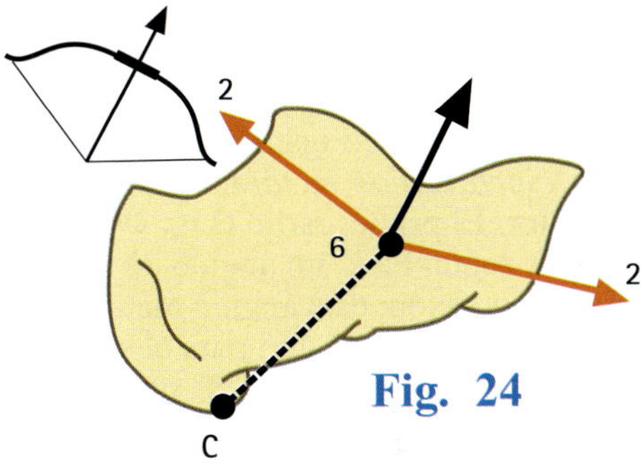

Fig. 24

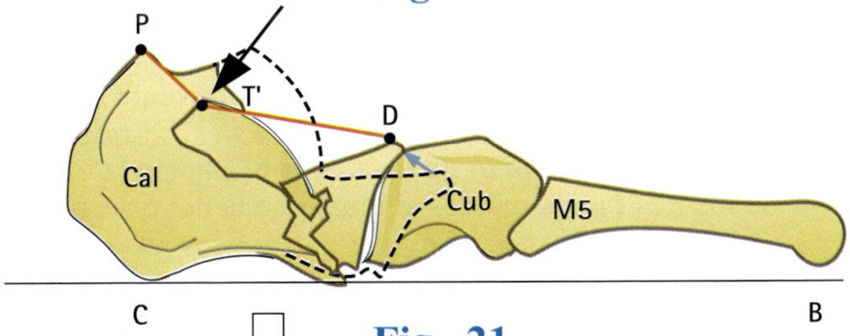

Fig. 21

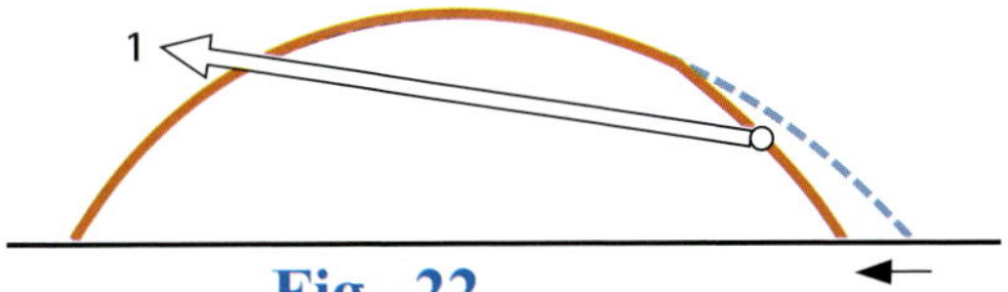

Fig. 22

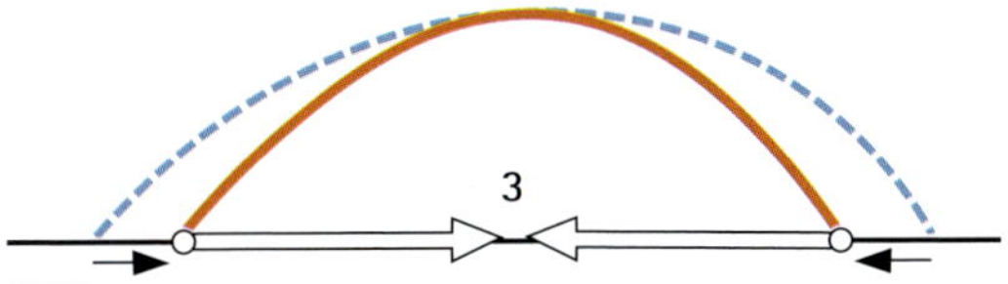

Fig. 25

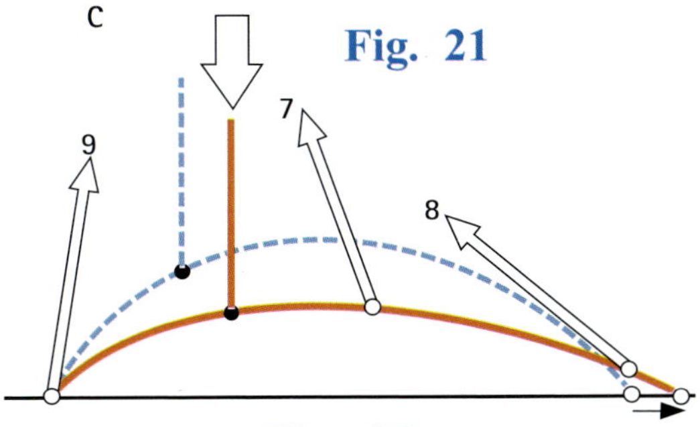

Fig. 26

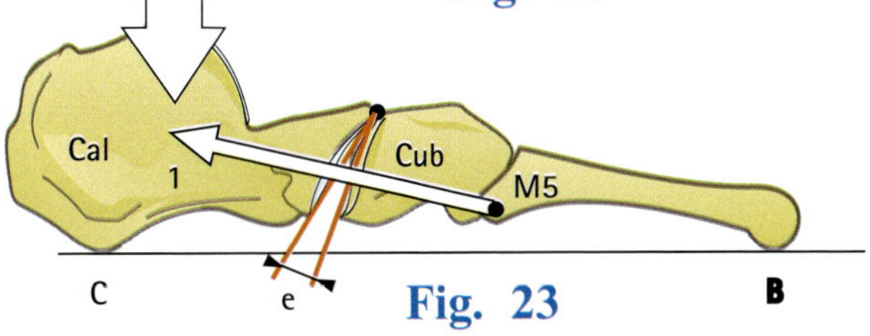

Fig. 23

El arco anterior y la curva transversal

El **arco anterior** **(Fig. 27, corte I)** se localiza desde la cabeza del primer metatarsiano, descansando a su vez sobre los dos sesamoideos**,** a 6 mm del suelo **A**, hasta la cabeza del quinto metatarsiano **B**, también a 6 mm del suelo. Este arco anterior pasa por la cabeza de otros metatarsianos: la segunda cabeza, la más elevada (9 mm), constituye la *clave de la bóveda.* La tercera (8, 5 mm) y la cuarta cabeza (7 mm) están en una posición intermedia.

La **concavidad** de este arco está poco acentuada y contacta con el suelo a través de las partes blandas, constituyendo lo que algunos denominan "**el talón anterior del pie**". Este ligamento está subtendido por el ligamento intermetatarsiano, sin gran eficacia, y por un solo músculo, el haz transverso del músculo aductor del dedo gordo **1**, que forma una serie de cuerdas parciales y totales entre la cabeza del primer metatarsiano y la de los otros cuatro. Es un músculo relativamente poco potente y fácil de forzar. El arco anterior *se desploma* con frecuencia –**antepié plano** incluso *invertido* –**antepié convexo**–, lo que provoca la formación de callosidades debajo de las cabezas metatarsianas descendidas (véanse Figs. 89 y 90 pág. 259).

Los cinco radios metatarsianos finalizan en el arco anterior. El primer radio **(Fig. 29)** es el más erguido, y forma, según Fick, un ángulo de 18 a 25° con el suelo. A continuación, este ángulo metatarsiano/suelo disminuye regularmente: 15° para el segundo **(Fig. 30)**, 10° para el tercero **(Fig. 31)**, 8° para el cuarto **(Fig. 32)** y sólo 5º para el quinto metatarsiano **(Fig. 33)** casi paralelo al suelo.

La **curva transversal de la bóveda** prosigue de delante hacia atrás. A **la altura de las cuñas** **(Fig. 27, corte II)**, el arco transversal no contiene más que cuatro huesos y no contacta con el suelo más que a través de su extremo a la altura del cuboides **Cub**. La primera cuña **C1** está totalmente suspendida, sin ningún contacto con el suelo; la segunda cuña **C2** constituye la clave de la bóveda **(verde claro)** y forma, con el segundo metatarsiano que lo prolonga hacia delante, el eje del pie, *la cúspide de la bóveda.* Este arco está subtendido por el tendón del músculo peroneo largo **2**, que de esta forma actúa con gran potencia sobre la curva transversal.

A **la altura del escafoides y del cuboides** **(Fig. 27, corte III)**, el arco transversal no contacta con el suelo más que a través de su extremo externo compuesto por el cuboides **Cub**. El escafoides **Esc**, suspendido por encima del suelo, descansa "en voladizo" sobre el cuboides mediante su extremo externo. La curva de este arco queda sujeta por las expansiones plantares del músculo tibial posterior **3**.

Una visión inferior del pie (izquierdo) supuestamente transparente **(Fig. 28)** muestra cómo *la curva transversal de la bóveda está sujeta por tres músculos,* sucesivamente de delante hacia atrás:

- el **músculo aductor del dedo gordo** **1**, de dirección transversal;
- el **músculo peroneo largo** **2**, el más importante desde el punto de vista dinámico y que constituye un sistema tensor oblicuo hacia delante y hacia dentro, que *actúa sobre los tres arcos*;
- las **expansiones plantares del músculo tibial posterior** **3**, desempeñando un papel ante todo estático, y que constituyen un sistema tensor oblicuo hacia delante y hacia fuera.

La **curva longitudinal** del conjunto de la bóveda plantar está controlada por:

- el **músculo abductor del dedo gordo** **4** por dentro, más el **músculo flexor largo del dedo gordo** (sin representar);
- el **músculo abductor del quinto dedo** **5** por fuera.

Entre estos dos tensores extremos, el **músculo flexor largo de los dedos** (sin representar) y su accesorio y el **músculo flexor corto de los dedos** **6**, sujetan la curva de los tres radios medios al igual que la del externo.

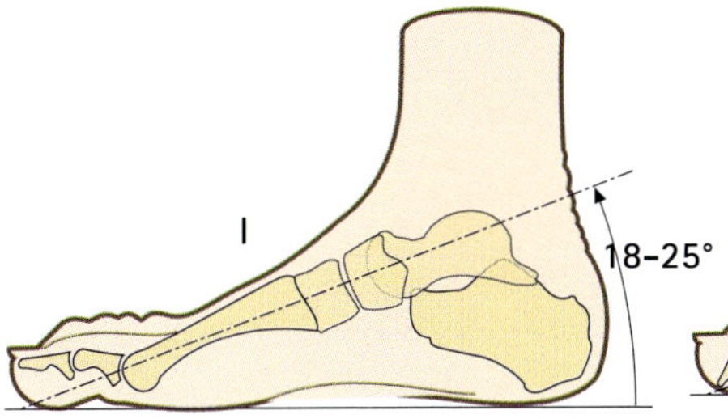

Fig. 29

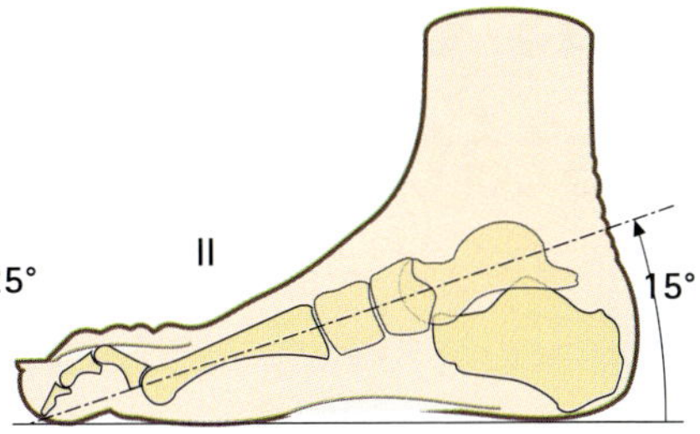

Fig. 30

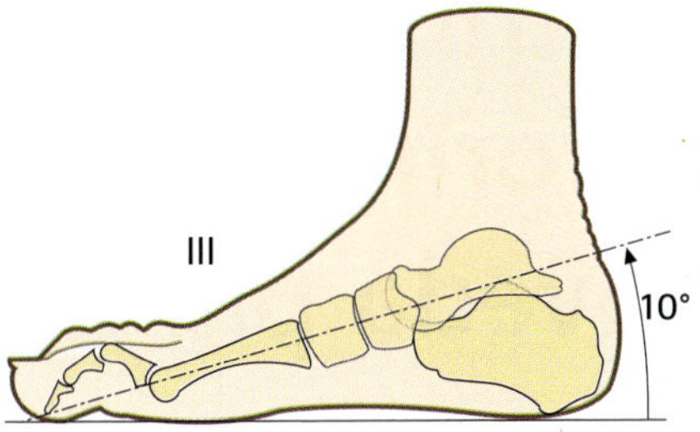

Fig. 31

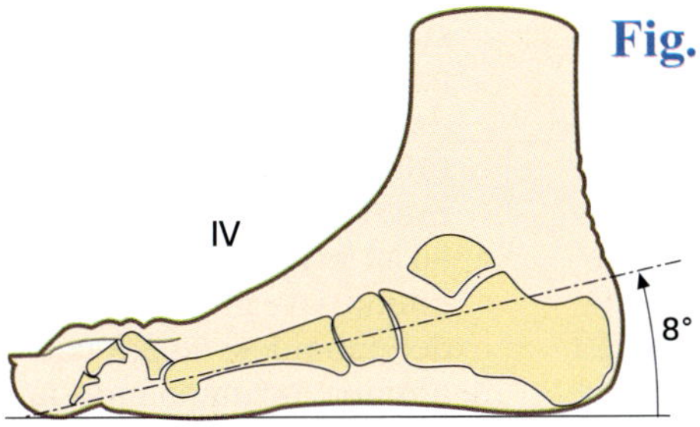

Fig. 32

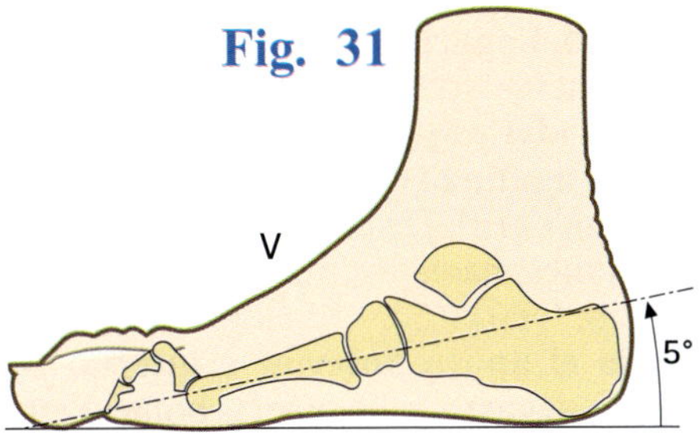

Fig. 33

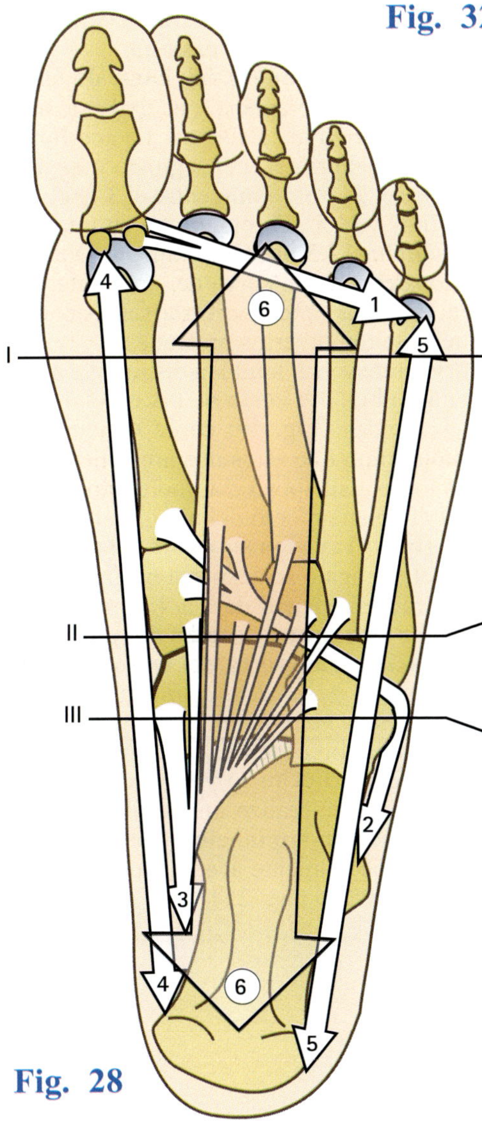

Fig. 28

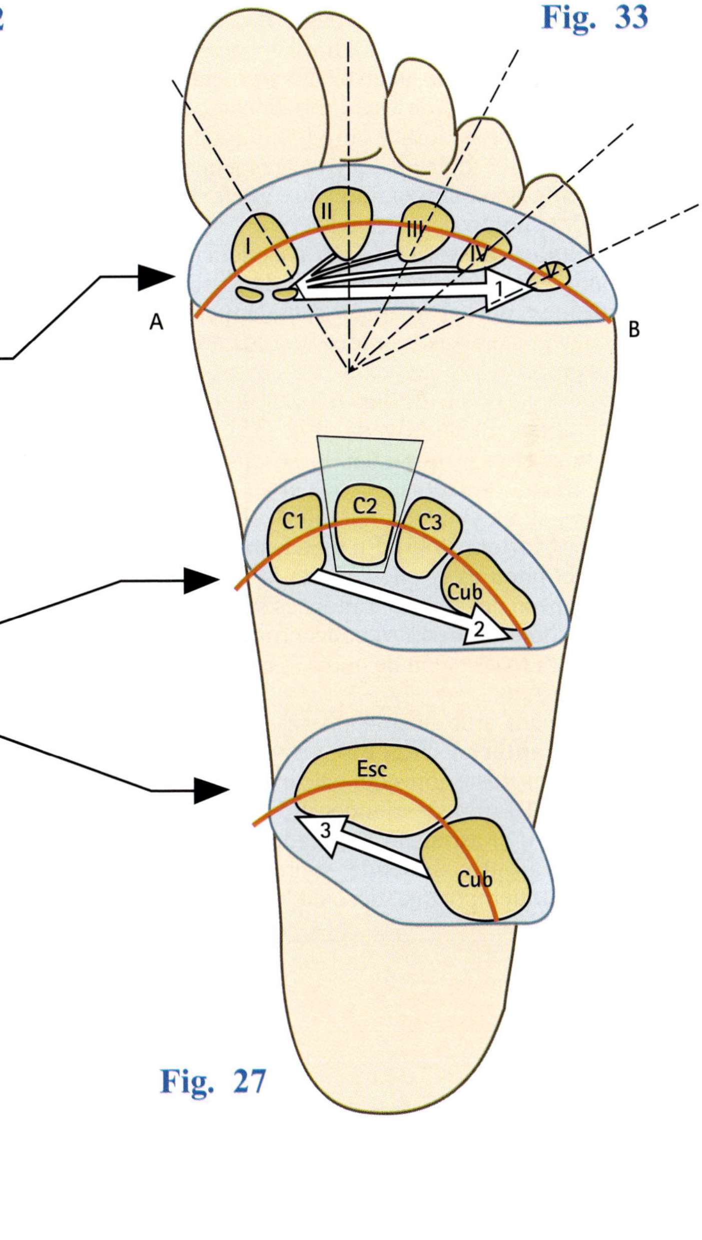

Fig. 27

Distribución de las cargas y deformaciones estáticas de la bóveda plantar

El **peso del cuerpo**, transmitido por el miembro inferior, se ejerce sobre el tarso posterior **(Fig. 34: visión superior del esqueleto del pie)** a la altura de la **tróclea astragalina** (**cruz negra**) a través de la **articulación talocrural**. De ahí, las fuerzas se reparten en **tres direcciones**, hacia los tres puntos de apoyo de la bóveda (Seitz, 1901):

- **hacia el apoyo anterior e interno** A, a través del cuello del astrágalo, en el arbotante anterior del arco interno,
- **hacia el apoyo anterior y externo** **B**, a través de la cabeza del astrágalo y de la apófisis mayor del calcáneo, en el arbotante anterior del arco externo. La dirección divergente de estas dos líneas de fuerza, hacia **A** y hacia **B**, forma un ángulo agudo de 35-40°, abierto por delante, que corresponde ligeramente al ángulo comprendido entre el eje del cuello y el eje del cuerpo del astrágalo;
- **hacia el apoyo posterior** C, a través del cuerpo del astrágalo, la articulación subastragalina y el cuerpo del calcáneo por el abanico subtalámico, en los arbotantes posteriores y unidos con los arcos interno y externo.

La relativa repartición de las fuerzas sobre los tres puntos de apoyo de la bóveda **(Fig. 35)** es fácil de recordar si se piensa que cuando se aplican 6 kgm sobre el astrágalo **uno** corresponde al apoyo anteroexterno **B**, **dos** al apoyo anterointemo **A** y **tres** al apoyo posterior **C** (Morton, 1935). En bipedestación, vertical e inmóvil, el talón es el que soporta la mayor fuerza, la mitad del peso del cuerpo. Entonces se puede entender que cuando esta fuerza se concentra en medio centímetro cuadrado de tacón de aguja, éste "perfore" los suelos de plástico.

Bajo carga, cada arco se aplana y se elonga:

- **en el arco interno (Fig. 36: visión interna)**, las tuberosidades posteriores del calcáneo, distantes del suelo de 7 a 10 rnm, descienden 1,5 mm, la apófisis menor 4 mm; el astrágalo retrocede sobre el calcáneo; el escafoides asciende sobre la cabeza del astrágalo al tiempo que desciende en relación al suelo; las articulaciones cuneonaviculares y cuneometatarsianas se entreabren hacia abajo; el ángulo de alineación del primer metatarsiano disminuye; **el talón retrocede y los sesamoideos avanzan ligeramente**;
- **en el arco externo (Fig. 37)**: los mismos desplazamientos verticales del calcáneo: descenso de 4 rnm del cuboides, de 3,5 mm de la apófisis estiloides del quinto metatarsiano; las articulaciones calcáneo-cuboidea y cuboideo-metatarsiana se entreabren hacia abajo; **retroceso del talón y avance de la cabeza del quinto metatarsiano**;
- **en el arco anterior (Fig. 38: corte de los metatarsianos)**: el arco se aplana y se expande a un lado y otro del segundo metatarsiano. La apertura aumenta 5 mm entre el primer y el segundo metatarsianos, 2 mm entre el 2° y 3°, 4 mm entre el 3° y el 4°, 1,5 mm entre el 4° y el 5°, de modo que en total **el antepié se ensancha 12,5 mm bajo apoyo**. Durante la fase anterior del paso, la curva del arco anterior desaparece y todas las cabezas metatarsianas contactan con el suelo, según diversas presiones;
- la curva transversal también disminuye a la altura de las cuñas **(Fig. 39: corte de las cuñas)** y a la altura del escafoides **(Fig. 40: corte cuneocuboideo)** al mismo tiempo que estos dos arcos tienden a bascular en tomo a su apoyo externo un ángulo **x** proporcional al aplanamiento del arco interno.

Además **(Fig. 41: visión superior del pie derecho)**, la cabeza del astrágalo se desplaza hacia dentro de 2 a 6 mm y la apófisis mayor de 2 a 4 mm. En consecuencia, aparece **una rotura-torsión del pie localizada en la articulación transversa del tarso**: el eje del retropié se desplaza *hacia dentro* mientras que el eje del antepié se desvía *hacia fuera*, de modo que forman un ángulo **y** con el precedente. El retropié gira en **aducción-pronación (flecha 1)** y **ligera extensión**, mientras que el antepié realiza un movimiento relativo de **flexión-abducción-supinación (flecha 2)**. Este fenómeno está especialmente acentuado en el caso del **pie plano valgo** (véase pág. 254).

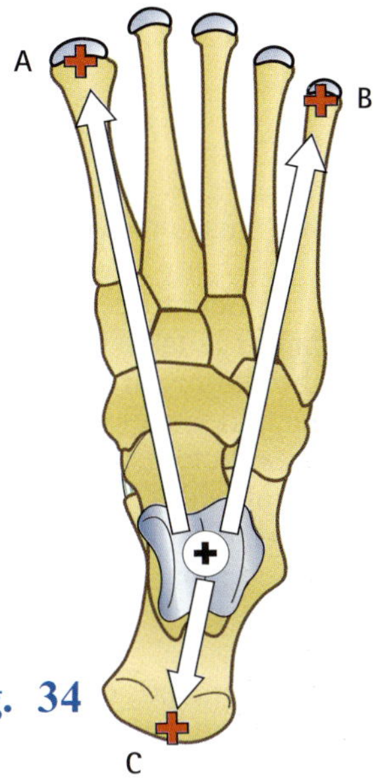

Fig. 34

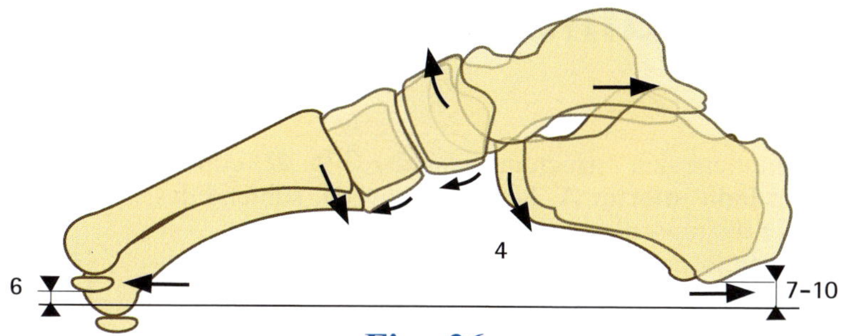

Fig. 36

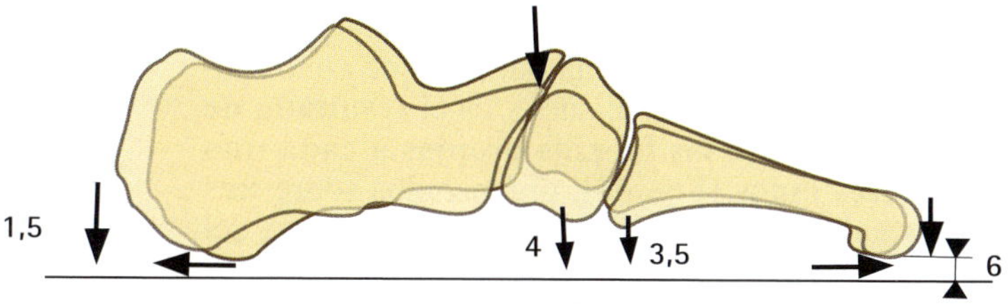

Fig. 37

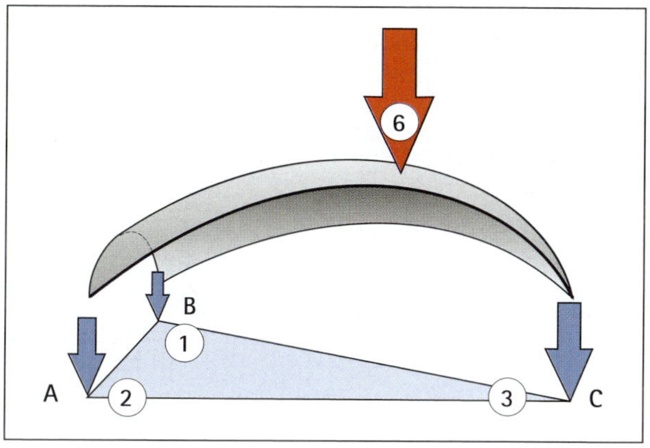

Fig. 35

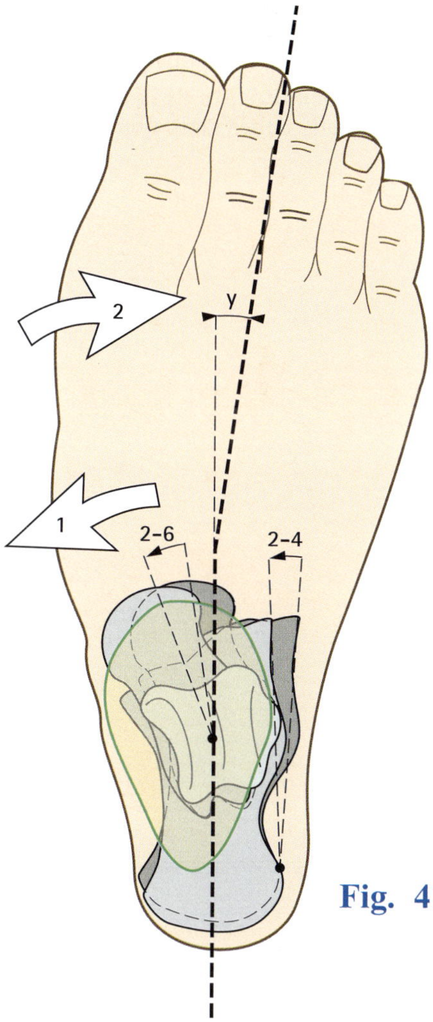

Fig. 41

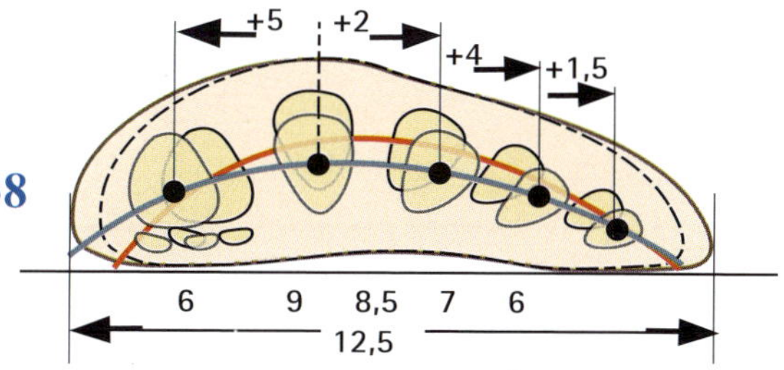

Fig. 38

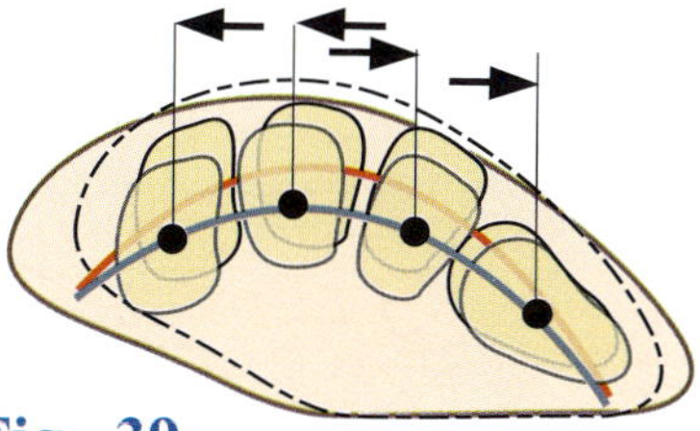
Fig. 39

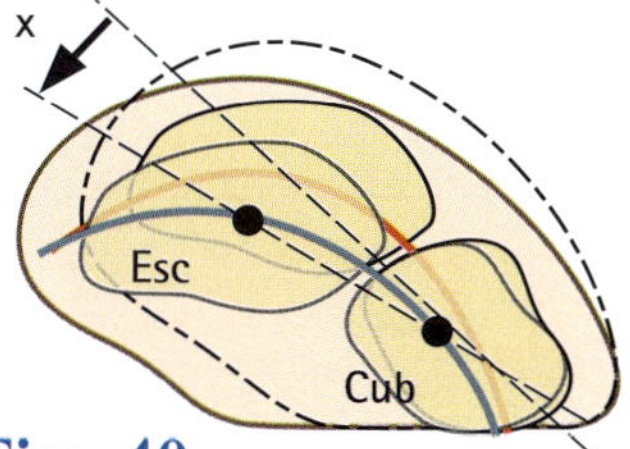

Fig. 40

El equilibrio arquitectural del pie

El pie tiene una estructura triangular (Fig. 42) con:

- un **lado inferior** A, la base o bóveda, subtendidas por los músculos y los ligamentos plantares;
- un **lado anterosuperior** B, donde se localizan los músculos flexores del tobillo y los músculos extensores de los dedos;
- un **lado posterior** C, que comprende los músculos extensores del tobillo y los músculos flexores de los dedos.

Una forma normal de la planta del pie, que condiciona su correcta adaptación al suelo, es el **resultado de un equilibrio entre las fuerzas propias a cada uno de estos tres lados** (Fig. 43), organizados sobre tres radios esqueléticos articulados entre sí a la altura del tobillo y del complejo articular del tarso posterior:

- una **acentuación de la curva plantar**, provocando un **pie cavo**, puede deberse tanto a una retracción de los ligamentos plantares o a una contractura de los músculos plantares como a una insuficiencia de los músculos flexores del tobillo,
- **un aplanamiento de la curva plantar**, o **pie plano**, se puede deber tanto a una insuficiencia de las formaciones ligamentosas o musculares plantares como a un tono exagerado de los músculos anteriores o posteriores.

Nuevamente, se vuelve a hallar la noción de **equilibrio trilateral** (Fig. 44), ilustrada por la tabla de vela que permitió entender el equilibrio dinámico de la rodilla. La estabilidad es permanentemente el resultado de un equilibrio dinámico de tres factores:

- la flotación por el empuje de Arquímedes;
- la propulsión por la fuerza del viento en la vela;
- las compensaciones instantáneas por la aplicación del peso del hombre modulado en la vela y en la tabla.

El espíritu "cartesiano" del hombre tiene por costumbre los equilibrios de dos factores, pero tiene mucha más dificultad para entender los equilibrios de tres factores y más.....En algunos casos existen incluso equilibrios de múltiples factores que se asemejan a los móviles de Calder, pintor y escultor, inventor de estos equilibrios múltiples.

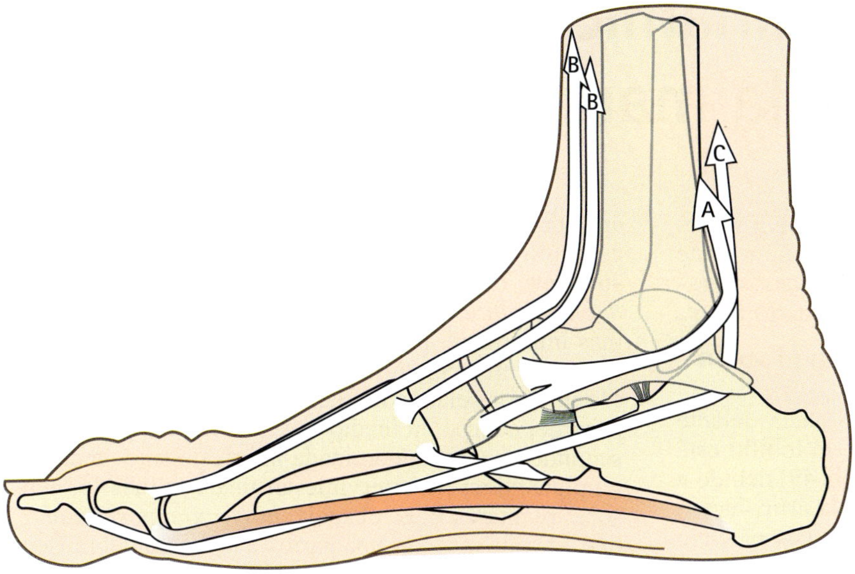

Fig. 42

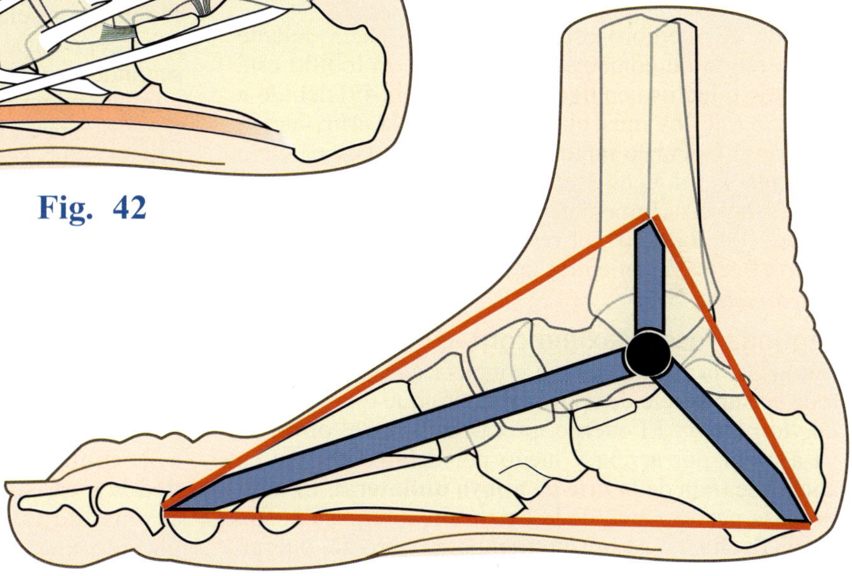

Fig. 43

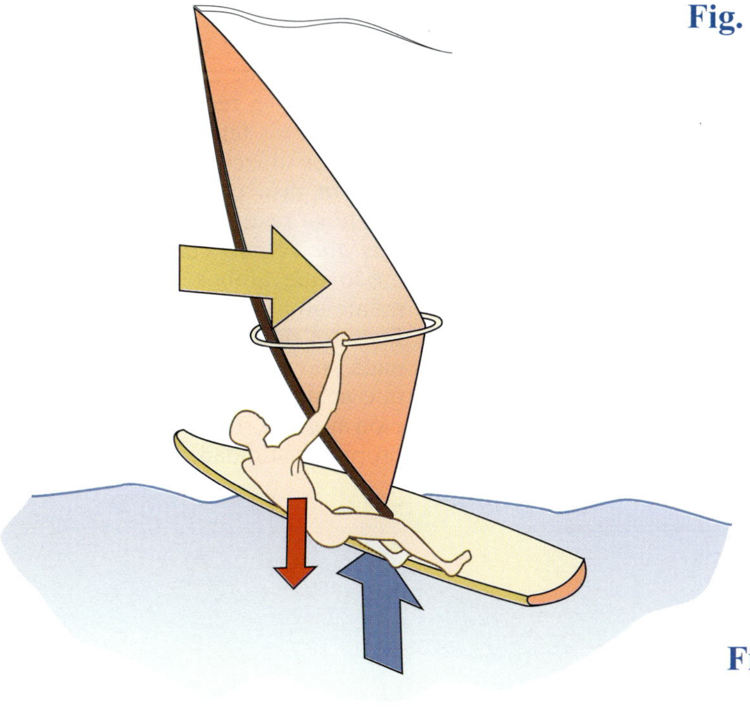

Fig. 44

Deformaciones dinámicas de la bóveda plantar durante la marcha

Durante la marcha, **el desarrollo del paso** va a someter a la bóveda plantar a fuerzas y deformaciones que demuestran claramente su papel de amortiguador elástico. El desarrollo del paso se realiza en cuatro fases.

Primera fase: Toma de contacto con el suelo (Fig. 45).

Cuando el miembro oscilante lanzado hacia delante está a punto de contactar con el suelo, el tobillo está alineado o incluso en **ligera flexión** (Fig. 45) debido a la acción de los músculos flexores de la articulación talocrural F. Por lo tanto, el pie contacta con el suelo *mediante el talón*, es decir el punto de apoyo posterior C de la bóveda. Inmediatamente, bajo *el impulso de la pierna* **(flecha roja)**, el resto del pie contacta con el suelo **(flecha 1)** mientras que *el tobillo se extiende pasivamente*.

Segunda fase: Máximo contacto (Fig. 46).

Entonces, la planta del pie contacta con el suelo con toda su superficie de apoyo (**Fig. 46**) que representa la *huella plantar.* El cuerpo, propulsado por el otro pie, va a pasar por arriba y luego por delante del pie en apoyo, se trata de la **fase de apoyo unilateral**. El tobillo pasa pasivamente de la extensión anterior a la **flexión** **(flecha 2)**. Al mismo tiempo, el peso del cuerpo **(flecha roja)** incide totalmente sobre la bóveda plantar que se aplana. Simultáneamente, la contracción de todos los tensores plantares **Tpl** se opone a este desplome de la bóveda: se trata del **primer efecto amortiguador**; aplanándose, la bóveda se elonga ligeramente: al inicio del movimiento, el apoyo anterior A *avanza ligeramente*, pero al final, cuando el apoyo anterior contacta cada vez más con el suelo debido al peso del cuerpo, el apoyo posterior **C**, *el talón retrocede*. La superficie de la huella plantar es **máxima cuando la pierna pasa por la vertical del pie**.

Tercera fase: Primer impulso motor (Fig. 47).

Ahora, el peso del cuerpo se halla por delante del pie en apoyo, la **contracción de los músculos extensores del tobillo** T, y **en especial la del músculo tríceps sural,** va a *levantar el talón* **(flecha 3)**. Mientras, la articulación talocrural se **extiende activamente**, el conjunto de la bóveda realiza una **rotación en torno a su apoyo anterior** A. El *cuerpo se eleva y se dirige hacia delante*: se trata del primer impulso motor, el más importante, puesto que ponen en juego músculos muy potentes. Sin embargo, la bóveda, apresada entre el suelo por delante, la fuerza muscular por detrás y el peso del cuerpo en medio –se trata de una palanca de segundo genero, denominada interresistente– tendería a aplanarse si no interviniesen una vez más los tensores plantares **P**: es el *segundo efecto amortiguador*, que permite reservar una parte de la fuerza del músculo tríceps sural para restituirla al final del impulso. Por otra parte, es en el momento del apoyo anterior cuando el *arco interno se aplana* **(Fig. 48)** y *el antepié se expande por el suelo* **(Fig. 49)**.

Cuarta fase: Segundo impulso motor (Fig. 50).

El impulso aportado por el músculo tríceps sural se prolonga por un segundo impulso **(flecha 4)**, debido a la **contracción de los músculos flexores de los dedos Fxd**, sobre todo los músculos sesamoideos y el músculo flexor largo del dedo gordo. El pie, desplazado una vez más hacia arriba y hacia delante, *abandona su apoyo sobre el talón anterior y ya no contacta más que con los tres primeros dedos* **(Fig. 51)**, sobre todo el dedo gordo, en la fase final del apoyo. Durante este segundo impulso motor, la bóveda plantar se resiste, una vez más, al aplanamiento merced a los tensores plantares, entre los cuales destacan los músculos flexores de los dedos. Es al final de esta fase cuando la energía reservada anteriormente se restituye. *El pie se levanta del suelo mientras que el otro comienza a desarrollar su paso*: de modo que ambos pies han contactado simultáneamente un pequeño instante con el suelo: se trata de la **fase del doble apoyo**. En la siguiente fase, denominada apoyo unilateral, la bóveda del pie oscilante –el que acaba de despegar del suelo– recupera su posición normal, recobrando su concavidad debido a su propia elasticidad.

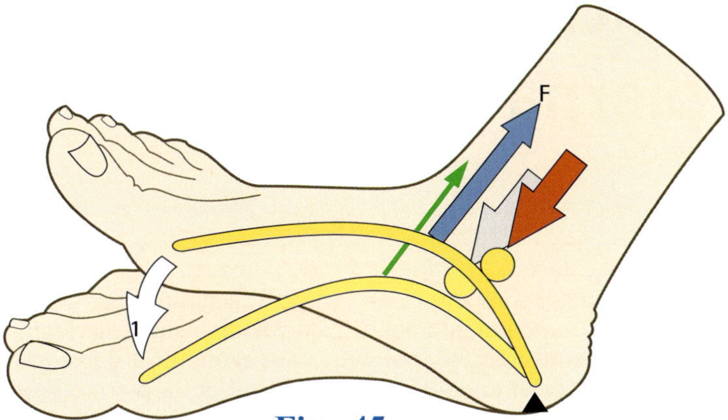

Fig. 45

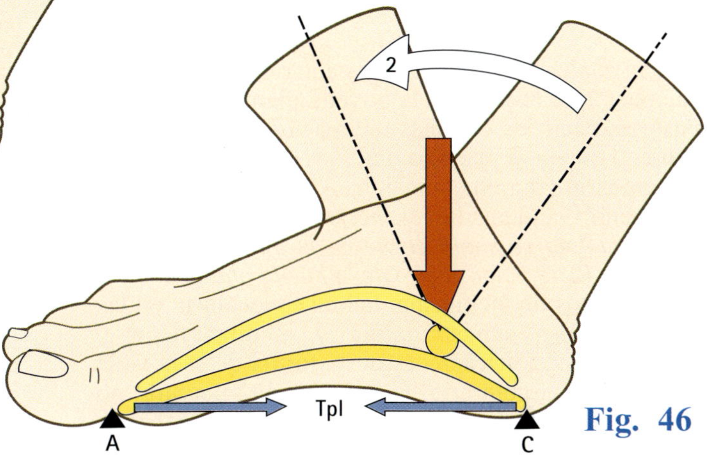

Fig. 46

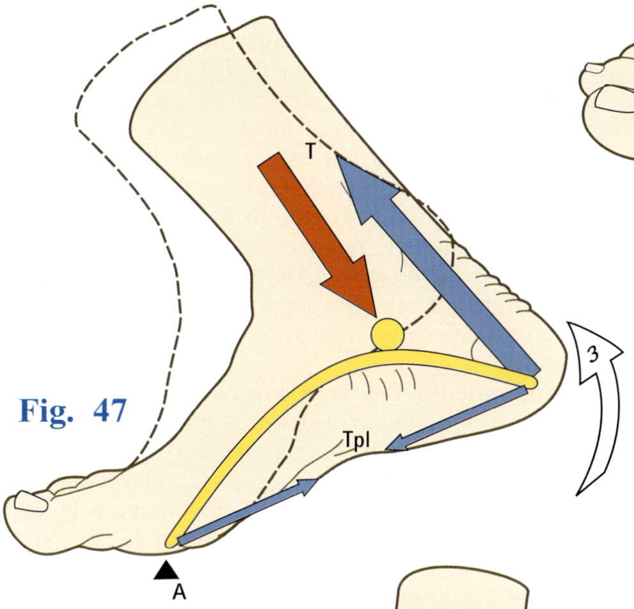

Fig. 47

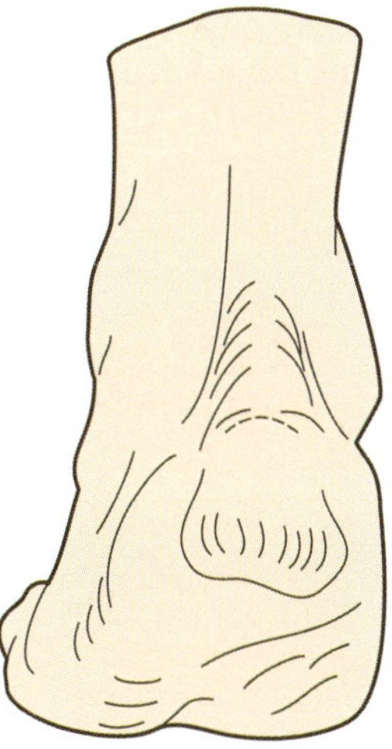

Fig. 48

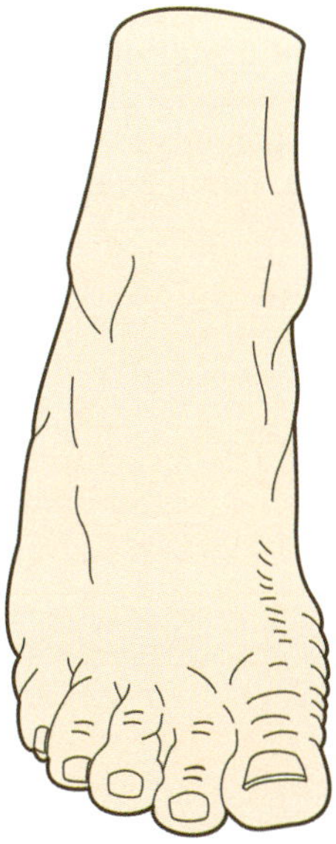

Fig. 49

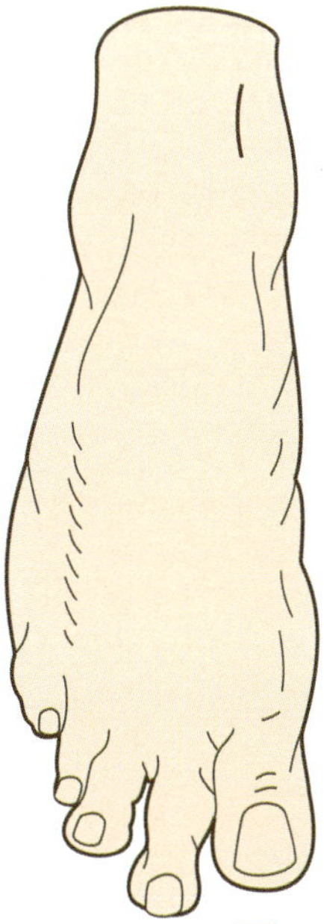

Fig. 51

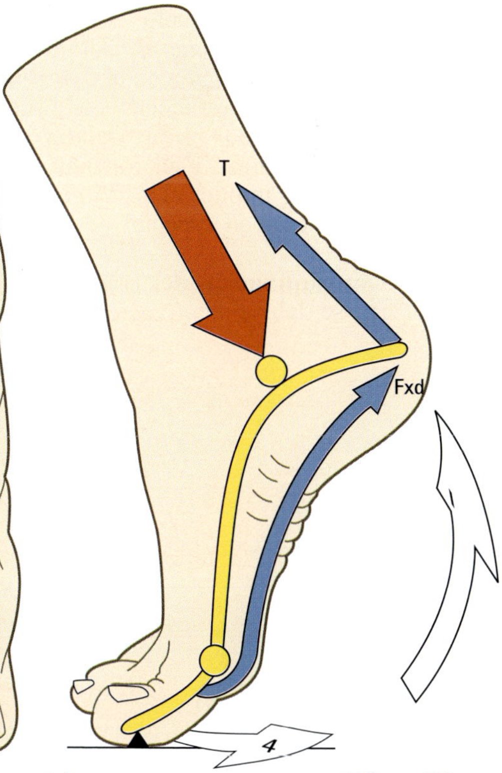

Fig. 50

Deformaciones dinámicas según la inclinación de la pierna sobre el pie en inversión

Se han analizado en las páginas anteriores las modificaciones que acaecen a la bóveda plantar durante el paso, es decir las distintas inclinaciones de la pierna sobre el pie en el plano sagital.

Sin embargo, durante la marcha o la carrera en curvas o terreno accidentado, *es necesario que la pierna pueda inclinarse sobre el pie en el plano frontal,* es decir *por fuera y por dentro de la huella plantar*. Estos movimientos de inclinación lateral se localizan en las articulaciones subastragalina y mediotarsiana y determinan modificaciones de la forma de la bóveda plantar. Por el contrario, la articulación talocrural no participa: el astrágalo, atrapado en la pinza bimaleolar, se mueve en relación a los demás huesos del tarso.

La inclinación de la pierna hacia dentro, en relación al pie apoyado en el suelo y considerado fijo (**Fig. 51**), tiene **cuatro consecuencias**:

- **Rotación externa de la pierna sobre el pie** (**flecha 1**), que sólo aparece cuando la planta del pie contacta con firmeza con el suelo. Se manifiesta por el *retroceso del maléolo lateral*, claramente visible si se compara con la posición en la cual el pie, perpendicular a la pierna, no contacta con el suelo más que con su borde interno (**Fig. 53: visión frontal del pie en posición normal**). Esta rotación externa de la pinza bimaleolar implica el *deslizamiento del astrágalo hacia fuera*, en especial de su cabeza en el escafoides.
- **Abducción-supinación del retropié** (**Fig. 54**). La abducción se debe a una fracción de rotación externa sin compensar. En cuanto a la supinación, deriva del movimiento del calcáneo hacia dentro, perfectamente cotejable por detrás por el ángulo **x** que constituye el ángulo del talón con el de la pierna, y en comparación con un pie sin apoyo en el suelo (**Fig. 55: visión posterior del pie en posición normal**): este varo del calcáneo se reconoce por la **incurvación del borde interno del tendón calcáneo**.
- **Aducción-pronación del antepié** (**Fig. 52**). Para que el arco anterior contacte con el suelo, el antepié debe desplazarse hacia dentro: el eje del antepié, que pasa por el segundo metatarsiano, y el plano sagital **P**, que pasa por este eje, se desvían hacia dentro par adoptar la posición final **P'**. Entre las dos posiciones **P** y **P** , el ángulo **m** mide esta aducción. Además, el antepié realiza una **pronación**, pero es un tanto evidente que estos movimientos de aducción-pronación son *movimientos relativos* a los del retropié localizados en la articulación transversa del tarso.
- **Ahondamiento del arco interno** (**Fig. 52**). Esta acentuación de la curva del arco interno (**flecha 2**) es la consecuencia de los movimientos relativos del antepié en relación al retropié. La elevación del escafoides en relación al suelo, fenómeno a la vez *pasivo* por el deslizamiento hacia fuera de la cabeza del astrágalo, y *activo* por la contracción del músculo tibial posterior, lo pone de manifiesto. La modificación de la curva global de la bóveda plantar queda patente en la huella plantar, cuyo golfo se ahonda, como en el caso de un **pie cavo varo**.

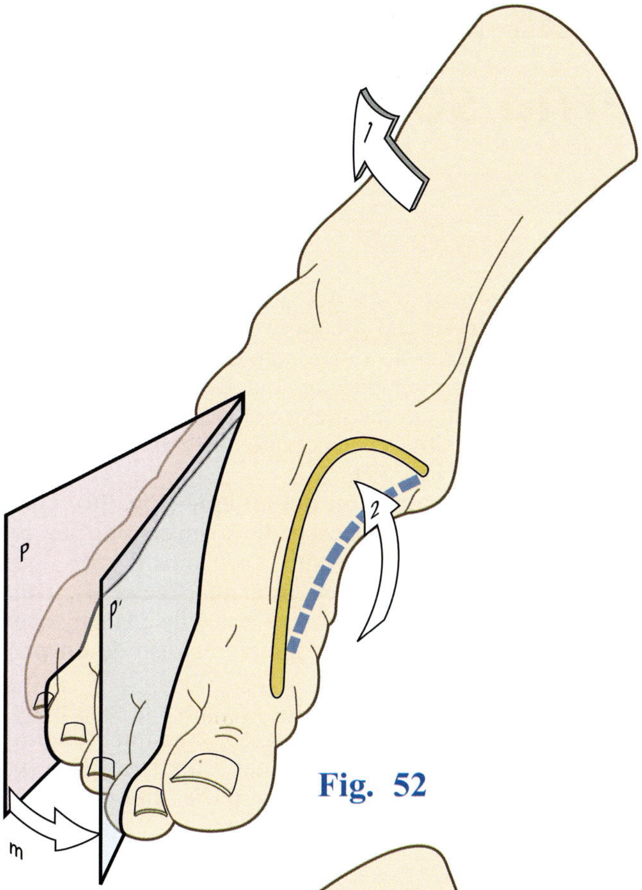

Fig. 52

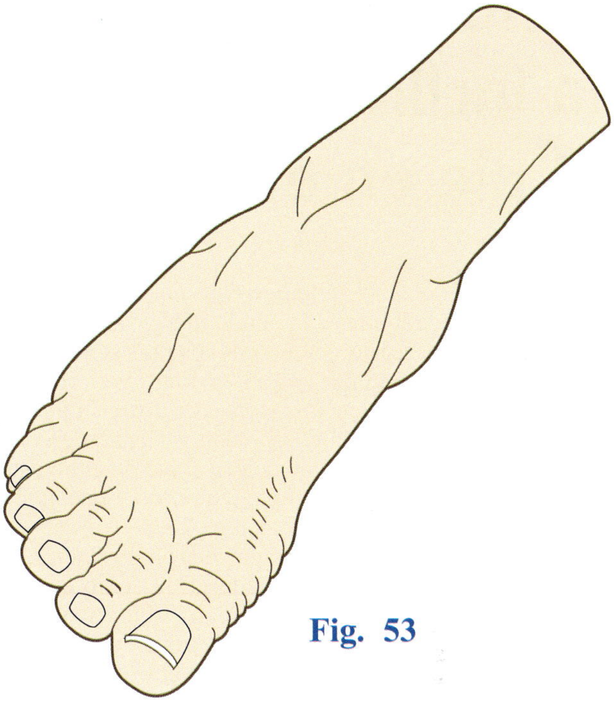

Fig. 53

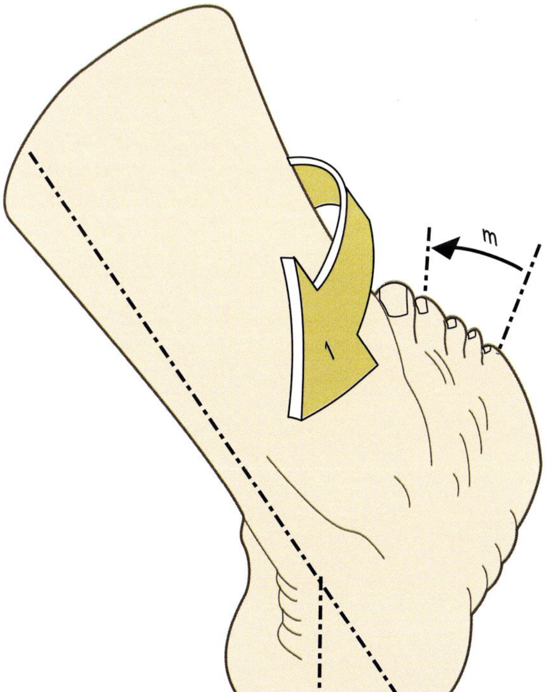

Fig. 54

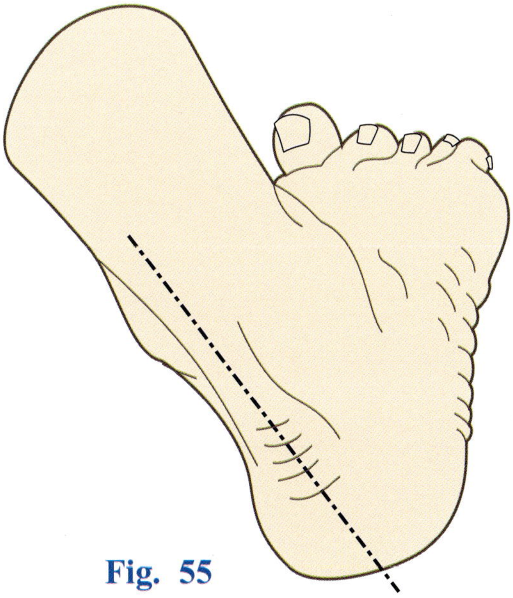

Fig. 55

Deformaciones dinámicas según la inclinación de la pierna sobre el pie en eversión

Durante la marcha sobre un terreno inclinado, en una dirección perpendicular a la pendiente (véase Fig. 62, pág. 253), es necesario que uno de los pies se posicione en inclinación interna –en inversión–, y el otro en inclinación externa –en eversión–, de forma que los miembros inferiores y el cuerpo entero conserven una posición vertical. En esta situación, el pie derecho está en posición de inversión y el pie izquierdo en posición de eversión.

La inclinación de la pierna *hacia fuera* en relación al pie supuestamente fijo y apoyado en el suelo es una **posición de eversión**. Esta posición **(Fig. 55: visión anterointerna del pie en eversión)** tiene **cuatro consecuencias simétricas a las de la inversión:**

- **Rotación interna de la pierna sobre el pie** (**flecha 3**): retroceso del maléolo medial en comparación con una posición en la que el pie sólo contacta con el suelo por su borde externo (**Fig. 57**). También puede observarse un deslizamiento del astrágalo hacia dentro, cuya cabeza sobresale en el borde interno del pie.
- **Aducción-pronación del retropié** (**Fig. 58: visión posterointerna del pie en eversión**): aducción por rotación interna no totalmente compensada, pronación por valgo del calcáneo que determina un ángulo **y** abierto hacia fuera entre el eje del talón y el de la pierna, visible en comparación con la posición libre del pie (**Fig. 59**).
- **Abducción-supinación del antepié** (**Fig. 56**): perceptible, como en el caso de la inversión, por el ángulo de abducción **n** entre los planos **P** y **P** .
- **Aplanamiento del arco interno** (**flecha 4**), con aumento de la superficie de la huella plantar, que colma el golfo interno, como en el caso de **un pie plano valgo.**

Estas posiciones de adaptación del pie a la pendiente del terreno, o durante los giros, dependen del funcionamiento de las articulaciones subastragalina y mediotarsiana, **indispensables para una marcha normal en terreno irregular.**

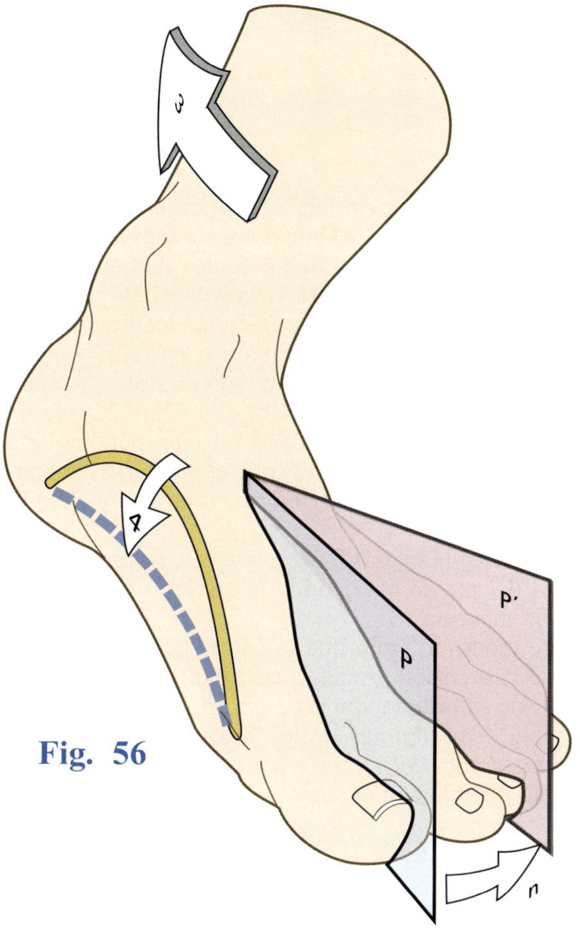

Fig. 56

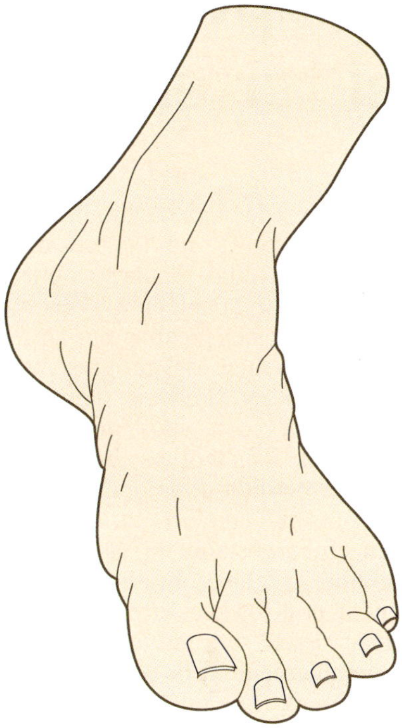

Fig. 57

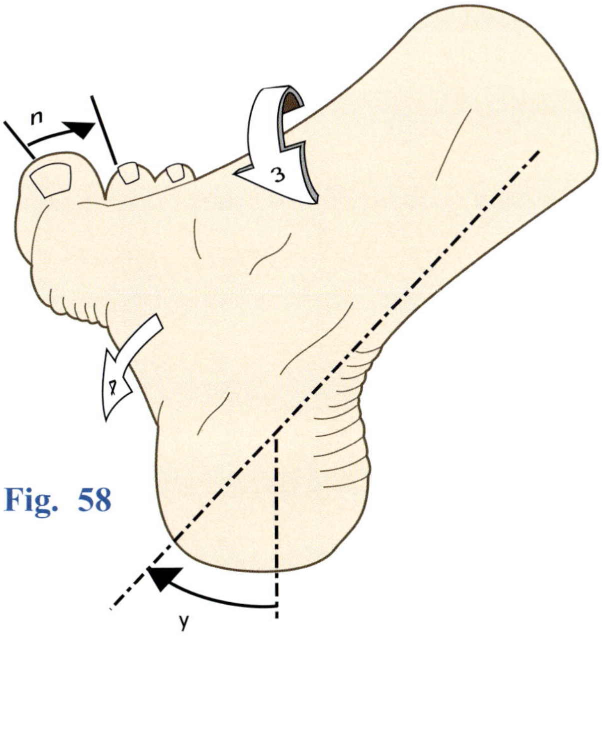

Fig. 58

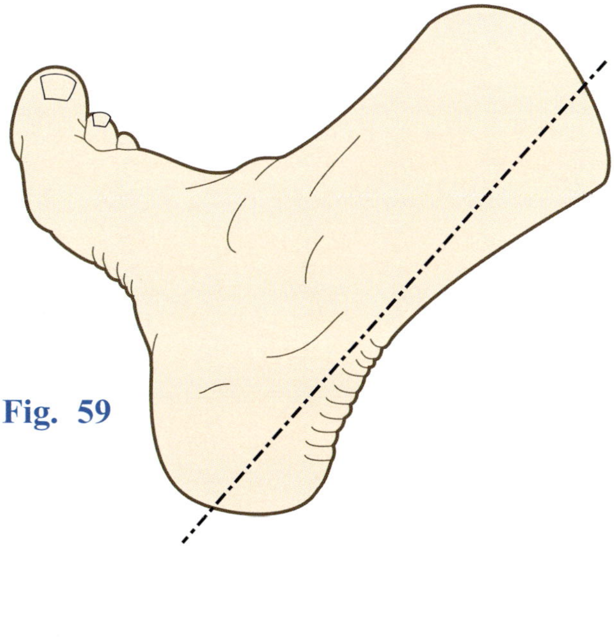

Fig. 59

Adaptación de la bóveda plantar al terreno

El hombre de ciudad camina siempre sobre un terreno liso y resistente, con los pies protegidos por el calzado. Sus bóvedas plantares tienen que realizar pocos esfuerzos de adaptación y los músculos, que son su principal sostén, acaban por atrofiarse: el pie plano es la consecuencia del progreso y ciertos antropólogos no dudan en predecir tiempos en que el hombre "caminará" con unos pies reducidos al estado de muñones. Esta teoría se basa en la atrofia de los dedos y en la pérdida de la oposición del dedo gordo, todavía presente en el mono.

Sin embargo, aún no ha llegado ese momento y el hombre, incluso "civilizado", es capaz, todavía, de andar con los pies desnudos en la arena o entre las rocas. Este "retorno al estado natural" beneficia considerablemente a la bóveda plantar (entre otros), que reencuentra sus **posibilidades de adaptación**.

Adaptación a las irregularidades del terreno a las que el pie se agarra (**Fig. 60**) gracias al ahondamiento de la bóveda.

Adaptación a las **inclinaciones del suelo** en relación a la vertical del cuerpo:

- el **apoyo anterior** es más amplio en las inclinaciones hacia fuera (**Fig. 61**) merced a la longitud decreciente de dentro afuera de los radios metatarsianos;
- de **pie, en una pendiente transversal** (**Fig. 62**), el pie "de abajo" está en supinación, mientras que el pie "de arriba" está en eversión o en talus valgus, como se ha descrito en la página anterior;
- la **escalada** (**Fig. 63**) necesita el anclaje del pie de abajo, en posición de pie cavo varo, perpendicular a la línea de declive, mientras que el pie de arriba contacta con el suelo en flexión máxima y paralelo a la pendiente;
- el **descenso** (**Fig. 64**) fuerza, a veces, a adoptar actitudes del pie en eversión para conseguir una adherencia máxima.

De este modo, al igual que la palma de la mano, que permite la prensión gracias a las modificaciones de su curva y de su orientación (véase torno 1), la planta del pie puede, con algunas limitaciones, *adaptarse a las irregularidades del terreno* para garantizar el mejor contacto posible con el suelo.

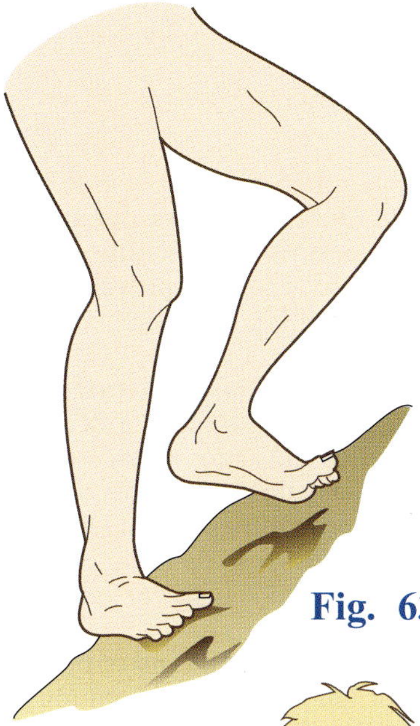

Fig. 63

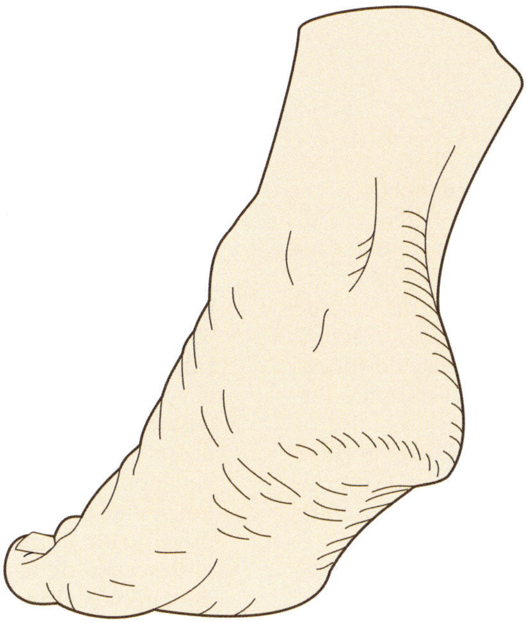

Fig. 61

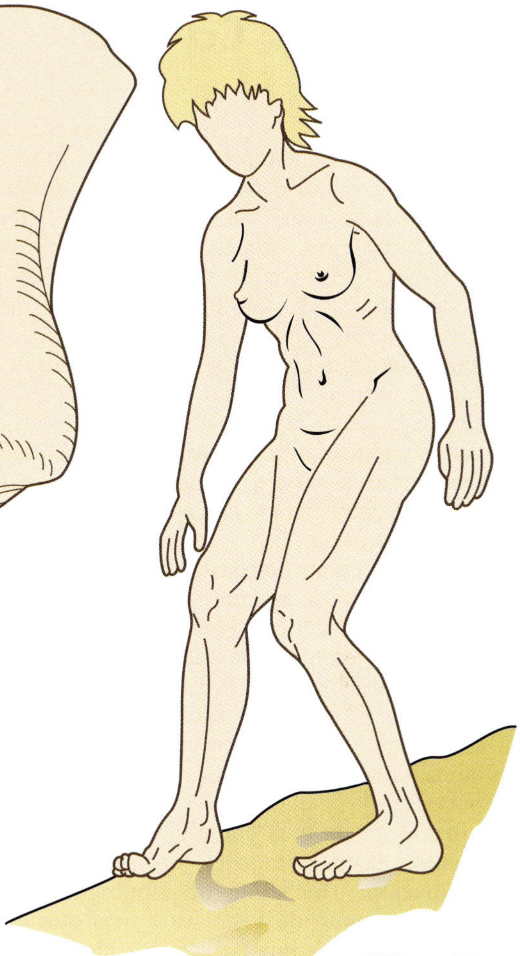

Fig. 64

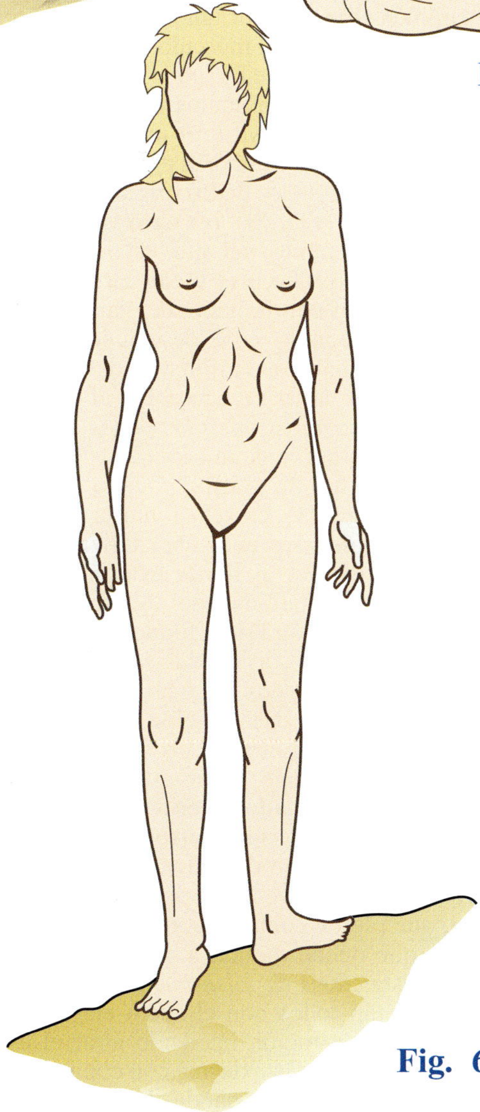

Fig. 62

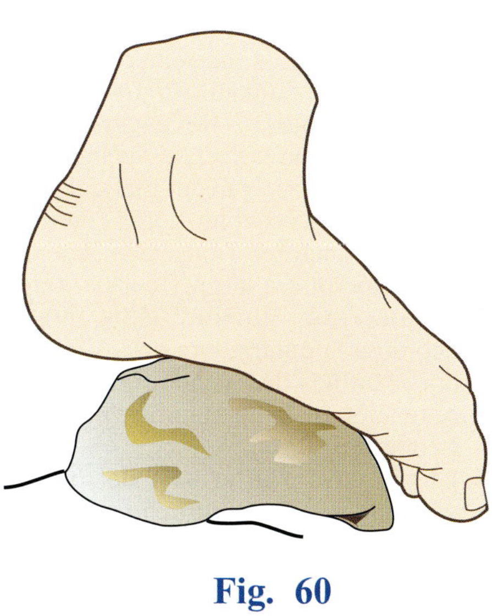

Fig. 60

Los pies cavos

La curva y la orientación de la bóveda plantar dependen de un equilibrio extremadamente delicado entre las distintas acciones musculares, que el modelo de Ombrédanne **(Fig. 65: figura sobre los elementos esqueléticos y musculares del pie)** permite analizar:

- **la bóveda está aplanada** por el peso del cuerpo **(flecha azul)** y por la contractura de los músculos que se insertan en su convexidad: el músculo tríceps sural **1**, el músculo tibial anterior y el músculo tercer peroneo **2**, el músculo extensor largo de los dedos y el músculo extensor corto del dedo gordo **3** (en el caso de los dos últimos, a condición de que las primeras falanges queden estabilizadas por los músculos interóseos **7**);
- **la bóveda está ahondada** por la contractura de los músculos que se insertan en su concavidad: el músculo tibial posterior **4**, los músculos peroneos largo y corto **5**, los músculos plantares **6** y los músculos flexores de los dedos **8**. También se puede ahondar por una *relajación de los músculos de la convexidad.* Por el contrario, una relajación de los músculos de la concavidad provoca un aplanamiento de la bóveda.

La insuficiencia o la contractura de uno solo de los músculos destruye todo el equilibrio y conlleva una deformación; Duchenne de Boulogne afirma que, desde este punto de vista, vale más que la parálisis afecte a todos los músculos antes que a uno solo, ya que entonces el pie conserva una forma y una actitud casi normales.

Se distinguen **tres tipos de pies cavos**:

- **El pie cavo ''posterior''** **(Fig. 66)**, denominado de tal manera porque la alteración se localiza en el arbotante posterior: insuficiencia del músculo tríceps sural **1**. Los músculos de la concavidad predominan **6** determinando el pie cavo; los músculos flexores de tobillo **2** flexionan el pie. De modo que aparece un pie cavo talo "posterior" **(Fig. 67)**, que, por otra parte, puede inclinarse lateralmente en valgo **(Fig. 68)** debido a una contractura de los músculos abductores (músculos extensor largo de los dedos, peroneos largo y corto y tercer peroneo).
- **El pie cavo ''medio''** **(Fig. 69)**, poco frecuente, debido a la contractura de los músculos plantares **6** por plantillas demasiado rígidas, por ejemplo, o por retracción de la aponeurosis plantar (enfermedad de Ledderhose).
- **El pie cavo "anterior",** del que existen distintas variedades cuyo punto en común es una actitud en equino **(Fig. 70)** con dos características: el equino del antepié **e** por descenso de los arbotantes anteriores y la desnivelación entre los talones posterior y anterior **d**, más o menos reducible en apoyo.

Según el mecanismo, se define **la variedad del pie cavo anterior** como se expone a continuación:

- la contractura del músculo tibial posterior **4** y de los músculos peroneos **5** origina el **descenso del antepié** **(Fig. 71)**. La **contractura de los músculos peroneos** puede bastar por sí sola para provocar un pie cavo **(Fig. 72)**, que entonces se inclina en valgo: **pie cavo valgo equino;**
- un **desequilibrio de las articulaciones metatarsofalángicas** **(Fig. 73)** es una causa frecuente del pie cavo: la insuficiencia de los músculos interóseos **7** deja el predominio a los músculos extensores de los dedos **3** que hiperextienden la primera falange; provocando a continuación un descenso de la cabeza de los metatarsianos **b**, que desciende a su vez el antepié y de ahí el pie cavo;
- el **descenso de las cabezas metatarsianas** se puede dar también **(Fig. 74)** por una insuficiencia del músculo tibial anterior **2**: el músculo extensor largo de los dedos **3** intenta suplirle de modo que bascula las primeras falanges; los músculos plantares, sin contrarrestar, agravan la curva y el músculo tríceps sural determina un ligero equino; el predomino del músculo extensor largo de los dedos origina una inclinación lateral en valgo **(Fig. 75)**: **pie cavo valgo equino**;
- una causa frecuente del pie cavo es **el calzado demasiado pequeño o el tacón alto** **(Fig. 76)**: los dedos tropiezan con la punta del zapato y se hiperextienden **a**, con lo cual descienden las cabezas metatarsianas **b**; bajo la influencia del peso del cuerpo **(Fig. 77)** el *pie se desliza* sobre el plano inclinado y el *talón se aproxima a los dedos* **c**, acentuando todavía más la curva de la bóveda.

El análisis de la **huella plantar** facilita el diagnóstico del pie cavo **(Fig. 78)**: en relación a la huella normal **I**, el inicio del pie cavo **II** se caracteriza por una prominencia convexa en el borde externo **m** y por un aumento de la profundidad del "golfo" **n** del borde interno; a continuación **III**, el fondo del "golfo" alcanza el borde externo **p** dividiendo la huella en dos; en los pies cavos inveterados **IV**, a las características precedentes se añade la desaparición de la huella de los dedos **q** debido a la **garra de los mismos**.

Sin embargo, conviene saber que en el **pie plano valgo de los niños y adolescentes** se puede observar una huella de pie cavo con interrupción de la banda de apoyo externa: el valgo del calcáneo, el aplanamiento del arco interno provoca un ligero "despegue" del externo, que pierde contacto con el suelo por su parte media, lo que puede inducir a error. Aunque es fácil reconocer esta causa de *falsa huella del pie cavo:* los dedos contactan todos con el suelo elevando el arco interno o, todavía mejor, haciendo girar el esqueleto de la pierna en rotación externa, con el pie apoyado, se puede observar cómo la banda de apoyo externo se completa, mientras que el arco interno se ahonda de nuevo.

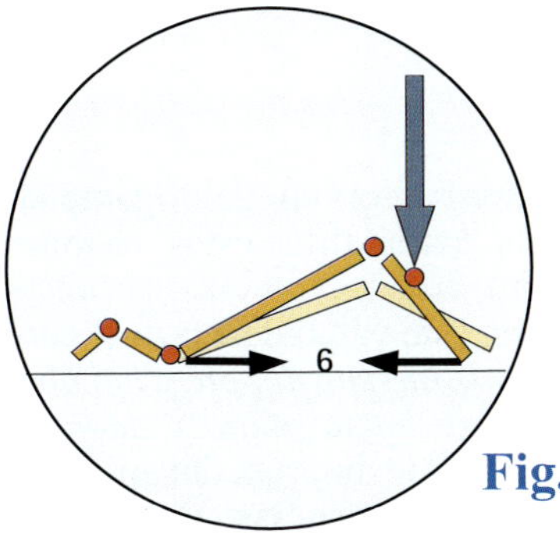

Fig. 69

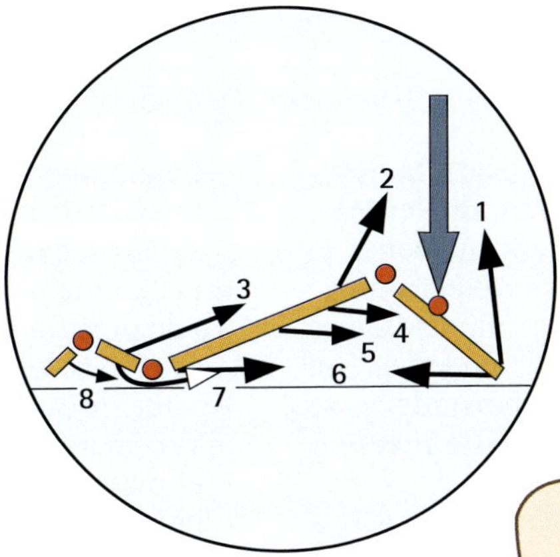

Fig. 65

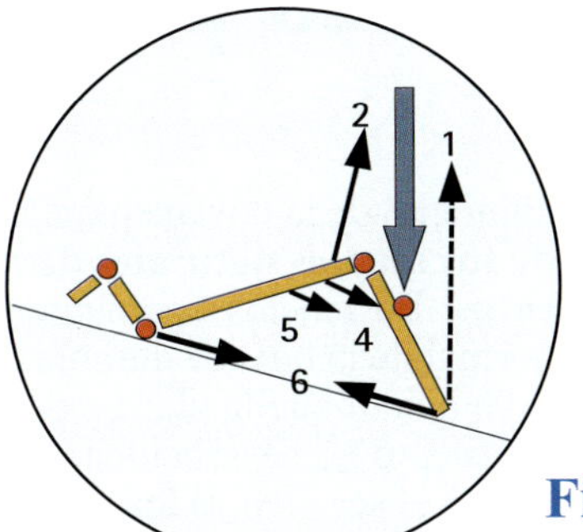

Fig. 66

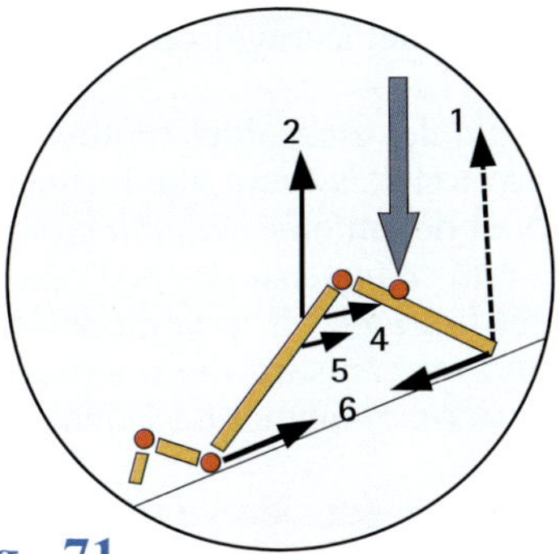

Fig. 71

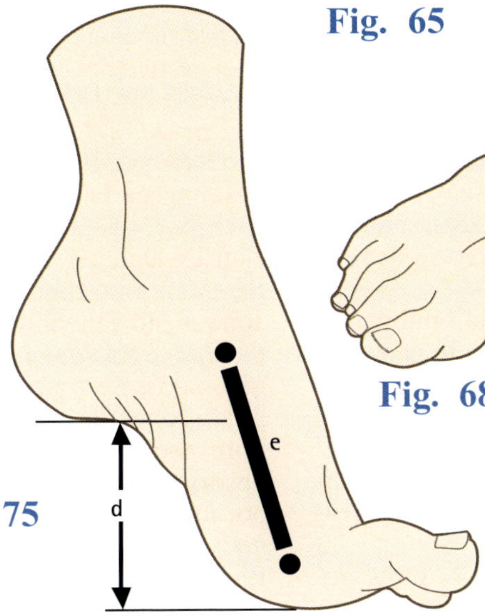

Fig. 70

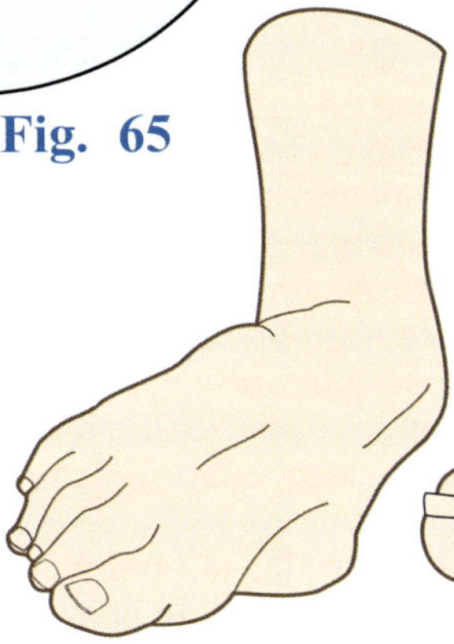

Fig. 68

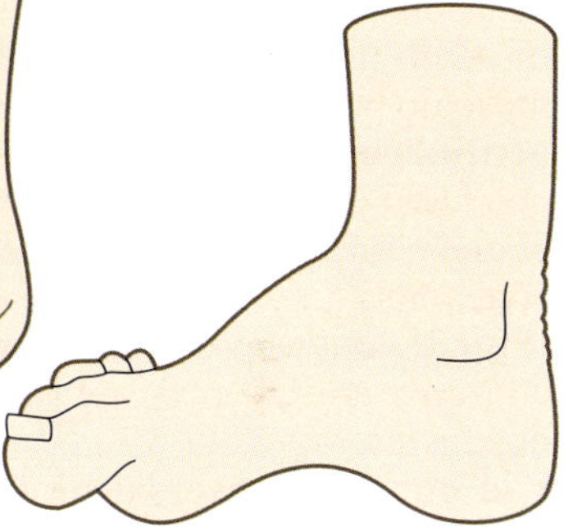

Fig. 67

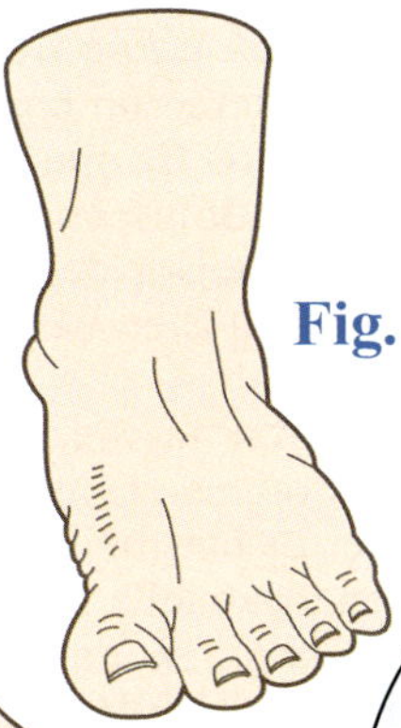

Fig. 75

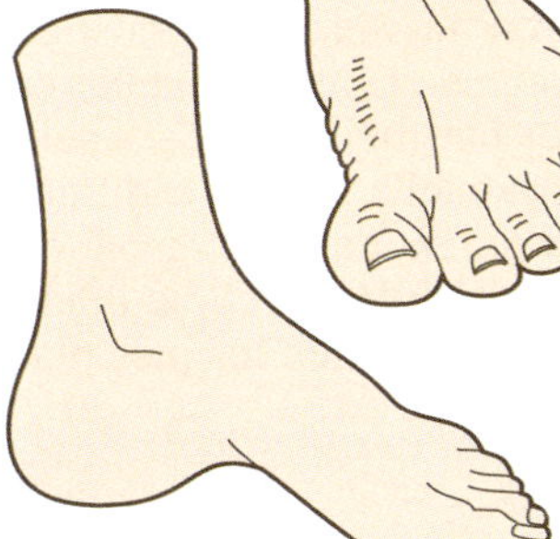

Fig. 72

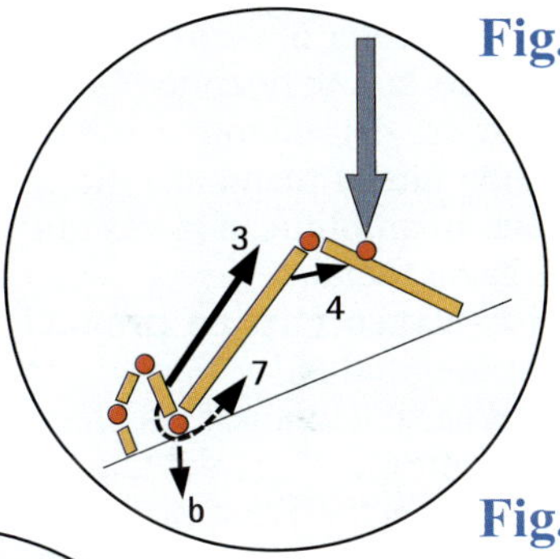

Fig. 73

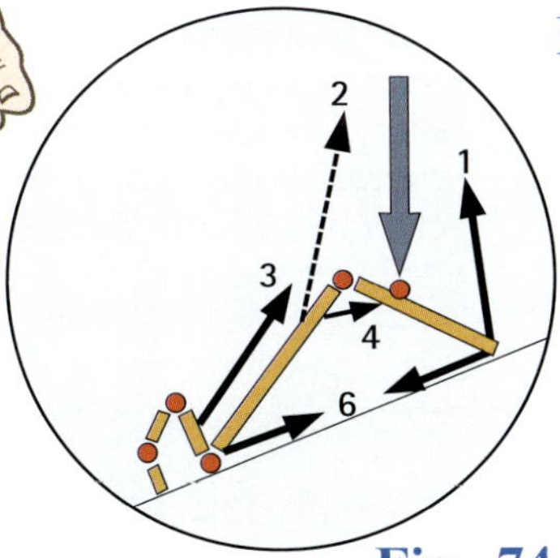

Fig. 74

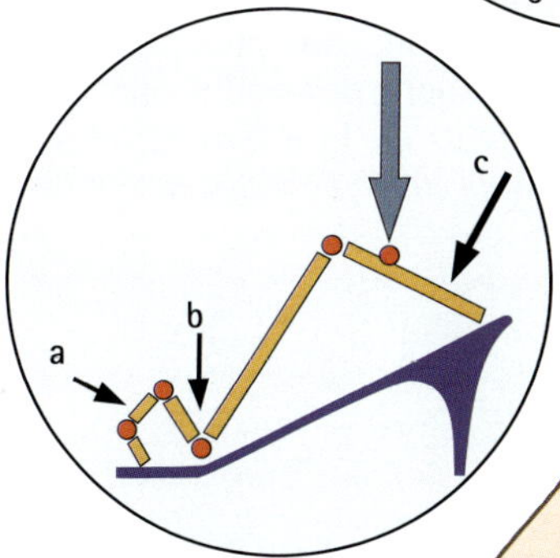

Fig. 76

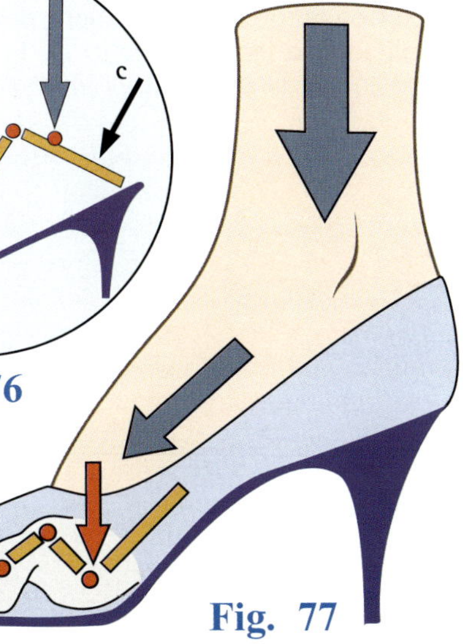

Fig. 77

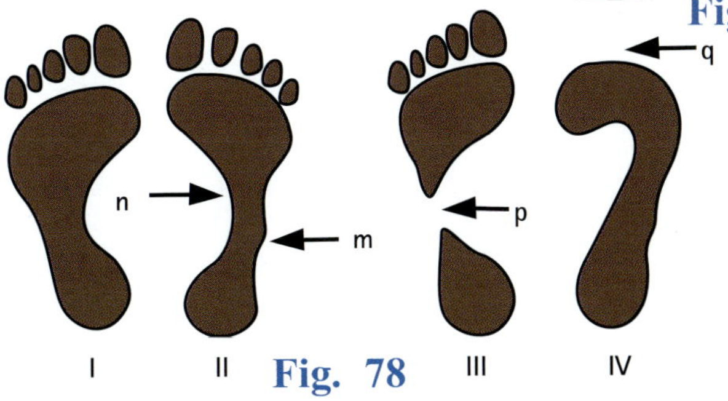

Fig. 78

Los pies planos

El hundimiento de la bóveda plantar se debe **a la debilidad de sus medios naturales de sostén, músculos y ligamentos**. Bastan los ligamentos para mantener la curva normal de la bóveda durante un corto período de tiempo, ya que la huella plantar de una amputación es normal excepto si se seccionan los ligamentos. Sin embargo, en el ser vivo, **si los soportes musculares se debilitan, los ligamentos acaban por distenderse y la bóveda se hunde definitivamente**.

Por lo tanto, el pie plano se debe, ante todo, a una insuficiencia muscular **(Fig. 79)**, insuficiencia del músculo tibial posterior **4** ó, más frecuentemente, del músculo peroneo largo **5**. Sin apoyo, el pie adopta una **actitud en varo (Fig. 80)**, puesto que el músculo peroneo largo es abductor. Sin embargo, en el momento en el que el peso del cuerpo descansa sobre la bóveda, el arco interno se hunde como se muestra en la figura **(Fig. 81)** en la que el arco hundido está representado en rojo y *el pie "gira" en valgo.* Este valgo se debe a dos factores:

- **la curva transversal de la bóveda**, normalmente sujeta **(Fig. 82)** por el tendón del músculo peroneo largo **(flecha blanca)**, se aplana **(Fig. 83)**, al mismo tiempo que desciende el arco interno: le sigue una rotación del antepié **e** sobre su eje longitudinal de modo que la planta del pie contacta con el suelo en toda su amplitud, a la vez que el antepié se desplaza **d** hacia fuera.
- **el calcáneo gira en pronación (Fig. 84)** sobre su eje longitudinal y tiende a inclinarse sobre su cara interna. Este valgo, visible y medible por el ángulo **f** que forma el eje del talón con el tendón calcáneo, sobrepasa los 5° de variación fisiológica para alcanzar los 20° en el caso de algunos pies planos; para ciertos autores, esto pudiera deberse a una malformación de las superficies de la articulación subastragalina y a una laxitud anormal del ligamento interóseo, mientras que para otros estas lesiones serían secundarias.

En cualquiera de los casos, este valgo desplaza el centro de presión *hacia el borde interno del pie y la cabeza del astrágalo se desplaza hacia abajo y adentro.* Aparecen entonces en el borde interno del pie, con más o menos nitidez, **tres prominencias (Fig. 83)**:

- el maléolo medial prominentemente anormal **a**,
- la parte interna de la cabeza del astrágalo **b**,
- el tubérculo del escafoides **c**.

La prominencia del tubérculo del escafoides representa el vértice del ángulo abierto hacia fuera que forman juntos el eje del retropié y el del antepié: *la aducción-pronación del retropié está compensada por una abducción-supinación del antepié*, a continuación **desaparece la bóveda** cuyo mecanismo fue manifestado por los autores clásicos (Hohmann, Boehler, Hauser, Delchef, Soeur).

Este conjunto de deformaciones ha sido ya descrito, aunque no tan minuciosamente, a propósito de las *fuerzas estáticas ejercidas sobre la bóveda* (Fig. 41, pág. 243). Se trata de una alteración bastante extendida, conocida con el nombre **de pie plano valgo doloroso o tarsalgia del adolescente** que puede observarse en una visión posterior del pie **(Fig. 84)** por una desviación hacia fuera **f**, en valgo, del calcáneo.

El análisis de la **huella plantar** facilita el diagnóstico del pie plano **(Fig. 85)**. La toma de la huella plantar es fácil: basta con dejar caer el pie mojado en el suelo seco y oscuro. En relación a la huella normal **I**, durante *la evolución del pie plano*, se da una repleción progresiva del "golfo" interno **II** y **III**, y el pie plano acaba incluso por hacerse convexo **IV** en los pies planos inveterados.

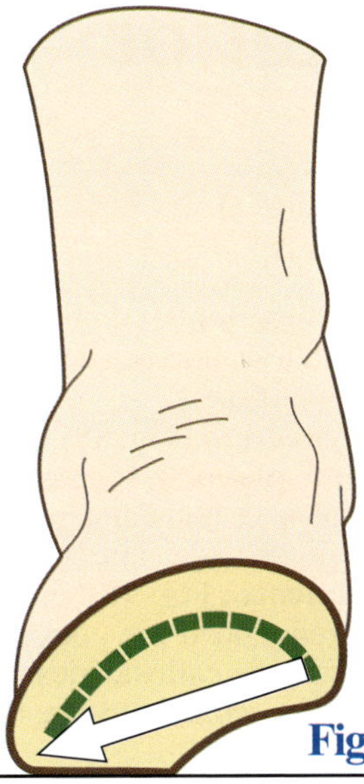

Fig. 82

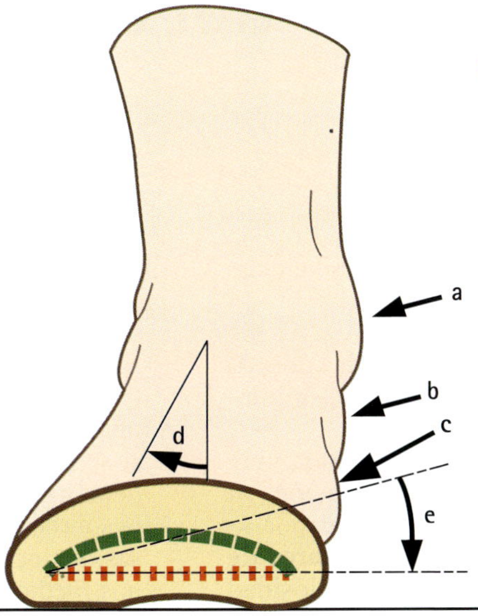

Fig. 83

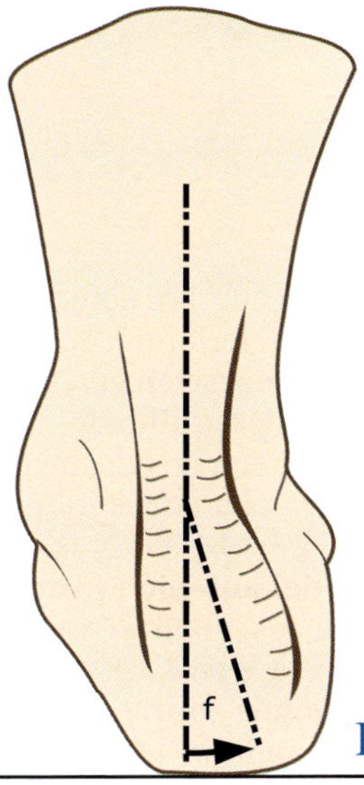

Fig. 84

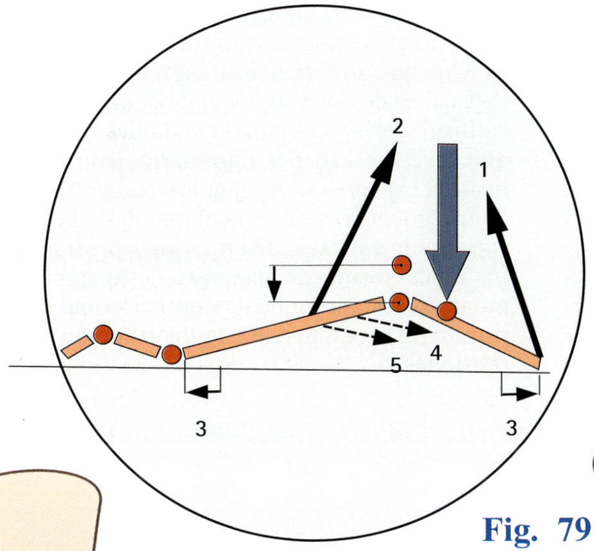

Fig. 79

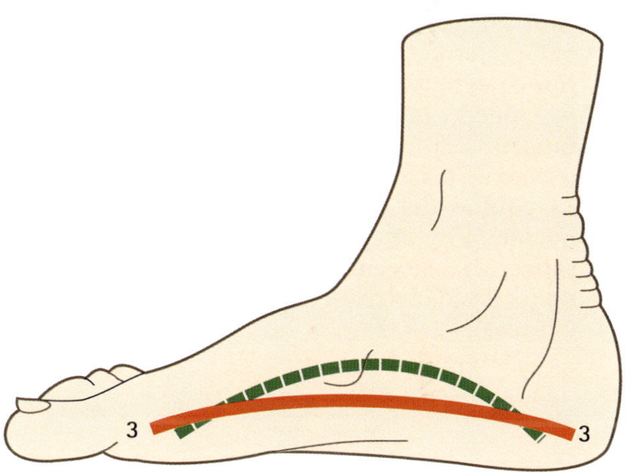

Fig. 81

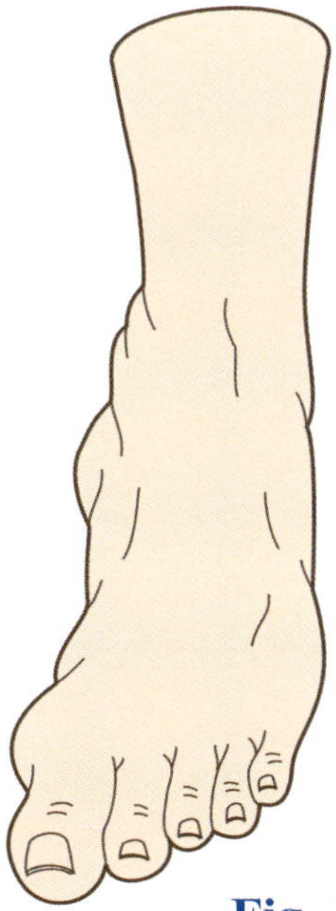

Fig. 80

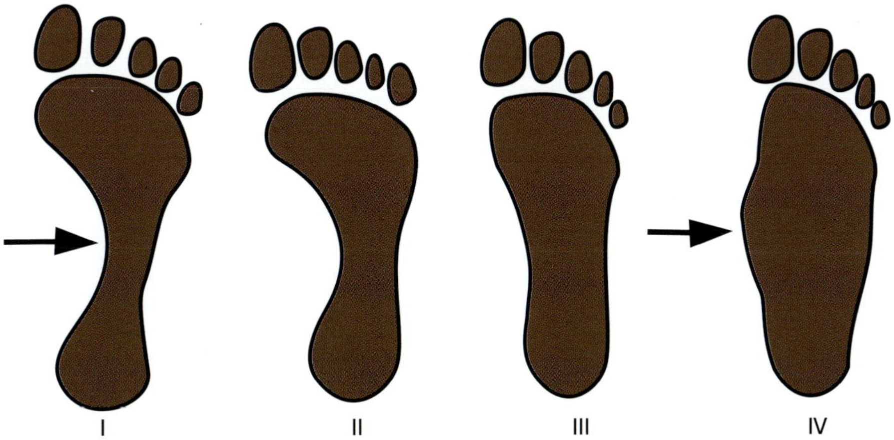

Fig. 85

Los desequilibrios del arco anterior

En el transcurso de las deformaciones de la bóveda plantar, el arco anterior puede **desequilibrarse en sus apoyos** o **deformarse en su curva.**

En general, el **desequilibrio** es secundario a un pie cavo anterior: el equino del antepié acentúa las presiones que soporta el arco anterior según tres posibilidades:

- **El equino del antepié es simétrico** **(Fig. 86: corte al nivel de los metatarsianos)**, sin pronación, ni supinación; la curva del arco se conserva; por lo tanto, existe una **sobrecarga de los dos puntos de apoyo** que conlleva la aparición de una callosidad debajo de las cabezas del primer y quinto metatarsianos **(flechas)**;
- **El equino del antepié se asocia con una pronación** **(Fig. 87)** debido al descenso predominante del radio interno (contractura del músculo tibial posterior o del músculo peroneo largo); la curva del arco permanece, **la sobrecarga se centra en el apoyo interno** del mismo, apareciendo una callosidad debajo de la cabeza del primer metatarsiano;
- **El equino del antepié se asocia con una supinación** **(Fig. 88)**; la curva del arco permanece, **la sobrecarga se centra en el punto de apoyo externo** (callosidad debajo de la cabeza del quinto metatarsiano).

En algunos pies cavos anteriores, se observa **la deformación del arco**, la curva normal del arco anterior puede deformarse o invertirse:

- si **simplemente se** ***endereza*** **(Fig. 88) o desaparece**: se trata de un **antepié plano,** la sobrecarga se reparte por todas las cabezas metatarsianas originando una callosidad debajo de cada cabeza **(flechas)**;
- si **se invierte totalmente** **(Fig. 90)**: en este caso se denomina antepié redondo o pie convexo anterior**;** la sobrecarga en forma de callosidades muy dolorosas, se localiza en la cabeza de los tres metatarsianos medios.

Estas callosidades son **engrosamientos córneos** producidos por una hiperpresión puntual, ya que la capa superficial de la piel está formada por células córneas. Crecen con frecuencia extendiéndose en profundidad, causa de dolor agudo ante el mínimo apoyo. Estas callosidades son el pan de cada día de los podólogos, que se esfuerzan por eliminarlos con toda suerte de bisturís especiales, aunque los pacientes se defraudan con frecuencia, ya que la abrasión de la callosidad no suprime la causa, a saber: la hiperpresión...

La única forma de hacerlos desaparecer definitivamente es restaurar una anatomía normal del arco anterior, lo que reestablece una distribución normal de las presiones.

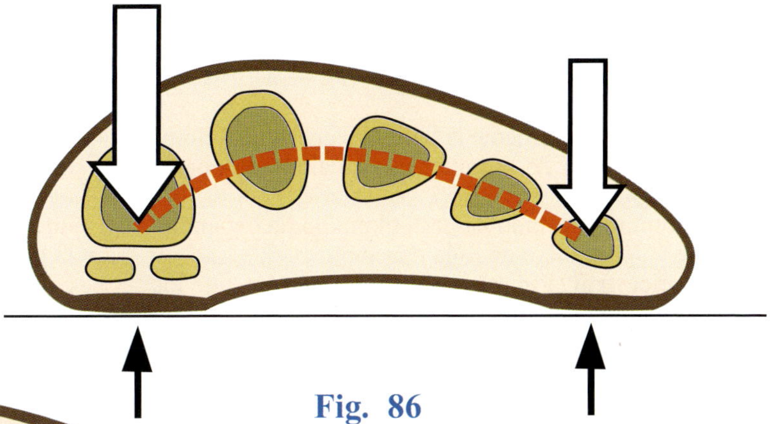

Fig. 86

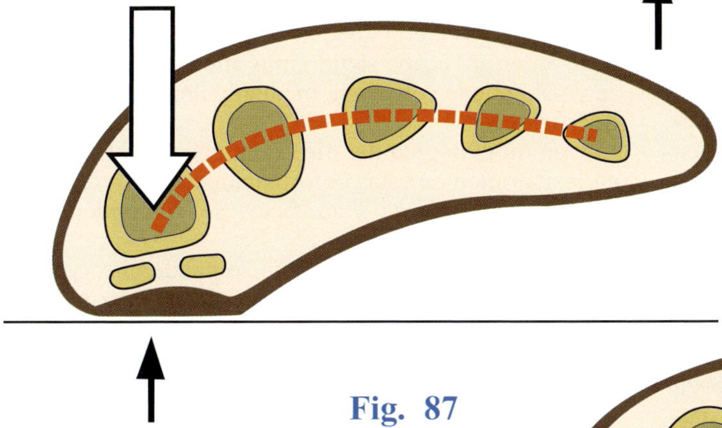

Fig. 87

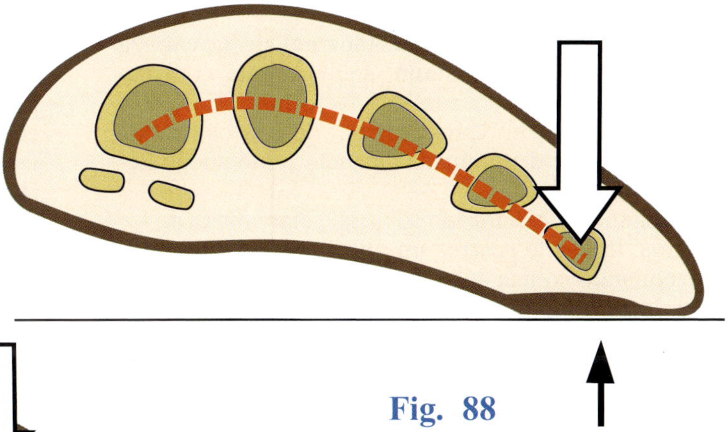

Fig. 88

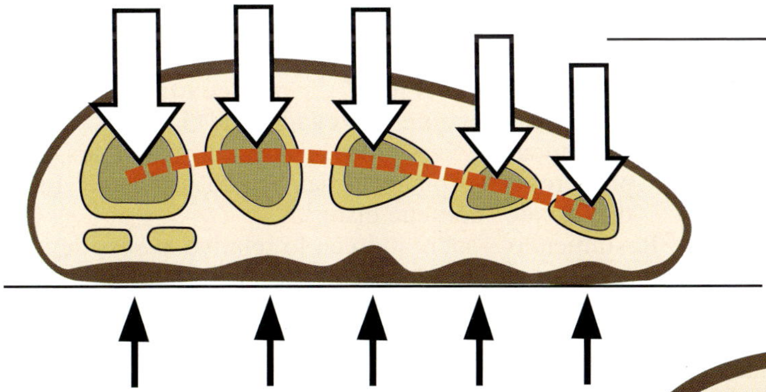

Fig. 89

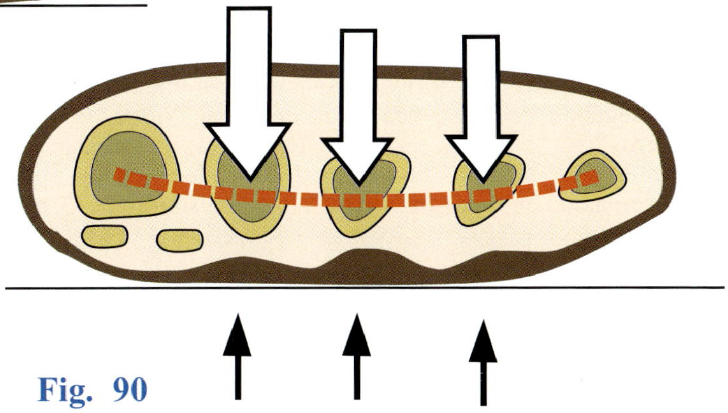

Fig. 90

Tipos de pies

Los pies son seguramente la parte del cuerpo del hombre y, sobre todo de la mujer, mas maltratada por su propietario…

En el hombre al estado natural, el pie podía expandirse libre y feliz, fuera de toda coacción.

El **pie ancestral** **(Fig. 91: visión esquelética),** que los sabios también denominan "pes anticus", en recuerdo del pie prehumano con dedo gordo prensor que podía contactar ampliamente con el suelo, merced a sus metatarsianos y a sus dedos ampliamente separados. Cuando la civilización lo encerró en zapatos más o menos agresivos, tuvo que adaptarse. Al intervenir la moda, sobre todo en lo que respecta al calzado femenino de punta puntiaguda, está imposición fue catastrófica **(Fig. 92: esqueleto en un zapato de punta puntiaguda)**. De este modo apareció lo que se conoce actualmente como "**hallux valgus**":

- el primer metatarsiano, muy separado del segundo (**metatarso varo o aducto**), desplaza el dedo gordo en una dirección oblicua hacia delante y hacia dentro **a**;
- le sigue una **prominencia anormal de la cabeza del primer metatarsiano**, sobre la que el frotamiento del calzado conlleva la formación de una exostosis **b** y, en consecuencia, de una callosidad comúnmente denominada "juanete", que puede llegar a infectarse;
- el segundo metatarsiano sobresale claramente de los otros, lo que le acarrea **un apoyo al final del paso** resultando en una sobrecarga, articulación dolorosa en la base y algunas veces incluso fractura de marcha (pie forzado);
- quinto metatarsiano muy separado hacia fuera origina un **quinto metatarsiano valgo o abducto**. Se desplaza hacia dentro **c** con el quinto dedo;
- muy pronto el desequilibrio es permanente, fijo debido a las retracciones capsulares, la **luxación hacia fuera** de los huesos sesamoideos **d** y de los tendones de los músculos flexores **e**, agrava el desequilibrio;
- el dedo gordo, de través, empuja los dedos medios desplazándolos **(Fig. 93)** y pasa incluso por encima del segundo dedo: se denomina entonces **"infraductus"**;
- por el lado externo, el quinto dedo padece una deformación en **"quintus varus"**, lo que disminuye el sitio para los dedos medios y conlleva una **deformación "en martillo"** **(Fig. 94)** con formación de callosidades en la cara dorsal de la articulación interfalángica proximal, denominados "callos";
- la garra de los dedos medios empuja hacia abajo las cabezas metacarpofalángicas y las desciende: de este modo, el arco anterior se torna convexo, se trata del **"pie convexo anterior"**.

En definitiva, esta deformación un tanto banal en "hallux valgus", con "dedos en martillo" y "pie convexo anterior" acaba siendo muy molesta para calzarse y sólo puede corregirse mediante una **intervención quirúrgica**.

El **tipo morfológico del pie** desempeña un gran papel en la aparición de estas deformaciones. Por referencia a las artes plásticas y gráficas, se distinguen **tres variedades de pies**:

- **el pie griego** **(Fig. 95),** como se puede observar en las estatuas de la época clásica: el segundo dedo es más largo **x**, después el dedo gordo y el tercer dedo, casi iguales, a continuación el cuarto y, por último, el quinto. Este tipo de pie, el más frecuente, es el que mejor tiene repartidas las cargas sobre el antepié;
- **el pie egipcio** **(Fig. 96),** visible en las estatuas de los faraones, donde el dedo gordo es el más largo **y**, clasificándose los otros por talla y orden decrecientes. Es el tipo de pie más "expuesto": la relativa longitud del dedo gordo le obliga a inclinarse hacia fuera en el calzado (hallux valgus) además de sobrecargarlo en la fase anterior del paso, factor de artrosis metatarsofalángica que acaba generando un **"hallux rigidus"**;
- **el pie polinesio** **(Fig. 97),** o **pie "cuadrado"**, como se puede observar en los cuadros de Gauguin, donde los dedos son casi todos iguales, al menos los tres primeros y no plantean demasiado problema. Este tipo de pie "no tiene historia".

Resumiendo, –sobre todo en lo relativo al sexo femenino– hay que evitar el calzado demasiado pequeño, de tacones altos (lo que equivale a zapatos muy pequeños): los dedos chocan y se repliegan **(Fig. 93)**; aglutinando entonces todos los factores de aparición de un "hallux valgus".

Si se quisiera obtener una moraleja, podría decirse, parafraseando a un celebre: **"El calzado está hecho para el pié, y no el pie para el calzado"**.

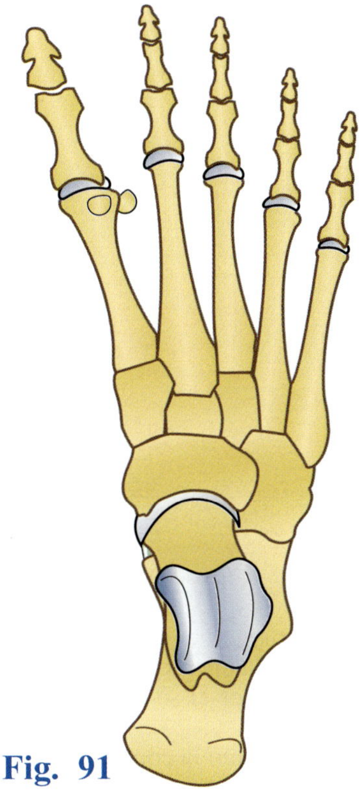

Fig. 91

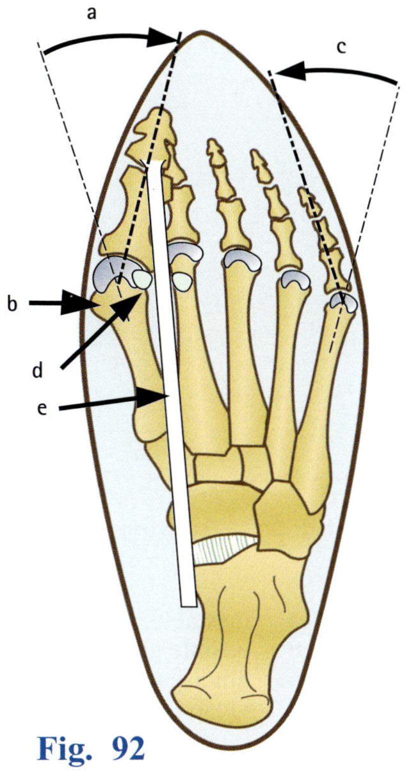

Fig. 92

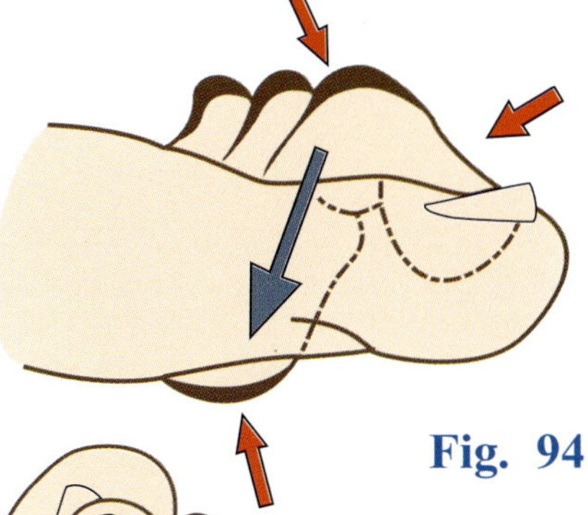

Fig. 94

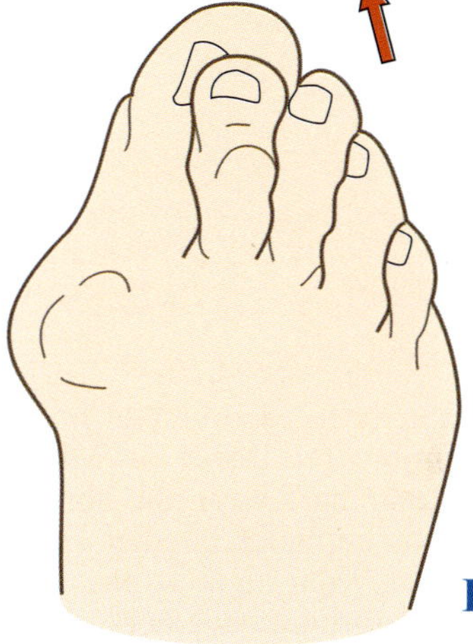

Fig. 93

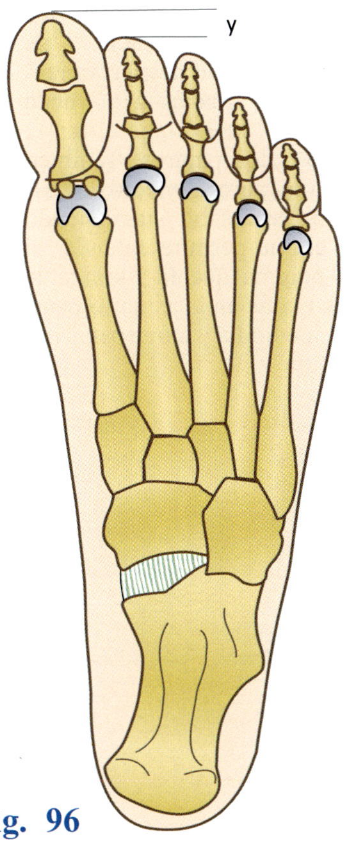

Fig. 96

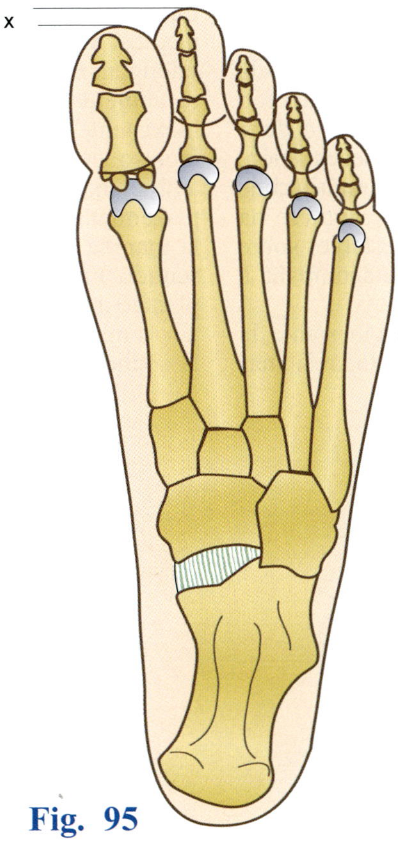

Fig. 95

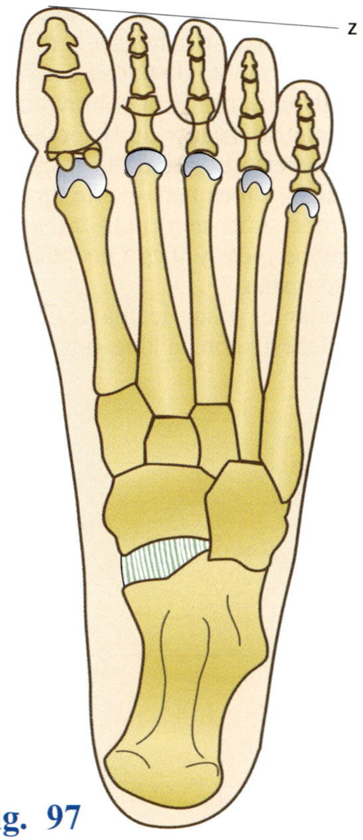

Fig. 97

Capítulo 6

LA MARCHA

Como la palabra y la escritura, la marcha bípeda es propia del hombre (el David de Miguel Ángel fue dibujado "en marcha": lleva su honda en la mano izquierda). Otros animales pueden enderezarse sobre sus patas traseras y dar algunos pasos en posición de bipedestación, pero no es una actitud normal, incluso para los monos superiores.

La marcha bípeda permitió al hombre colonizar el planeta, así como su capacidad para liberarse de su medio ancestral, algo que los monos no supieron hacer.

Por el contrario, la gacela recién nacida es capaz desde su nacimiento de correr detrás de su madre –condición indispensable para sobrevivir–, el bebé humano debe seguir un largo y duro aprendizaje de la bipedestación, y posteriormente de la marcha, junto con multitud de caídas, afortunadamente sin gravedad. El hombre ha tenido que controlar su equilibrio inestable sobre ambos pies, y luego aceptar la caída que acompaña a cada paso.

Andar, es pasar de una posición estática ya inestable, la bipedestación, a una posición dinámica todavía más inestable, compensada en último momento. Esto es posible gracias a un milagro, perpetuamente renovado, gracias a la coordinación regulada por el sistema nervioso...

La marcha bípeda es para el ser humano la condición y testimonio de su libertad individual: sin la marcha, pierde su autonomía y se convierte en dependiente de los otros.

La marcha permite al hombre conquistar todos los medios, incluidas las cimas más altas. Gracias a su inteligencia, ha sabido crear medios de desplazamiento suplementario sobre la tierra, gracias a la rueda inexistente en la naturaleza, en el mar o bajo el mar e incluso en el aire, imitando a los pájaros. También ambiciona conquistar el espacio, pero su medio de desplazamiento privilegiado e indispensable sigue siendo la marcha y éste hecho es el que permite entender el sentido más profundo del enigma que la Esfinge le planteó a Edipo: "¿Quién es el que anda a cuatro patas por la mañana, a dos patas a mediodía y a tres patas por la noche?....

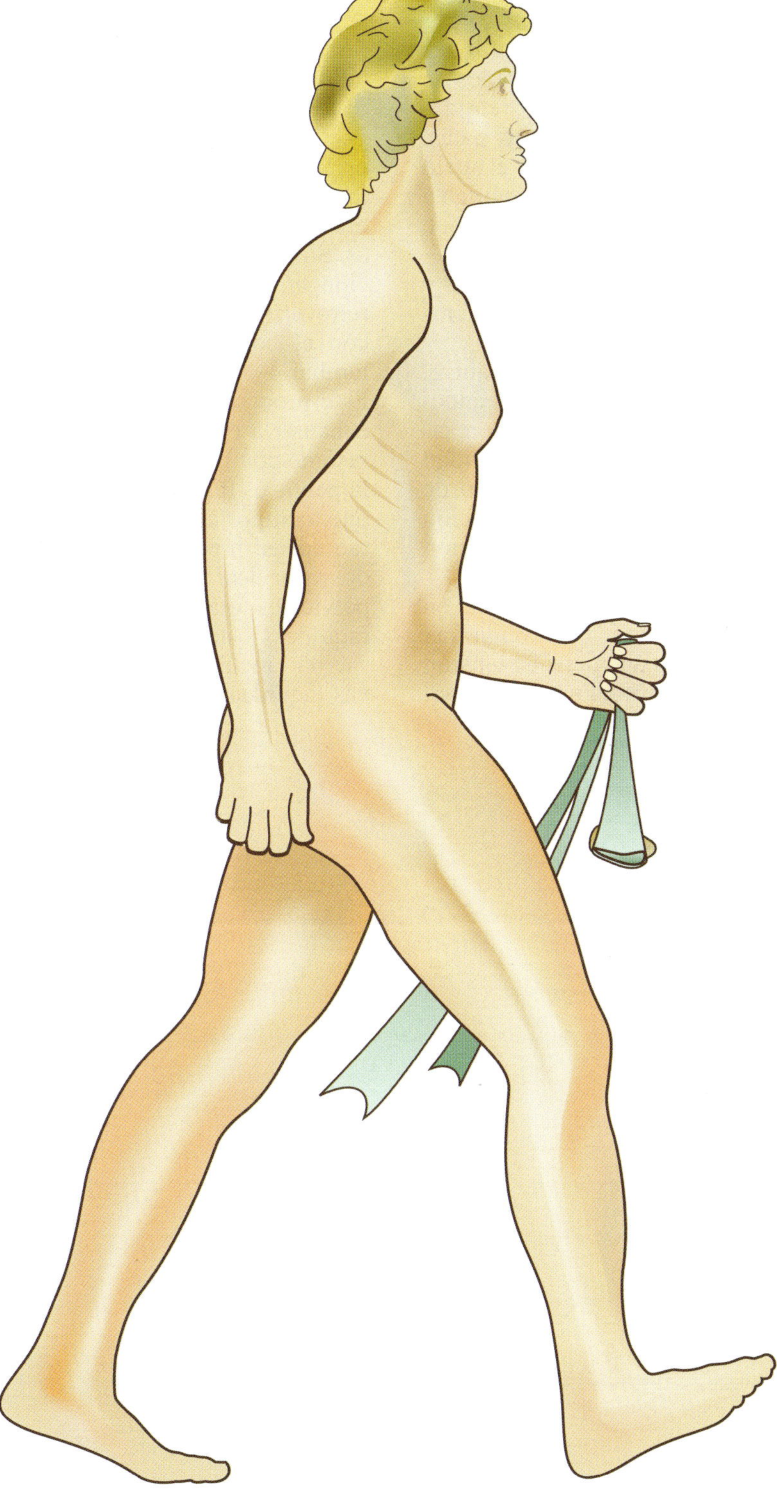

El paso bipedestación

Los lejanos antepasados del hombre, empezando por los tetrápodos que salieron del mar hace 300 millones de años, eran cuadrúpedos. Todos los vertebrados se erigen bajo el mismo prototipo, con cuatro extremidades y con marcha horizontal sobre las cuatro patas. Incluso los monos superiores se desplazan por el suelo en cuadrupedia, pero su hábitat arborícola los obliga a utilizar los miembros anteriores para escalar, lo que representa el paso obligado hacia la bipedestación...

La transición ha sido ciertamente larga y difícil y necesitó de profundas transformaciones en la estructura del conjunto del cuerpo.

A partir de la posición cuadrúpeda (Fig. 1) en la que el raquis es en su conjunto convexo hacia arriba, el enderezamiento del cuerpo (Figs. 2 y 3) por un enderezamiento del raquis lumbar (flecha 1) y una verticalidad del sacro (flecha 2). Simultáneamente, el cambio de orientación de la cabeza para conservar la dirección horizontal de la mirada conllevaría una migración hacia delante del foramen occipital (flecha 3).

La verticalización del sacro necesita la báscula en retroversión de la pelvis (Figs. 4 y 5) que obliga una extensión forzada de la cadera, lo que pone en tensión sus ligamentos anteriores y conlleva un cambio considerable en la congruencia de sus superficies articulares: la cabeza del fémur se encuentra así al "descubierto" por adelante (véase Fig. 71 pág. 31).

Si los ligamentos anteriores de la cadera 1 no se elongan lo suficiente (Fig. 4), la retroversión de la pelvis es incompleta (flecha azul) y el sacro permanece inclinado 2 a 45°, de ahí una hiperlordosis 3 que tendrá sus consecuencias sobre las otras curvas raquídeas. Sin embargo, cuando los ligamentos anteriores 4 se elongan lo suficiente (Fig. 5), la pelvis completa su retroversión (flecha azul) y el sacro se verticaliza 5, con el consiguiente enderezamiento de la lordosis lumbar 6 y de las otras curvas raquídeas.

Este proceso fue analizado por A. Delmas de forma exhaustiva (véase el tomo III, Fig. 16, pág. 15) y se resume con tres esquemas (Fig. 6): la retroversión de la pelvis es incompleta a y el sacro está horizontal, lo que comporta una exageración de las tres curvas raquídeas: hiperlordosis lumbar, cifosis dorsal y lordosis cervical. En el extremo opuesto c, la retroversión pélvica es total, el sacro está vertical y las tres curvas raquídeas están disminuidas. La posición media del sacro b, inclinada a 45°, la más habitual, conlleva curvas raquídeas intermedias.

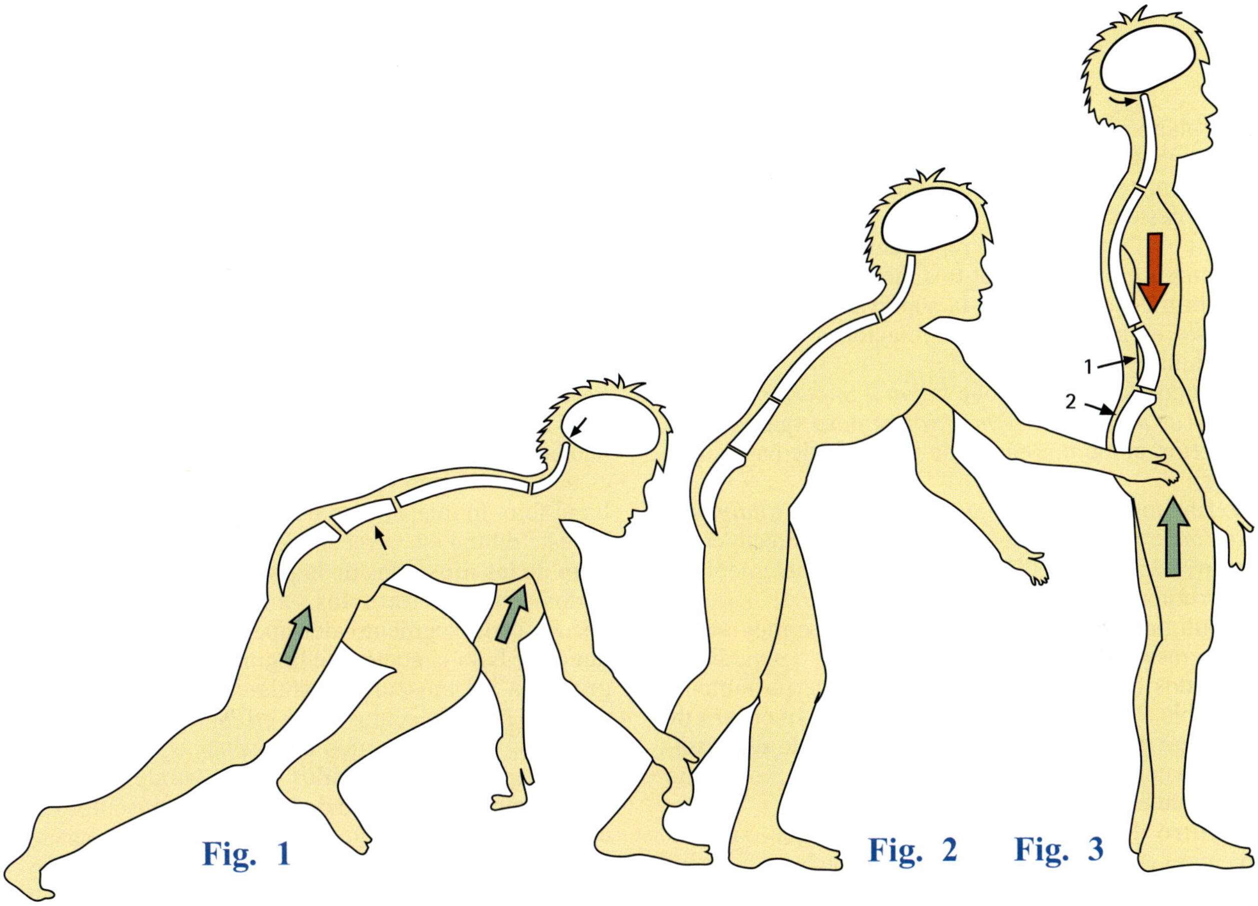

Fig. 1 Fig. 2 Fig. 3

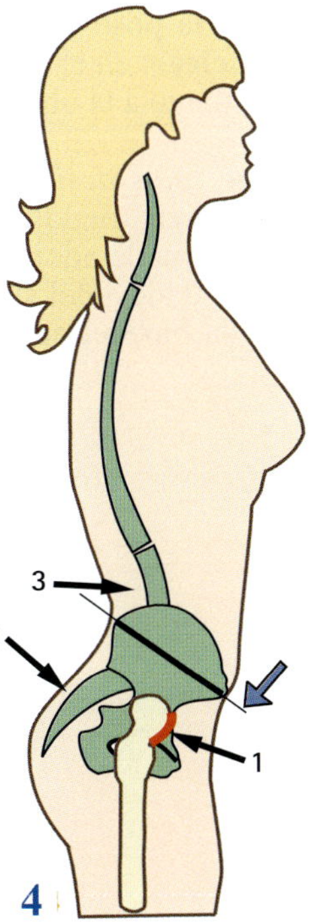

Fig. 4

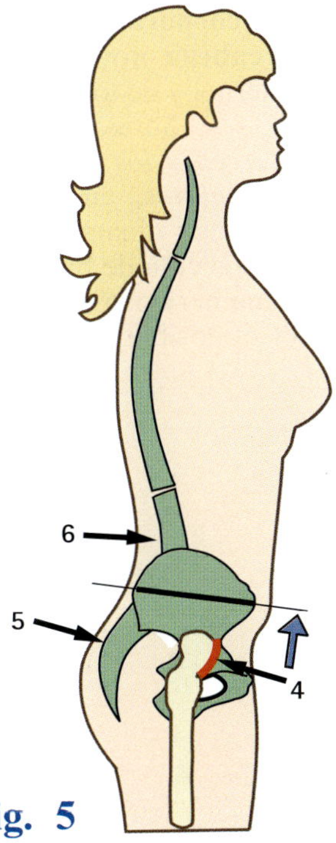

Fig. 5

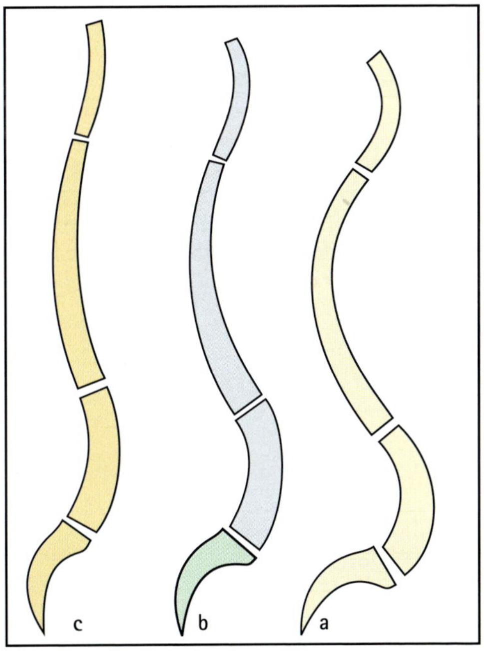

Fig. 6

El milagro de la bipedestación

En el plano mecánico, la posición de bipedestación es totalmente anormal y es posible merced a un milagro permanente. De hecho, el cuerpo humano en posición de bipedestación simétrica (Fig. 7: dibujo de *kouros*, extraído del arte griego) representa un **edificio eminentemente inestable** por tres motivos:

- en primer lugar porque la superficie de la *base de apoyo* es muy limitada en relación a la altura del conjunto;
- en segundo lugar, porque la *parte superior del edificio es más ancha y más voluminosa* que la parte inferior, como una pirámide truncada de base superior;
- y finalmente, porque *su base no está totalmente anclada en el suelo* (Fig. 8); ningún arquitecto construiría semejante edificio, ya que inevitablemente se derrumbaría.

Cuando un arquitecto construye una torre muy elevada, un rascacielos, lo ancla al suelo (Fig. 9) mediante profundos cimientos. El edificio del cuerpo humano es estable (Fig. 10) cuando **la vertical de su centro de gravedad "cae" en el área del polígono de sustentación**, materializado en esta figura por el rectángulo verde que enmarca las huellas plantares.

El **centro de gravedad** de un volumen que contiene una masa es el punto teórico en el que se halla concentrada la masa total del volumen. Se denomina también **baricentro**.

Cada parte del cuerpo posee un baricentro, como si estuviese desligada del conjunto: por ejemplo, el centro de gravedad del miembro superior (punto verde) se sitúa un poco por debajo del codo, el del miembro inferior (punto violeta) ligeramente por arriba de la rodilla y el del tronco (punto azul) a la altura del epigastrio. La posición del baricentro depende de la *geometría del volumen pesado*, y si el miembro superior está flexionado, su centro de gravedad "saldrá del volumen", por delante del codo. En el cuerpo en posición de "firmes", el baricentro general (punto rojo) queda determinado por la **composición mecánica de los centros de gravedad segmentarios y se localiza en la pelvis, a la altura de S2-S3**, al 55% de la altura total del cuerpo. Pero, dependiendo de las actitudes, en el caso de un saltador de pértiga por ejemplo, este centro puede sufrir desplazamientos importantes, aunque lo más frecuente es que sean en torno a una posición media, en la pelvis. Muy excepcionalmente, puede "salir" del volumen de su cuerpo.

Esta localización del baricentro toma especial importancia **en la mujer** (Fig. 11: perfil femenino), ya que es en la pelvis, en torno a este punto, que se desarrolla el feto, lo que, seguramente, le evita las sacudidas. En este dibujo, se aprecia además **la importancia del tono de los músculos de la postura**, también denominados **antigravitatorios**, en el ortostatismo. De hecho, cada segmento del cuerpo tiene tendencia a hundirse bajo la acción de la gravedad, lo que se evita gracias a los músculos postulares: el músculo glúteo mayor 1, los músculos paravertebrales lumbares 2 y dorsales 3, los músculos de la nuca 4, los músculos cuádriceps 5 y los músculos tríceps surales 6.

La contracción y el tono de los citados músculos están controlados permanentemente por el sistema nervioso que toma en cuenta cuantiosas informaciones provenientes del apoyo plantar, de la posición de los distintos segmentos del cuerpo que se integran en el **esquema corporal**, de la información sobre la **posición de la cabeza** proveniente del **sistema cloclear**, en el oído interno, y de los **globos oculares** en cuanto a la ubicación del horizonte....

Merced a los ajustes permanentes de estas acciones musculares, en cualquier posición y en cualquier situación dinámica, el cuerpo humano puede adoptar su posición de bipedestación: sin la vigilancia del sistema nervioso, el cuerpo se hunde y la bipedestación es imposible.

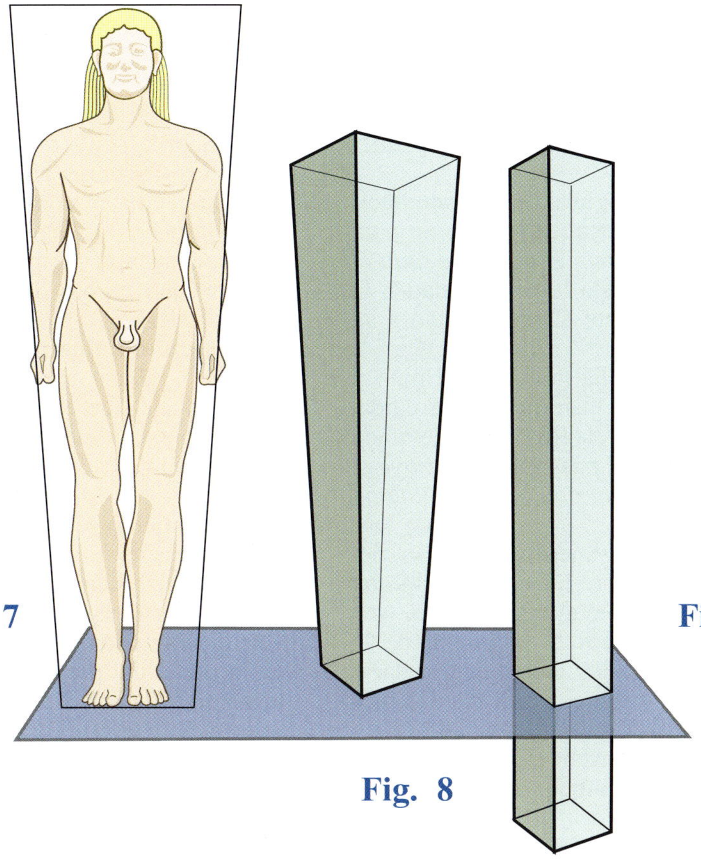

Fig. 7

Fig. 9

Fig. 8

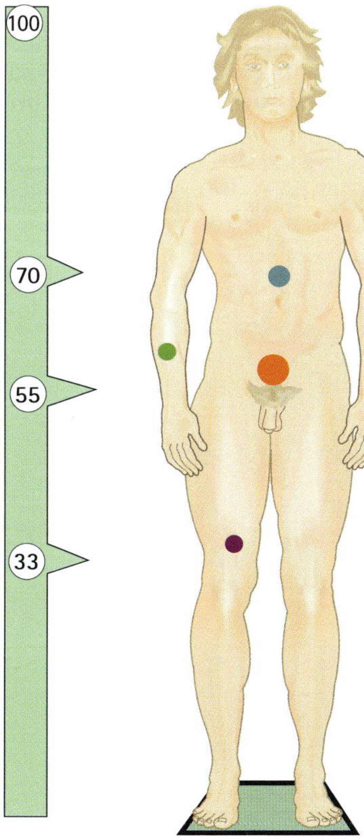

Fig. 10

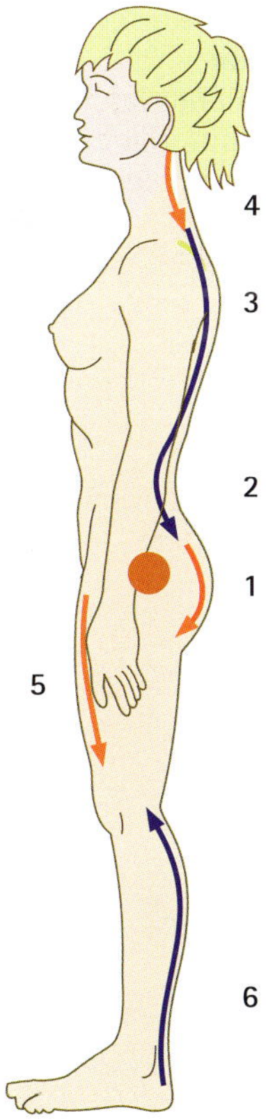

Fig. 11

El paso inicial

No hay que confundir el paso inicial, con el primer paso...

El **primer paso**, o **paso inaugural**, es un acontecimiento importante en el niño pequeño así como para toda su familia, ya que *representa el inicio de todo el período de la vida bípeda*, hasta la enfermedad o la muerte que llevarán nuevamente al ser humano a su posición horizontal definitiva.

Cuando uno de los padres suelta la mano del niño y éste da su primer paso, es la historia de una caída, hasta el momento habitual, milagrosamente evitada por el "paso inicial", es decir el *paso que constituye el punto de partida de una marcha o una deambulación normal*.

De hecho, en bipedestación simétrica, el peso del cuerpo se reparte por igual sobre los dos pies, lo que hace imposible levantar uno para avanzar el otro.

El paso inicial plantea entonces el problema de la repartición de la carga sobre los pies: ¡es necesario desplazar el peso del cuerpo sobre uno de los dos pies para poder levantar el otro...!

Por lo general, los diestros avanzan el pie derecho en primer lugar, al igual que los futbolistas diestros golpean el balón con el pie derecho.

En estas condiciones; el **primer tiempo del paso inicial** (Fig. 12: visión frontal) conlleva el desplazamiento lateral de la pelvis del lado del pie portador, el izquierdo en consecuencia; gracias a la contracción de los músculos aductores izquierdos 1, la pelvis se desplaza hacia la izquierda 2, mientras que, simultáneamente, los músculos glúteos medio y menor izquierdos 3, merced a su contracción, elevan la mitad derecha de la pelvis 4. De este modo, el centro de gravedad se encuentra desplazado hacia la izquierda 5, mientras que el pie derecho queda descargado del peso del cuerpo.

En el **segundo tiempo del paso inicial** (Fig. 13: visión de perfil), la contracción de los músculos isquiotibiales izquierdos 6 propulsa la pelvis hacia delante 7, instaurando un desequilibrio anterior, conato de una caída hacia delante.

Éste movimiento se frena merced a la contracción del músculo tríceps sural izquierdo 8, que limita la flexión del tobillo izquierdo. Simultáneamente, los flexores de la cadera derecha 9 propulsan la rodilla derecha hacia delante y los flexores del tobillo derecho 10 elevan la punta del pie derecho ya sobreelevado e. Esta elevación de la punta del pie es muy importante, puesto que evita que este roce el suelo, hecho que incomodaría el avance y desencadenaría una caída. La pérdida de esta elevación, por parálisis de los músculos flexores de tobillo, se conoce con un término procedente del inglés: el ***steppage***.

Puede constatarse entonces que en el adulto, la marcha comienza siempre por una **caída inicial**, derivada del paso inicial: es el **inicio indispensable de una secuencia de marcha**.

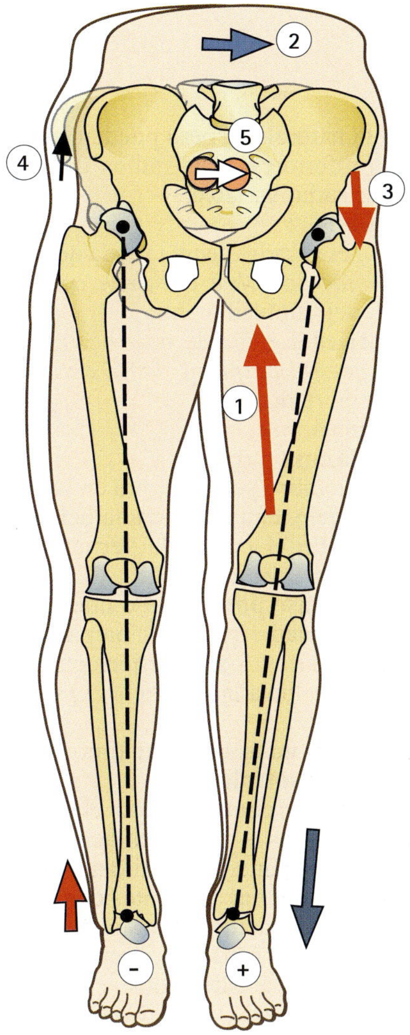

Fig. 12

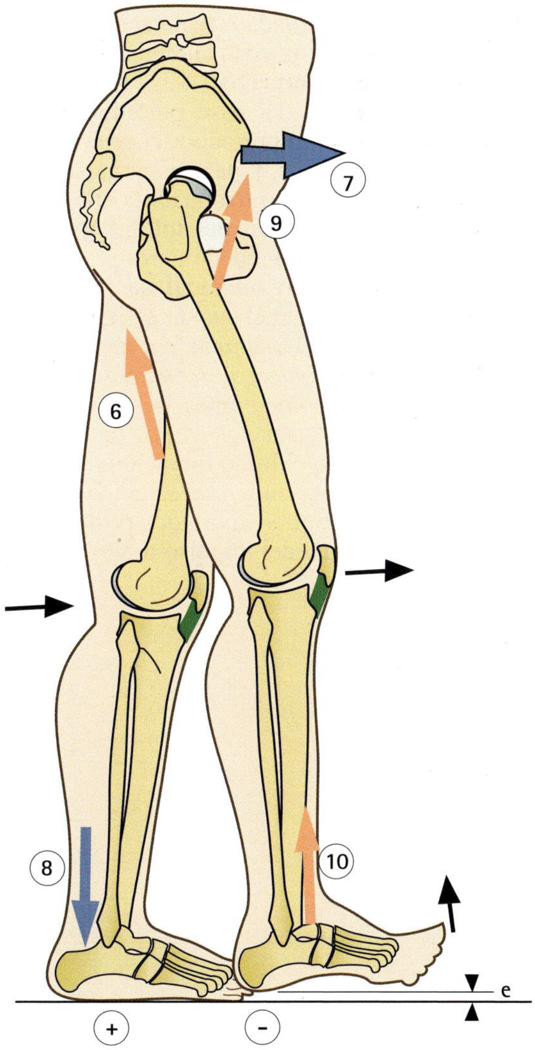

Fig. 13

El paso oscilante

La caída hacia adelante desencadenada por el paso inicial constituye el inicio del **tiempo de apoyo unilateral** del paso, durante el cual el otro miembro inferior se desplaza hacia delante, para evitar la caída: esta extremidad que se desplaza hacia adelante es el **miembro oscilante**.

Es éste el que realiza el **paso hacia delante**, mecanismo fundamental de la marcha...

El fisiólogo francés, Étienne Jules Marey, ostenta el honor de haber sido el primero, a finales del siglo XIX, en *descomponer los distintos tiempos de la marcha* en un registro **(Fig. 14: gráfico según la cronofotografía de Marey)**, gracias al *"fusil fotográfico"*, prototipo de la cámara, que inventó. En este sentido fue uno de los pioneros del cine y de la cronofotografía, también denominada **estroboscopia**...

En estos gráficos, pueden apreciarse perfectamente las **dos fases de la marcha**:

- la **fase unipodal** del paso portador **A**, durante el cual la extremidad portadora contacta con el suelo por medio del talón, y pasa de atrás adelante mientras que el paso se desarrolla hasta el *impulso motor*, mediante la extensión del tobillo y luego de los dedos, en especial del dedo gordo;
- durante este apoyo unipodal se produce el **paso oscilante B**, durante el cual *la extremidad no portadora pasa de atrás adelante*, por medio de la flexión de cadera, *acortándose por medio de la flexión de la rodilla y del tobillo*, antes de lanzarse contra el suelo, para contactar con él por medio del talón y evitar la caída, en último momento...
- la **fase bipodal**, muy breve, comienza entonces, antes que el miembro portador posterior despegue del suelo, al final del impulso motor...

La rueda no existe en la naturaleza, pero pueden equipararse los miembros inferiores a los radios de dos ruedas alternativas y de radio variable:

- el **miembro portador (Fig. 15: diagrama del miembro portador)**, es el radio de una rueda que *se tumba durante su rotación sobre el suelo*, con la última "elongación" del impulso motor;
- el **miembro oscilante** es el radio de una rueda que *se acorta mientras que se desplaza hacia delante* para reconvertirse en portador.

El análisis de este esquema muestra:

- la **primera parte de la fase portadora (puntos 1 y 2)** durante la cual el miembro portador gira en torno a un punto fijo en el suelo, empujado hacia delante por el impulso motor. En el paso a la vertical, la cadera alcanza su *primera cima*;
- la **segunda parte de la fase portadora** o una ligera flexión de la extremidad **(punto 3)** prepara la extensión de la rodilla **(punto 4)** y posteriormente la del tobillo **(punto 5)** que lleva la cadera a su *punto culminante*.

En este sentido, la marcha no es más que una sucesión de caídas evitadas y controladas.

Estas dos ruedas alternativas contactan con el suelo merced a superficies limitadas y a la orientación del pie, la articulación subastragalina le permite adaptarse a todas las inclinaciones del terreno. Estas dos ruedas no necesitan superficies unidas, por lo que no necesitan caminos, permitiendo el desplazamiento del ser humano por los sitios más accidentados, e incluso ¡por cimas de montañas...!

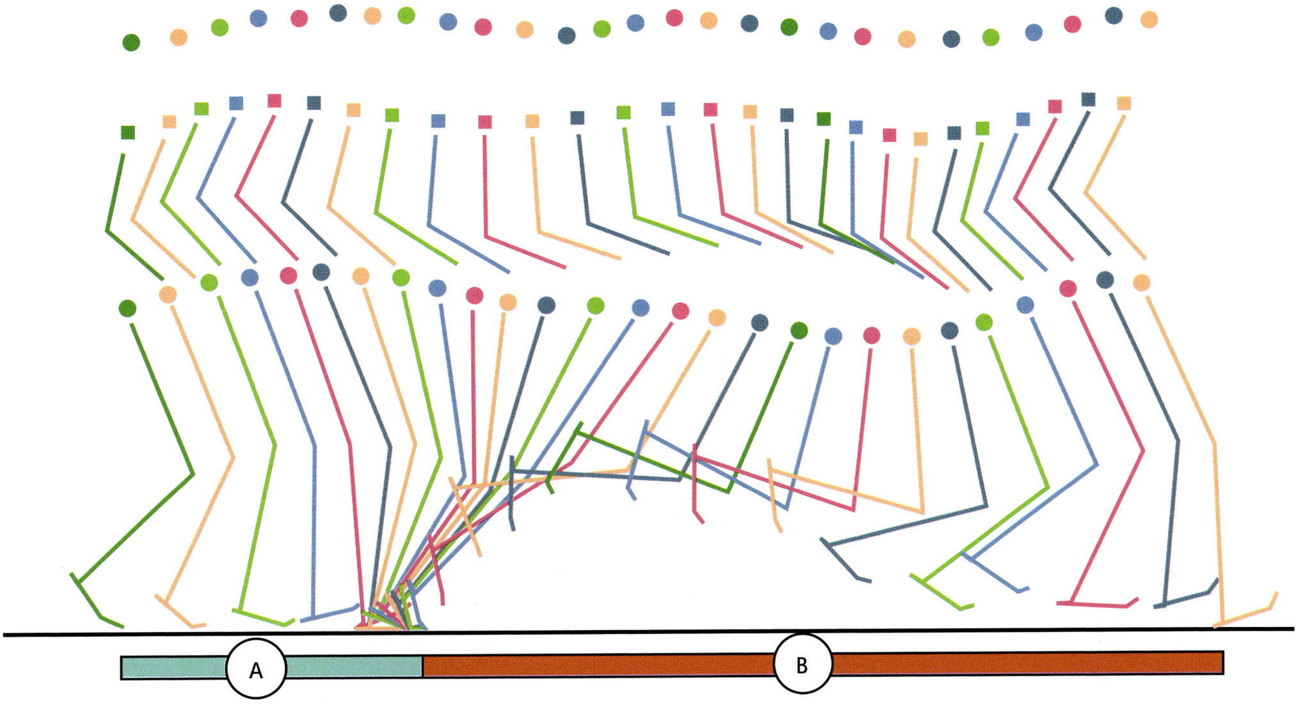

Fig. 14

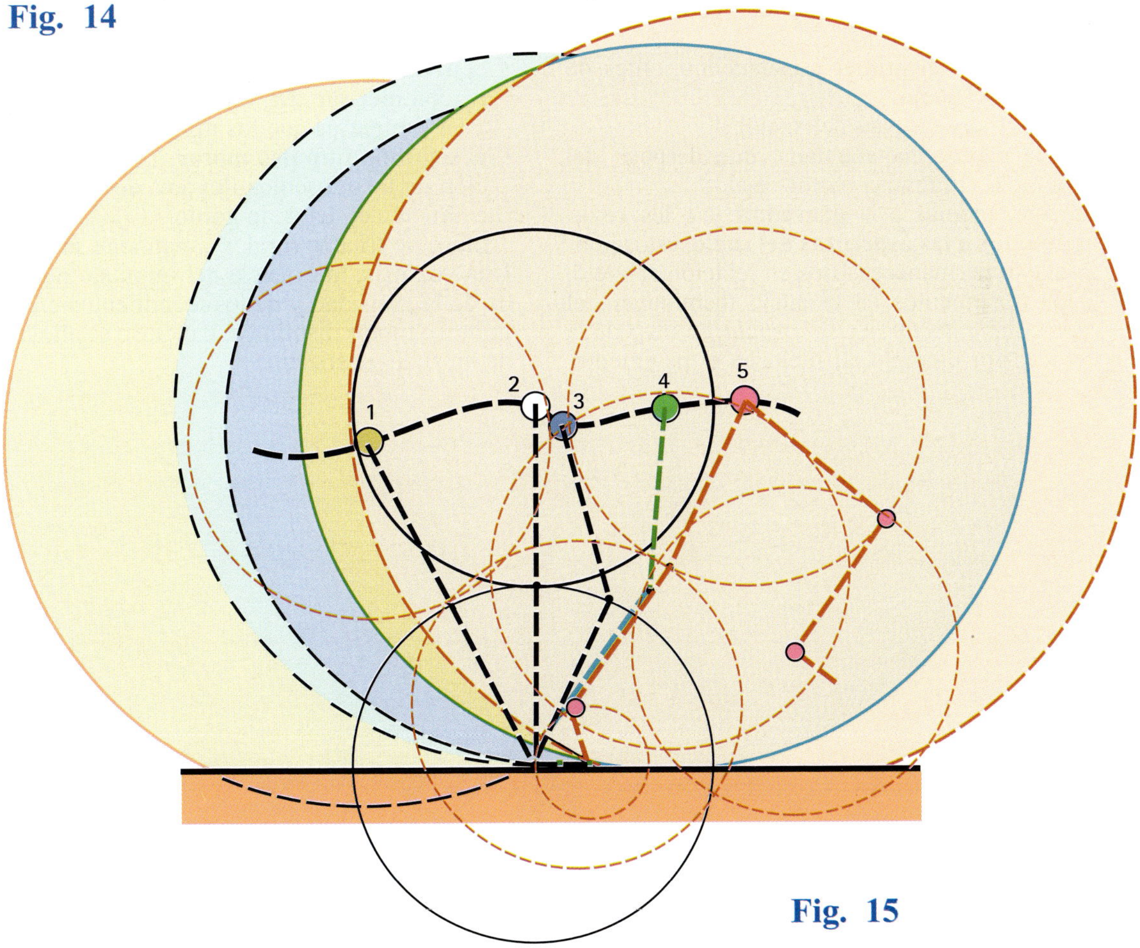

Fig. 15

El desarrollo del paso

Durante la **fase de apoyo en el suelo**, el pie de la extremidad portadora efectúa lo que ha venido a denominarse el **desarrollo del paso**, en **cuatro fases**.
Este proceso queda resumido en el dibujo (Fig. 16) que superpone todas estas fases y sobre el que pueden apreciarse los **tres puntos principales de apoyo** del pie marcados mediante triángulos negros:

- el **punto de contacto inicial posterior** en el que el talón contacta con el suelo impulsado por toda la energía cinética del cuerpo (**flecha roja**);
- el **punto de apoyo en anterior** del arco interno a la altura de la cabeza del primer metacarpiano, que se adquiere cuando toda la planta del pie contacta con el suelo (**flecha verde**) y que recibe el impulso motor procedente de la extensión del tobillo (**flecha azul**);
- el **punto de apoyo anterior extremo** que utiliza el impulso motor derivado de la flexión del dedo gordo (**flecha amarilla**).

También pueden observarse las **tres trayectorias circulares**, centradas en cada uno de los puntos de apoyo:

- la de la cabeza del primer metatarsiano, antes de contactar con el suelo;
- la del talón, que se separa del suelo;
- y la de la cabeza metatarsiana, que despega del suelo, durante el impulso motor final.

Normalmente, gracias a la **gravedad** y a **los rozamientos debidos a las asperezas del suelo**, estos puntos de contacto permanecen fijos en relación al suelo, pero si los rozamientos en el suelo disminuyen, el *talón ya no puede anclarse y se resbala*; se trata de la caída debida, por ejemplo, al hielo en el pavimento.

Obsérvese que la **gravedad desempeña un papel fundamental** en este apoyo, y que, de hecho, la marcha se altera considerablemente si la **ingravidez disminuye**, como en la luna; en la que la marcha queda totalmente suprimida por la gravedad, en las cabinas espaciales...
Al detalle, el análisis de estas cuatro fases muestra:

- la **llegada del talón al suelo** (Fig. 17), frenada por el rozamiento en el suelo; el tobillo, en posición de flexión, va a extenderse mientras que la planta del pie se desploma sobre el suelo. Éste movimiento se ve frenado por la contracción de los músculos flexores del tobillo, en especial la del músculo tibial anterior TA;
- el **aplanamiento de la planta del pie** (Fig. 18), incluso puede denominarse aplastamiento de la bóveda plantar, ya que recibe todo el peso del cuerpo, mientras que el miembro portador pasa de su posición posterior a la anterior. La flexión de tobillo se ve auxiliada por los músculos flexores. El aplanamiento del arco interno queda amortiguado por la contracción de los músculos plantares;
- el **primer impulso motor** 1 (Fig. 19), bajo la potente contracción del músculo tríceps sural (**flecha azul**), mientras que los músculos plantares resisten;
- el **segundo impulso motor** 2 (Fig. 20) por contracción de los músculos flexores de los dedos, y especialmente el del dedo gordo **FLDG**, mientras que el músculo tríceps sural **TS** mantiene su contracción.

Una vez más, la eficacia del impulso motor **2** depende de la gravedad y de los rozamientos en el suelo: el impulso motor disminuye e incluso se anula en el caso de un suelo deslizante.

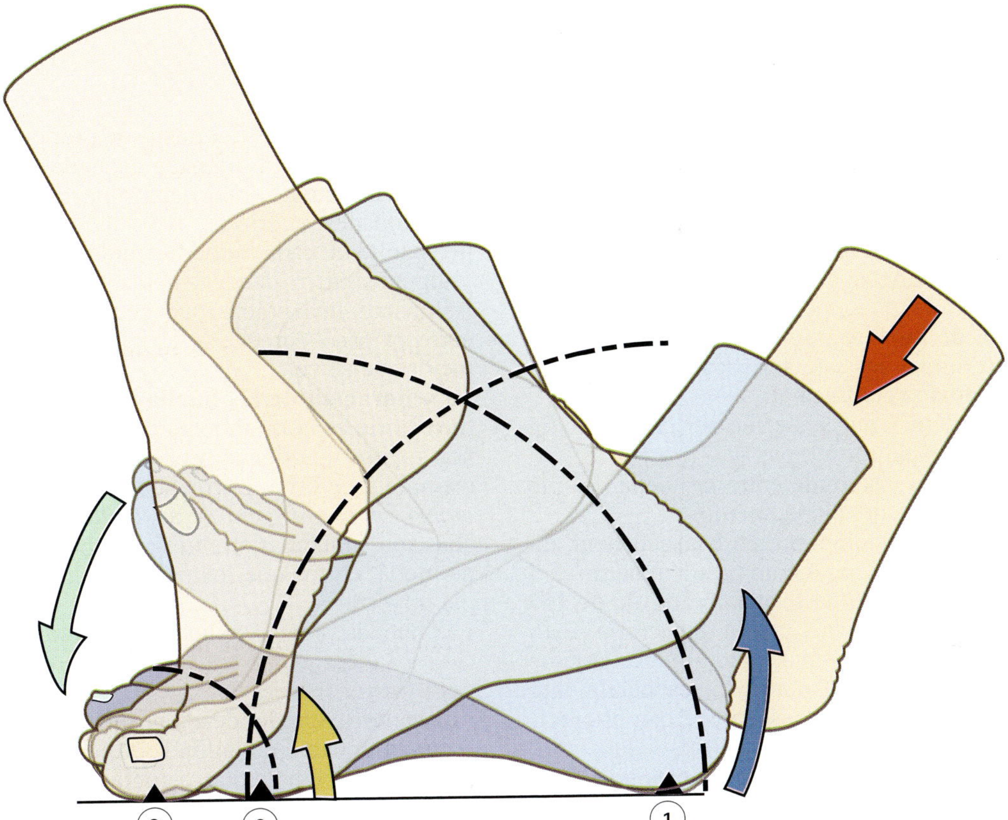

Fig. 16

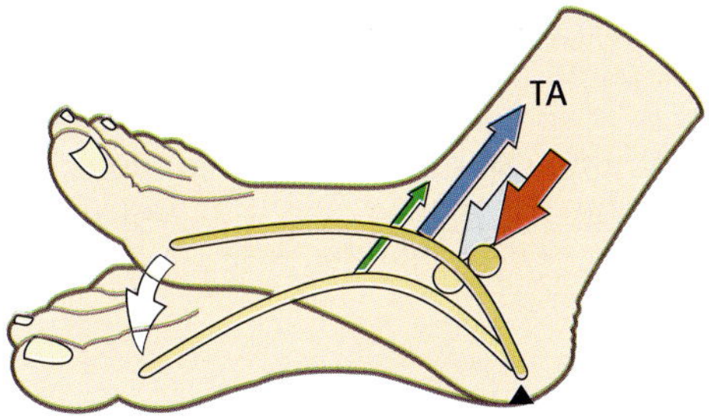

Fig. 17

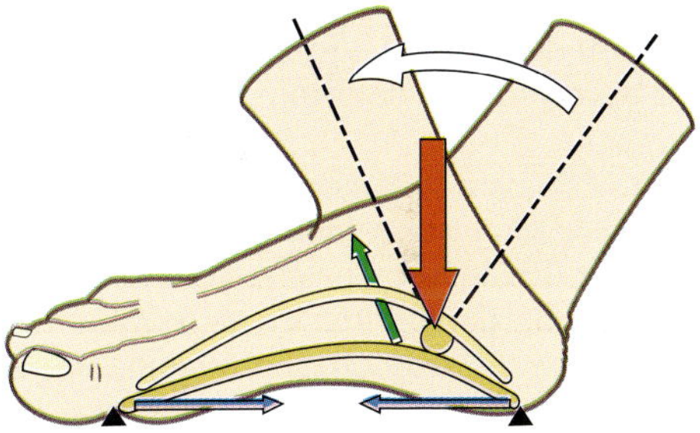

Fig. 18

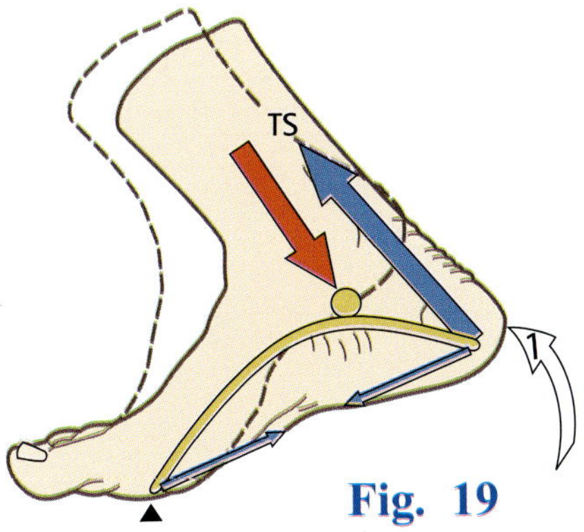

Fig. 19

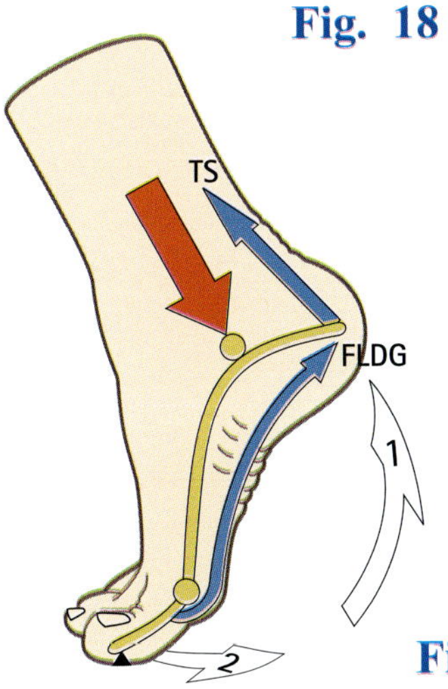

Fig. 20

Los pasos

Los pasos son perfectamente visibles cuando se anda con los pies mojados sobre el suelo seco, o en una playa o en la nieve. En este último caso, también puede apreciarse, merced al **hundimiento de la huella**, el peso del sujeto, al igual que la fuerza del impacto del talón o del impulso motor, gracias al hueco más pronunciado por delante y por detrás de la huella.
Esta **sucesión de huellas** (Fig. 21) permite definir la marcha y determinar sus características.
En una **trayectoria rectilínea** R:

- el **paso completo** P que se define por la separación entre las huellas del mismo pie;
- un **medio paso** d-i se mide entre la huella del pie derecho y la huella del pie izquierdo.

Un paso completo P, comporta, en consecuencia, un medio paso derecho d y un medio paso izquierdo i.
El eje de cada huella plantar forma un **ángulo de 15°** abierto hacia afuera en relación a la trayectoria. Esto caracteriza una marcha normal, pero algunos sujetos andan con "los pies hacia dentro"... especialmente los niños pequeños, aunque desaparece con el crecimiento.
La **marcha en curva** C se obtiene gracias a la *rotación las extremidades inferiores a la altura de la articulación de la cadera*. En la figura, la inflexión de la trayectoria hacia la derecha se debe inicialmente a la acción de los músculos rotadores externos de la cadera derecha, que determina la rotación externa del pie derecho (huella verde). Si el giro a la derecha continúa, esta vez la rotación interna del pie izquierdo la desencadena una rotación interna de la cadera izquierda. En dos medios pasos, la **rotación total** r se mide por medio de la *suma de las rotaciones* externa derecha e interna izquierda, producida en las caderas.

Las **características del paso** son propias de cada individuo. La **longitud del paso** depende, ciertamente, de la talla del sujeto, que determina la longitud de las extremidades inferiores, pero también obedece a la personalidad: cada individuo anda de forma diferente, y algunos pasos pueden incluso reconocerse al oído. Asimismo una cojera que acarrea una desigualdad entre el paso derecho y el izquierdo se oye mucho mejor que se ve.
La **separación de las huellas** en relación al eje de la trayectoria es normalmente de 10 a 15 cm, pero algunos sujetos que tienen problemas de equilibrio o, por ejemplo, que están borrachos, separan los pasos para *aumentar el polígono de sustentación*. Algunas marchas son simuladas, como por ejemplo en los desfiles de moda, en los que los pasos se disponen en la propia trayectoria.
Las huellas plantares ilustran el **desarrollo del paso** (**Fig. 22: cada columna se corresponde con una fase del desarrollo del paso**):

- la superficie redondeada posterior a se corresponde con el impacto del talón sobre el suelo;
- a continuación, la planta contacta con toda su superficie b, e incluso los dedos se marcan;
- el primer impulso motor c atestigua el apoyo del antepié y los dedos;
- se prolonga en el segundo impulso motor d, el de los dedos, esencialmente del lado interno, debido a la orientación en eversión del antepié;
- se termina por el impulso final del dedo gordo e.

Este análisis de las huellas plantares es muy instructivo en las alteraciones de la marcha para revelar las insuficiencias musculares.

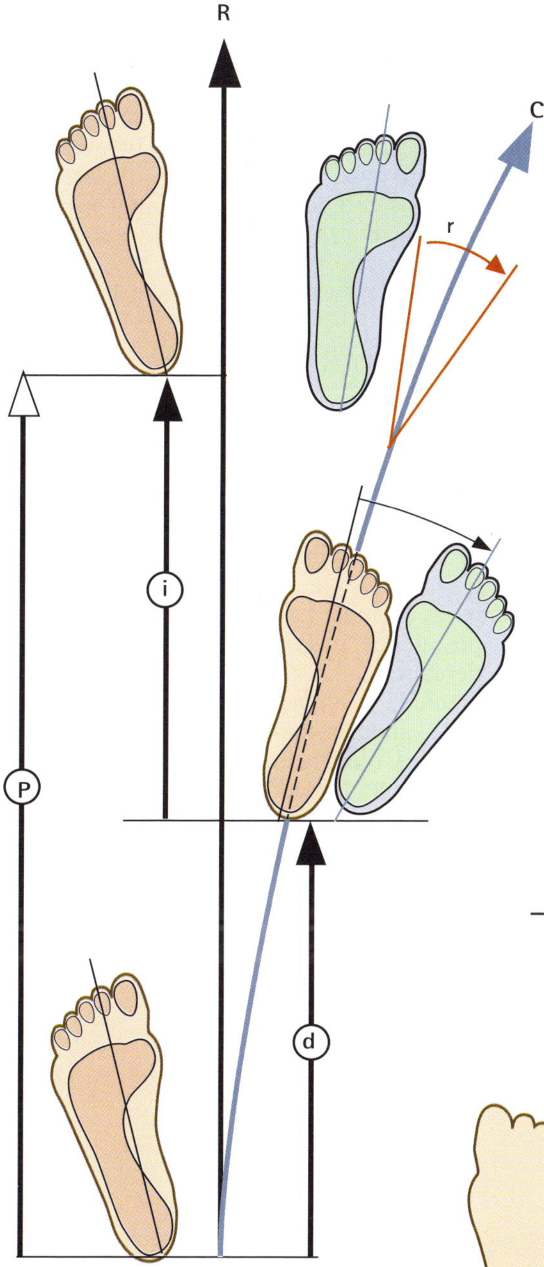

Fig. 21

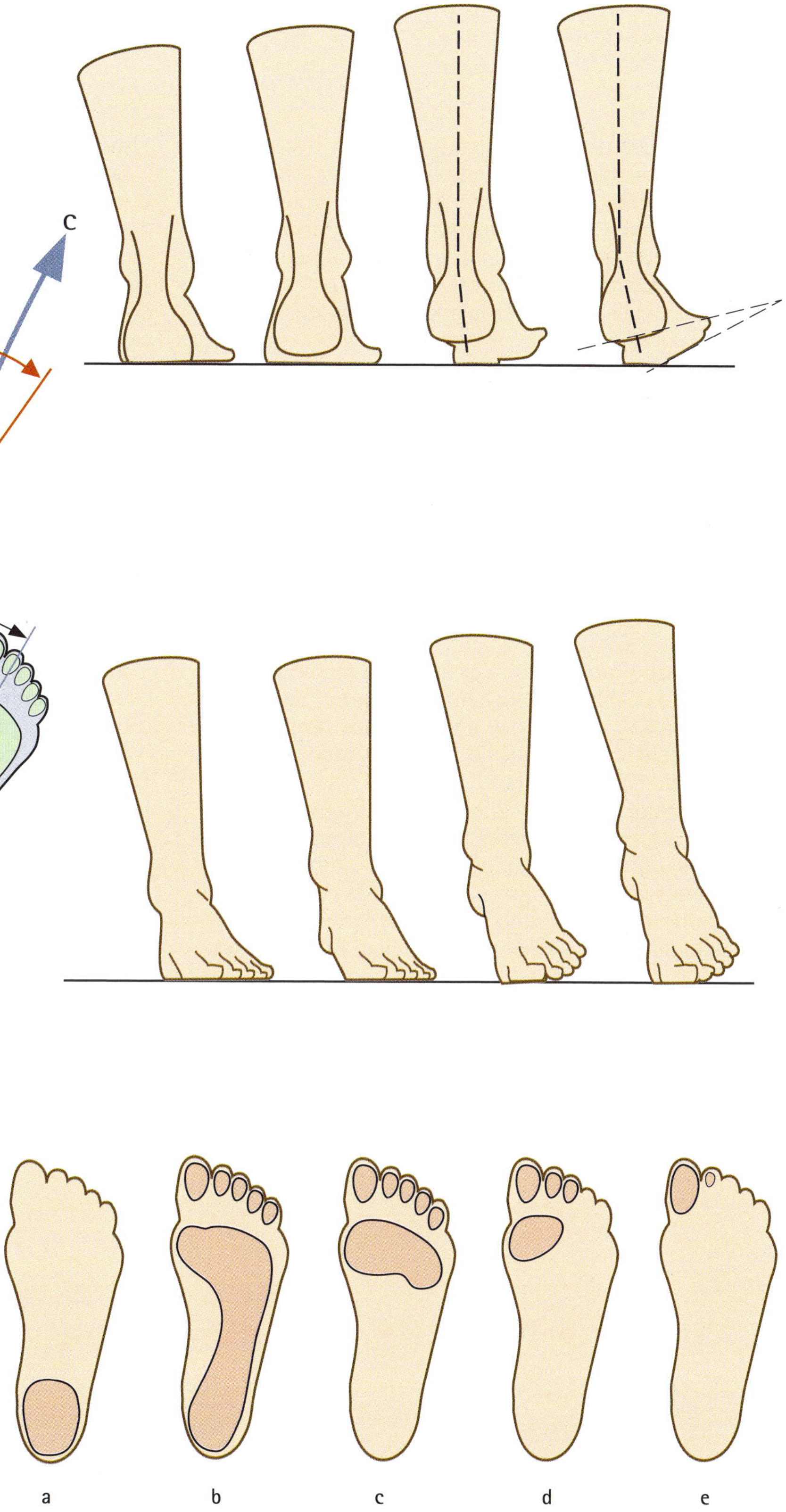

Fig. 22

Las oscilaciones de la pelvis

Los movimientos de los miembros inferiores durante la marcha se traducen necesariamente por **oscilaciones de la pelvis**. Actualmente es posible, gracias a la telemetría, conocer de forma muy precisa las trayectorias del cuerpo durante la marcha, especialmente de la pelvis y del baricentro general del cuerpo.

La pelvis experimenta oscilaciones en los **dos planos** (**Fig. 23: gráfico de tres dimensiones en un volumen paralelepipédico**) y las curvas traducen las componentes de los movimientos del centro de gravedad:

- **oscilaciones laterales** (**curva azul**) en el plano horizontal;
- **conspiraciones verticales** (**curva roja**) en el plano sagital.

Para obtener un efecto visual, se han materializado las citadas curvas en un volumen paralelepipédico que contiene los dos planos de referencia: el plano horizontal (**amarillo claro**) y el plano vertical (**azul claro**):

- en el **plano horizontal**, durante cada medio paso, la pelvis se desplaza *hacia el lado portador* entre 2 cm y 2,5 cm, lo que supone entonces dos oscilaciones de entre 4 cm y 5 cm de amplitud total por paso completo (**curva azul**);
- en el **plano vertical**, la pelvis está al máximo de su altura, de su altitud, podría decirse, durante el *movimiento del miembro portador a la vertical*, y al mínimo durante la fase oscilante: así pues, hay un máximo **a** y un mínimo **b** para cada medio paso, lo que significa que en el plano vertical **la frecuencia de oscilación es el doble de la frecuencia de oscilación en el plano horizontal**;
- la **amplitud vertical** de esta curva es aproximadamente de 5 cm entre los puntos alto y bajo.

Si se intenta establecer **una curva real de los desplazamientos del centro de gravedad** (**Fig. 24**), teniendo en cuenta las dos componentes horizontal y vertical, se obtiene una curva resultante (**azul oscuro**) representada en el mismo volumen.

Se puede intentar representar en el espacio estas ondulaciones de la pelvis:

- primero en el **plano vertical** (**Fig. 25**): en la parte izquierda del gráfico se han representado las oscilaciones de la pelvis durante un paso completo, pero para que estas oscilaciones sean más claras, la *parte derecha las representa en dos pasos completos* eliminando una posición sobre tres, para mostrar con más claridad los puntos altos **a** y los puntos bajos **b**;
- a continuación en el **plano horizontal** (**Fig. 26**), mucho más claro, ya que las oscilaciones son dos veces menos frecuentes. La pelvis se ha representado en tres posiciones: paso derecho **d**, paso izquierdo **i**, paso derecho **d**.

Esto no representa la totalidad de los movimientos de la pelvis, ya que, además de estas traslaciones horizontales y verticales, todavía existen dos tipos de rotación en la pelvis, una alrededor del eje vertical, y la otra en torno a un eje anteroposterior, tal y como podrá analizarse más adelante.

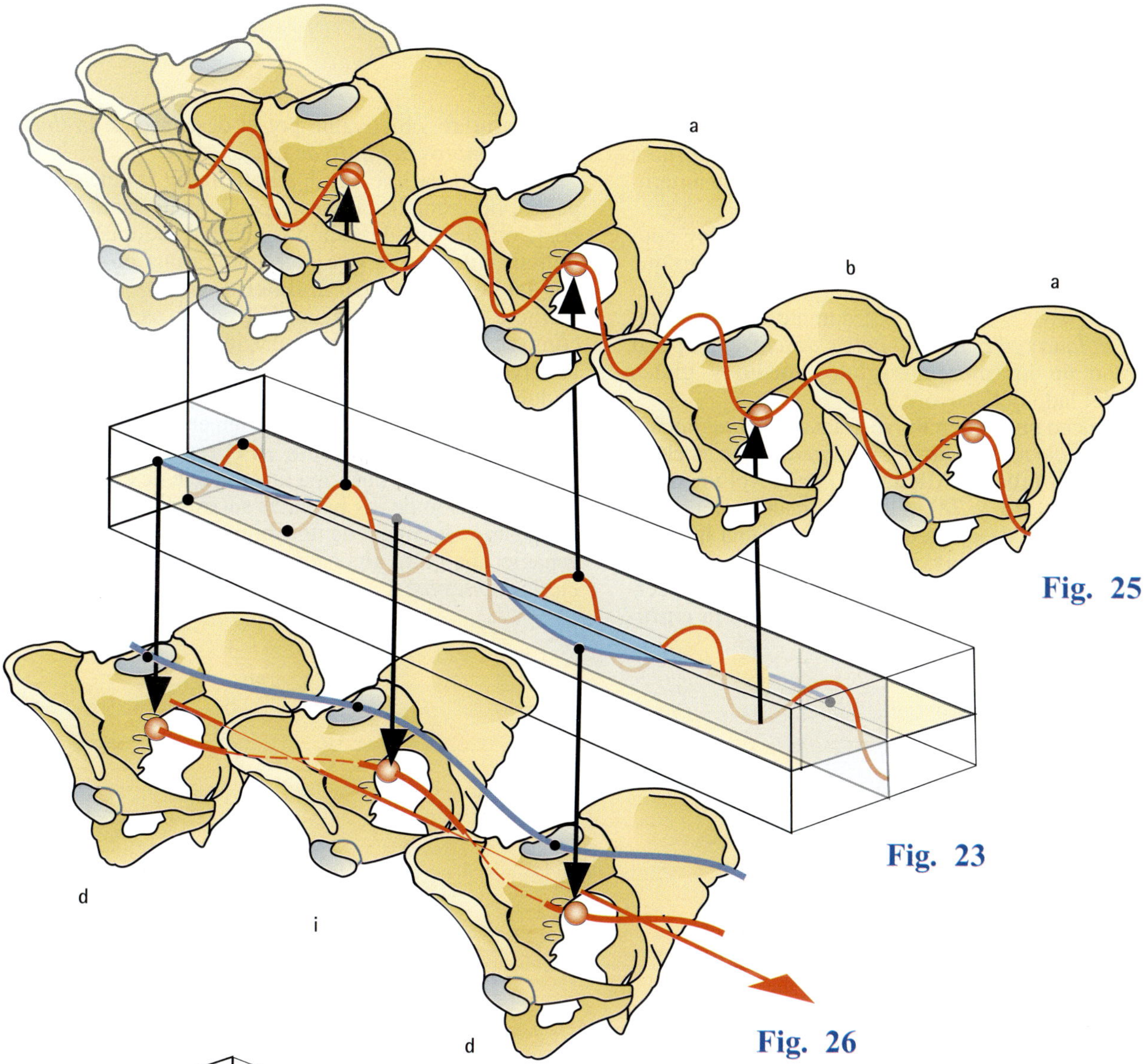

Fig. 25

Fig. 23

Fig. 26

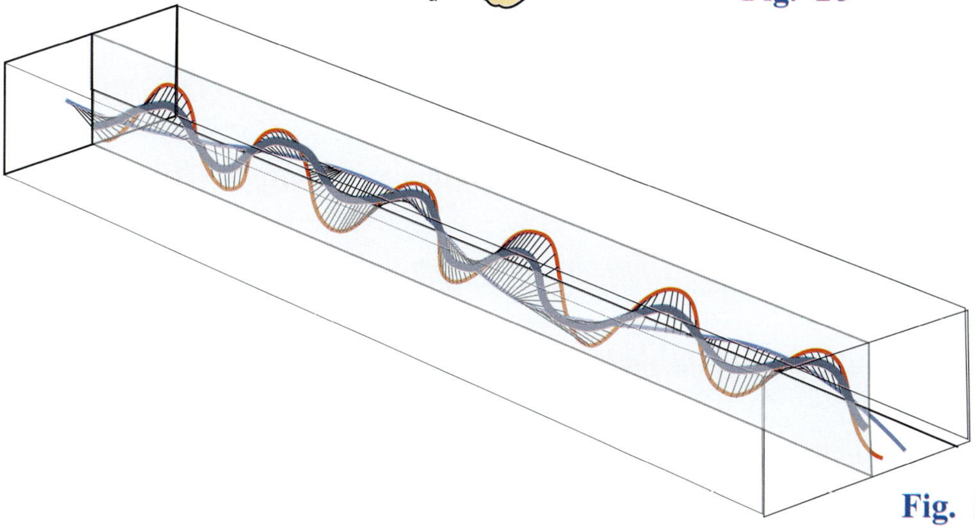

Fig. 24

Las básculas de la pelvis

Los movimientos de traslación lateral y vertical de la pelvis se completan merced a una rotación en torno a un eje vertical, y otra rotación en torno un eje anteroposterior.

La **rotación en torno a un eje anteroposterior** conlleva una báscula de la pelvis, en un movimiento que se asemeja al balanceo de un barco **(Fig. 27: sucesión de pasos en visión posterior)**: durante el apoyo unilateral, *el lado opuesto de la pelvis desciende*, a pesar del freno de los músculos glúteo medio y glúteo menor del lado del apoyo.

Este balanceo puede percibirse gracias a la *inclinación de la línea que une las dos fositas sacras*, que es el **eje menor del rombo de Michaelis** (véase volumen III, pág. 83, Figs. 76 y 78). Esta inclinación del sacro hacia el lado en descarga desencadenará una **inclinación del raquis lumbar**, del mismo lado, que, repercutirá a su vez en el raquis dorsal e incluso en el cervical, y causará una **inclinación inversa de la cintura escapular**, objetivable por el descenso de la *línea de los hombros del lado de apoyo*.

En resumen, la línea de los hombros y la línea de la pelvis, horizontales ambas y por lo tanto paralelas en posición de bipedestación simétrica, adoptarán una **oblicuidad inversa** que determinará una **convergencia del lado del apoyo unilateral**.

Durante una secuencia normal de pasos, se aprecia cómo se suceden estas básculas inversas de la línea de la pelvis y de la línea de los hombros, acompañadas de ondulaciones raquídeas.

Este fenómeno se muestra también en una figura (Fig. 28) que ilustra la **evolución en el espacio de la línea de la pelvis**, que conforma una especie de cinta alabeada en función de las básculas sucesivas.

Asimismo, la línea de los hombros describe en el espacio una cinta alabeada similar, pero con *inclinaciones opuestas*.

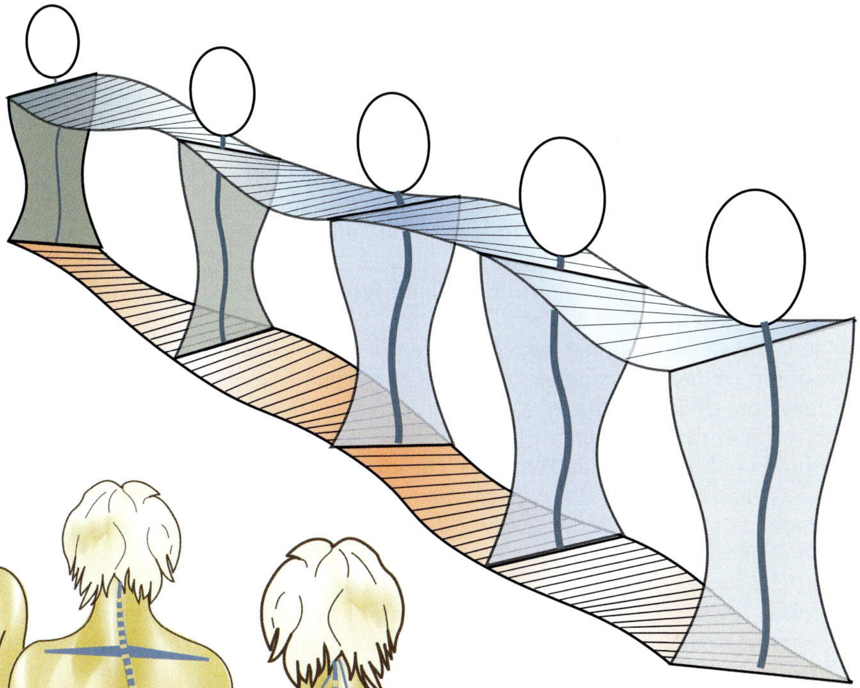

Fig. 28

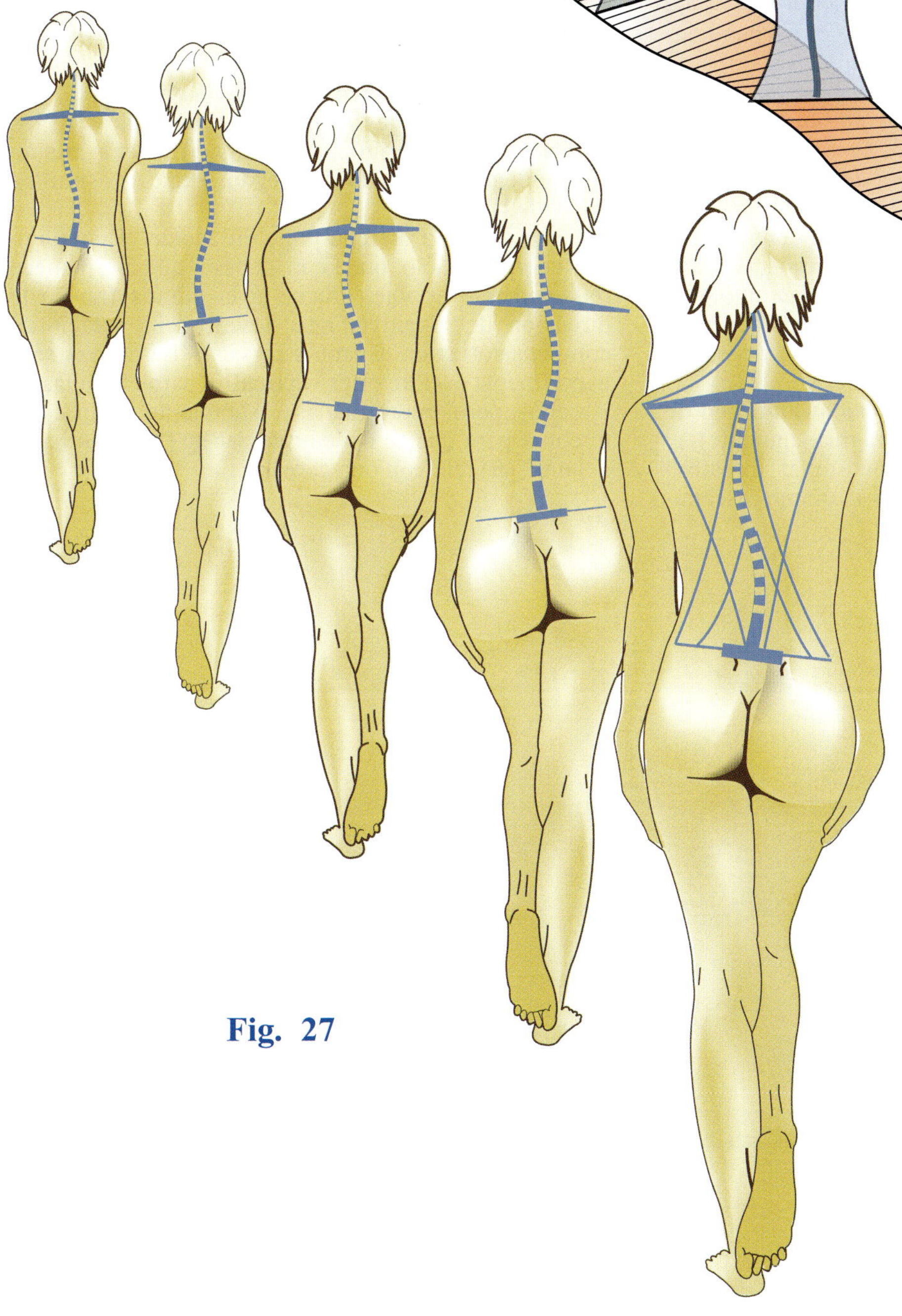

Fig. 27

La torsión del tronco

A la báscula de la pelvis en torno al eje anteroposterior se añade una **rotación en torno a un eje vertical** debido al avance del **miembro oscilante** en relación al miembro portador: en su movimiento arrastra la pelvis hacia delante.

Esta rotación se efectúa sobre **la cabeza femoral del miembro portador** (Fig. 29):

- se parte de la posición simétrica I en la que el eje común de las dos caderas (en rojo) es perpendicular al eje de la marcha;
- si el miembro oscilante, el que avanza, es el derecho, la pelvis II gira en *rotación interna en la cadera izquierda sobre la cabeza femoral izquierda*, mientras sobre la *cabeza femoral derecha se efectúa una rotación externa*;
- en el paso siguiente III, se produce lo contrario: la pelvis gira en *rotación interna sobre la cabeza femoral derecha del miembro portador en apoyo*, y el avance del miembro oscilante izquierdo desencadena una *rotación externa sobre la cabeza femoral izquierda*.

Simultáneamente, debido el **balanceo automático de los miembros superiores** (véase página siguiente), el avance del miembro superior opuesto al miembro inferior oscilante (Fig. 30) arrastra la cintura escapular, y por lo tanto la línea de los hombros, hacia una **oblicuidad inversa**:

- en la posición A, la línea de los hombros está cruzada en relación a la línea de las caderas, ya que *el miembro superior izquierdo está en posición de avance*, mientras que el *miembro inferior derecho es oscilante*;
- en las posiciones siguientes B, C y D, el cruce de las líneas de los hombros y de las caderas es inverso de forma alterna.

Esta **torsión del tronco** puede esquematizarse (Fig. 31) representando las líneas de las caderas y de los hombros, unidas por un plano, plagado sobre sí mismo que se denomina **plano izquierdo**, y que se asimila a una vela latina...

De este modo la marcha pone en acción el conjunto del cuerpo... Sólo queda la cabeza que permanece relativamente estable, gracias a la mirada fija en la dirección del objetivo, que desencadena rotaciones compensatorias en el raquis cervical. La cabeza sólo experimenta **oscilaciones verticales**, paralelas a las de la pelvis, pero amortiguadas... Aunque no lo suficiente como para que se pueda realizar un "travelín hacia delante" estable con una cámara...

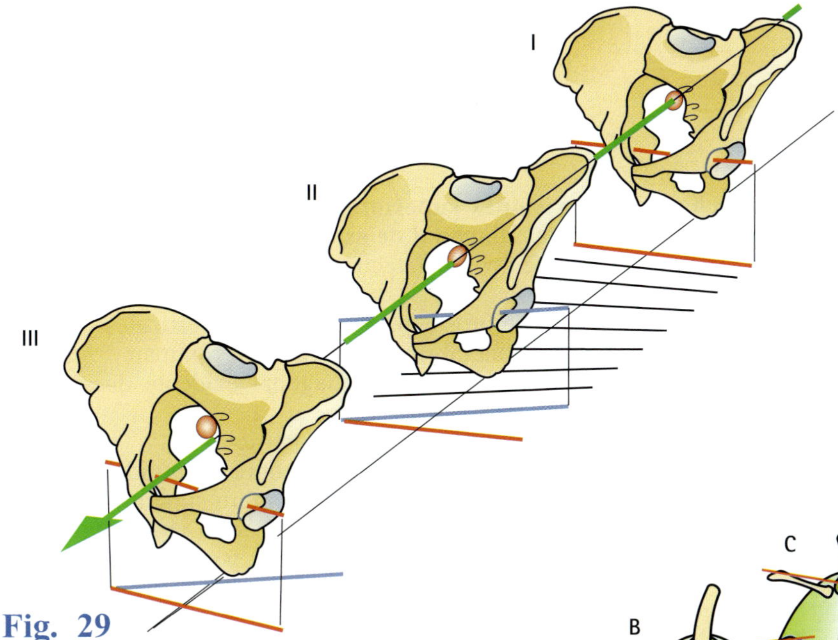

Fig. 29

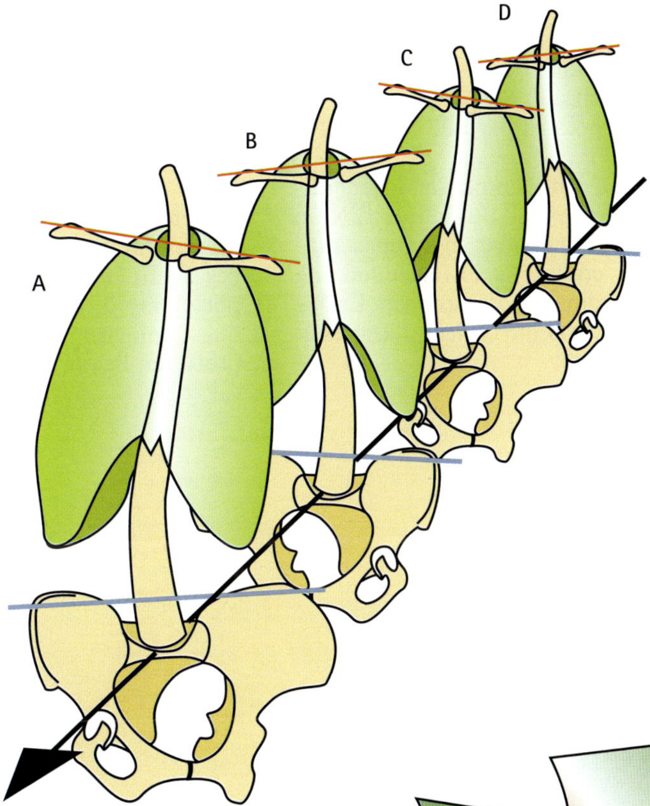

Fig. 30

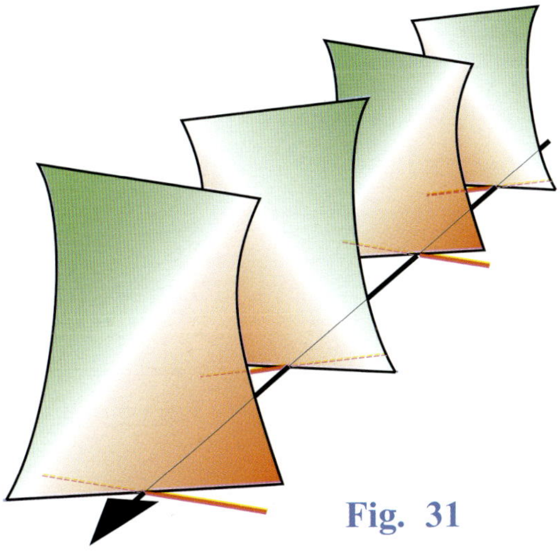

Fig. 31

El balanceo de los miembros superiores

El hombre guardó en su herencia genética la **marcha diagonal** de sus antepasados cuadrúpedos. Todos los cuadrúpedos avanzan simultáneamente las dos patas en diagonales, ya que las *dos patas de apoyo proporcionan así al cuerpo una mejor estabilidad*. Sólo la jirafa, el camello, el oso, y el okapi andan "tipo ambladura", es decir avanzando simultáneamente las dos patas del mismo lado. El caballo también puede hacerlo, pero sólo por doma.

La **marcha humana** comporta pues (Figs. 32 y 33) la flexión del miembro superior opuesto al miembro inferior oscilante, ilustrado por estos dos dibujos:

- miembro superior izquierdo al mismo tiempo que la extremidad inferior derecha (Fig. 32);
- miembro superior derecho a la par que la extremidad inferior izquierda (Fig. 33).

Este movimiento se lleva a cabo sin pensar y generalmente el codo está más flexionado durante la flexión del hombro que durante su extensión; en algunas alteraciones neurológicas, como la enfermedad de Parkinson, el balanceo automático desaparece. En las marchas militares, este movimiento caricaturesco es el resultado de un entrenamiento.

Las visiones superiores muestran perfectamente el **carácter diagonal de este balanceo**:

- avance del pie derecho y de la mano izquierda (Fig. 34);
- los miembros superiores son casi verticales cuando los dos miembros inferiores se aproximan (Fig. 35);
- balanceo máximo, y diagonal evidente durante el doble apoyo (Fig. 36);
- en principio, la cabeza no participa.

Puede plantearse la pregunta sobre la ¿utilidad de este balanceo...? El avance del miembro superior derecho (Fig. 36) puede desplazar el tronco proyectando su centro de gravedad segmentaria... pero entonces, ¿este impulso es contrarrestado por la retroproyección del miembro superior izquierdo?

¿Es posible que esta doble proyección inversa equilibre la parte superior del cuerpo?

Sin embargo, es un hecho que **la marcha es mucho menos fácil cuando las dos extremidades superiores están inmóviles** y no pueden balancearse, como por ejemplo, cuando se lleva a un niño en brazos, lo que explicaría porque las madres de algunas etnias prefieren llevar a sus hijos colgados en la espalda...

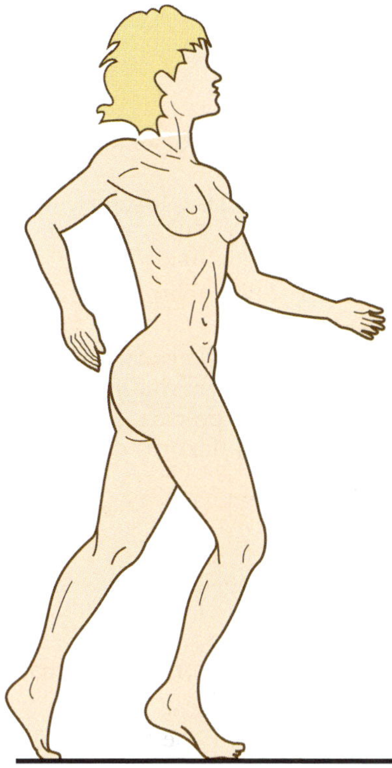

Fig. 32

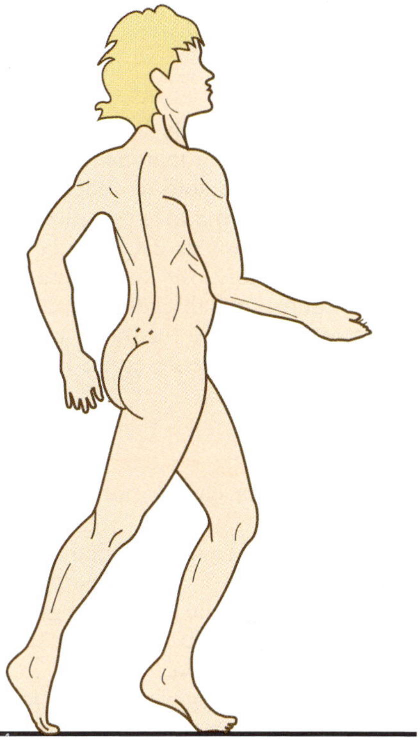

Fig. 33

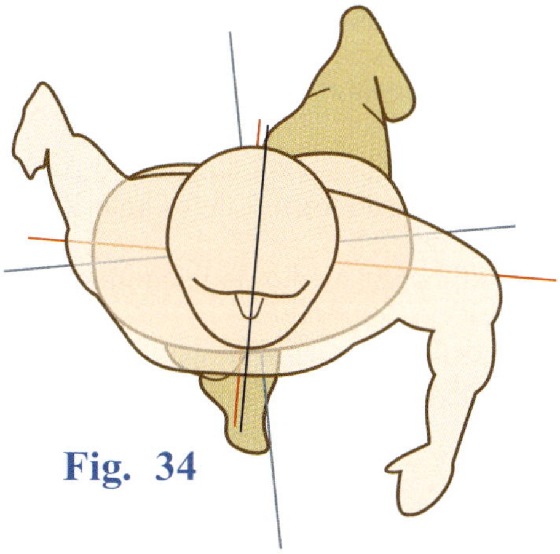

Fig. 34

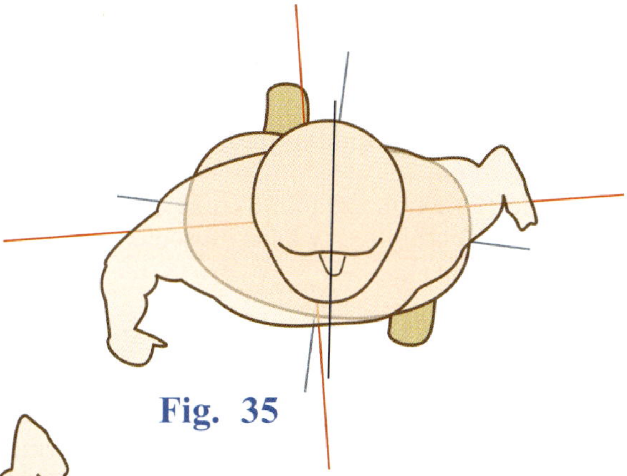

Fig. 35

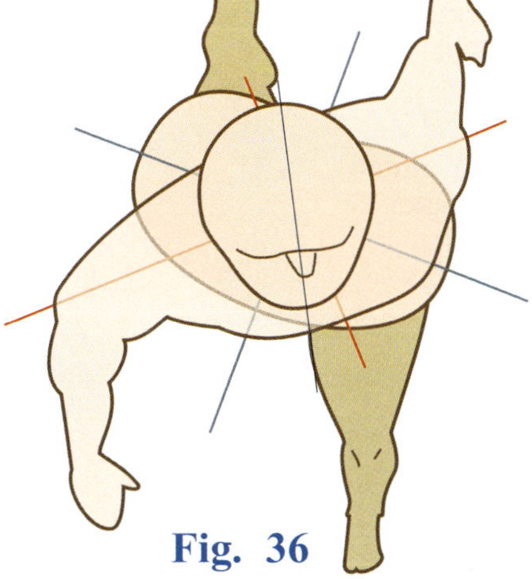

Fig. 36

Los músculos de la marcha

Todos los músculos de las extremidades inferiores son importantes para la marcha... Lo que significa que la deficiencia de un solo de todos ellos puede perturbar la marcha de forma más o menos importante.

Los nueve dibujos de esta página muestran la entrada en acción sucesiva de los músculos de la extremidad inferior derecha, habiéndose representado el izquierdo como referencia. Se ilustra un ciclo completo, que se repite alternativamente en un lado y luego en el otro lado.

Inicio del avance del miembros gigante (Fig. 37)

- Flexión de la cadera por medio del músculo ilio-psoas 1.
- Flexión de la rodilla merced a los músculos isquiotibiales y al músculo bíceps femoral 2.
- Flexión del tobillo merced al grupo de los músculos flexores del tobillo 3: músculo tibial anterior y músculo tercer peroneo.
- Extensión de los dedos gracias a los músculos extensor largo y corto de los dedos 4.

Contacto inicial con el suelo por medio del talón (Fig. 38)

- Fin de la flexión de la cadera merced al músculo ilio-psoas 1.
- Extensión de la rodilla gracias al músculo cuádriceps femoral 5.
- Fin de la flexión del tobillo gracias a los músculos flexores del tobillo 3 y a los músculos extensores de los dedos 4.

Apoyó monopolar vertical (Fig. 39) mientras que la planta del pie está en pleno contacto con el suelo

- Acción persistente del músculo cuádriceps femoral 5.
- Inicio de la contracción del músculo glúteo mayor 6.

Desequilibrio anterior (Fig. 40)

- Extensión de la cadera gracias al músculo glúteo mayor 6, ayudado por los músculos isquiotibiales 7.
- En antagonismo-sinergia con el músculo cuádriceps femoral 5.
- Flexión del tobillo gracias a los músculos flexores 3 en sinergia con 6.

Primer impulso motor antes del final del doble apoyo (Fig. 41)

- Extensión persistente de la cadera por 6 y 7.
- Extensión persistente de la rodilla por 5.
- Extensión del tobillo gracias al músculo tríceps sural 8 y los músculos flexores de los dedos 9.

Segundo impulso motor (Fig. 42) sobre el miembro de apoyo en extensión completa mientras que el miembro oscilante se dispone a contactar con el suelo

- Refuerzo de las acciones 5, 6, 7, 8 y 9, especialmente gracias al músculo flexor largo del dedo gordo.

Inicio de la oscilación (Fig. 43) que la otra extremidad es portadora

- Retracción del miembro oscilante gracias a la contracción de los músculos isquiotibiales 7 de los músculos flexores del tobillo 3.
- Flexión de la cadera gracias al músculo ilio-psoas 1.

Oscilación del miembro hacia adelante (Fig. 44)

- Refuerzo de las acciones de los músculos anteriores 1 y 5 con relajación del 7.
- Extensión de la rodilla por medio de la contracción del músculo cuádriceps femoral 5.
- Elevación de los dedos gracias a la acción de los músculos extensores de los dedos 10.

Llegada al suelo del miembro gigante (Fig. 45)

- Inicio de un nuevo ciclo.

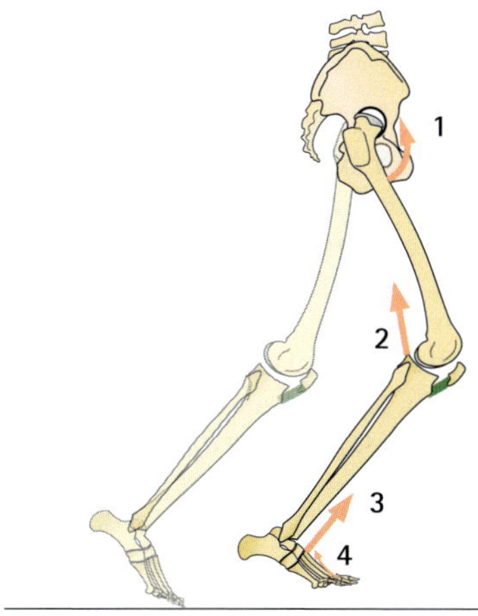

Fig. 37

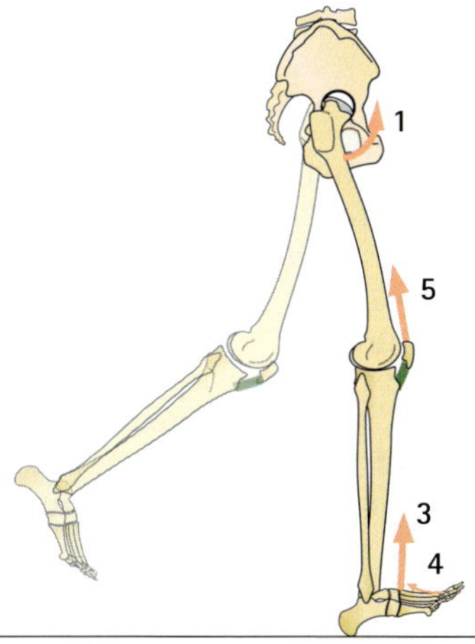

Fig. 38

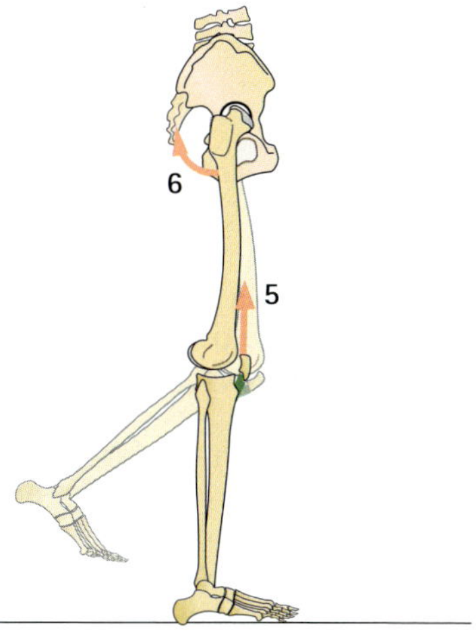

Fig. 39

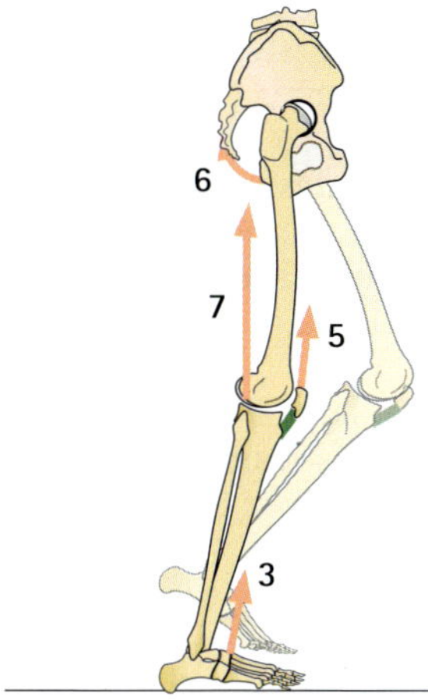

Fig. 40

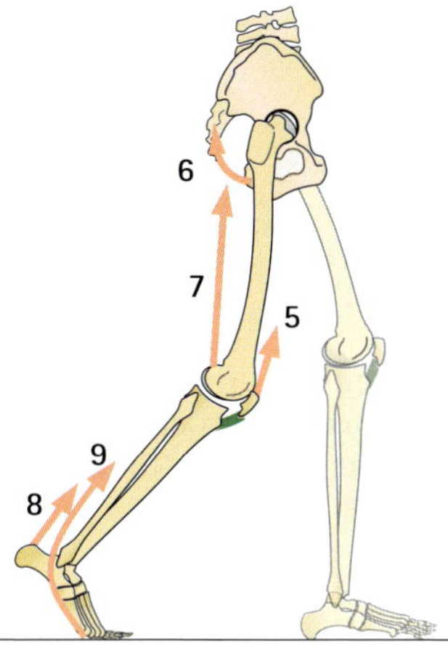

Fig. 41

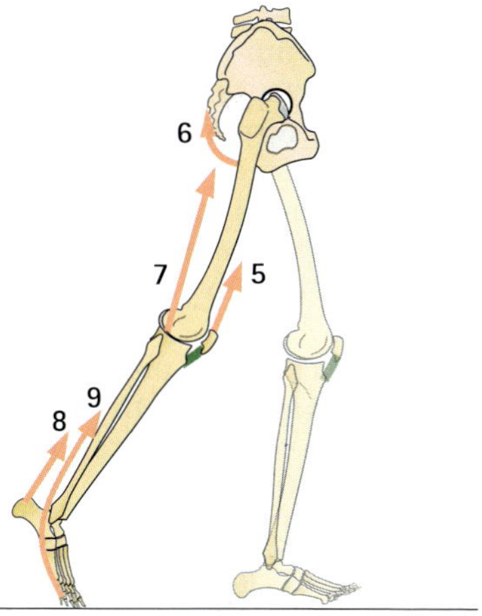

Fig. 42

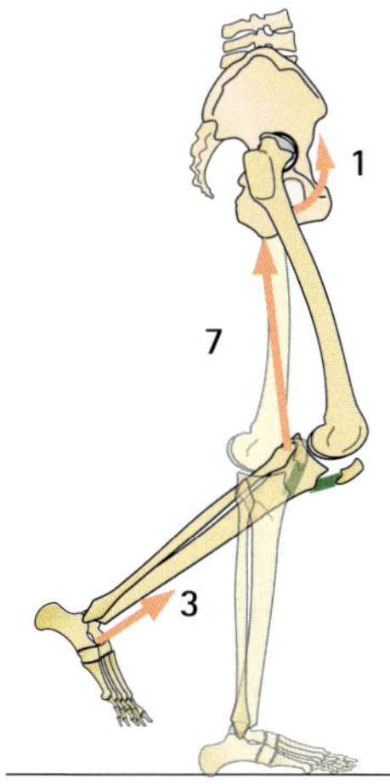

Fig. 43

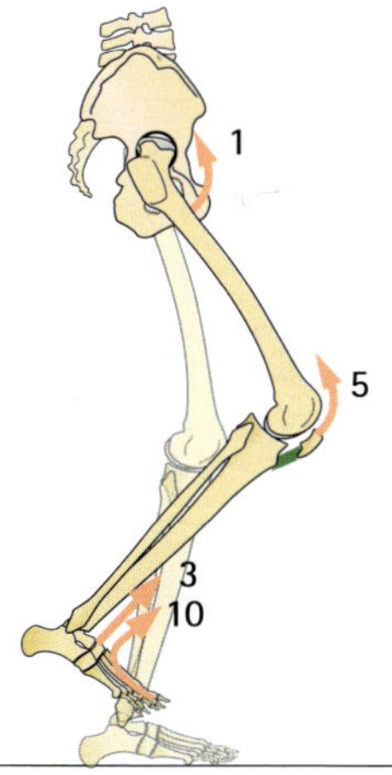

Fig. 44

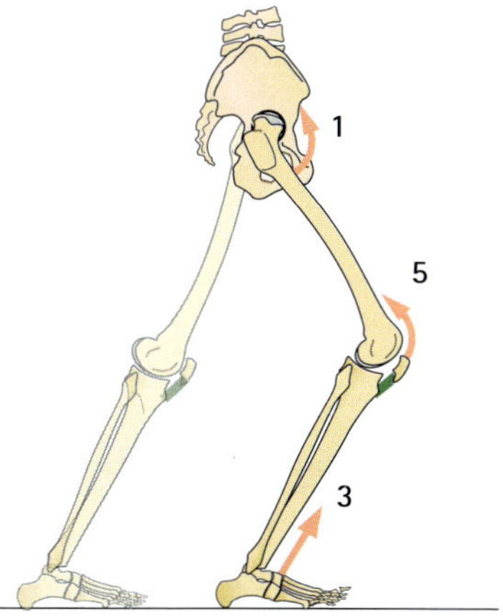

Fig. 45

Cadenas musculares y carrera

¡Imposible creer que todos estos músculos trabajan cada uno por sí solo y de forma incoherente! En realidad, funcionan siguiendo **esquemas motores** muy precisos, bajo la dependencia del cerebro, pero sobre todo del cerebelo. Integran **relaciones de antagonismo sinergia** y de **sinergia** para la formación de **cadenas musculares**.

Estas cadenas musculares son funcionalmente muy importantes. Por ejemplo, **la de la extensión del miembro inferior** **(Fig. 46: inicio de la carrera)** durante el impulso motor. Esta cadena muestra la utilidad de los músculos biarticulares, como el músculo recto femoral **RF** y el músculo tríceps sural **TS**. *Su acción sobre la articulación distal depende de la posición de la articulación proximal*, que determinará su estado de pretensión. En el caso ilustrado en este apartado, el músculo glúteo mayor **GM** al extender la cadera, va a tensar el músculo recto femoral y favorecer de esta forma su acción extensora de la rodilla. Éste, a su vez, desplazando la rodilla hacia la extensión, tensará los músculos gastrocnemios, aumentando así la potencia del músculo tríceps sural para extender el tobillo y generar el máximo para el impulso motor.

En resumen, **buena parte de la potencia del músculo glúteo mayor va reflejarse en primer lugar sobre el músculo recto femoral, y luego, a través de éste, sobre el músculo tríceps sural**. Este sistema es muy ventajoso desde el punto de vista mecánico, puesto que un músculo potente equivale a un músculo pesado, aunque el músculo más potente, el músculo glúteo mayor, esté localizado en la raíz de la extremidad, es decir **cerca del centro de gravedad el cuerpo**. Lo interesante de desplazar las masas hacia la raíz es la *aproximación del baricentro segmentario de la raíz y la disminución del momento de acción global del miembro inferior*, lo que procura una mejoría del rendimiento muscular.

La marcha no siempre se lleva a cabo según el esquema desarrollado la página anterior. Existen marchas específicas y artificiales, como el "paso de la oca" **(Fig. 47)** que se usa en el desfile de algunas fuerzas armadas. Necesita de mucha fuerza en los músculos flexores de la cadera, un gran desgaste físico; por lo que no puede utilizarse mucho tiempo.

Finalmente, derivada de la marcha, se halla la carrera **(Fig. 48)** que se caracteriza por la **desaparición de la fase de doble apoyo** (obsérvese la sombra separada de los apoyos), reemplazada por una fase denominada "**de suspensión**" más o menos larga, que es el inicio de un salto...

En conclusión, este capítulo está lejos de haber agotado el análisis de todas las características de la marcha y de todas las actividades que de ella se derivan...

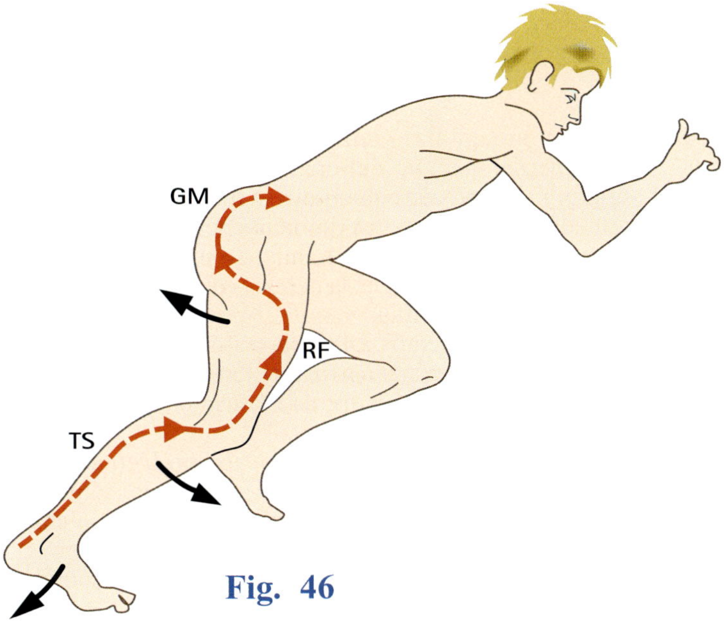

Fig. 46

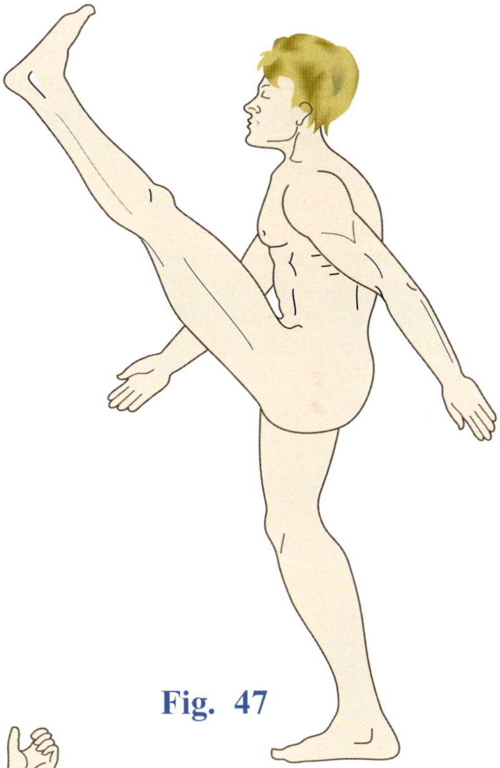

Fig. 47

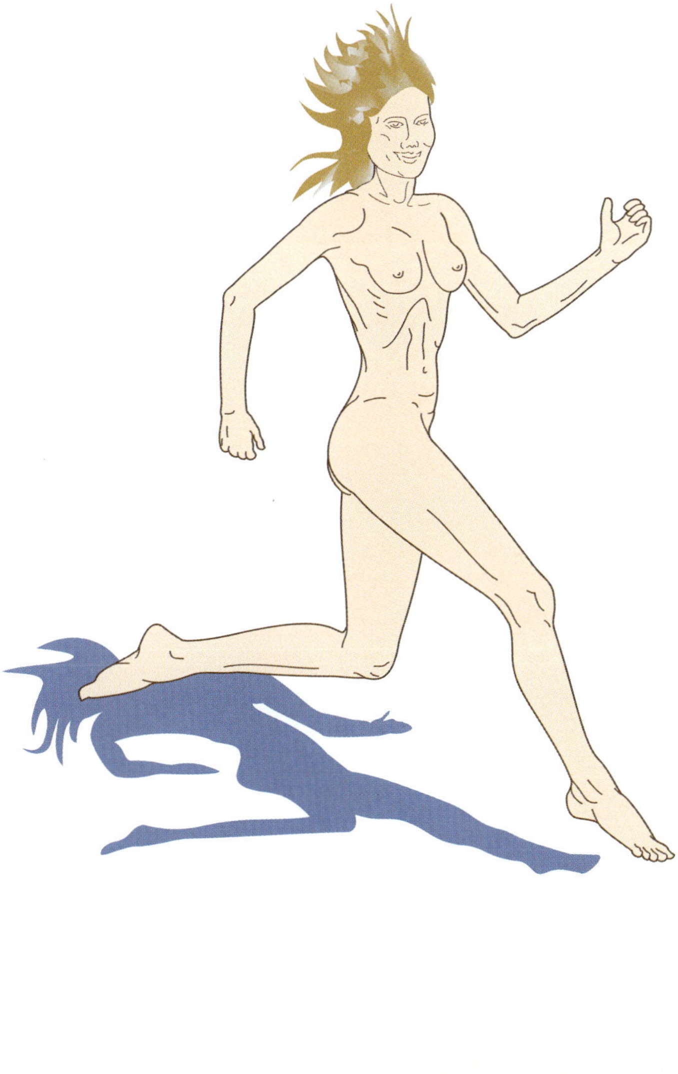

Fig. 48

¡La marcha... es libertad!

¡Andar es la primera de las libertades! La que procura la **autonomía** al ser humano, la posibilidad de huir de los peligros, de desplazarse hacia quien da alimento y de beber, de trabajar, de escalar montañas, de recorrer el amplio mundo, de ir hacia otro...

Esta libertad tan preciadamente adquirida, puede verse comprometida por peripecias de la vida, por lesiones cerebrales, por pérdida de coordinación elemental, por interrupción de la conducción nerviosa o por lesión medular, por ineficacia muscular debida a miopatía, por limitación o bloqueo de las articulaciones debida a artropatías o artrosis, o simplemente por un traumatismo grave...

En ocasiones, gracias a una larga y difícil fisioterapia, es posible aprender de nuevo a andar. Otras veces, la pérdida es definitiva, pero la muleta, esa prótesis externa que transforma el equilibrio inestable de la marcha en equilibrio temporalmente estable, esa tercera pierna, ejemplo del enigma de la Esfinge (¿qué criatura anda a cuatro patas por la mañana, a dos patas a mediodía y a tres patas por la noche?), puede permitir que el hombre continúe andando mejor que peor... pero, frecuentemente, es la antesala de la pérdida definitiva de la autonomía.

Estos acometimientos a la libertad de marcha del ser humano pueden condenarlo al sillón, a la silla de ruedas o, a lo peor, a la cama, a la situación gravitatoria, vestíbulo del fin.

¡Hombres, mujeres que andáis sin problemas, sed conscientes de esta libertad que os permite también correr, saltar, bailar, en una palabra, disfrutar plenamente de la vida...!

El dibujo que ilustra la página contigua está inspirado en un dibujo de Miguel Ángel.

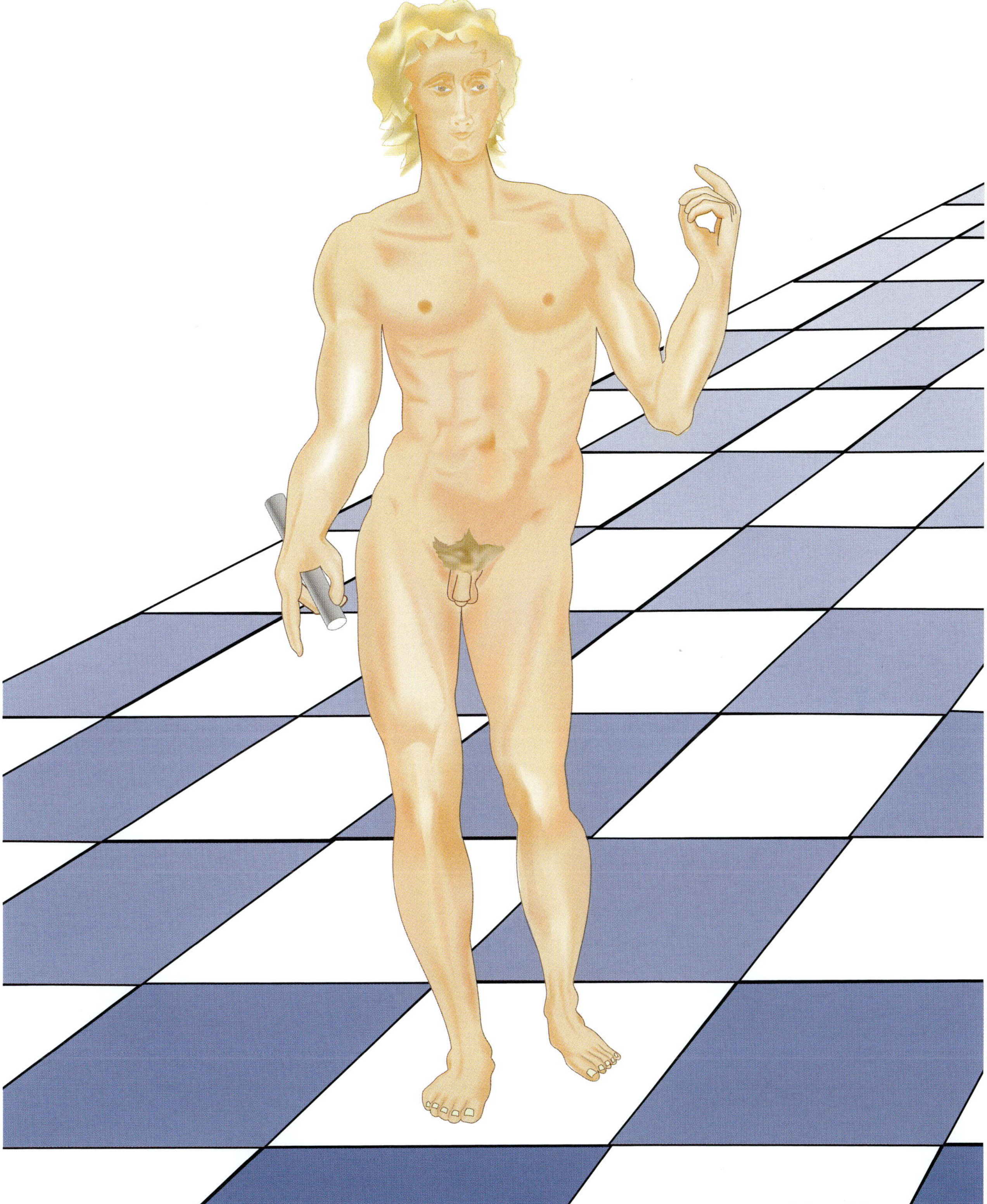

Fig. 49

ANEXOS

Los nervios del miembro inferior

Originarios de los plexos lumbar y sacro, los inicios de los nervios del miembro inferior y sus ramificaciones se detallan en el cuadro sinóptico expuesto a continuación. Cada músculo está designado por su denominación en la nomenclatura anatómica internacional. Las variaciones de origen y de anastomosis son cuantiosas, pero, en conjunto, pueden reconocerse las funciones y los territorios de cada uno de los grandes troncos nerviosos.

El plexo lumbar

El plexo lumbar proporciona mediante sus ramas colaterales una inervación motora a los músculos de la raíz de la extremidad inferior. Mediante tres de sus raíces, L2, L3 y L4, constituirá dos nervios principales: el nervio femoral y el nervio obturador.

1. El nervio femoral

Inerva la casi totalidad de los músculos de la pelvis y sobre todo los músculos del compartimento anterior del muslo, el músculo cuádriceps femoral, el músculo sartorio y uno de los músculos aductores, el músculo aductor largo. Se trata del nervio de la **extensión de la rodilla**. También emite un nervio sensitivo muy largo, el **nervio safeno**, que proporciona sensibilidad a la cara anterior del miembro inferior hasta el pie.

2. El nervio obturador

Inerva un único músculo en la pelvis, el músculo obturador externo. Sin embargo, participa de forma mayoritaria en la inervación de los músculos aductores: se trata pues del nervio de la **aducción**. Provee de sensibilidad a la cara interna del muslo.

El plexo sacro

El plexo sacro está constituido por las tres primeras raíces y recibe una importante anastomosis del plexo lumbar, el tronco lumbosacro, formado por dos emanaciones de L4 y L5. Sus ramas colaterales participan en la inervación motora de la pelvis, especialmente en el caso de los músculos glúteos. Conforma dos grandes troncos nerviosos en la cara posterior del muslo: el nervio cutáneo posterior del muslo y el nervio ciático.

1. El nervio cutáneo femoral posterior

Este completa la inervación motora de la pelvis, especialmente en el caso del músculo glúteo mayor. Por lo tanto es el nervio de la **extensión del muslo**. Proporciona sensibilidad a la cara posterior del muslo y a la mitad superior de la pierna.

2. El nervio ciático

Sus ramas colaterales inervan los músculos de la cara posterior del muslo: en ese sentido, es **flexor de rodilla**, pero también inerva los músculos del compartimento interno, participando así en la **aducción**. Finaliza mediante dos grandes nervios: el nervio tibial y el nervio peroneo común.

• El nervio tibial

Sus ramas colaterales inervan los músculos del compartimento posterior de la pierna. Es por lo tanto **extensor de tobillo** y **flexor de los dedos**. Finaliza con dos ramas:

- el **nervio plantar medial**;
- y el **nervio plantar lateral;**

que se reparten la inervación de los músculos plantares, en relación a las flexiones y a la lateralidad de los dedos. Proporciona sensibilidad a la planta del pie.

• El nervio peroneo común

Este inerva los músculos del compartimento anterior y del compartimento anteroexterno de la pierna y los músculos peroneos. Establece así la **flexión** y la **lateralidad del tobillo** así como la **extensión de los dedos**: finaliza en el músculo extensor corto de los dedos, único músculo del dorso del pie. Proporciona sensibilidad a la cara anterior y a la cara externa de la pierna al igual que al dorso del pie.

CUADRO SINÓPTICO DE LOS NERVIOS DEL MIEMBRO INFERIOR

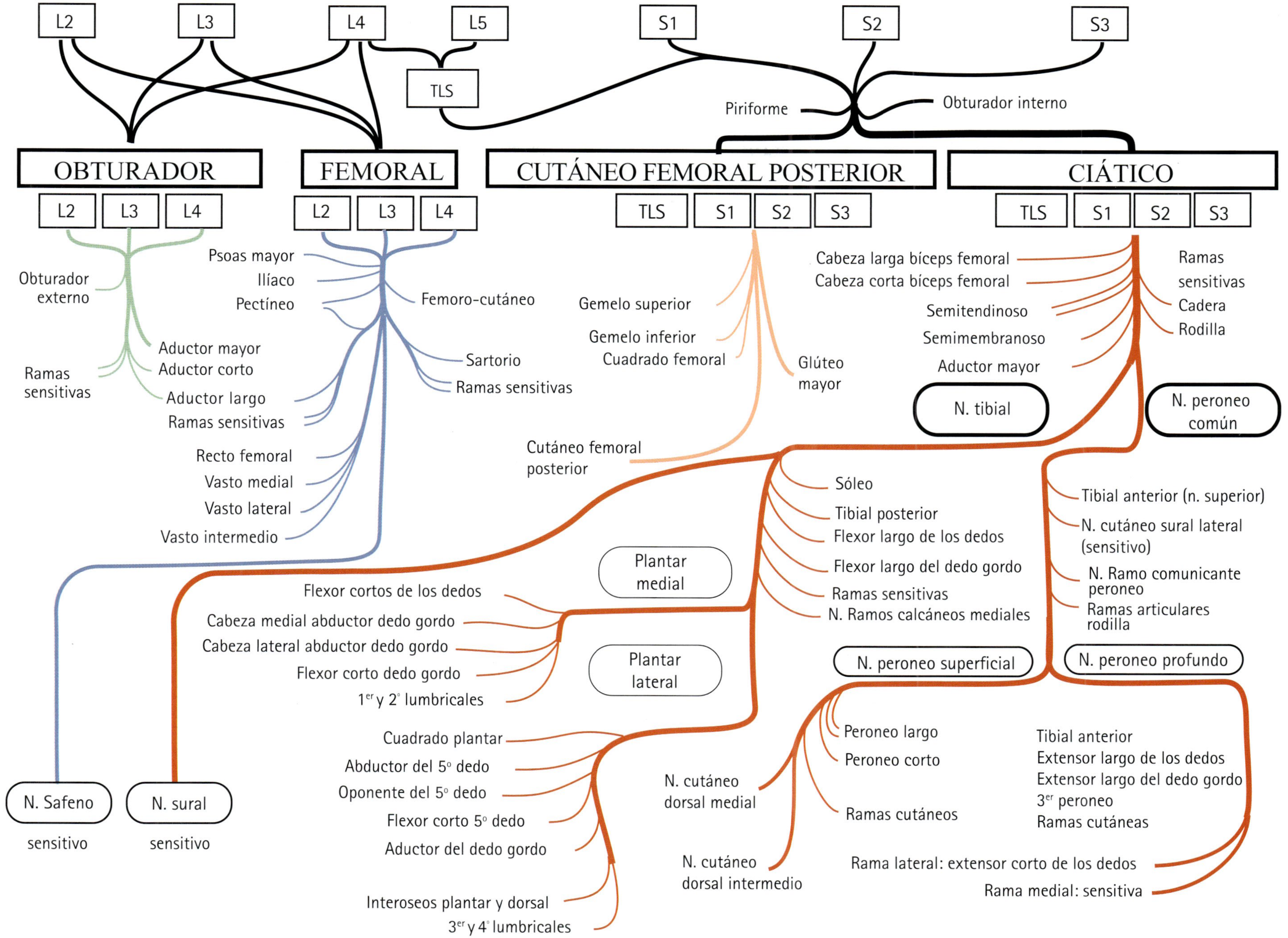

Territorios sensitivos del miembro inferior

Estos territorios conforman bandas irregulares que se extienden a lo largo del miembro inferior, y que son observables en una visión anterior (Fig. 1) y en una visión posterior (Fig. 2).

El nervio cutáneo lateral del muslo , rama del nervio femoral, inerva la cara externa del muslo.

Cerca de la espina iliaca anterosuperior , se localiza una pequeña zona inervada por una rama del nervio iliohipogástrico, rama colateral del plexo lumbar; el origen de la sensibilidad es el mismo en la parte alta de la cara interna del muslo, cerca de los órganos genitales.

El glúteo está integrado por las ramificaciones recurrentes del nervio cutáneo femoral posterior.

La cara anterior del muslo está inervada por los ramos cutáneos anteriores, rama del nervio femoral.

La cara interna del muslo está inervada el nervio músculo cutáneo interno, rama del nervio femoral.

La cara externa del muslo está inervada por el nervio cutáneo femoral lateral, rama del plexo lumbar.

La cara interna de la rodilla le debe su sensibilidad a las ramas sensitivas del nervio obturador y del nervio accesorio del nervio safeno, rama del nervio femoral.

La cara externa de la pierna recibe su sensibilidad del nervio cutáneo sural lateral y del nervio accesorio del nervio sural, ramas del nervio peroneo común.

La cara anterointerna del muslo y de la rodilla, al igual que la cara interna de la pierna están inervadas por el nervio safeno, rama del nervio femoral.

En cuanto al pie, la cara dorsal recibe la sensibilidad del nervio peroneo superficial, rama del nervio peroneo; su borde externo , de la terminación del nervio sural; su planta, así como la última falange de los dedos , de los nervios plantares, ramas terminales del nervio tibial. Una característica muy interesante en lo que al ámbito clínico se refiere, es que la cara dorsal de la primera comisura , entre el dedo gordo y el segundo dedo, está inervada por la terminación del nervio peroneo profundo, de modo que cuando existe una anestesia limitada a esa zona tan restringida, puede deducirse la existencia de una lesión de este nervio debida, por ejemplo, a un síndrome de compresión en el compartimento anterior de la pierna.

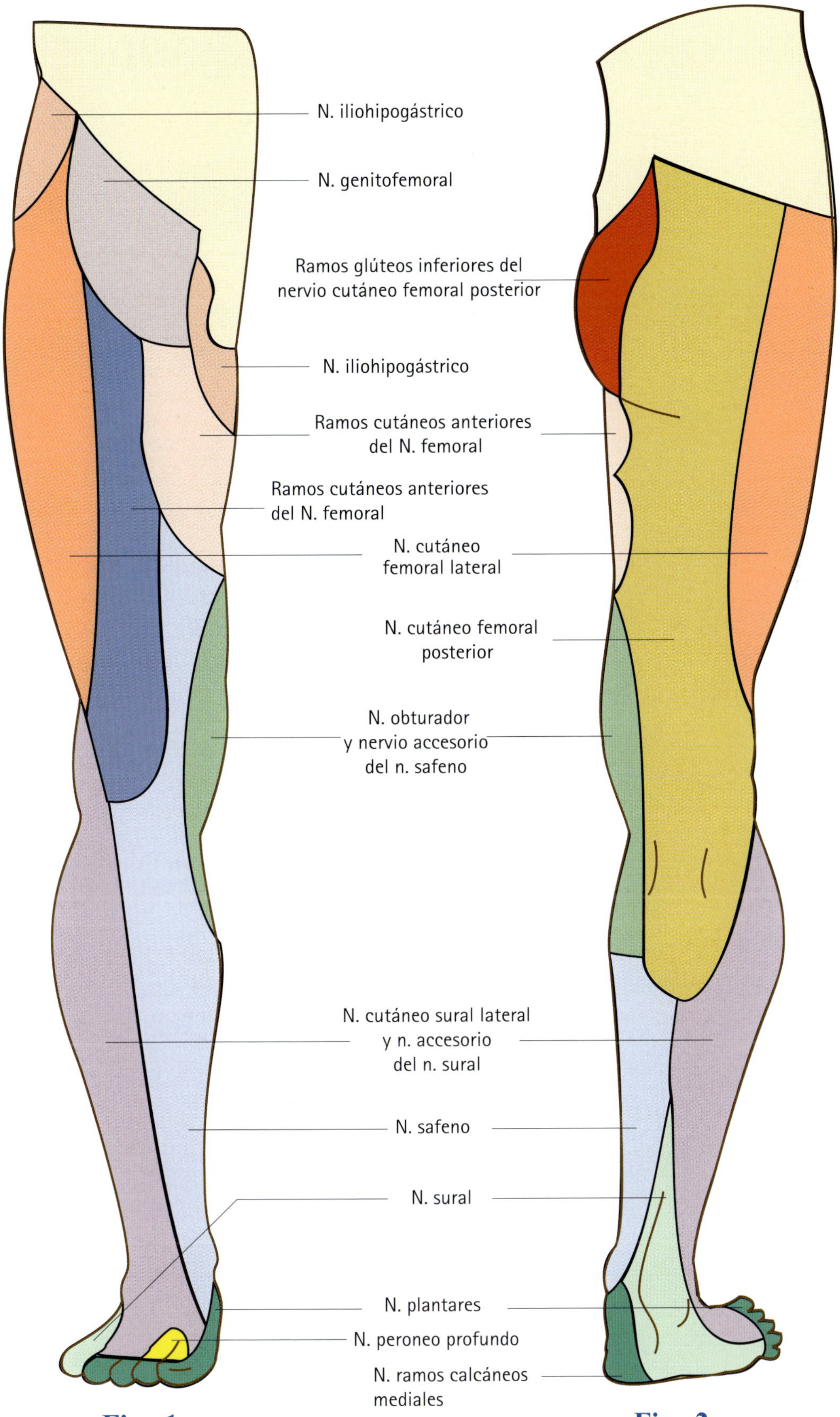
N. iliohipogástrico
N. genitofemoral
Ramos glúteos inferiores del nervio cutáneo femoral posterior
N. iliohipogástrico
Ramos cutáneos anteriores del N. femoral
Ramos cutáneos anteriores del N. femoral
N. cutáneo femoral lateral
N. cutáneo femoral posterior
N. obturador y nervio accesorio del n. safeno
N. cutáneo sural lateral y n. accesorio del n. sural
N. safeno
N. sural
N. plantares
N. peroneo profundo
N. ramos calcáneos mediales

Fig. 1 **Fig. 2**

Bibliografía

Barnett C.H., Davies D.V. & Mac Conaill M.A.; *Synovial Joints. Their structure and mechanics.* C.C. THOMAS, Springfield U.S.A., 1961

Barnier L.; *L'analyse des mouvements.* P.U.F, Paris, 1950

Basmajian J.V.; *Muscles alive. Their function revealed by electromyography.* Williams and Wilkins, Baltimore, 1962

Biesalski K., Mayer L.; *Der physiologische Schnerwerps flanzung.* Springer Berlin, 1916

Bonnel F.; *Abrégé d'anatomie fonctionnelle et biomécanique:* tome III Membre Inférieur. Sauramps, 2002

Bridgeman G.B.; *The Human Machine. The anatomical structure and mechanism of the human body.* 1 Vol., 143 p., Dover Publications Inc., New York, 1939

Bunnell S.; *Surgery of the hand.* Lippincott, Philadelphia, Ed.1., 1944., Ed.5 revised by Boyes, 1970

Cardano Gerolamo, mathématicien italien (1501-1576); à propos du Cardan. Voir sur Internet

De Doncker E., Kowalski C.; *Cinésiologie et rééducation du pied.* Masson, Paris, 1979

De Doncker E., Kowalski C.; Le pied normal et pathologique. *Acta Orthop.Belg.,* 1970, 36: 386-559

Descamps L; *Le jeu de la hanche.* Thèse, Paris, 1950.

Duchenne (de Boulogne) G.B.A.; *Physiologie des mouvements,* 1 Vol., 872 p., J-B. Ballière et Fils, Paris, 1867 (épuisé). Fac similé: Hors commerce édité par les Annales de Médecine Physique, 1967

Duchenne (de Boulogne) G.B.A; *Physiology of motion*, translated by E.B. Kaplan, 1949. W.B. Saunders Co, Philadelphia and London

Fick R. von; *Handbuch der Anatomie und Mechanik der Gelenke, unter Berücksichtigung der bewegenden Muskeln*

Fick R.; *Handbuchder Anatomie und Mechanik der Gelenke – 3.* Teil Iena Gustav Fischer, 1911

Fischer O.; *Kinematik orhanischer Gelenke. Braunsschweig,* F. Vierweg und Sohn, 1907

Gauss Karl Friedrich, mathématicien allemand (1777-1855); *La géométrie non euclidienne* (à propos du paradoxe de Codmann), Voir sur Internet

Ghyka Matila C.; *Le Nombre d'Or,* 1 vol., 190 p., Gallimard, Paris, 1978

Henke J.; *Die Bewegungen der Hanwurzel. Zeitschrift für rationelle Medizine.* Zürich, 1859, 7, 27

Henke W.; *Handbuch der anatomie und mechanik der gelenke.* C.F. Wintersche Verlashandlung, Heidelberg, 1863

Hilgenreiner H.; Zur Frühdiagnose der angeborenen Hüftgelenksverrenkung. *Med. Klin.*, 21 (1935), 1385-1388, 1425-1429

Kapandji A.I.; La Biomécanique « Patate ». *Ann. Chir. Main,* 1987, 5, 260-263

Kapandji A.I.; Vous avez dit Biomécanique ? La Mécanique « Floue » ou « Patate » « Maîtrise Orthopédique » n° 64, 1997, p. 1-4-5-6-7-8-9-10-11

Le Cœur P.; *La pince malléolaire. Physiologie normale et pathologique du péroné.* Louis Arnette, Paris, 1938

Mac Conaill M.A., Barnett C.H., Dvies D.V.; *Synovial Joints.* Longhans Ed., London, 1962

Mac Conaill M.A.; Movements of bone and joints. Significance of shape. *J. Bone and Joint Surg.*, 1953, 35B, 290

Mac Conaill M.A.; Studies in the mechanics of the synovial joints: displacement on articular surfaces and significance of saddle joints. *Irish J. M.* Sci., 223-235, 1946

Mac Conaill M.A.; *Studies on the anatomy and function of Bone and Joints.* 1966, F. Gaynor Evans, Ed. New York

Mac Conaill M.A.; Studies in mechanics of synovial joints; hinge joints and nature of intra-articular displacements. *Irish J. M. Sci.,* 1946, Sept., 620

Mac Conaill M.A.; The geometry and algebra of articular Kinematics. *Bio. Med. Eng.,* 1966, 1, 205-212

Mac Conaill M.A. & Basmajian J.V.; *Muscle, and movements: a basis for human kinesiology.* Williams & Wilkins Co, Baltimore, 1969

Maquet P.G.J.; *Biomechanic of the knee.* Springer, Berlin, 1976

Maquet P.G.J.; Biomécanique de la gonarthrose. *Acta Orthop. Belg., 1972, 38, 33-54*

Maquet P.; Un traitement biomécanique de l'arthrose fémoro-patellaire: l'avancement du tendon rotulien. *Rev. Rhum. Mal Osteoartic.,* 1963; 30: 779

Marey E. J.; *Emploi de la chronophotographie pour déterminer la trajectoire des corps en mouvement avec leur vitesse à chaque instant et leurs positions relatives. Application à la mécanique animale.* C.R. à l'Académie des Sciences, 7 Août 1882, 267-270

Marey E. J., Deemeny; *Locomotion humaine; mécanisme du saut.* C.R. à l'Académie des Sciences, 24 Août 1885, 489-494

Marey E. J., Pages; *La Locomotion comparée: mouvements du membre pelvien chez l'homme, l'éléphant et le cheval.* C.R. à l'Académie des Sciences, 18 Juillet 1887, 149-156

Marey J.; *La machine Animale,* 1 Vol., Alcan, Paris, 1891

Menschik A.; Mechanik des Kniezelenkes. *Z. Ortop.,* 1974 , 112, 481-495

Menschik A.; Mechanik des Kniezelenkes. *Z. Orthop.,* 1975 , 113, 388-400

Menschik A.; Biometrie. *Das Konstruktionprinzip des Kniesgelenks, des Hüftgelenks, der Beinläng und der Körpergrosse.* Springer, Berlin, 1987

Merkel F. S.; *Die Anatomie des Menschen.* Editions PLUS, 1913

Moreaux A.; *Anatomie artistique de l'Homme,* 1 Vol., Maloine, Paris, 1959

Ockham Guillaume (d'); Moine franciscain anglais, philosophe scolastique (1280-1349); *Le Principe d'Économie Universelle.* Voir sur Internet

Ombredanne L., Mathieu P.; *Traité de chirurgie orthopédique.* Paris, Masson, 1937

Poirier P. & Charpy A.; *Traité d'Anatomie Humaine,* Masson, Paris, 1926

Rasch P. J & Burke R.K.; *Kinesiology and applied Anatomy. The science of human movement,* 1 Vol., 589 p., Lea & Febiger, Philadelphia, 1971

Riemann Georg Friedrich Bernhard, mathématicien allemand (1826-1866); *La géométrie non euclidienne (à propos du paradoxe de Codmann),* Voir sur Internet

Roud A.; *Mécanique des articulations et des muscles de l'homme.* Librairie de l'Université, Lausanne, F. Rouge & Cie, 1913

Rouvière H.; *Anatomie humaine descriptive et topographique.* Masson, Paris, 4e ed., 1948

Slocum D.B.; Rotatory instability of the knee: its pathogenesis and a clinical test to demonstrate its presence (1968). *Clinical Orthop. And Rel. Research,* 2007 Janv., 454: 5-13

Steindler A.; *Kinesiology of the Human Body.* 1 Vol., 708 p., Ch. C. Thomas, Springfield, 1964

Strasser H.; *Lehrbuch der Muskel und Gelenkemechanik.* Vol. IV, J. Springer, Berlin, 1917

Testut L.; *Traité d'anatomie humaine.* Doin, Paris, 1893

Trendelenbour G. F. *Deutsche Med.* Woch, 1985

Vandervael F.; Analyse des mouvements du corps humain. Maloine Ed., Paris, 1956
Von Recklinghausen H.; *Gliedermechanik und Lähmungsprostesen.* Vol. I, Julius Springer, Berlin, 1920
Weber W., Weber E.; *Mechanik der mensclichen Gehwerkzeuge.* Dietrich, Göttingen, 1836
Weber W., Weber E.; Über die Mechanik der mensclichen Gehwerkzeuge nebst der Beschreibung eines Versuches über das Heraufallen des Schenkelkopfes il luftverdünnen Raum. *Ann. Phys. Chem.,* 40
Welker H.; *Ueber das Hüftgelenk, nebst Bemerkungen über Gelenke überhaupt.* Zeitschrift für Anatomie und Entwicklungsgeschichte, Leipzig, 1876, 1
Wiberg G.; Rœntgenographic and anatomic studies on the patellar joint. *Acta Othop. Scand.,* 1941, 12: 319-410

Índice analítico

Modelos recortables de mecánica articular

Recomendaciones

¿Por qué modelos de mecánica articular….?

Porque estos **trabajos manuales**, que requieren que el lector que tenga la paciencia de realizarlos sea aplicado y cuidadoso, son verdaderos **esquemas en tres dimensiones**. Permiten entender, de forma intuitiva, el funcionamiento de las articulaciones. Además, pueden utilizarse como modelos biomecánicos para la docencia, bien haciendo que los estudiantes los construyan, bien como demostración.

Estos modelos de mecánica articular son parte de la originalidad de esta obra.

Si se quiere realizar uno de estos modelos, en primer lugar se debe calcar el dibujo en cartón de un **milímetro de grosor** o, en su defecto, en una hoja del tipo bristol grueso. Para ello, se puede pegar directamente la hoja correspondiente previamente desprendida (aunque esto no es lo idóneo puesto que además de romper el libro, no puede corregirse en caso de error), o bien pegar *una fotocopia de la página* que interesa, o incluso reproducir el *dibujo con papel carbón*, esta última es la mejor solución, ya que se evitan las molestias que generan el papel pegado. Por último, una solución ventajosa consiste en realizar una fotocopia en formato A3, lo que permite confeccionar modelos más grandes.

La fabricación de estos modelos es fácil con la condición de *seguir atentamente las instrucciones* que acompañan las láminas, ilustradas con esquemas de montaje. *Nunca se debe empezar a recortar sin haber leído las instrucciones en su totalidad.* Si se comete un error, se puede cambiar la pieza a otro cartón del mismo grosor y comenzar de nuevo.

Los **plegados** son claros y regulares siempre que se tenga cuidado y se practique antes una *ligera incisión* en el cartón, de un cuarto de su grosor, con una hoja de afeitar, un *cutter* o un bisturí, por el lado exterior del pliegue. Por lo tanto, es necesario *estar muy atento al sentido del plegado*, indicado siempre de la misma manera:

- los plegados indicados con una línea de trazos discontinua deben *recortarse por el anverso y plegarse por el reverso* (para memorizarlo recordar que el anverso es la cara impresa y el reverso la vuelta de la hoja);
- los plegados indicados con una línea de trazos y puntos deben *recortarse por el reverso y plegar por el anverso*. Para señalar las líneas de plegado en el reverso, lo más cómodo es *perforar un punto con una aguja fina en cada extremo de las mismas*.

Para **pegar** los modelos, es necesario un pegamento de celulosa de secado rápido. Las *superficies grisáceas* delimitadas por líneas punteadas (atención, no confundir estas líneas punteadas con los trazos de un plegado) representan las zonas que se deben *pegar en el anverso*. Las superficies cuadriculadas corresponden a las zonas que se deben pegar en el reverso. Siempre que esto ha sido posible, se han indicado las superficies que se van a pegar conjuntamente con la misma letra. Pegar de uno en uno, y esperar a que *uno éste bien seco para pasar al siguiente en la misma pieza*. Entretanto, se pueden ir pegando otras piezas distintas. Mientras se estén secando, es mejor colocar las piezas en una tabla de madera mediante gomas o alfileres que fijan un pliegue y mantienen una lengüeta.

Excepcionalmente, en el caso del modelo 5, los plegados que representan charnelas articulares se deben realizar sin incisiones (o muy superficiales) por razones de solidez ulterior con el uso.

Como **material accesorio**, se precisa:

- cartón grueso (1 rnm) para reforzar algunas piezas o servir de base (modelos 1 y 3);
- sujeciones metálicas de pequeño tamaño (en el caso del modelo 2), en papelerías;
- goma elástica fina de las utilizadas por las costureras para los bordes de los calcetines. Este tipo de goma elástica puede encontrarse en las mercerías o en tiendas en las que venden artículos de costurera;
- los tendones se simulan mediante hilo grueso, bramante o cordoncillo trenzado (es el mejor).

Confección de los modelos

Modelo 1: Evidencia de la función de los ligamentos cruzados y laterales

Este modelo permite evidenciar la tensión selectiva de los ligamentos cruzados y laterales en algunos movimientos (véase pág. 125). De este modo, se explica, en particular, el papel de “llamada” del cóndilo sobre la glenoide que desempeñan los ligamentos cruzados durante la flexo-extensión.

Realización (Lámina I):

Antes de recortar conviene reproducir las dos piezas de este modelo **(Fig. 1)**, el perfil femoral **A** y el perfil tibial **B**, en un cartón grueso (1 mm).

A continuación, tal y como indica el esquema de montaje, las gomas, a ser posible de diferentes colores, representan los dos ligamentos cruzados y el ligamento lateral interno y, para ello, será necesario cortar las gomas elásticas y hacer un nudo en un extremo para pasarlas por los agujeros del perfil tibial de atrás adelante, de tal modo que el nudo quede por detrás. Pegar al momento el perfil tibial sobre la mitad inferior de un cartón rectangular resistente (véase esquema de montaje, **Fig. 2**). Si los nudos impiden el pegado, conviene hacer pequeñas muescas a su nivel en el cartón de base.

Pasar entonces cada goma elástica por el agujero correspondiente del perfil femoral, introduciéndolos de adelante atrás:

- el ligamento cruzado antero-externo, parte de **a** y se fija en **b**;
- el ligamento cruzado postero-interno, parte de **c** y acaba en **d**;
- el ligamento lateral interno, originario de **e**, se fija en **f**.

Utilización:

- El ligamento cruzado antero-externo se elonga durante la flexión (flecha roja), lo que se corresponde con una puesta en tensión de la goma elástica. Para que el ligamento mantenga la misma longitud, es necesario desplazar el cóndilo hacia delante: es *el movimiento de llamada del cóndilo ejercido por el ligamento cruzado anterior.*
- Asimismo, partiendo de la posición de flexión, el ligamento cruzado postero-interno se estira durante la extensión (flecha azul). Para que adquiera de nuevo su longitud inicial, es necesario que el cóndilo vuelva hacia atrás: se trata del *movimiento de llamada del ligamento cruzado posterior*.
- Haciendo que se *desplace en el sitio*, es decir con deslizamiento, el cóndilo femoral sobre la glenoide, puede observarse como *el ligamento lateral está más tenso durante la extensión que durante la flexión*.

Modelo 2: Las plaquitas articuladas. Estabilidad anteroposterior de la rodilla

Este modelo (**Fig. 3**) permite comprender cómo, gracias a los ligamentos cruzados, el deslizamiento anteroposterior es imposible, sin que ello impida la flexoextensión de la rodilla.

Realización (Lámina I):

1. Recortar las dos plaquitas **A** y **B** (Lámina I).
2. En un cartón más resistente, recortar otras dos plaquitas de las mismas dimensiones.
3. En una hoja de papel corriente, recortar tres tiras de 1 cm de ancho por todo el largo de la hoja.

Para el **montaje**, véase la **Fig. 4**.

4. En la plaquita **A**, pegar el extremo de cada una de las tiras (**a**) en las zonas grisáceas **a**, **b** y **c**, con la precaución de que queden paralelas con el lado mayor de la plaquita;
5. Pegar encima de la plaquita **A** y de los extremos de las tres tiras ya pegadas, una de las plaquitas de cartón grueso; debe recubrir con exactitud la plaquita **A**.
6. Poner el conjunto sobre la mesa (**b**), el cartón grueso debajo, y doblar por encima de la plaquita **A** las tres tiras de papel, que deben quedar paralelas entre sí y con el lado mayor de la plaquita.
7. Colocar encima la plaquita **B**, con el anverso hacia arriba, orientando la zona grisácea **a** hacia el lado del extremo libre de la tira media.
8. Doblar sobre la plaquita el extremo libre de las tres tiras que se pegarán en **a** , **b** y **c** .
9. Pegar por encima **B** la segunda plaquita de cartón grueso (**c**), tensar bien las tres tiras, poner un peso sobre el conjunto del montaje y esperar a que quede bien seco.
10. Finalmente, no resta más que recortar (**d**) las tiras que sobresalen.

En el montaje, las tiras, que representan los ligamentos cruzados, se cruzan ellas mismas, de modo que su tensión impide cualquier separación vertical de las plaquitas.

Utilización:

Con este modelo se puede demostrar (**Fig. 5**) que es imposible deslizar una plaquita sobre otra en el sentido de la longitud (**a**).

No obstante, si sólo se toma la plaquita superior y se inclina hacia un lado, esta *va a girar en tomo a una charnela constituida por uno de los lados más pequeños* (**b**), y viceversa en el caso de una inclinación opuesta (**c**). Las dos plaquitas parecen no tener ningún nexo entre sí, y sin embargo *están articuladas por cada uno de sus extremos*.

Los cóndilos y las glenoides realizan un montaje análogo, aunque con la diferencia de que las "tiras" no son iguales entre sí, ni están fijas a los extremos en una base de igual longitud. En consecuencia resulta una rotación, no sólo en tomo a dos ejes, sino en *tomo a una sucesión de ejes alineados sobre la curva de los cóndilos,* lo que demuestra el modelo siguiente.

Modelo 3: Determinismo experimental del contorno de la tróclea y de los cóndilos

Este modelo traza por sí mismo el contorno de la tróclea y de los cóndilos, lo que dilucida la **función de los ligamentos en el determinismo de la forma de las superficies articulares**.

Realización (Lámina II):

1. Recortar las distintas piezas de este modelo:
   - la meseta tibial **A**;
   - una pieza denominada *base femoral* **B** que se fija en **C**;
   - la platina rectangular en la que se va a realizar el trazado; en trazos gruesos la referencia del contorno articular con la diáfisis femoral que se trazará posteriormente;
   - la rótula, prolongada por abajo por el ligamento rotuliano;
   - un alerón rotuliano **AR**;
   - el ligamento cruzado antero-externo **LCAE**;
   - el ligamento cruzado postero-interno **LCPI;**

– y las tres tiras para confeccionar las "arandelas" gruesas necesarias para el montaje.
2. Efectuar el plegado en acordeón de las tiras que constituirán las "arandelas", luego realizar un agujero a la vez (no es nada fácil….) en los seis engrosamientos.
3. Realizar a cada extremo del **LCPI** un doble pliegue antes de perforar los agujeros 3 y 4.
4. Perforar los agujeros en las otras piezas, exactamente en los sitios indicados.

Montaje (Lámina III)
El montaje se lleva a cabo siguiendo el esquema (**Fig. 6**) mediante sujeciones metálicas (también denominadas encuadernadores latonados dorados) de tamaño reducido que pueden adquirirse en cualquier papelería o tienda de material de oficina. Los agujeros coinciden en cada pieza, montadas por orden numérico sin olvidar colocar una arandela en los agujeros 5, 6 y 7. Por último, la base femoral se fija en la platina **C** en la zona rayada, a través de los agujeros 8 y 9.
Obsérvese que para que el modelo funcione correctamente, hay que hacer una muesca (flecha p) en la arandela del agujero 4, pero ¡cuidado! sin cortar el **LCPI**.

Utilización:
El modelo está listo para funcionar (**Fig. 7**).
Partiendo de la posición de extensión, con la meseta tibial desplazada lo máximo posible hacia la izquierda, gracias a la muesca de la arandela del agujero 4, se desplaza progresivamente hacia la derecha (flecha roja), y para cada posición, se traza a lápiz el contorno posterior de la rótula y el contorno superior de la meseta tibial.
A medida que la meseta tibial se desplaza hacia la derecha, se puede observar *cómo su cara superior describe la curva del cóndilo al mismo tiempo que la cara posterior y el ángulo postero-superior de la rótula dibujan el contorno de la tróclea* (**Fig. 8**). Si el modelo se ha montado correctamente, estas dos curvas se unen con los dos trazos gruesos trazados en la base y la curva de la tróclea se une a la del cóndilo.
Así se demuestra que el contorno de la tróclea y de los cóndilos no son más que la **curva envolvente de las respectivas posiciones sucesivas** de la meseta tibial y de la rótula en un **sistema mecánico** definido por *la longitud relativa y la disposición de los ligamentos cruzados y de las conexiones ligamentosas de la rótula*. Se podrían realizar perfectamente otros contornos modificando uno o varios elementos de este conjunto mecánico.

Modelo 4: modelo del pie
Este modelo mecánico es una versión simplificada del modelo propuesto en las primeras ediciones. Este es mucho más sencillo de realizar, y permite prácticamente las mismas demostraciones.

Realización (Lámina IV):
1. En primer lugar recortar las distintas partes del modelo:
   – la pierna **A**, los segmentos articulados subyacentes representan el cardan del tobillo. Las dos hendiduras deben recortarse de forma exquisita, con bisturí o *cutter*;
   – la pieza intermedia del tarso anterior **B**;
   – el calcáneo **C**;
   – el estabilizador calcáneo **D**;
   – los cinco radios del pie; primer radio **I**, segundo radio II, etc.
2. Para aumentar la rigidez de la parte de la pierna de la pieza **A**, dos tiras del mismo cartón pueden reforzarla si se pegan en paralelo a sus dos bordes.

Montaje (Lámina V):
En una visión "desarmada" (**Fig. 9**), se anotan la disposición y el encaje de las distintas piezas:
– la pieza de la pierna **A** tiene tres pliegues opuestos: **x, y, z** (**Fig. 10**) que en el modelo acabado representarán el "cardán **heterocinético**" de la articulación del tobillo con el eje del tobillo **x** y el eje de Henke **z**;
– este montaje se ha hecho *más rígido* gracias a la colocación de la pieza calcánea **C**, introduciendo las dos lengüetas en las hendiduras, bloqueadas a continuación merced a *las uniones* introducidas en los agujeros de las lengüetas. Estas uiones o fijaciones pueden ser mondanientes o cerillas;
– la pieza calcánea **C** se ha completado con el estabilizador calcáneo **D**, enganchado, hendidura contra hendidura (flecha amarilla). El borde de la pieza **D** debe llegar hasta el borde de la pieza **C**;
– los cinco radios se han hecho mediante pliegues (**Fig. 11**) tras realizar una ligera incisión en el reverso y pegar la lengüeta. Es necesario esperar a que pegue bien para continuar;
– los radios se pegan sobre la lengüeta correspondiente de la pieza intermedia del tarso anterior **B**, respetando cuidadosamente su separación y su divergencia, tal como se indica en la pieza **B**. Previamente se habrán hecho las incisiones en el anverso de esta pieza, en la base de cada lengüeta, que son los ejes de flexo-extensión de los metatarsianos;
– cuando este conjunto conformado por la pieza **B** y los 5 radios sean consistentes, pueden entonces pegarse en la cara superior de la pieza **T** del conjunto de la pierna. De este modo queda constituida la unión tarso-metarsiana.

Ya está el modelo completo, aunque el montaje no queda todavía equilibrado ya que faltan los tensores indispensables para garantizar, como mínimo, el equilibrio del pie sobre un plano horizontal.
Estos **tensores elásticos** se construyen, para su óptimo funcionamiento, con gomas elásticas de las utilizadas por las costureras. Para fijarlos en las láminas de cartón, resulta fácil encajarlos en una pequeña

hendidura realizada con un bisturí o un cúter en el borde del cartón.

En el modelo **(Fig. 9)**, estas hendiduras, cinco en total, están marcadas con pequeñas flechas rojas.

En una **visión en perspectiva antero-interna (Fig. 12)**, en **perfil interno (Fig. 13)** o **externo (Fig. 14)**, puede apreciarse la colocación de estas gomas elásticas, que simulan el *equilibrio del tono de los músculos*:

- el *hilo azul*, que se extiende entre el primer radio y el calcáneo, simula los músculos que conforman la *cuerda del arco interno*. Es fácil regular la tensión desde su enganche calcáneo;
- el *hilo rojo*, que se extiende de *forma triangular* entre la pieza del tarso y la tuberosidad del calcáneo pasando por la pieza de la pierna, simulan el equilibrio *entre músculos flexiones y músculos extensores de tobillo*. Se puede regular el equilibrio de las tensiones de esta goma desde la incisura de la pierna.

Cuando por fin, tras varios ensayos consecutivos y resignados, se ha conseguido establecer la tensión correcta de las gomas elásticas, el modelo se mantiene espontáneamente en equilibrio sobre el plano horizontal: ¡es el milagro tan esperado!

A partir de este momento, se le puede hacer adoptar todas las posiciones del pie, con respecto a la pierna, especialmente la eversión **(Fig. 15)** y la inversión **(Fig. 16)** de la planta del pie, que, como se puede apreciar fácilmente, se lleva a cabo en direcciones preferenciales, debido al **carácter "heterocinético" del cardán tibio-tarsiano**. También puede simularse el pie cavo **(Fig. 17)** con verticalización del calcáneo, y el pie plano **(Fig. 18)** con el hundimiento del arco interno y el valgo del calcáneo.

LÁMINA I

Modelo 1

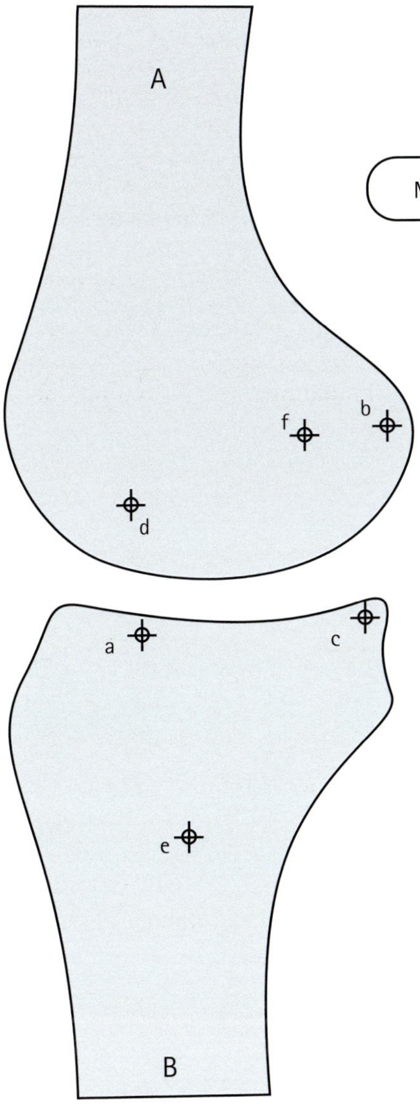

Fig. 1

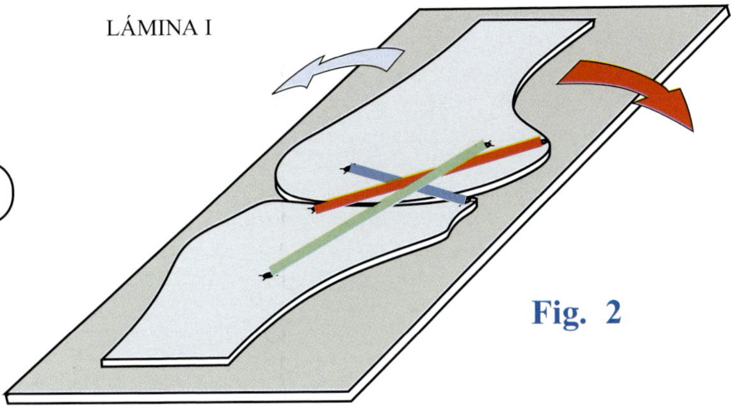

Fig. 2

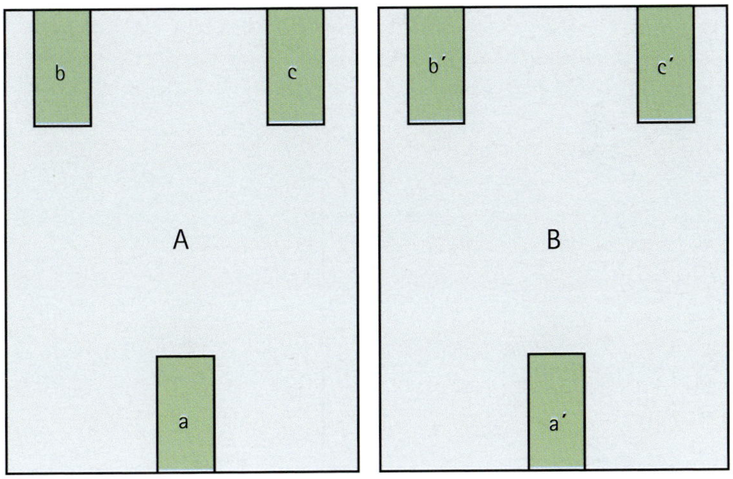

Fig. 3

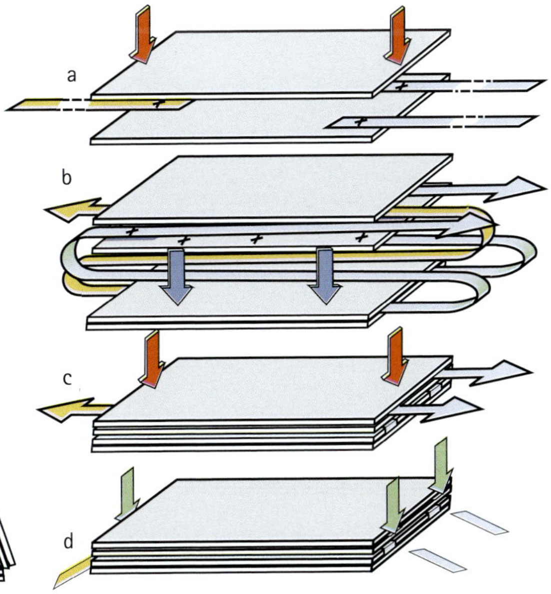

Fig. 4

Modelo 2

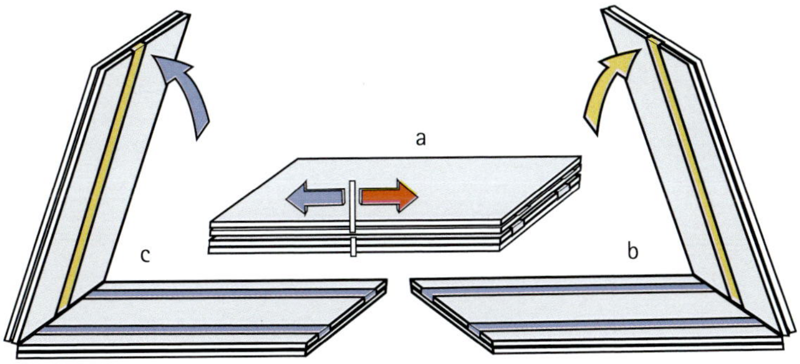

Fig. 5

LÁMINA II

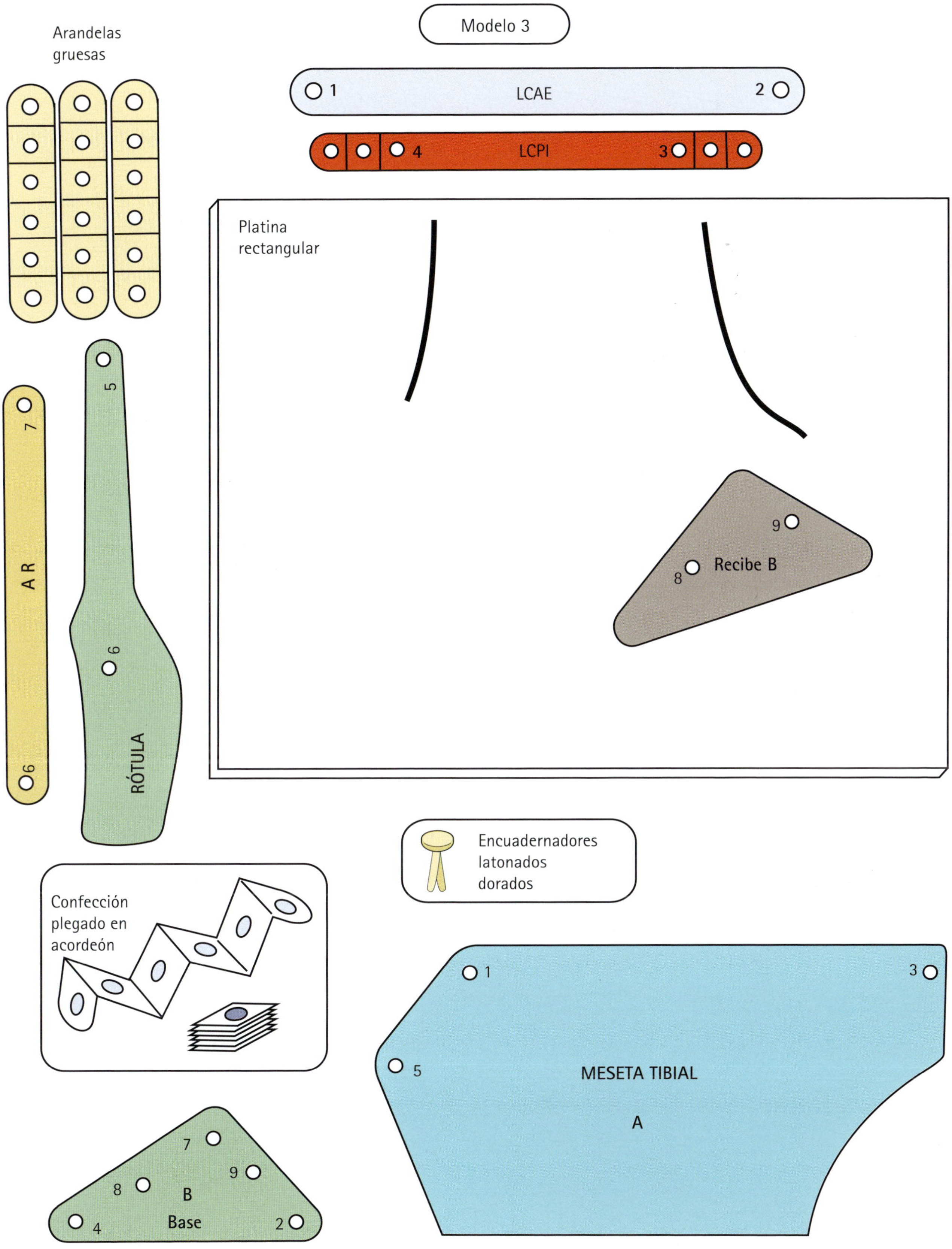

Modelo 3
Arandelas gruesas
LCAE
1
2
LCPI
4
3
Platina rectangular
Recibe B
9
8
A R
RÓTULA
Encuadernadores latonados dorados
Confección plegado en acordeón
MESETA TIBIAL
A
1
3
5
B
Base
7
8
9
4
2

LÁMINA III

Modelo 3

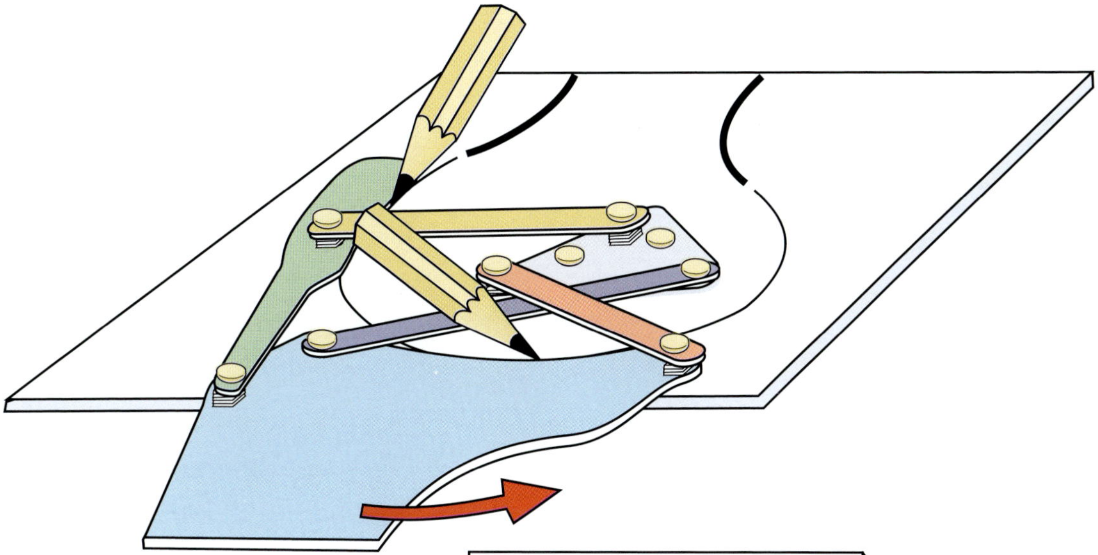

Fig. 7

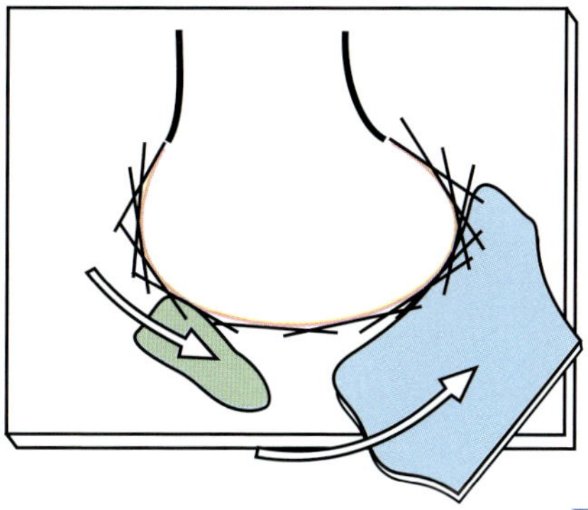

Fig. 8

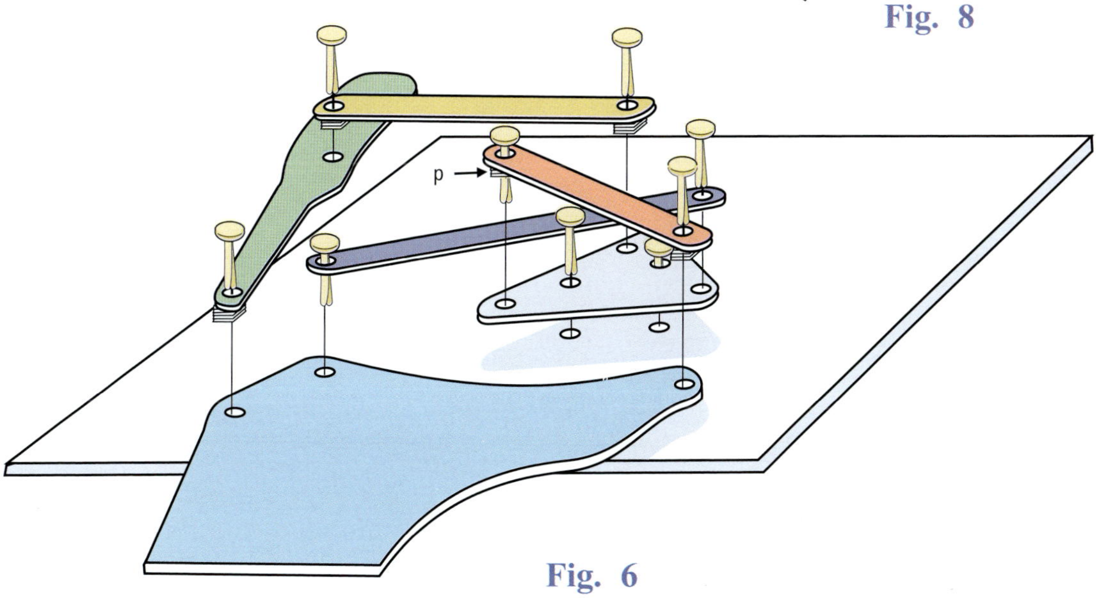

Fig. 6

LÁMINA IV

Modelo 4

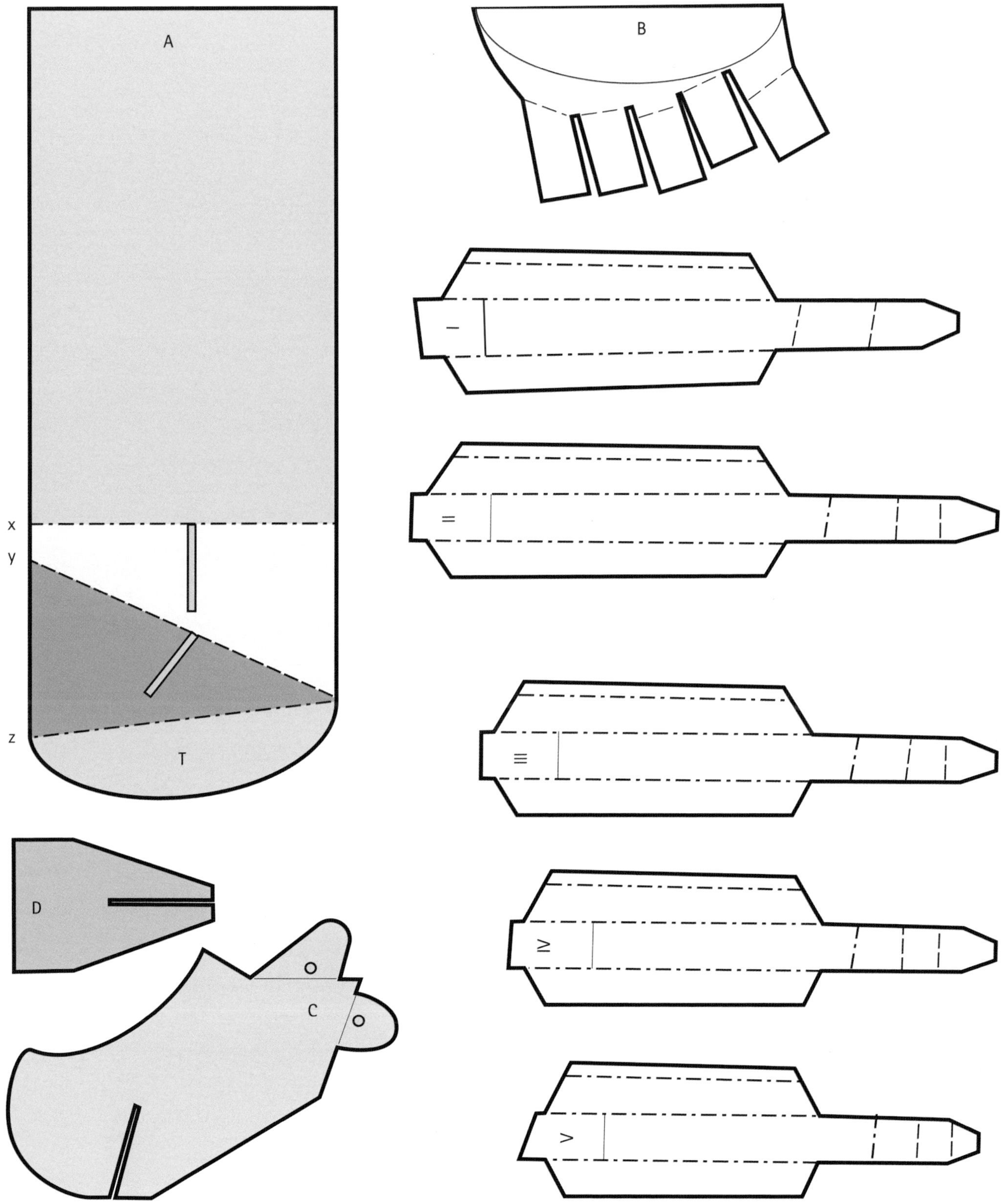

LÁMINA V

Modelo 4

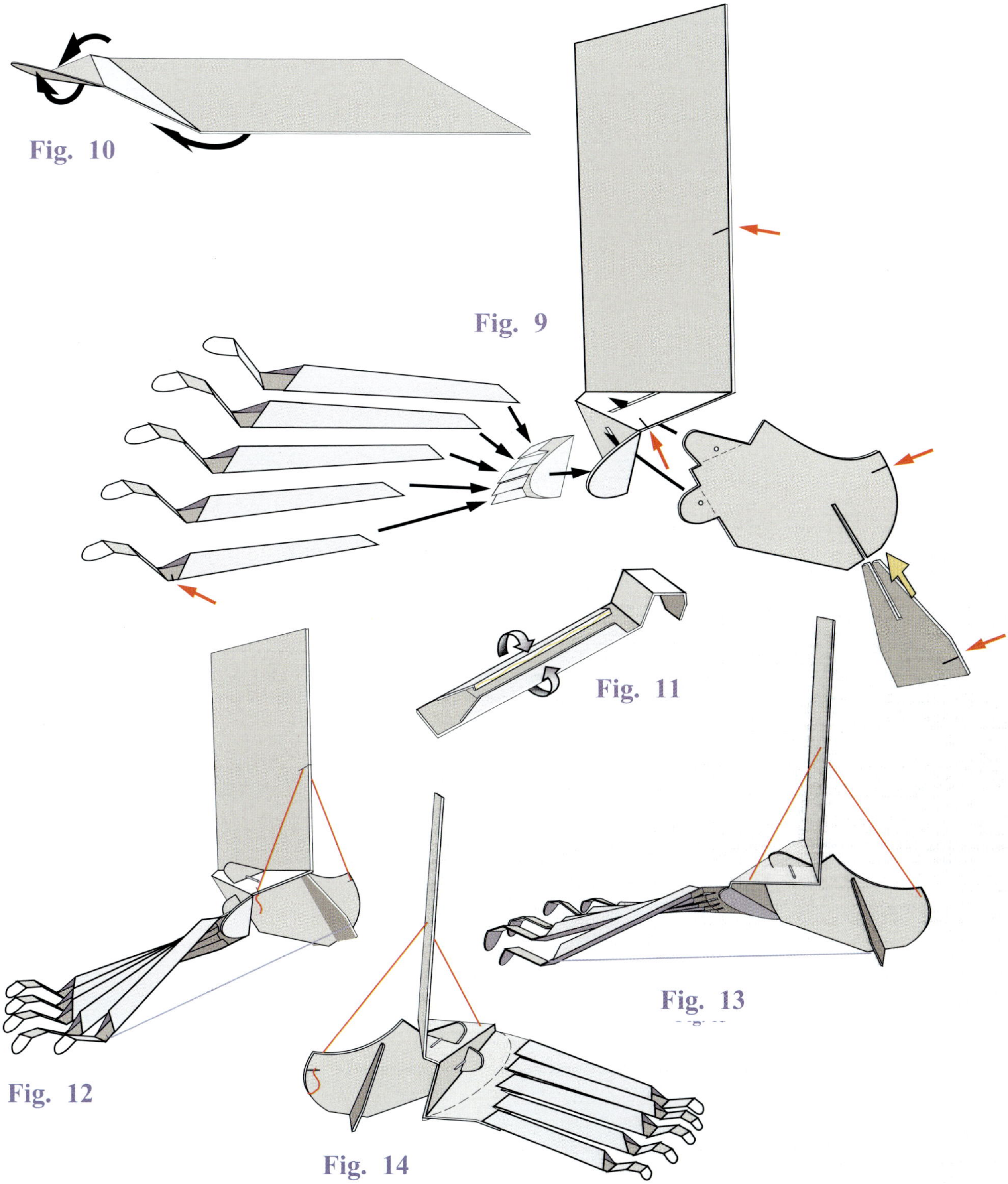

Fig. 10

Fig. 9

Fig. 11

Fig. 13

Fig. 12

Fig. 14

Modelo 4

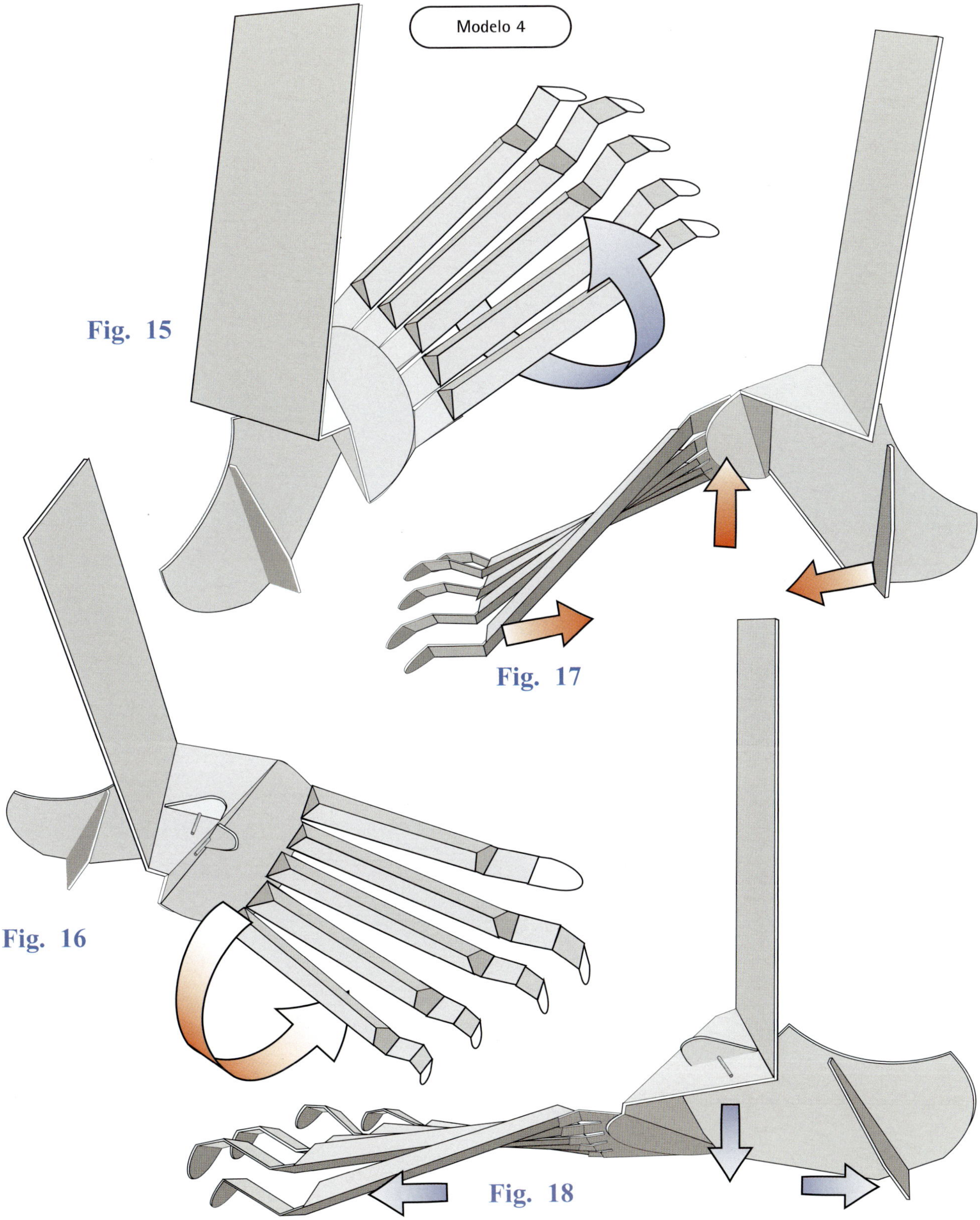

Fig. 15

Fig. 17

Fig. 16

Fig. 18